国家卫生健康委员会"十四五"规划教材

全国高等中医药教育教材

供中医学、针灸推拿学、中西医临床医学等专业用

伤寒论讲义

第4版

中醫

主　编　李赛美　李宇航

副主编　张国骏　张喜奎　周春祥　曲　夷

主　审　梅国强

人民卫生出版社

·北　京·

图书在版编目（CIP）数据

伤寒论讲义 / 李赛美，李宇航主编 . —4 版 . —北京：人民卫生出版社，2021.7（2025.5重印）

ISBN 978-7-117-31547-0

Ⅰ. ①伤⋯　Ⅱ. ①李⋯②李⋯　Ⅲ. ①《伤寒论》—中医学院 — 教材　Ⅳ. ①R222.2

中国版本图书馆 CIP 数据核字（2021）第 137551 号

人卫智网	www.ipmph.com	医学教育、学术、考试、健康，购书智慧智能综合服务平台
人卫官网	www.pmph.com	人卫官方资讯发布平台

伤寒论讲义

SHANGHANLUN Jiangyi

第 4 版

主　　编：李赛美　李宇航
出版发行：人民卫生出版社（中继线 010-59780011）
地　　址：北京市朝阳区潘家园南里 19 号
邮　　编：100021
E - mail：pmph @ pmph.com
购书热线：010-59787592　010-59787584　010-65264830
印　　刷：人卫印务（北京）有限公司
经　　销：新华书店
开　　本：850×1168　1/16　印张：18
字　　数：472 千字
版　　次：2004 年 1 月第 1 版　　2021 年 7 月第 4 版
印　　次：2025 年 5 月第 7 次印刷
标准书号：ISBN 978-7-117-31547-0
定　　价：65.00 元

打击盗版举报电话：010-59787491　E-mail：WQ @ pmph.com
质量问题联系电话：010-59787234　E-mail：zhiliang @ pmph.com

编　委（按姓氏笔画排序）

王振亮（河南中医药大学）　　　　张喜奎（福建中医药大学）

方剑锋（广州中医药大学）　　　　周小平（宁夏医科大学）

付玉娟（长春中医药大学）　　　　周春祥（南京中医药大学）

曲　夷（山东中医药大学）　　　　郑丰杰（北京中医药大学）

朱　辉（辽宁中医药大学）　　　　赵　岩（广西中医药大学）

乔　羽（黑龙江中医药大学）　　　赵鲲鹏（甘肃中医药大学）

任存霞（内蒙古医科大学）　　　　柯向梅（河北中医学院）

刘　新（新疆医科大学）　　　　　姜　侠（滨州医学院）

李小会（陕西中医药大学）　　　　高连印（首都医科大学）

李宇航（北京中医药大学）　　　　储全根（安徽中医药大学）

李赛美（广州中医药大学）　　　　鲁法庭（成都中医药大学）

吴中平（上海中医药大学）　　　　谢雪姣（湖南中医药大学）

何丽清（山西中医药大学）　　　　樊　讯（湖北中医药大学）

张国骏（天津中医药大学）

秘　书　郑丰杰（兼）　　　　　　徐笋晶（广州中医药大学）

3

◇◇◇ 修订说明 ◇◇◇

为了更好地贯彻落实《中医药发展战略规划纲要(2016—2030年)》《中共中央国务院关于促进中医药传承创新发展的意见》《教育部 国家卫生健康委 国家中医药管理局关于深化医教协同进一步推动中医药教育改革与高质量发展的实施意见》《关于加快中医药特色发展的若干政策措施》和新时代全国高等学校本科教育工作会议精神,做好第四轮全国高等中医药教育教材建设工作,人民卫生出版社在教育部、国家卫生健康委员会、国家中医药管理局的领导下,在上一轮教材建设的基础上,组织和规划了全国高等中医药教育本科国家卫生健康委员会"十四五"规划教材的编写和修订工作。

为做好新一轮教材的出版工作,人民卫生出版社在教育部高等学校中医学类专业教学指导委员会、中药学类专业教学指导委员会和第三届全国高等中医药教育教材建设指导委员会的大力支持下,先后成立了第四届全国高等中医药教育教材建设指导委员会和相应的教材评审委员会,以指导和组织教材的遴选、评审和修订工作,确保教材编写质量。

根据"十四五"期间高等中医药教育教学改革和高等中医药人才培养目标,在上述工作的基础上,人民卫生出版社规划、确定了第一批中医学、针灸推拿学、中医骨伤科学、中药学、护理学5个专业100种国家卫生健康委员会"十四五"规划教材。教材主编、副主编和编委的遴选按照公开、公平、公正的原则进行。在全国50余所高等院校2 400余位专家和学者申报的基础上,2 000余位申报者经教材建设指导委员会、教材评审委员会审定批准,聘任为主编、副主编、编委。

本套教材的主要特色如下:

1. **立德树人,思政教育** 坚持以文化人,以文载道,以德育人,以德为先。将立德树人深化到各学科、各领域,加强学生理想信念教育,厚植爱国主义情怀,把社会主义核心价值观融入教育教学全过程。根据不同专业人才培养特点和专业能力素质要求,科学合理地设计思政教育内容。教材中有机融入中医药文化元素和思想政治教育元素,形成专业课教学与思政理论教育、课程思政与专业思政紧密结合的教材建设格局。

2. **准确定位,联系实际** 教材的深度和广度符合各专业教学大纲的要求和特定学制、特定对象、特定层次的培养目标,紧扣教学活动和知识结构。以解决目前各院校教材使用中的突出问题为出发点和落脚点,对人才培养体系、课程体系、教材体系进行充分调研和论证,使之更加符合教改实际、适应中医药人才培养要求和社会需求。

3. **夯实基础,整体优化** 以科学严谨的治学态度,对教材体系进行科学设计、整体优化,体现中医药基本理论、基本知识、基本思维、基本技能;教材编写综合考虑学科的分化、交叉,既充分体现不同学科自身特点,又注意各学科之间有机衔接;确保理论体系完善,知识点结合完备,内容精练、完整,概念准确,切合教学实际。

4. **注重衔接,合理区分** 严格界定本科教材与职业教育教材、研究生教材、毕业后教育教材的知识范畴,认真总结、详细讨论现阶段中医药本科各课程的知识和理论框架,使其在教材中得以凸显,既要相互联系,又要在编写思路、框架设计、内容取舍等方面有一定的区分度。

5. **体现传承,突出特色** 本套教材是培养复合型、创新型中医药人才的重要工具,是中医药文明传承的重要载体。传统的中医药文化是国家软实力的重要体现。因此,教材必须遵循中医药传承发展规律,既要反映原汁原味的中医药知识,培养学生的中医思维,又要使学生中西医学融会贯通,既要传承经典,又要创新发挥,体现新版教材"传承精华、守正创新"的特点。

6. **与时俱进,纸数融合** 本套教材新增中医抗疫知识,培养学生的探索精神、创新精神,强化中医药防疫人才培养。同时,教材编写充分体现与时代融合、与现代科技融合、与现代医学融合的特色和理念,将移动互联、网络增值、慕课、翻转课堂等新的教学理念和教学技术、学习方式融入教材建设之中。书中设有随文二维码,通过扫码,学生可对教材的数字增值服务内容进行自主学习。

7. **创新形式,提高效用** 教材在形式上仍将传承上版模块化编写的设计思路,图文并茂、版式精美;内容方面注重提高效用,同时应用问题导入、案例教学、探究教学等教材编写理念,以提高学生的学习兴趣和学习效果。

8. **突出实用,注重技能** 增设技能教材、实验实训内容及相关栏目,适当增加实践教学学时数,增强学生综合运用所学知识的能力和动手能力,体现医学生早临床、多临床、反复临床的特点,使学生好学、临床好用、教师好教。

9. **立足精品,树立标准** 始终坚持具有中国特色的教材建设机制和模式,编委会精心编写,出版社精心审校,全程全员坚持质量控制体系,把打造精品教材作为崇高的历史使命,严把各个环节质量关,力保教材的精品属性,使精品和金课互相促进,通过教材建设推动和深化高等中医药教育教学改革,力争打造国内外高等中医药教育标准化教材。

10. **三点兼顾,有机结合** 以基本知识点作为主体内容,适度增加新进展、新技术、新方法,并与相关部门制订的职业技能鉴定规范和国家执业医师(药师)资格考试有效衔接,使知识点、创新点、执业点三点结合;紧密联系临床和科研实际情况,避免理论与实践脱节、教学与临床脱节。

本轮教材的修订编写,教育部、国家卫生健康委员会、国家中医药管理局有关领导和教育部高等学校中医学类专业教学指导委员会、中药学类专业教学指导委员会等相关专家给予了大力支持和指导,得到了全国各医药卫生院校和部分医院、科研机构领导、专家和教师的积极支持和参与,在此,对有关单位和个人表示衷心的感谢!希望各院校在教学使用中,以及在探索课程体系、课程标准和教材建设与改革的进程中,及时提出宝贵意见或建议,以便不断修订和完善,为下一轮教材的修订工作奠定坚实的基础。

人民卫生出版社

2021 年 3 月

前 言

　　《伤寒论》是中医"四大经典"医著之一，是中医学史上现存最早、理法方药完备、理论联系实际的临床医学专著，不仅为外感热病立法，同时也兼论内伤杂病、危急重症及其他疾病，创立了六经辨证论治体系，奠定了中医临床学基础，1800余年来，一直对中医临床各科起着重要的指导作用，故历来都是高等中医药院校的必修课程之一。

　　为了适应深化教育改革和发展高等中医药教育的需求，按照全国高等中医药院校的培养目标，我们在全国高等中医药教育教材建设指导委员会和人民卫生出版社的组织下，对《伤寒论讲义》3版教材进行了修订。本教材主要供全国高等中医药院校中医类专业五年制或长学制（9年制硕博连读、8年制本硕连读）使用，亦可供从事中医药或中西医结合的临床医师、教学科研人员，以及自学中医者阅读参考。

　　在修订编写过程中，我们借鉴了以往各版《伤寒论》教材的编写经验，特别是汲取了5版教材、"十二五""十三五"本科规划教材的成功经验，并在内容和体例上做了一些新的尝试。考虑到"继承与创新""传统与现代""理论与实践""中医与西医"的关系，既强调保持中医传统特色，又注意汲取历代研究成果，使教材更切合时代的发展。兹将本教材编写中的相关情况说明如下：

　　1. 以刘渡舟教授等点校的《伤寒论校注》为蓝本，断目自《辨太阳病脉证并治》至《辨阴阳易差后劳复病脉证并治》共八章。为培养学生自学古典医籍的能力，《伤寒论》原文采用繁体字，本书为横排，故将原文中之"右×味"改为"上×味"。尊重原著，保留"芒消"字样（即今之芒硝）。列《伤寒卒病论集》（即《伤寒杂病论》原序）于篇首，书后附关于《伤寒论》中药物剂量折算问题、宋本《伤寒论》前四篇与后八篇内容提要、条文索引、方剂索引和主要参考书目。

　　2. 绪论为全书的概括性论述，对《伤寒论》学习具有提纲挈领的指导作用。本次修订补充了《伤寒论》与抗击新型冠状病毒肺炎中医方案，以及伤寒学术流派的传承与发展内容。自《辨太阳病脉证并治》至《辨阴阳易差后劳复病脉证并治》共八章，为本教材的主体。编写以方证分类为主，结合证候分类法。因归类关系，条文位置作了调整。每章列"概说"于前，"学习小结"殿后，条文诠释居中。

　　3.【原文】下按【词解】【提要】【解析】【方义】【辨治要点】【知识拓展】【医案选录】顺序行文。其中【解析】【方义】适当阐发学术见解，【辨治要点】则对方证病机、主症、治法和方药高度概括，并精选《长沙方歌括》方歌附于方药之后。【知识拓展】综述经方的临床应用范围及现代研究成果等，【医案选录】融贯古今，汇名医验案，与【辨治要点】相呼应。

　　4. 编写分工　绪论由李赛美编写；第一章辨太阳病脉证并治由张国骏、储全根、赵鲲鹏、何丽清、鲁法庭、朱辉、姜侠、方剑锋编写；第二章辨阳明病脉证并治及第四章辨太阴病脉证并治由张喜奎、任存霞、吴中平、刘新、樊讯编写；第三章辨少阳病脉证并治、第七章辨霍乱病脉证并治及第八章辨阴阳易差后劳复病脉证并治由李宇航、周春祥、郑丰杰、周小平、高连印、柯向梅、李小会编写；第五章辨少阴病脉证并治及第六章辨厥阴病脉证并治由曲夷、王振亮、谢雪姣、付玉娟、赵岩、乔羽编写；附录部分由李宇航、郑丰杰编写。思政元素由李赛美、周春祥、曲夷、郑丰杰编写。秘书郑丰杰、徐笋晶

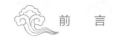

负责原文校对,并协助主编统校稿及审定稿。

本次修订还增设随文数字资源二维码,内容有各章节 PPT、原文朗读音频、微课、病案视频,及章节后扫一扫测一测等。

在本教材的审定过程中,梅国强教授进行了严格把关,保证了教材质量。在本教材的编写过程中,人民卫生出版社和各参编中医药院校给予了大力支持。在此一并致以崇高的谢意!本教材中如有不足或疏漏之处,竭诚欢迎各教学单位、教学人员提出宝贵意见,以便再版时修正完善。

编者

2021 年 3 月

◇◇◇ 目 录 ◇◇◇

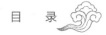

伤寒卒病论集（原序）

論曰：余每覽越人入虢之診，望齊侯之色，未嘗不慨然嘆其才秀也。怪當今居世之士，曾不留神醫藥，精究方術，上以療君親之疾，下以救貧賤之厄，中以保身長全，以養其生。但競逐榮勢，企踵權豪，孜孜汲汲，惟名利是務；崇飾其末，忽棄其本，華其外而悴其内。皮之不存，毛將安附焉？卒然遭邪風之氣，嬰非常之疾，患及禍至，而方震慄，降志屈節，欽望巫祝，告窮歸天，束手受敗。賷百年之壽命，持至貴之重器，委付凡醫，恣其所措，咄嗟嗚呼！厥身已斃，神明消滅，變爲異物，幽潛重泉，徒爲啼泣。痛夫！舉世昏迷，莫能覺悟，不惜其命，若是輕生，彼何榮勢之云哉！而進不能愛人知人，退不能愛身知己，遇災值禍，身居厄地，蒙蒙昧昧，憃若遊魂。哀乎！趨世之士，馳競浮華，不固根本，忘軀徇物，危若冰谷，至於是也！

余宗族素多，向餘二百，建安紀年以來，猶未十稔，其死亡者三分有二，傷寒十居其七。感往昔之淪喪，傷橫夭之莫救，乃勤求古訓，博采眾方，撰用《素問》《九卷》《八十一難》《陰陽大論》《胎臚藥錄》并《平脉辨證》，爲《傷寒雜病論》，合十六卷。雖未能盡愈諸病，庶可以見病知源。若能尋余所集，思過半矣。

夫天布五行，以運萬類；人稟五常，以有五藏；經絡府俞，陰陽會通；玄冥幽微，變化難極。自非才高識妙，豈能探其理致哉！上古有神農、黃帝、岐伯、伯高、雷公、少俞、少師、仲文，中世有長桑、扁鵲，漢有公乘陽慶及倉公，下此以往，未之聞也。觀今之醫，不念思求經旨，以演其所知，各承家技，終始順舊，省疾問病，務在口給，相對斯須，便處湯藥。按寸不及尺，握手不及足；人迎趺陽，三部不參；動數發息，不滿五十。短期未知決診，九候曾無髣髴；明堂闕庭，盡不見察，所謂窺管而已。夫欲視死別生，實爲難矣。

孔子云：生而知之者上，學則亞之。多聞博識，知之次也。余宿尚方術，請事斯語。

◇◇◇ 绪论 ◇◇◇

学习目标

1. 掌握"伤寒"含义,六经辨证体系及传变规律。
2. 熟悉《伤寒论》学术地位、历史沿革、学术渊源与成就。
3. 了解《伤寒论》现代运用思路与指导价值。
4. 了解《伤寒论》与抗击"新冠肺炎"中医方案。
5. 了解《伤寒论》学术流派与传承。

　　《伤寒论》是中医"四大经典"医著之一,是中医学史上现存最早、理法方药完备、理论联系实际的临床医学专著。其不仅为外感热病立法,同时也兼论内伤杂病、危急重症及其他疾病,创立了六经辨证论治体系,奠定了中医临床学基础,1800 余年来,一直对中医临床各科起着重要的指导作用,被后世医家视为"众法之宗,群方之祖",奉为圭臬,尊为医经。自唐代以来一直是学习中医者必读之书。在国际上,《伤寒论》对朝鲜、韩国、日本医学具有深远影响。

一、《伤寒论》的成书与沿革

(一) 作者生平

　　《伤寒论》是东汉末年张仲景所著,张仲景名机,仲景乃其字,南阳人。《襄阳府志》:"张机,字仲景,南阳棘阳人。"《河南通志》:"张机,涅阳人。"据《后汉书》,棘阳、涅阳,皆南阳郡所属城。棘阳,古县名,今河南省新野县东部偏北十余公里的前高庙乡张楼村;涅阳,古县名,在今河南省镇平县侯集镇和邓州市穰东镇之间。经考证,张仲景的故里当是现在的河南省南阳市邓州市穰东镇,约生活于公元 150—219 年。曾拜同郡名医张伯祖为师,尽得其传。《李濂医史》载,仲景与同郡何颙客游洛阳,颙探知其学,谓曰:"仲景之术精于伯祖,起病之验,虽鬼神莫能知之,真一世之神医也。"《南阳人物志》载:"张机又得阳励公之传,精于治疗。"经过多年勤奋学习,刻苦钻研与临床实践,仲景成为当时"才重许洛"、名噪京师的著名医家,与同时代的医家华佗齐名。《医说》引《仲景方论序》说仲景"在京师为名医,于当时为上手"。皇甫谧《针灸甲乙经·序》云:"仲景见侍中王仲宣,时年二十余,谓曰:君有病,四十当眉落,眉落半年而死。令服五石汤可免。仲宣嫌其言忤,受汤勿服。居三日,见仲宣,谓曰:服汤否? 曰:已服。仲景曰:色候固非服汤之诊,君何轻病也? 仲宣犹不信,后二十年,果眉落,后一百八十七日而死,终如其言。"仲景医术之精,辨识之妙,论病若神,由此可见一斑。

　　仲景弟子已知者有卫汛(一说卫泛),《太平御览》卷七百二十二《方术部》之三云:"《张仲景方序》曰:卫汛好医术,少师仲景,有才识。撰《四逆三部厥经》及《妇人胎藏经》《小儿颅囟方》三卷,皆行于世。"另说尚有杜度,事仲景,多获禁方,遂为名医。

张仲景生平事迹,《后汉书》《三国志》无传,北宋林亿、孙奇、高保衡校定之《伤寒论序》中仅有如下数语"南阳人,名机,仲景乃其字也。举孝廉,官至长沙太守,始受术于同郡张伯祖,时人言识用精微过其师。"寥寥39字,对张氏医术之精奥,评析甚为允当。

（二）《伤寒论》成书时代背景

东汉末年,政治腐败,战乱频繁,民不聊生。著名的黄巾军起义即发生在东汉后期,约公元184年。自然灾害更是接连不断,仅汉桓帝在位的21年间,就发生地震17次,大水10次,大旱3次,蝗灾3次,大疫3次,大饥荒2次,千百万人民流离失所,饥民相食。汉灵帝时发生5次瘟疫大流行。汉献帝时,战争连年,岁无宁日,疫病频起,"民户顿减","家家有僵尸之痛,室室有号泣之哀,或阖门而殪,或覆族而丧"（曹植《说疫气》）。地处经济文化中心的黄河流域,在短短的建安时期,化为一片大荒原。王仲宣（王粲）从长安赴荆州依刘表,其一路所见云"出门无所见,白骨蔽平原。路有饥妇人,抱子弃草间。顾闻号泣声,挥泪独不还。未知生死所,何能两相完"（《七哀诗》之一）。著名的建安七子,除孔融被曹操所杀,阮瑀早死外,其他五人如徐干、陈琳、应场、刘桢、王粲,皆死于疫病之中。魏文帝曹丕与吴质书曰:"昔年疾疫,亲故多罹其灾,徐、陈、应、刘,一时俱逝,痛可言焉!"张仲景《伤寒杂病论序》云:"余宗族素多,向余二百。建安纪年以来,犹未十稔,其死亡者,三分有二,伤寒十居其七。"这是对悲惨民生作了深痛描述,再现了当时的社会环境,同时也说明他撰写《伤寒杂病论》的初衷。

（三）《伤寒论》版本及流传

《伤寒论》为《伤寒杂病论》之一部分,其成书时间,据《伤寒卒病论集》（原序）推算,应在建安十年（公元205年）前,大约建安七年或八年（公元202年或203年）完成。建安二十三、二十四年,约为仲景逝世时间,其所著的《伤寒杂病论》由于传抄者众,以致散乱。此书散乱不久,有魏晋太医令王叔和,荷大任于己身,加以整理撰次。余嘉锡《四库提要辨证》卷十二云:"叔和之官太医令,当在魏时。"盖皇甫谧《针灸甲乙经》撰于魏末,其《序》称"近代太医令王叔和"可知也。"使叔和果与仲宣同族,又与仲景弟子卫汛交游,当可亲见仲景……疑叔和亦尝至荆州依表,因得受学于仲景,故撰次其书"（余嘉锡语）。叔和撰次仲景遗著的时间大约在魏文帝曹丕黄初元年至魏明帝曹睿青龙三年,即公元220年（黄初元年）至235年（青龙三年）。此与《伤寒杂病论》成书时间不过相隔二三十年,应该说叔和整理的仲景遗书不仅最接近原貌,而且可以考知,至今仍在流传的仲景著作,皆系叔和保存之功。

《伤寒杂病论》这一书名,首见于是书之《伤寒卒病论集》,正史《隋书经籍志》《旧唐书经籍志》均未著录。自叔和整理编辑仲景遗书后,在正史中,此书名为《张仲景方》,最早著录于《隋书经籍志》,复著录于《旧唐志》与《新唐志》,是知唐代此书存而未佚。但《张仲景方》十五卷成书不久,其中的《伤寒论》十卷即已离析出来,单独传抄流行。唐代孙思邈早年撰《备急千金要方》,其卷九、卷十列为《伤寒门》,其收录仲景方论甚少,故有"江南诸师秘仲景要方不传"之慨。至孙氏晚年撰《千金翼方》时,学术交流活跃,于是他读到了《伤寒论》（有学者认为是《伤寒论》"同体而别名"的《金匮玉函经》）,并载于卷九、卷十之中,可视为《伤寒论》的最早版本,今有称此为唐本者。

北宋仁宗、英宗两朝,政府组织大规模整理医书,林亿、孙奇等于北宋治平二年（公元1065年）核定毕《伤寒论》十卷,并刊行于世。据林亿等序文说:"以为百病之急,无急于伤寒,今先校定张仲景《伤寒论》十卷,总二十二篇,证外合三百九十七法,除重复定有一百一十二方,今请颁行。"一般称此为"宋版本"或"治平本"。宋本《伤寒论》的校讫和颁行,结束了自王叔和以来800多年的传本歧出,及经文讹衍倒夺的混乱局面,从此我国才有

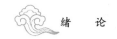

一个官定的《伤寒论》标准本。

明万历二十七年（公元 1599 年），著名藏书家和校雠家赵开美获得一部原刊宋本《伤寒论》，其采用摹刻方法把它刻印下来，收在他辑刻的《仲景全书》中。北宋刊刻的《伤寒论》早已失传，但赵开美辑刻的《仲景全书》还流传于世，其中的《伤寒论》保存了宋本《伤寒论》的原貌，世称赵刻本。另有成无己著《注解伤寒论》，约成书于南宋绍兴十四年（公元 1144 年），当时未刊，遗稿由武安王鼎所获，于金大定十二年（公元 1172 年）首次刊行，元明期间，亦有多种刊本，其中以明嘉靖年间汪济川校刊本为佳，错讹较少，流传极广，人称"成注本"。明芗溪黄仲理，著《伤寒类证》（又名《伤寒类证辨惑》），约成书于明洪武癸酉年（公元 1393 年）。书凡十卷，原书已佚。原文选录始于太阳，终于差后劳复。其谓"仲景之书，六经至劳复而已，其间具三百九十七法，一百一十二方，纤悉毕具，有条而不紊者也"。辨脉法、平脉法、伤寒例及可与不可汗吐下诸篇，悉删去之，庶使真伪必分，要理不繁，易于学者也。后世方有执、喻嘉言等注家均宗其说。现时通行之《伤寒论》节录本，殆亦源自于此公。至于《伤寒杂病论》中之杂病部分，为宋翰林学士王洙在馆阁日，于蠹简中发现《金匮玉函要略方论》三卷，上则辨伤寒，中则论杂病，下则载其方并疗妇人。后经林亿、孙奇等删除繁复，校定整理成《金匮要略》一书，刊行于世。

（四）《伤寒论》篇目与体例

经林亿等校正的《伤寒论》，全书共十卷 22 篇。卷第一：辨脉法，平脉法；卷第二：伤寒例，辨痉湿暍脉证，辨太阳病脉证并治上；卷第三：辨太阳病脉证并治中；卷第四：辨太阳病脉证并治下；卷第五：辨阳明病脉证并治，辨少阳病脉证并治；卷第六：辨太阴病脉证并治，辨少阴病脉证并治，辨厥阴病脉证并治；卷第七：辨霍乱病脉证并治，辨阴阳易差后劳复病脉证并治，辨不可发汗病脉证并治，辨可发汗病脉证并治；卷第八：辨发汗后病脉证并治，辨不可吐，辨可吐；卷第九：辨不可下病脉证并治，辨可下病脉证并治；卷第十：辨发汗吐下后病脉证并治。

平脉法与辨脉法两篇，专论脉法理论与脉象主病；伤寒例篇专论伤寒的病因病机及证候类型，以上三篇注家多以为非仲景手笔，乃王叔和撰集。痉湿暍病篇，复列入《金匮要略》之中。辨不可发汗以下八篇，多为六经病篇条文的重复，自明代以后，医家多将这些内容删除。现今通行版本或教材，亦仅录其主体部分，即始于辨太阳病脉证并治上，终于辨阴阳易差后劳复病脉证并治，共十篇，398 条，计 115 方。这十篇自成体系，方证俱全。后世所说的六经辨证，主要指此部分内容，也是《伤寒论》之重点与核心。

《伤寒论》以条文形式撰写，每一条文都有独立内涵，阐述一个或多个问题。主要分为两类：一类是有方有证，多为记述脉症与治法方药，重在阐述辨治思路与方药运用；二类是有论无方，重在阐述病证鉴别、病因病机、邪气传变、预后判断等内容。

《伤寒论》条文排列也极有风格：或先概论，后分析；或先病因病机，后脉症方药；或先重点论述主证、主治、主方、主药，后分述此方证之某一具体问题；或先论本证，后述兼证、变证、类似证。在写作上，虚实相举，前后呼应，详略参勘，全篇会通。总之，十篇 398 条整体有序，反映了由表入里或表里相兼，由实转虚或虚实夹杂，由轻至重，由寒化热、由热转寒或寒热错杂，由阳转阴或由阴出阳的疾病发生、发展、转化规律，构成了完整的辨证论治体系。

（五）《伤寒论》学术发展

《伤寒论》学术体系形成于东汉末年至西晋，到了东晋南北朝至唐代时期，因为时代的局限致学术交流受碍，故《伤寒论》的传抄整理成为其主要表现特点。宋元时期，宋本《伤寒论》的刊行，开启《伤寒论》整理研究方便之门，伤寒学术之研究发展渐成兴盛态势，如韩祗和撰《伤寒微旨论》，发仲景之未尽，倡用辛凉解表。庞安时撰《伤寒总病论》，撮其大要，论其精微,补其未备,按证分类。朱肱撰《类证活人书》,首重经络,明辨病理,方随证立,随证加减。许叔微撰《伤寒发微论》《伤寒九十论》,探微索隐,联系临床,圆机活法,师古不泥等,为仲景学说在中医学领域的指导作用奠定了基石。尤其金代成无己撰《注解伤寒论》,以经释论,以论证经,辨证明理,鉴别异同,启迪后学,由此整理诠释伤寒者渐成风气。至明清时期,百家争鸣,百花齐放,流派纷呈,其影响较大者,有方有执《伤寒论条辨》,王肯堂《伤寒证治准绳》,喻嘉言《伤寒尚论篇》,张志聪《伤寒论集注》,张璐《伤寒缵论》《伤寒绪论》,柯琴《伤寒来苏集》,程应旄《伤寒论后条辨》,周扬俊《伤寒论三注》,汪苓友《伤寒论辩证广注》,沈明宗《伤寒六经辨证治法》,钱潢《伤寒溯源集》,张锡驹《伤寒论直解》,魏荔彤《伤寒论本义》,尤怡《伤寒贯珠集》,黄元御《伤寒悬解》,徐大椿《伤寒类方》,沈金鳌《伤寒论纲目》,俞根初《通俗伤寒论》,陈修园《伤寒论浅注》《伤寒医诀串解》,章楠《伤寒论本旨》等,或循原书之旧加以阐释,或阐发故说而间附后世类方,或以法类证,或以方类证,仁智之异互见,然对仲景学术皆有所昌明。特别值得提出的是,清代钦定医书《医宗金鉴》,以实用为指归,列《订正仲景全书》为首,实可昭示《伤寒论》在中医学中之重要地位。民国以降,近代科学和西方医学的传入,出现了中西医学合释《伤寒论》的潮流。如唐容川《伤寒论浅注补正》等,以肇其端;曹颖甫《伤寒发微》,依仲景成法,详为诠释;恽铁樵《伤寒论辑义按》、陆渊雷《伤寒论今释》,衷中参西,融入己见;张锡纯《医学衷中参西录》则善于化裁经方,而灵活运用。

20 世纪 60 年代初开始,《伤寒论》研究进入繁荣和创新时期。根据中医药发展现状,以及深刻的科学内涵,党和政府大力提倡继承与发扬中医药学遗产,将《伤寒论》置于必读的经典著作地位。国家卫生部及中医药管理局主持编写了各种教材,在 1959 年初步尝试后,先后于 1963 年、1978 年、1982 年、1994 年、2003 年、2007 年、2010 年、2012 年、2016 年 9次编写了《伤寒论讲义》(或《伤寒论选读》,或《伤寒学》)。由于《伤寒论》的教学普及与实用价值,使得《伤寒论》的研究日渐繁荣,传统的考据、校注、验证、推理等方法研究,逐步与计算机、系统论、耗散结构、生物化学、物理学、生理学、病理学、数学建模等新学说、新思维、新方法、新技术相互结合与交叉运用,体现了当代科技发展之鲜明特征,而其研究结果,又推动了伤寒学术的不断发展。据不完全统计,《伤寒论》问世以来,共产生伤寒著作 1 800 多部;1937—2020 年,见于国内外期刊之论文逾 40 000 篇。内容涉及原著编次整理与校勘语译、注家注本、六经本质理论、六经辨证方法运用规律、经方临床运用等。成绩可喜,但亦有不少经验教训值得总结,例如如何运用现代科学实验方法研究《伤寒论》六经实质、六经证候等,而又不失中医之本来面目,这些还须进行深入扎实的研究。

❤ 思政元素

勤求古训,博采众长

医圣张仲景撰《伤寒卒病论集》,被后世医家视为“众法之宗,群方之祖”,奉为圭臬,尊为医经。《原序》中记载了写作动机和成书基础:“余宗族素多,向余二百,建安纪年以来,犹未十稔,其死亡者三分有二,伤寒十居其七。感往昔之沦丧,伤横夭之莫救,乃勤求古训,博采众方,撰用《素问》《九卷》《八十一难》《阴阳大论》《胎胪药录》并《平脉辨证》,为《伤寒杂病论》,合十六卷。”一部流芳 1 800 余年的医学巨著诞生,离不开当时社会客观条件:荆州地区局部繁荣发展,医学理论、临床、方药相当成熟,已有医经七家,经方十一家及《神农本草经》;时代命题,当时伤寒疫疾大流行;更离不开主观因素,张仲景站在巨人肩膀上,立志医学,勇于探索、求真务实。仲景受术于同郡张伯祖,

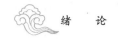

勤求古训，博采众方，并平脉辨证，全面继承并总结了汉以前的医学成就，把古代医学理论与临床结合起来，集医经派和经方派研究之大成，完成了我国第一部理法方药俱备的医学典籍，为世人瞩目。中医学术生生不息，源远流长。磨难铸经典，大疫出大医。学经典，做临床，拜名师，求创新，是中医人才成长的必经之路，也是《伤寒论》带给我们后学的重要启迪。

二、伤寒的含义

伤寒的含义，有广义和狭义之分。广义伤寒是一切外感热病的总称，即《素问·热论》所言"今夫热病者，皆伤寒之类也。"《难经·五十八难》曰："伤寒有五，有中风，有伤寒，有湿温，有热病，有温病。"张子和《儒门事亲》云："春之温病，夏之暑病，秋之疟及痢，冬之寒气及咳嗽，皆四时不正之气也，总名之曰伤寒。"孙文垣《赤水玄珠》曰："凡风寒暑湿热燥，天之六气，自外而中人五脏六腑十二经络者，四时之中皆得，谓之伤寒。"古代将一切外感热病称为伤寒，是医生的一种习惯称呼。如《小品方》云："伤寒是雅士之辞，云天行温疫是田舍间号耳。"《肘后方》云："贵胜雅言，总名伤寒，世俗因号为时行。""伤寒、时行、温疫名同一种耳，而本源小异。"以上足以说明广义伤寒即外感热病。狭义伤寒是指外感风寒、感而即发的疾病，即"伤寒有五"中之"伤寒"，或如《伤寒论》第3条所指之"伤寒"。《伤寒例》曰："冬时严寒，万类深藏，君子固密，则不伤于寒，触冒之者，乃名伤寒耳……中而即病者，名曰伤寒。"皆指狭义伤寒。

《伤寒论》以伤寒命名，所谓伤寒，即伤于寒，人被寒伤也。论，《说文解字》："论从言，仑声，议也。"段玉裁云："凡言语循其理，得其宜，谓之论。"刘勰《文心雕龙》曰："论也者，弥纶群言，而研精一理者也。"《伤寒论》是讨论寒邪（外邪）致病及其辨证施治的专书，为"勤求古训，博采众方"而成，是故以《伤寒论》名之。《伤寒论》中之伤寒，与西医学所言由伤寒杆菌引起之伤寒含义不同，当区别之。

三、《伤寒论》的学术渊源与成就

中医药历史源远流长，如东周（春秋）时的典籍《周礼·天官》，较系统地记载了周代王室的医事制度，有食医、疾医、疡医、兽医等分科，说明早在2 000多年前，中医药学已达到一定水平。《左传》载有春秋最著名的良医医缓、医和，是研究古代医史的重要资料。西汉司马迁作《史记》，有《扁鹊仓公列传》，叙名医扁鹊、仓公之典型医事，或着重记录其诊籍（医案），反映了公元前我国的医学成就。从战国至东汉时期，中医药学理论体系基本形成，出现了一批著名医家，产生了《黄帝内经》《难经》等一系列重要医学著作。此为张仲景撰写《伤寒杂病论》奠定了坚实基础。故《伤寒卒病论集》云："撰用《素问》《九卷》《八十一难》《阴阳大论》《胎胪药录》，并《平脉辨证》，为《伤寒杂病论》合十六卷。"晋代皇甫谧《针灸甲乙经·序》云："伊尹以亚圣之才，撰用《神农本草》，以为《汤液》……仲景论广伊尹《汤液》为数十卷，用之多验。"北宋林亿《伤寒论序》云："……仲景本伊尹之法，伊尹本神农之经，得不谓祖述大圣人之意乎？"依上所述，《伤寒论》的学术渊源主要根植于《黄帝内经》《难经》《阴阳大论》等。诊疗疾病的方法，则综合了前贤的经验，如《伤寒卒病论集》曰："余每览越人入虢之诊，望齐侯之色，未尝不慨然叹其才秀也。"可知仲景读过不少名医诊籍，但亦有自己的学术思想和临床体会，经过长期艰苦努力，始著成我国第一部理法方药比较完善的辨证论治专书《伤寒杂病论》。它既是临床经验的总结，也是中医学术理论的升华，特别是对临床医学,有创造性的发展。

《伤寒论》的学术成就,一是创立了六经辨证论治体系。其根据脏腑经络、气血阴阳、精神津液等生理功能及其间的运动变化情况,以及六淫致病后的各种病态关联,时刻关注邪正盛衰;动态观察病情变化,以明疾病之所在,证候之进退,预后之吉凶,从而厘定正确之治疗措施。其辨证,必辨表里、阴阳、寒热、虚实、真假、气血、主证兼证、经络脏腑及其相互转化,处处体现了辩证统一法则和整体恒动观。其论治,必因证立法,因法设方,因方用药,法度谨严。论中载药不过92味,而组成115方(缺两方),实际运用了汗、吐、下、和、温、清、消、补等法,而施之于临床,则使外感热病的辨治有规律可循。二是开创了理法方药的紧密结合程式。汉代以前的医学界,有"医经家"和"经方家"之分,所谓"医经家",是侧重于医学理论探讨,多"有说无方";"经方家"则侧重于医药方术研究,多"有方无说"(《韩氏医通·绪论章》)。两者虽各有所长,但若长期延续下去,必然会对理论联系实际带来不利影响,而《伤寒论》则是将两者有机地结合起来,理法方药一脉贯通,对于能动地认识和治疗疾病,意义十分深远。三是对中医临床各种疾病辨治有指导作用。论中包含了若干杂病内容,如能灵活运用六经辨证原理,并对方剂作适当化裁,则一部论述外感热病之书,可演作内伤杂病之用。如陈达夫撰《中医眼科六经法要》,将六经辨证与眼科五轮八廓辨证有机结合,提出"分五轮,审八廓,辨六经",而辨治眼科病症。内伤疾病中,如小青龙汤治疗慢性支气管炎、支气管哮喘;茵陈蒿汤类治疗黄疸型肝炎;大柴胡汤治疗多种胆道或胰腺疾病;小柴胡汤用治多种发热或感染性病症;当归四逆汤治疗雷诺病、肢端硬皮症等,屡有效验。四是为温病学说的形成奠定了理论基础。书中的辨证论治原理及其蕴含的温病学知识,对后世医家有很大启发,如温病学说,就是在《伤寒论》的基础上,对外感热病的理论、辨治方法不断补充发展,最终形成以卫气营血与三焦辨证为主体的辨治体系,为中医外感热病的诊断和治疗增添了新的内容。是故伤寒与温病,有源与流、继承与创新的关系。五是为中医远播国外产生了影响。无论过去还是现在,《伤寒论》在日本、朝鲜、韩国及东南亚等国家和地区,都有一大批执着的研究者。如日本江户时代中兴的古医学,均视《伤寒论》为金科玉律,这一学术思想直至现代仍然是汉方医学一个主要特征。他们崇拜仲景,犹如孟子崇拜孔子。如古医学的倡导者名古屋玄医著《丹水子》曰:"洙泗之间,古者杨墨塞路,孟子辞而辟之,廓如也。南阳之岐,后之塞路者,刘朱之徒言阴虚之说者是也,我窃比于孟子。"是谓要像孟子光大孔学一样,继承仲景,而不尚金元,显示了日本古医学最初崇圣的特性。名古屋玄医"用药不问病本寒热虚实,用治所苦之药与之"是其用药特点,不是针对每个症状予各种药物,而是针对证候群来用仲景原方。其学术思想形成了后来的吉益东洞学派,产生了所谓的"方证相对说"。各古方派的共同特点是"排斥阴阳五行与五运六气学说",而以为仲景方药简便易行,符合时代潮流。但事物总是不断向前发展的,《伤寒论》作为一门古老而年轻的学科,也要不断发展提高,尤其是在科学技术突飞猛进的今天,我们必须明确方向,把握机遇,迎接挑战,将《伤寒论》的理论与临床研究,推向一个新的台阶。

四、《伤寒论》的六经辨证

(一) 六经、六经病与六经辨证

六经是指太阳、阳明、少阳、太阴、少阴、厥阴。六经之中,又分手足二经,因而六经总领十二经及其所属脏腑。《伤寒论》以六经作为辨证论治的纲领。六经辨证就是以六经所系的脏腑经络、气血阴阳、津液精神的生理功能和病理变化为基础,结合人体抗病力的强弱,病因的属性,病势的进退缓急等因素,将外感疾病演变过程中所表现的各种病症,进行综合分析,归纳其证候特点、病变部位、损及何脏何腑、寒热趋向、邪正盛衰等,而为诊断治疗提供

依据。

《伤寒论》无"六经"之说,六经这一名称,最早见于《黄帝内经》。如《素问·阴阳应象大论》云:"六经为川。"《素问·气交变大论》云:"六经波荡,五气倾移。"《灵枢·刺节真邪》曰:"六经调者,谓之不病"等。《黄帝内经》言及六经者约有九处,而其含义却不尽相同,有指手足十二经者,有指风热湿火燥寒六气者,有指人体经络气血者等。后世将《伤寒论》三阴三阳正式称为六经者,一般认为以宋代朱肱为先,其《类证活人书》云"古人治伤寒有法,非杂病之比,五种不同,六经各异"。而明确对《伤寒论》按六经分证者,则当首推北宋庞安时,其撰《伤寒总病论》,即是以六经分证立论。然若追根溯源,《伤寒论》六经辨证,还是在《素问·热论》六经分证的基础上发展起来的,但两者之间又有显著差别。如《素问·热论》只论述了部分热证、实证,未涉及虚证、寒证;变化只有两感;治疗仅限于汗、下两法,既不全面,又不具体。《伤寒论》则全面讨论了六淫为患、脏腑经络、营卫气血、邪正消长、虚实转化、表里出入、阴阳盛衰等多种病证及其变化。其治疗实际包括八法,而且针药并用。因此《伤寒论》的六经,既是辨证的纲领,又是论治的准则。

六经的实质即六经的理论基础,是学习和研究六经辨证的重要问题,古今许多治《伤寒论》者,对此做了大量研究和探讨,各自从不同角度提出不同见解。大体而言,有经络说、脏腑说、气化说、部位说、阶段说、证候群说、综合说等,以及西说东渐后渗入的一些新学说,如应激学说、体质学说、巴甫洛夫学说、黑箱理论、模糊理论等,见仁见智、互有发挥,但又各有其片面性。因为脏腑是人体功能活动的核心,其必然会影响全身各部,故六经的病变,不能单从脏腑考虑,而应从多方面研究。经络是六经辨证中的一个重要部分,其内根源于脏腑,外而网络全身,运行气血,燮理阴阳,与全身构成一个密不可分的有机整体,所以经络的研究,不能离开脏腑、气血、阴阳,否则经络就是无本之木。所谓气化说,是对人体功能活动的总概括,即气化正常,人体健康;气化失常,则疾病由生。从气化角度研究六经病变,有利于了解各种不同病变的生理病理状况,但亦不能忽略脏腑、经络等方面的作用。因为气化离开了脏腑经络,便无所谓功能活动。至于部位、阶段、证候群等说,在临床上确有其征验,不过这些征验都是疾病的外在表现,根据审证求因的观点,则不能将六经辨证局限于外在的表现上,而应察外知内,求其本源。明白这些,我们就能从临床实际出发,将上述种种学说有机地结合起来,正确地理解并灵活地运用六经辨证,进而寻求在理论研究上有大的突破。

六经病证,是六经所属脏腑经络的病理变化反映于临床的各种证候。六经辨证的方法,即是以此为基础,结合人体内外因素,全面综合分析,判明其病位、病性、病机、病势等,以作为辨证论治的依据。《伤寒论》每篇之名均为《辨××病脉证并治》,因此六经辨证尚须从各种病证中,辨出病、脉、证、治四个方面的内容。而其中最关键处,则是对各经的主证,及疾病发展演变中出现的复杂证象的辨证,而后厘定出合理的治法与方药。兹将六经病证及其辨证略述于此:

太阳亦称巨阳,阳气旺盛,主一身之表,为诸经藩篱;又统摄营卫,有卫外功能。凡风寒之邪袭表,则太阳首当其冲,而出现风寒表证,是属外感疾病的早期。因其风寒在表,故以"脉浮,头项强痛而恶寒"为提纲,凡外感病初起见此脉证者,即可称为太阳病。太阳虽然主表,但若病邪循经入里,则可出现里证,故太阳复有表里之分。太阳表证依病者体质、风寒属性等不同,而有中风与伤寒两大类型,兼及温病。太阳中风的主要脉症有发热、恶风寒、头项强痛、自汗、鼻鸣干呕、脉浮缓等,其病机为风寒袭表,腠理疏松,营卫失和。由于具有自汗、脉浮缓的特征,故又称为表虚证。太阳伤寒的主要脉症有发热、恶寒、头项强痛、身疼腰痛、骨节疼痛、无汗而喘、脉浮紧等,其病机为风寒束表,腠理致密,卫闭营郁。由于具有无汗、脉浮紧的特征,故又称为表实证。太阳里证,有蓄水、蓄血之分。若太阳表证不罢,外邪乘虚侵入膀胱之腑,致膀胱气化失职,水气蓄留不得下行,而有脉浮、发热、烦渴,或渴欲饮水、水入则吐、小便不利、少腹里急等症,名曰蓄水。若外邪乘虚深入下焦,化热而与瘀血相结,见有少腹急结,或少腹硬满,如狂或发狂,小便自利等症,则为蓄血。此外,太阳病程中,随感邪轻重,脏腑偏盛偏衰,或宿疾等因素,而证候常有兼夹或传变。若病以太阳为主,而又兼夹某证者,即称太阳兼证,如太阳中风兼喘、兼汗漏不止等。若因失治误治,或病情自身发展,而引起变化者,则称为太阳变证,如结胸、痞证、火逆等。

阳明主燥,多气多血,故邪入阳明,多从燥化。无论阳明自身受邪,或病邪由他经传来,其证多属里热燥实性质,故阳明病以"胃家实"为提纲。其主证有身热、汗自出、不恶寒、反恶热、口渴、脉大等。但阳明病因其燥热与肠中糟粕相结与否,而有热证、实证之分。若燥热虽盛,但未与糟粕相结,而充斥于全身,见有身大热、汗自出、不恶寒、反恶热、大渴引饮等,称为阳明热证。若燥热之邪与肠中糟粕搏结不解,致燥屎阻滞,腑气不通,见有潮热、谵语、手足濈然汗出、腹满硬痛、不大便、脉沉实,甚则目中不了了、睛不和、循衣摸床、微喘直视、惕而不安等,称为阳明实证。此外,阳明病篇中还有湿热发黄、血热致衄、蓄血、阳明中寒等证。

少阳主相火,主枢机。病则胆火上炎,枢机不利,故以"口苦,咽干,目眩"为提纲。其主要脉症有往来寒热、胸胁苦满、默默不欲饮食、心烦喜呕、脉弦细等。少阳病可由他经传来,亦可由本经自病。病入少阳,则已离太阳之表,未入阳明之里,从三阳证深浅层次而论,少阳属于半表半里证。唯其界乎表里之间,故少阳有兼表兼里的不同证型。如兼太阳表证,则有发热、微恶寒、肢节烦疼、微呕、心下支节等;如兼阳明里实,则有往来寒热、呕不止、心下急,或心下痞硬、郁郁微烦,或潮热、不大便等。若少阳病误下后,病邪弥漫,表里俱病,虚实相兼,则有胸满烦惊、小便不利、一身尽重、不可转侧等。若少阳病兼水饮内结,则有往来寒热、心烦、胸胁满微结、小便不利、渴而不呕、但头汗出等症。

太阴主湿,主运化精微,而赖阳气之温煦。病入太阴,则以脾阳不运、寒湿阻滞为主,故以"腹满而吐,食不下,自利益甚,时腹自痛"为提纲。太阴病可由三阳传陷而入,也可由本经受邪而发病。当太阴病已成,而太阳表证未去者,即是太阴兼表证。若太阴脾络不和,致腹满时痛,或大实痛者,则为太阴腹痛证。太阴病进一步发展,可致脾肾两虚,而使病情向少阴转化。太阴病当阳气恢复之时,可有"脾家实,腐秽当去"之自愈机转。若太阴病日久,寒湿郁而化热者,亦可转属阳明。

少阴为水火两脏,故有寒化、热化两途。少阴寒化证,阴盛阳衰,气血不足,故以"脉微细、但欲寐"为主要表现,其证还多见恶寒蜷卧、心烦或烦躁、下利清谷、口中和或渴喜热饮、小便清利、手足厥冷等。也有因阳气大虚,阴寒内盛,虚阳外越,反见不恶寒、发热、面赤、烦躁、脉微欲绝等内真寒、外假热的严重症状。少阴热化证,则由肾水不足,心火上炎,水火失济而成,以心中烦不得卧、咽干咽痛,或下利口渴、舌红苔少或无苔、脉细数等为主要脉症。此外,少阴病的变化亦较复杂,如兼太阳证未罢者,便是少阴兼太阳证。有少阴热化津伤,邪热归并阳明而成腑实者,即所谓少阴急下证。还有热移膀胱及下厥上竭等不同证候。

厥阴主风木,下连少阴寒水,上承心包相火,同时厥阴与脾胃,有木土相克关系,故厥阴病较为复杂,有些证候亦相当危重。厥阴病可归纳为上热下寒、厥热胜复,以及厥、利、呕、哕四大类证。厥阴病以"消渴,气上撞心,心中疼热,饥而不欲食,食则吐蛔,下之利不止"为提纲,此实代表的是上热下寒,寒热错杂的证候。厥热胜复,多是厥阴寒证中出现的阴阳争胜现象,其特点是手足冷(下利)与发热交错出现,若阴邪胜则厥利,阳气胜则发热。如果阴阳胜复未定,厥利与发热的时间互有短长,则一般可从两者时间孰长孰短加以比较,以推测阴阳消长、邪正胜负,及其相互演变趋势。如厥热相等,或热多于厥,为阳气来复,阴寒消退,正能胜邪之佳兆。若厥多于热,是邪胜正衰,主病进。若厥回之后,发热不止,是阳复太过,可转化为下利脓血或喉痹等热证。若发热之后,复厥不止,是阳复不及。厥证病机为"阴阳气不相顺接",其表现为手足逆冷。轻者仅十指(趾)清冷,重者则手冷过肘,足冷过膝。引起阴阳气不相顺接者原因甚多,故厥逆亦有多种,如脏厥、蛔厥、寒厥、热厥、气郁致厥、血虚致厥、水饮致厥、痰实致厥等,当各随其证而治之。厥阴下利,有寒利、热利、寒热错杂之利。呕有下焦虚寒、阴寒上逆之呕;有肝气夹浊阴上逆之呕;有厥阴转出少阳之呕而发热。哕证亦有虚寒之哕与实热之哕等,宜详审辨。察其证,知其因,明其理,治有据,则效亦宏也。

(二)六经辨证与八纲辨证的关系

八纲辨证是明清时代逐步总结和完善起来的一种辨证纲领,它源于《黄帝内经》《伤寒论》等医籍,尤其是《伤寒论》的六经辨证,为八纲辨证的形成奠定了基础。八纲辨证是对一切疾病的病位和证候性质的概括。六经病证的发生发展变化,关系疾病性质、发展趋向与预后,故《伤寒论》中六经辨证的具体运用,无不贯穿着阴阳表里寒热虚实的内容,两者相辅相成,有互补之妙,而又各有其不同特点。

阴阳是辨别疾病性质与类别的总纲。太阳、阳明、少阳称为三阳病,太阴、少阴、厥阴称为三阴病。三阳病为正气盛,抗病力强,邪气实,病情多呈兴奋状态;三阴病为正气虚,抗病力弱,病邪未除,病情多呈虚衰状态。因而三阳证多属阳热实证,概括为阳证。三阴证多属阴寒虚证,概括为阴证。若就阴、阳这一概念言,《伤寒论》在辨证论治的具体运用中,大抵可概括为病有阴阳、证有阴阳、脉有阴阳、治有阴阳等四个方面。例如太阳病篇第7条曰:"病有发热恶寒者,发于阳也;无热恶寒者,发于阴也。"盖阳病邪气虽盛,而正气犹实,卫外阳气反应较敏,故三阳病多有发热证。阴病则病邪既盛,而正气虚衰,抗病力低下,故三阴病多无发热证,如少阴虚寒,恶寒蜷卧,甚至四肢厥冷。此为六经发病之通常病况,然亦有例外者。再如第131条云:"病发于阳,而反下之,热入因作结胸;病发于阴,而反下之,因作痞也。"其"病发于阳""病发于阴",是指体质之强弱、胃阳之盛衰,是以结胸与痞证对勘言之。至于脉有阴阳,《辨脉法》云"凡脉大、浮、数、动、滑,此名阳也;脉沉、涩、弱、弦、迟,此名阴也。"说明阳病病位在表,受病较轻,正气充实,营卫气血流行滑利,故脉与之相应,多是阳盛热实之象。反之出现沉涩等脉,则是病邪深入,阴盛阳微,不足之象较为显著。治有阴阳,《伤寒论》重在"阴阳自和"(参见58条)。盖机体因感受外邪或内部脏器功能失调,而使阴阳之气呈不相协调状态,即可出现六经中某一种病变。所谓"自和",当非坐以待愈之谓,如阳实热盛者宜清下之,阴盛阳衰者温补之,此即《素问·阴阳应象大论》"阳病治阴、阴病治阳"之义也。

表里是分析病位浅深的纲领。大体说来,邪在皮腠、经络、卫气者属表,其证一般表浅而轻;邪在脏腑、骨骼、营血者属里,其证一般深重。《伤寒论》以太阳为六经之大表,其他各经都属于里。但表里的概念是相对的,三阳与三阴言,三阳属表,三阴属里。然表里中复有表里,以三阳为例,则太阳属表,阳明属里,少阳属半表半里。若以太阳对少阳说,则太阳属表,少阳属里。少阳对阳明说,则少阳属表,阳明属里。从脏腑表里相关性言,则太阳属表,少阴在里;阳明属表,太阴在里;少阳属表,厥阴在里。表里用于辨证,一般结合病之属性与病邪之盛衰、正气之强弱以定。如太阳主表,若自汗脉浮缓者,为表虚证;无汗脉浮紧者,为表实证。少阴主里,若脉微细、但欲寐、恶寒蜷卧、四逆下利者,为里虚寒证;脉细数、舌质绛、心烦不得眠、口干咽痛者,为里虚热证。表里有时亦说明治则,如先表后里,先里后表,表里同治等,故对表里二字,应具体问题具体分析。

寒热是辨别证候性质的纲领。六经病中,凡病势沉静,阴邪偏盛,表现为形寒肢冷、喜温不欲饮者,多属寒证。凡病势亢奋,阳邪偏盛,表现为身热、恶热而渴饮者,多属热证。如阳明病,燥热亢盛,不恶寒、反恶热、汗多渴饮等,是在里的热证。少阴病阴寒内盛,阳气衰微,脉微细、但欲寐、形寒肢冷等,是在里的虚寒证。又如同一下利,亦有寒热之分,如葛根芩连汤证、白头翁汤证属热;四逆汤证、理中汤证属寒。由此深入分析,则有证必有寒热。单纯的寒热,辨之尚易;错杂的寒热,辨之颇难。如半夏泻心汤证,属脾胃不和,寒热错杂于中焦,以呕而肠鸣、心下痞、下利等为主要特征。乌梅丸证是邪入厥阴,上热下寒,阴阳逆乱,蛔虫内扰,而有厥逆呕吐、静而复时烦等症。更有寒热之真假,尤须留心辨别。如第 350 条云"伤寒脉滑而厥者,里有热,白虎汤主之",是内真热外假寒;第 317 条云"少阴病,下利清谷,里寒外热,手足厥逆,脉微欲绝,身反不恶寒,其人面色赤,或腹痛,或干呕,或咽痛,或利止脉不出者,通脉四逆汤主之",是内真寒而外假热。寒热在一定的条件下,还可以相互转化,如三阳证失治误治,损伤阳气,可转化为虚寒证。三阴证阳复太过,或温燥过剂,亦可转化为阳热证。

虚实是辨别邪正盛衰的纲领。外感热病的整个过程,就是邪正双方斗争而此盛彼衰的过程,故凡病则必有虚证、实证。虚是正气虚,实是邪气实,《素问·通评虚实论》曰:"邪气盛则实,精气夺则虚。"《伤寒论》对辨正邪虚实及转虚转实特别重视,如第 70 条"发汗后恶寒者,虚故也;不恶寒,但热者,实也,当和胃气,宜调胃承气汤。"第 68 条"发汗,病不解,反恶寒者,虚故也,芍药甘草附子汤主之。"即是通过发汗后之寒热趋向以定虚实。又如第 49 条"脉浮数者,法当汗出而愈。若下之,身重心悸者,不可发汗,当自汗出乃解。所以然者,尺中脉微,此里虚,须表里实,津液自和,便自汗出愈。"第 50 条"脉浮紧者,法当身疼痛,宜以汗解之,假令尺中迟者,不可发汗,何以知然,以荣气不足,血少故也。"此乃从脉症变化中以判虚实。另外又有虚证似实或实证似虚者,前者如少阴病虚寒脉微下利面赤,证为阴盛格阳,下寒上热,病名戴阳,亦即"至虚有盛候",故用白通汤破阴以回阳。若"大实有羸状",在阳明胃燥热实中往往得见,病缘于应下失下,则当依其虚实变化而治之。

综上,可以看出六经辨证与八纲辨证,是具体的辨证纲领与辨证总纲的关系。八纲辨证是从六经辨证方法中加以系统、抽象的结果,是对六经辨证的继承和发展。六经辨证在各个层次的辨证中始终贯穿八纲辨证的内容,是八纲辨证的系统化与具体化。例如六经病中的太阳病,有恶寒发热、头痛项强、脉浮等证,从八纲言,属于表证,然仅据表证,尚不能指导用药,必须结合其有汗无汗来进一步辨别,如有汗者为表虚,无汗者为表实,而后有解肌祛风或辛温发汗之治。又如少阴病,从八纲言,属于里证,若仅据里证,亦不能指导用药,还须进一步分析其阴阳的偏盛偏衰,是寒化或热化,再定扶阳抑阴或育阴清热之治。由此可见,六经辨证与八纲辨证关系密切。临证时若能掌握六经病的证候特征及发展演变,明辨阴阳表里寒热虚实之各个属性,结合具体的病位、病势等全面分析,即可对复杂的病变作出准确的判断和有效的治疗。

(三)六经辨证与脏腑经络辨证的关系

脏腑是人体功能活动的核心,脏腑与脏腑之间,脏腑与全身各部之间,通过经络气血等联系,构成一个有机的整体,如《灵枢·海论》云:"夫十二经脉者,内属于腑脏,外络于肢节。"故六经证候的产生,乃脏腑经络病理变化的反映,是以六经辨证不能脱离这些有机的联系。以脏腑的病理反映而论,各经的病变均会累及所系的脏腑。例如太阳病,其病虽属表证,但若外邪不解,循经入里,邪入膀胱,影响气化功能,则可致水蓄不行,其既是六经证候,也是膀胱证候。阳明乃胃与大肠之通称,如白虎汤证,既是阳明经证,亦是胃热证候;三承气汤证,既是阳明腑实证,亦是胃肠燥实证。胆与三焦统属少阳之腑,病入少阳,则胆火上炎,因而口苦、咽干、目眩,可见少阳病与胆腑有关。脾属太阴,太阴病多脾阳不足,运化失职,寒湿内阻,故有腹满而吐、食不下、时腹自痛、下利等,此证在六经辨证中称太阴病,在脏腑辨证中则属脾阳虚证。少阴统心肾两脏,少阴寒化证为心肾阳虚,气血不足,而有脉微细,但欲寐,甚或厥逆、下利清谷等；少阴热化证为肾阴亏虚，心火上炎，而有心中烦、不得眠、咽干口燥、舌红少苔、脉细数等。肝为厥阴之脏，其病虽然复杂，但亦与肝之生理与病理特点相涉。如厥阴提纲证，属寒热错杂，病因厥阴之邪侵犯脾胃；吴茱萸汤证是肝胃虚寒、夹浊阴上逆所致等。

从经络的病理反映而论，如足太阳经起于目内眦，上额交巅下项，夹脊抵腰至足，行于人体之背部，故太阳受邪，见头项强痛、身疼腰痛等证。足阳明经起于鼻梁凹陷处两侧，络于目而行于面，并从缺盆下行经胸腹，行于人体之前面，故阳明经受邪，见面赤、目痛、鼻干等证。足少阳经起于目外眦，上抵头角，下耳后，入耳中，并从缺盆下行胸胁，行于人体之侧面，故少阳经受邪，见耳聋、目赤、胸胁苦满等证。三阴病属里证，其经络所反映的证候，虽不像三阳经那么显著，但其所表现的某些证候，如太阴病的腹满痛，少阴病的咽干、咽痛，厥阴病的颠顶痛等，皆与其经络之循行部位有关。因此六经辨证与脏腑经络辨证，存在着十分密切的关系。但脏腑辨证也不完全等于六经辨证，有些证候，难以用脏腑辨证作完整而准确地归纳，如血虚寒凝证，即当归四逆汤证，其病固然与肝有关，但是又涉及血脉，故称厥阴血虚寒凝证较为妥当。又如结胸、悬饮等证，与肺气有一定关系，然其水饮在胸膈，且多由太阳病传变而来，故将其列于太阳变证中。上述两种辨证方法，学者应知其异同，互为补充，灵活运用，如是则相得益彰。

（四）六经病的传变规律

六经病变的产生，是在外邪作用下正邪相争的结果，是脏腑经络病理变化的反映，因为脏腑经络彼此联系相互影响，故某一经的病变，常会涉及另一经或多经，从而出现传变，或合病、并病等证候。

绪论 -1
六经病传变

传，是病情循着一般规律发展，由一经传到另一经，如太阳病传为阳明病或少阳病等。变，是指病情不循一般规律发展，而起着性质变化，如太阳病变为坏病，阳证变为阴证等。传与变因联系密切，每传中有变，或变中有传，故传变常常并称。传变的基本规律为由表入里，由浅入深，由轻而重，由实至虚，反之则由里出表，由虚转实。

六经病证的传变，当以脉症为凭，作出判断，而不能以计日传经论之。如第270条云："伤寒三日，三阳为尽，三阴当受邪，其人反能食而不呕，此为三阴不受邪也。"即说明这个问题。柯琴曰"旧说伤寒日传一经，六日至厥阴，七日再传太阳，八日再传阳明，谓之再经。自此说行，而仲景之堂，无门可入矣"（《伤寒来苏集·伤寒论注》），则是否定了计日传经说。六经病的传变与否，主要取决于三个因素：一为正气强弱，一为感邪轻重，一为治疗当否。疾病虽然复杂，但仍有一定规律可循，其传与不传，应以临床事实为依据，而不可泥于日程之短长。

六经病可以单独为病，亦可以两经或三经合并为病。凡两经或三经证候同时出现者，称为合病，如太阳阳明合病、太阳少阳合病、阳明少阳合病、三阳合病。凡一经证候未罢，继而又见一经证候者，谓之并病，如太阳阳明并病、太阳少阳并病等。此外，还有素体虚弱，感受外邪，病情不经三阳阶段，而直犯三阴者，则称为直中。

五、《伤寒论》的治则治法与用方

六经病证是邪正斗争的反映，其发病过程也是正邪斗争的过程，因此六经病证治疗原则，不外乎扶正与祛邪两方面，亦是治病求本的必要途径。六经病证的病理变化，大体说来，责之于阴阳的偏盛偏衰，阴阳二气失去平衡。故扶阳气、存阴液的学术思想，始终贯彻于治疗过程之中，从而达到邪祛正安之目的。扶正祛邪的基本原则，是通过具体治法来体现的。《伤寒论》的治法，实际包含了汗、吐、下、和、温、清、消、补八法。在六经辨证体系中，太阳病为风寒表证,治宜发汗,然随无汗或汗出之不同,又分为辛温发汗和解肌祛风二法。若太阳病不解,循经入腑,则有蓄水、蓄血之分。其蓄水者,宜化气行水;蓄血者,宜活血化瘀。阳明为燥热证,有经、腑证之分,经证用清法,腑证用下法。少阳为半表半里证,既不可发汗,又不可清下,因其枢机不利,邪正相争,故法宜和解。太阴病以脾虚寒湿为主,故宜温中散寒祛湿。少阴病有寒化、热化两途,寒化证以回阳救逆为主,热化证以育阴清热为主。厥阴病证候复杂,治疗未可一律,大致有寒以治热、热以治寒,或寒温并用等法。

从临床思维角度认识,表里先后与标本缓急是治疗外感热病的基本法则。在疾病过程中,表里证候每混同出现,则须根据表里证候之轻重缓急,而决定不同治法。先表后里,是治疗常法,多用于表里同病,而以表证为主者,如葛根汤治疗太阳表实为主,而兼下利的病情便是。先里后表,是治疗的变法,适于表里同病,而以里证为重为急的病情。因为此时里证的发展,决定着病势的吉凶、病人的安危,故须急予治里,待里证解除之后,再视表证如何,而相机治表,如少阴病,下利清谷,兼有表证时,则先予四逆汤救里,后予桂枝汤解表即是。表里同治,是表里证同时治疗的方法。因为有时表里证相对均衡,单治其表,则里证不除;纯治其里,则表证不解,故用本法以兼顾表里。如柴胡桂枝汤治少阳兼太阳证之相对均衡者,小青龙汤治太阳病兼水饮咳喘者是。表里同治之法,有时依证情或侧重于表,或倾向于里之不同,而治法亦相对有所差异。如大青龙汤证,属表寒里热证,其寒实于表,阳郁于里,以表证偏重,故表里双解而偏重于治表。再如桂枝人参汤证,属脾阳虚弱,夹有表邪,证以里虚为重,故解表温里而偏重于治里。

六、《伤寒论》现代运用思路与指导价值

《伤寒论》与时俱进,不断融入现代,是当今临床重要特征。肆虐全球、亿万人感染的新型冠状病毒肺炎(以下简称新冠肺炎),中国用上了中医方案,疫情得到有效控制,其中核心组方多是伤寒方。其他重大疾病,如心脑血管病、肿瘤、糖尿病、病毒性疾病等,以及其他疑难危急病症,如多脏器功能衰竭、外科急腹症、自身免疫性疾病等的治疗,均离不开伤寒方的运用。《伤寒论》理法方药运用已深入到临床内、外、妇、儿、肿瘤、皮肤、眼科、耳鼻咽喉等多领域,及心、肝、脾、肺、肾多系统。其临床运用模式,包括一方治多病,一病用多方。如白虎汤治疗外感高热、肺炎、流行性乙型脑炎、流行性出血热、糖尿病、风湿热、脑卒中、自汗症、儿科疾病、耳鼻喉疾病等,运用关键在于各病证均具有阳明热盛病机;而面对多种西医慢性疾病,随着疾病不同阶段的动态变化,中医始终把握辨证论治原则,体现为一病用多方,如糖尿病具有多种急、慢性并发症,合并(皮肤、呼吸、消化、泌尿、生殖系统等)感染、心脑血管疾病、肾病、眼底病、内脏自主神经病变、周围神经病变、骨质疏松、肿瘤、痛风、甲亢、肝损害等,临床可以呈现伤寒论六经病证演变规律,从太阳病到厥阴病,伤寒方获得广泛运用。运用思路概括为病机求同,经络归属,治法相从,方证对应,合方拓展,中西贯通等。

中医药院校在附属医院开设经典病房,创建《伤寒论》实践基地,在临床实践中诠释、运用和弘扬经典,为经典指导临床提供了新模式。"经方现代应用的临床与基础研究"获2010年国家科技进步奖二等奖,作为新的里程碑,展示了《伤寒论》未来研究前景。伤寒学术流派及传承研究,以及多学科、大数据对《伤寒论》文献整理和挖掘,成为新热点。以中华中医药学会仲景学说分会为主体进行的《伤寒论》药物度量衡研究,作为国家"973计划"内容之一的方药量效关系研究取得了阶段性成果。伤寒论国家精品课程、国家精品资源共享课程,国家一流课程、国家优秀教材、伤寒论临床案例库建设、中英文双语教材,以及国家伤寒论课程联盟平台建设,展示了教学研究新成果。《伤寒论》理法方药在诊治不断出现的新疾病、疑难病中的拓展运用,方证、病证与体质的关系研究,经方与西药联合运用规律等诸多临

笔记栏

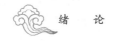

绪论 -2
新冠肺炎
救治病案

床与实验探索,其研究成果值得期待,并将进一步推动伤寒学科乃至整个中医学的发展。

七、《伤寒论》与抗击新型冠状病毒肺炎中医方案

在全球大流行的新型冠状病毒肺炎是近百年来最严重的传染病之一。其传播速度快、范围广、致病率高、持续时间长、致死人数多,加之病毒变异性,已成为国际公共卫生事件。中国境内疫情已得到控制,仅在个别地区出现局部暴发和少数境外输入病例。由于全球疫情仍在蔓延,且有可能较长时间存在,新冠肺炎在我国传播和扩散风险有可能持续存在。张伯礼院士感痛作词:"新冠大疫伤亿杰,百万生灵灭。天灾人祸孰过?慰斯究因厥。责天裂?问地斜?罪人竭!东方绿苑,人间正道,共战疫疟!"

国家卫生健康委员会、国家中医药管理局(自 2020 年 1 月 22 日至 8 月 18 日)先后颁布了八版诊疗方案,2021 年 4 月 14 日颁布了试行第八版修订版。自第三版始,中医方案单列。中华中医药学会仲景学说分会(2020 年 2 月 16 日)也提出新冠肺炎中医药诊疗专家建议(试行)。新冠肺炎作为急性呼吸道传染病已纳入《中华人民共和国传染病防治法》规定的乙类传染病,按甲类传染病管理。明确本病属于中医疫病范畴,病因为感受疫戾之气。

习近平主席在全国抗击新冠肺炎疫情表彰大会讲话中指出"在没有特效药的情况下,实行中西医结合,先后推出八版全国新冠肺炎诊疗方案,筛选出'三药三方'等临床有效的中药西药和治疗办法,被多个国家借鉴和使用。"三药中,金花清感颗粒疏风清热解毒;连花清瘟胶囊清热解毒,宣肺通腑,二药核心组方均有麻杏甘石汤;血必净注射液养血活血,由当归芍药散加减而成。三方中,清肺排毒汤,由麻杏甘石汤、五苓散、小柴胡汤、射干麻黄汤合方,三阳合治;化湿败毒方,由麻杏甘石汤、小承气汤、藿朴夏苓汤、平胃散加味而成,偏调中焦;宣肺败毒方,由麻杏甘石汤、麻杏薏甘汤、宣白承气汤加味而成,重通利二便。

《新型冠状病毒肺炎诊疗方案(试行第八版修订版)》中医治疗部分,根据病情、气候特点及患者体质等情况,分为三期辨证论治。

医学观察期:乏力伴胃肠不适,用藿香正气胶囊;乏力伴发热用金花清感颗粒、连花清瘟胶囊、疏风解毒胶囊。

临床治疗期(确诊病例):清肺排毒汤,适用于轻型、普通型、重型患者,在危重型可结合患者实际情况合理使用。轻型之寒湿郁肺证用寒湿疫方,湿热蕴肺证用达原饮合蒿芩清胆汤加味。普通型之湿毒郁肺证用宣肺败毒方,寒湿阻肺证用平胃散合达原饮。重型之疫毒闭肺证用化湿败毒方,气营两燔证用清营汤加味。危重型之内闭外脱证,用人参、附子、山茱萸送服苏合香丸或安宫牛黄丸。重型、危重型均可辨证使用血必净、痰热清、热毒宁、参附、生脉、参麦等中药注射液。

恢复期:肺脾气虚证用陈夏六君子汤加味,气阴两虚证用竹叶石膏汤合参麦散。

三期论治,引入临床观察期,体现"治未病"理念;多途径给药,中成药、中药汤剂与中药注射剂组合;疗效至上,经典名方与时方、经验方贯通使用;《伤寒论》麻杏甘石汤、小柴胡汤、承气汤、四逆汤、竹叶石膏汤与《温病学》藿朴夏苓汤、达原饮、犀角地黄汤、清营汤等名方挑大梁。

在此基础上,中华中医药学会仲景学说分会也形成了一套诊疗方案。

关于病因病机:新冠肺炎为感染疫气所致,属于中医疫病范畴,但其发病过程和临床表现仍具有中医学风、寒、暑、湿、燥、火六淫邪气致病特征。从临床看,此次新冠肺炎核心病因是湿邪为患,可兼风寒、可郁而化热、可耗气伤津等,多湿、寒、热、虚交织兼夹,易酿毒邪,内陷于里,耗伤津血,虚实夹杂,甚或阳亡阴竭,病情危笃。关于辨治总则:明辨表里、寒热、虚实,以"逐邪外出"为第一要义。初期宜开表逐邪,不可过用寒凉、温燥;中期宜扶正祛邪,调

畅气机,祛湿泄浊;重症期宜扶阳抑阴,开闭固脱。恢复期宜益气养阴,兼清余邪,或温中化饮,瘥后防复。具体分4期14型辨治。

初期:①风寒表实,夹湿邪困阻宜麻黄加术汤;寒湿偏盛者,宜十神汤加减;寒湿在表,兼气虚者,宜人参败毒散;素体阳虚,寒疫初起,兼少阴虚寒,宜麻黄细辛附子汤加减;若身痛无汗,兼口苦咽干者宜葛根汤合小柴胡汤。②风寒表实,兼水饮阻肺宜小青龙汤;若兼郁热宜小青龙加石膏汤;若肺中寒饮,饮重于寒宜射干麻黄汤。③风寒袭表,营卫不和宜桂枝汤;若风寒表虚,兼痰湿阻肺者宜桂枝加厚朴杏子汤。④太阳温病,肺卫郁闭宜银翘散;若风温袭肺,肺气失宣宜桑菊饮。

进展期:①疫邪内传,肺热壅盛宜麻杏甘石汤、千金苇茎汤、贝母瓜蒌散合方加减。②疫邪内传,邪犯少阳宜小柴胡汤加减。方如柴胡桂枝汤(邪犯少阳兼营卫不和)、大柴胡汤(邪犯少阳兼阳明里实)、柴胡桂枝干姜汤(邪犯少阳兼水饮内停)、柴胡加龙骨牡蛎汤(邪犯少阳兼水热弥漫)、柴胡达原饮(邪犯少阳,兼湿阻膜原)、柴胡陷胸汤(邪犯少阳,兼痰热内蕴)等。③内传阳明,邪热炽盛宜白虎汤加减;若兼气阴两虚者宜白虎加人参汤。④内传阳明,腑气不通宜大承气汤加减。方如宣白承气汤、牛黄承气汤、新加黄龙汤等。⑤内传太阴,兼寒湿在表宜桂枝人参汤、厚朴生姜半夏甘草人参汤合方加减。

危重期:①邪气内陷,阴阳两虚宜麻黄升麻汤。②内传少阴,阳衰阴竭宜茯苓四逆汤加减。

恢复期:①气阴两伤,余热未尽宜竹叶石膏汤加减。②余热复聚,气机痞塞宜枳实栀子豉汤加减。③太阴阳虚,寒饮内停宜理中汤合苓桂术甘汤加减。

整体方案与《伤寒论》六经辨证贯通,从初期太阳到进展期少阳、阳明、太阴,危重期少阴、厥阴,至恢复期瘥后劳复。伤寒方、温病方与时方融会运用。突出新冠肺炎"寒湿疫"病机特点,展示《伤寒论》在当今抗疫中重要地位和指导价值。

启示与挑战:在中国抗疫进程中,中医药四大作用救全场:有效治愈轻症、缓解症状;减少轻症、普通型向重症发展;提高重症、危重症治愈率,降低病亡率;促进恢复期人群机能康复。当今疫情仍在全球蔓延,新的变异病毒不断出现,给防疫工作带来新的挑战。中医坚持以人为本,扶正祛邪,充分发挥中医经典抗疫优势,探索病证症的演变规律,病证结合,三因制宜,助力主战场。一定让经典再展雄风,大放光彩。

八、《伤寒论》学术流派

(一)伤寒学术流派的传承与发展

仲景《伤寒杂病论》,经魏晋太医令王叔和整理撰次,宋臣林亿等校刊,得以广泛流传。后世医家通过整理、校勘、编次、注释等形式,将理论认识和临证经验,融会其中,使仲景学术内容不断丰富、临床应用不断拓展,仁智互见,伤寒学术流派亦随之产生。伤寒学派是以研究阐发《伤寒论》的辨证论治、理法方药为主体的众多医家形成的医学流派。1800年来,伤寒学派有著作千余种,医家八百余位,他们继承了《伤寒论》的学术思想,研究成果亦各有特色,在中医学史上留下了不可磨灭的业绩。《伤寒论》成书至今1800余年,伤寒学术流派的形成及发展经历了宋金的准备阶段、明清时期流派形成阶段、清末民初到现在的伤寒学术流派发展阶段3个时期。

1. 准备阶段(东汉末年—宋金)

伤寒学术流派形成的准备阶段,其实也是《伤寒杂病论》成书、湮没散佚,王叔和搜集整理、复辑成轶,至唐宋元《伤寒论》传抄整理、广泛流传的过程。公元200年左右,《伤寒杂病论》成书不久,即湮没散佚,幸赖王叔和将搜集整理成册,才得以保存流传。魏、晋、宋、齐、梁、陈、隋、唐期间,《伤寒论》流传显晦离合。如西晋苟勖将伤寒部分收入《晋中经簿》,东晋李充《晋元帝四部目录》载《张仲景辨伤寒九卷》,南朝齐代王俭《七志》亦著录《辨伤寒》十卷,此后被南朝梁代阮孝绪《七录》及《隋书·经籍志》载入。《诸病源候论》《备急千金要方》《千金翼方》亦载有《伤寒论》相关内容。至北宋时期,高保衡、孙奇、林亿等奉诏校正《伤寒论》,并于治平二年(公元 1065 年)刊行,这是伤寒学术史上第一个官方定本《伤寒论》。但宋校本尚未发现传世原本,现存明代赵开美复刻本,因其为宋版摹刻,最大限度地保留了宋版原貌,被后世美称为"宋本《伤寒论》"。《伤寒论》自王叔和重编之后,为历代医家所重视,被晋唐、宋金诸家书目所载,其中具有代表性的医家有王叔和、孙思邈、韩祗和、朱肱、庞安时、许叔微、郭雍、成无己等,以上医家各擅其长,虽未形成流派但对明清时期伤寒学术流派的形成有很大影响。

2. 形成阶段(明、清)

明清时期,随《伤寒论》的广泛流传,注家风起,诸子争鸣,注释、阐论、发挥、验证者,层出不穷,仁智互见,伤寒学术流派亦随之产生。任应秋教授将明清时期伤寒学术流派划分为重订错简派、维护旧论派和辨证论治派。

重订错简派:以方有执、喻嘉言为代表。他们认为仲景《伤寒论》年代久远,王叔和编集的《伤寒论》颠倒错乱严重,历代多有讹传谬改,大倡重整考订之风,冀希恢复仲景所著原貌。重订错简派首先为方有执提出,主张削去《伤寒例》,将《辨脉法》《平脉法》合二为一,并移置篇末;把太阳病三篇分别更名为《卫中风》《营伤寒》《营卫俱中伤风寒》;整移其余各篇条文;在六经之外增《辨温病风温杂病脉证并治》篇。清代喻嘉言著《尚论张仲景伤寒论重编三百九十七法》,将方有执重订错简观点发挥为三纲鼎立之说,即:四时外感以冬月伤寒为大纲,伤寒六经以太阳经为大纲,太阳经以风伤卫、寒伤营、风寒两伤营卫为大纲。此外,尚有张璐、吴仪洛、吴谦、程应旄、章楠、周扬俊、黄元御等医家。重订错简诸家以错简为由,行重订之实,虽然重订错简观点未被后世医家所接受,但他们对于风寒中伤、营卫虚实诸种病变以及仲景的立法定方思想的认识,为伤寒研究注入新风。

维护旧论派:维护旧论派是与重订错简派相对应的一个学派,以张遂臣、张志聪、张锡驹、陈修园、陆九芝为代表。他们认为王叔和不但没有乱于仲景,而是把仲景学说较完整地传承下来,认为成无己没有曲解仲景之说,此外还引经析义,为诸注家所不及。强调世传本《伤寒论》的内容不可随便改动,尤其是《伤寒论》中有关六经证治内容并无错简,无须重订。只可依照原文研究阐发,才能明其大意。重订错简派与维护旧论派争鸣的实质乃是从遵古的思想出发,欲对《伤寒论》穷原竟委。这种争鸣对研究伤寒学术起到一定的推动作用。

辨证论治派:主张《伤寒论》是中医学辨证论治体系完整的经典著作,不必陷入孰为仲景原论、孰为王叔和所增的争论中,只要有利于辨证论治的运用,便值得加以研究和发扬,以柯琴、徐大椿、钱潢、尤怡、陈修园、包诚诸医家为代表。根据不同研究特点,又可分为以柯琴、徐大椿为代表的以方类证派,以钱潢、尤怡为代表的以法类证学派和以陈修园、包诚为代表的分经审证派。其中以方类证派对后世影响很大,它使《伤寒论》的研究走出了传统研究以经解经的圈子,直接面对临床,其实质是医学研究的实质化,引起后世广泛关注。

3. 发展阶段(清末民初迄今)

清末民初,受"西学东渐"影响,唐容川、恽铁樵、陆渊雷、曹颖甫、张锡纯等以中医为本体、参以新说研究《伤寒论》,开辟了新的领域。新中国成立之后,党和政府大力提倡继承与发展祖国医药学遗产,《伤寒论》的研究步入了一个大范围、多途径、新方法,普及与提高结合,继承与创新并重的综合研究时期。在这伤寒学术流派发展阶段大致产生了 4 个流派:六经辨证论治派、方证对应派、火神派、寒温统一派。

六经辨证论治派：主张在认识疾病的过程中以六经辨证贯穿着八纲而联系于脏腑、经络，尤其是以脏腑、经络生理病理变化作为物质基础，对人体的病因、病性、病位、正邪盛衰等各种情况进行分析和综合，来确定其为六经的某病、某证、某方。这一学说早已为全国高等医药院校教材所采纳，故当今的伤寒学界基本上采用的就是这种六经辨证论治。六经辨证论治派名家众多，如已故伤寒大家刘渡舟、陈亦人、李培生、李克绍、柯雪帆、陈瑞春等，以及当今伤寒名家梅国强、聂惠民、熊曼琪等。

方证对应派：方证对应，即"有是证用是方"，主张临床证候与仲景的描述相契合（有时"但见一证便是"）可选用仲景方，而不强求舌、脉、症面面俱备。方证对应通过总结识证、组方、遣药方面的经验，使方与证之间达到固定的最佳组合从而确保最优的疗效。其学术渊源来自孙思邈《千金翼方》"方证同条"。这种"以方统证，比类相附"的诊治体系，简明易从，因而后世医家从之者众，代表性医家有许宏、柯琴等，已故经方大家胡希恕为"方证对应"学派大家之一。

火神派：又称扶阳学派，以清朝郑钦安为开山宗师，理论上推崇阳气，临床上强调温扶阳气，以擅用附子、姜、桂（肉桂、桂枝）等辛热药物著称的一个伤寒学术流派，尤以擅用附子为突出特点。郑氏著有《医理真传》《医法圆通》《伤寒恒论》，主张临证务必在阴阳二气上求之，提出"阳主阴从"，治疗以扶阳为主。百余年来继承郑钦安扶阳学术思想的不乏其人，如卢铸之、吴佩衡、祝味菊、范中林、唐步祺、卢崇汉等。

寒温统一派："寒"是指伤寒，"温"是指温病。寒温统一派主张用某种辨证施治的方法（如六经辨证、卫气营血辨证、八纲辨证）来结束寒温分离，实现伤寒与温病的合二为一，同时建立一个统一、完整、开放的外感病学辨证体系。代表性医家有俞根初、吴贞、董废翁、周岩、刘恒瑞、何廉臣、严鸿志、刘谦吉、茅钟盈等，近代万友生教授明确提出"寒温统一论"，力图寒温融合。寒温统一的观点现已成为多数中医学者的共同观点，但如何统一，尚处在探索阶段。

总之，《伤寒论》自成书至今已有1800多年，在中医学术发展史上，有众多的医家致力于《伤寒论》的研究，丰富和发展了《伤寒论》，因而已经形成了影响很大的伤寒学术流派。伤寒学术流派的形成反过来也有力促进了仲景学术的发展。

（二）当代医家对《伤寒论》的学术传承

学术传承是中医学术发展重要途径和特征。半个多世纪以来，涌现出一批《伤寒论》诠释与践行者，尤以刘渡舟、陈亦人、李培生、李克绍、柯雪帆等老一辈引领者，传承创新，堪称楷模。

1. 刘渡舟

刘渡舟（1917—2001年），辽宁省营口市人，北京中医药大学终身教授，创立中华中医药学会仲景学说专业委员会并任首届主任委员，是国家教委首批核准的中医教授，也是中国首批中医硕士及博士研究生导师。

刘老行医、执教半个多世纪，上溯岐黄之道，下逮诸家之说，力倡仲景之学，推重经方，知守善变，不落窠臼，不薄时方，兼及各家，博采众长，学验宏富，形成了独特的学术思想体系，主要学术观点及成就有：①以经络学说为基础，提出六经是脏腑、经络、气化的统一体的六经实质论；②倡导并阐发《伤寒论》398条原文排列组织的有机联系；③强调"方证相对""抓主证"等经方临证应用之要点；④提出"古今接轨"，针对复杂病机经方、时方联合组方的新观点；⑤创"气机论""火热论""水气论""湿证论""肝胆论"等，垂范临床实践。代表著作有《伤寒论通俗讲话》《伤寒论十四讲》《经方临证指南》《伤寒论诠解》《伤寒挈要》

绪论-3
刘渡舟介绍
视频

《金匮要略诠解》等，晚年主编的《伤寒论校注》，目前被学术界公认为《伤寒论》的最佳版本，为丰富和发展仲景学术做出了杰出贡献。以王庆国为代表的学术继承人于2007年建立了刘渡舟名家工作室。2012年又成立了燕京刘氏伤寒流派传承工作室，为国家中医药管理局公布的第一批全国中医学术流派传承工作室。

绪论-4
陈亦人介绍
视频

2. 陈亦人

陈亦人（1924—2004年），江苏省沭阳县人，南京中医药大学教授。一生致力于仲景学术思想研究，对推动当今仲景学术进步做出了重要贡献。先生诲人不倦，宣讲活人之书数十载，培养了一大批仲景学术研究后来者。主要学术观点及成就有：①客观评述仲景学说，精阐寒温统一思想；②力倡伤寒杂病合论，正名伤寒学理之实；③秉承六经钤百病之学，倡导辨证方法熔融之说；④反对经腑分证之偏，回归辨病识证本原；⑤深揭以脉言证之理，明辨脉证合参之机；⑥慧眼独识厥阴编排，精研细析合篇未乱之理；⑦细究方证对应意蕴，垂范后人创方用方规矩。先生倾毕生心血著述的《伤寒论求是》《伤寒论译释》受到海内外同道赞誉，为当今伤寒学研究划时代之作。

绪论-5
李培生介绍
视频

3. 李培生

李培生（1914—2009年），湖北省武汉市人，湖北中医药大学教授。李老自幼随父读书习医，弱冠之年又拜近代上海名医恽铁樵先生为师。行医八十余载，善用经方，处方平和，屡获良效，名重荆楚。主要学术观点及成就有：①全面研究伤寒论各家的注疏，并结合自身治学方法提出"医理重于文理，文字平正通达"的伤寒论研究法；②对六经辨证的实质研究，强调多种学说的综合应用研究。提出了六经辨证十法，论述了六经之病与证的关系，辨析了六经证治之异同及常与变，探讨了合病与并病的五种证治规律、六经证候的传变及标本学说的临床应用、伤寒与杂病的关系、伤寒与温病的关系等；③医术精湛，喜用平淡之品，倡轻灵平稳用药，注重辨证施治与专方专药之结合。代表作有《柯氏伤寒论笺正》《柯氏伤寒附翼笺正》《柯氏伤寒论注疏正》《温病证治括要》。

绪论-6
李克绍介绍
视频

4. 李克绍

李克绍（1910—1996年），山东省烟台市人，山东中医药大学教授。李老上无家传，未承师授，凭借扎实的古文功底、独立思考的治学精神，通过艰苦自学成为伤寒名家。主要学术观点与成就有：①提出六经发病前驱期理论，认为"传"为本经相传，六经皆有表证；②主张以发展的眼光看待寒温之争，认为温病从伤寒分科，是知识积累、学科发展的必然结果；③认为三阴三阳用以代表疾病类型，和六气、脏腑、经络都有着密切的关系；④中风与伤寒的两种含义，一是以风寒致病特点分类太阳证型，二是以风寒相对属性分类六经证型。此外，李老倡导"传承学术，但不迷信权威"，重视从治学方法入手，分析疑点争论问题，提出了蓄水病位在三焦、太阴大实痛为脾络壅实、胃家实单指有形邪结的承气汤证等代表性的观点20余项；主张"胸中无半点尘才可临床"，即临证不能照搬原文，需谨守病机，灵活辨治。代表著作有《伤寒解惑论》《伤寒论串讲》《伤寒百问》。

5. 柯雪帆

柯雪帆（1927—2009年），江苏省常熟市人，上海中医药大学教授。柯老17岁从师学医，上海中医学院（现为上海中医药大学）第一届毕业生，曾享受国务院政府特殊津贴。柯老为人深中隐厚，提倡学术兼容并包，力求实证，形成了较为独特的仲景学术研究体系，主要学术观点及成就有：①六经提纲统领了六淫之邪侵袭人体的病因病机特征及其传变形式，建立在此基础上的六经辨证体系揭示了外感病辨治的基本规律；②宋本《伤寒论》的编排次序一定程度上反映了疾病变化发展的动态过程，体现了仲景灵活多变的辨治规律；③重视《伤寒论》原方药的剂量应用，关注宋代以后方药剂量变化的原因，通过大量的文献及实物考证，得到比较精确的东汉末年度量衡制,确定了《伤寒论》中的剂量与现代剂量的折算关系,影响广泛且有效指导临床;④积极传播日本汉方医学尤其是古方派的学术特点,重视腹诊理论和日本汉方医腹诊技术。代表著作有《医林掇英》《疑难病证思辨录》《伤寒论临证发微》。

九、《伤寒论》学习方法

(一) 理解原意

《伤寒论》成书于东汉末年,其文字古朴,义理深奥;仲景乃河南南阳人,故仲景之书与河南方言相关。从时空角度准确理解原文中"字词"十分重要。如结胸证之病变部位与"胸"字含义有关。《说文解字》中"胸"字,指人体体腔前部,即今之胸腔、腹腔、盆腔等体腔。因此,结胸证病变部位较广,涉及脏腑有胃、肝、胆、胰、肠、肺等。又如"脚"与"足"的解释,据《说文解字》解释,"足"当现代所称"脚丫子",而"脚"则指小腿。"桂枝不中与之也",之"中"就是河南方言典型表现。

《伤寒论》叙写方式,一般认为是汉代散文体为主,杂有骈偶。因汉代文法与现代文写作方式不尽相同,故需注意其文法特点。正确阅读,避免曲解原意。关于原文写作手法,包括倒笔、插笔、简笔、繁笔、喻笔、引用、错综、排比、摹状、设问等。

(二) 掌握经旨

掌握经旨即掌握《伤寒论》研究思路,包括:以文解论,即结合医古文知识加深理解;以经解论,即以《黄帝内经》《难经》《神农本草经》寻找其理论与方药源头;以论解论,以仲景言,释仲景意,在这一点上,与《金匮要略》相互参考显得尤为重要;以注解论,即参考历代医家对《伤寒论》的注解;以心解论,即以切身的心得体会进行理解;以新解论,即吸纳西医学研究成果进行理解。

(三) 熟读原文

熟读、背诵是学习经典著作的基本功。学习时,必须通读全书,掌握了解《伤寒论》全书原貌,并对重点条文、尤其是有方有证的条文、重要治则与病机阐述的条文要牢牢掌握,朗朗上口,背诵如流,如此方能在临床上运用自如,信手拈来。同时,对于建立良好的临床思维也大有帮助,所谓"熟读唐诗三百首,不会作诗也会吟"。

(四) 重视实践

《伤寒论》是临床经典著作,其来源于临床、指导于临床,并在临床中得到最好的诠释。通过临床见习,或亲临实践,可以大大提高学习兴趣,更重要的是学以致用,能真正解决临床实际问题,同时解决"古方治今病"的经典理论与现代临床接轨问题。并将《伤寒论》有方有证之条文,当成临床案例学习,建立临床辨证思维;同时,参考古今名医医案,注意分析医案之医理及运用伤寒方的思路。

(五) 融会贯通

读《伤寒论》既要读原文有字之处,又要善读"无字之处"。如"伤寒脉滑而厥者,里有热,白虎汤主之"条,述证简略,但辨证眼目侧重在脉滑而厥。里有热,知阳明病之口渴、舌红、苔黄、口鼻气热等症已寓其中。其厥当属邪热炽盛,阳气被遏不能布达四肢所致,故用白虎汤直清里热。要注意的是条文论中"详此略彼"。

学习《伤寒论》要注重将中医基础理论、中医诊断、中药、方剂及医古文知识贯通综合,对前期中医知识进行巩固并再提炼;同时,还特别强调四大经典汇通,相互借鉴,拓展经典理论贯通运用思路,以建立服务于临床,融会贯通的完整的中医辨证论治体系,为今后临床实践打下坚实的基础。

笔记栏

扫一扫
测一测

学习小结

　　绪论部分较全面系统地介绍了《伤寒论》学术地位,历史沿革,学术渊源与成就;对"伤寒"含义,六经辨证体系,传变规律,治则治法,现代运用思路与指导价值,当代医家对《伤寒论》学术传承与影响等内容进行了探讨;展示了抗击"新冠肺炎"方案中《伤寒论》重要作用,及伤寒学术流派传承与发展历程;并就如何学习《伤寒论》提出了建议。

复习思考题

1. 目前在我国流传的《伤寒论》版本有哪两种?
2. 试述《伤寒论》的学术渊源及其成就。
3. 伤寒的含义是什么?
4. 如何理解《伤寒论》的六经辨证? 它与八纲辨证、脏腑辨证的关系如何?
5. 何谓传变? 影响传变的因素有哪些? 何谓合病、并病、直中?
6. 从《伤寒论》在当今中医抗疫方案中发挥的主导作用,谈谈中医学术传承的重要价值。

第一章

辨太阳病脉证并治

概　说

太阳包括足太阳膀胱与手太阳小肠二经及其所属的膀胱、小肠腑，与足少阴肾、手少阴心互为表里。足太阳膀胱经，起于目内眦，上额，交巅，络脑，下项，夹脊抵腰，络肾属膀胱；手太阳小肠经，起于小指外侧，循至肩，从缺盆下行络心，属小肠。膀胱为水腑，主藏津液，职司气化；小肠为火腑，主受盛化物，泌别清浊而渗入膀胱。值得指出的是，由于肺合皮毛又主气属卫，故太阳与手太阴肺经关系也十分密切。

"太"有开初之意，由于太阳居六经之首，主一身之表，外邪侵袭，太阳首当其冲，故有"六经藩篱"之说。太阳又称"巨阳"，《黄帝内经》云："阴阳之气各有多少，故曰三阴三阳。"按照阴阳气多少来说，太阳阳气最多，故太阳阳气旺盛、抵抗力强。《素问·热论》云："巨阳者，诸阳之属也，其脉连于风府，故为诸阳主气也。"由于太阳经经络散布于人体之表，循行范围最广，特别是足太阳膀胱经与督脉并行于身后，更因背为阳府，督脉又为阳经总督，故为阳经之长，为诸阳主气，其阳气充盛而能卫护体表。太阳之气，行于体表的隶属于卫气，卫气者，有温分肉，肥腠理，司开合，卫外固表，抵御外邪之功。太阳统摄体表营卫二气，具有防止外邪入侵的重要作用，所以《灵枢·营卫生会》篇说"太阳主外"。又因小肠主分清别浊，膀胱为州都之府，通过气化贮、排尿液，二府通和，气化如常，则尿液得以顺利排出，反之每致小便异常。此外，太阳与少阴互为表里，两者经气互通，功能互依，太阳主表有赖于少阴里实，而少阴主里，又有赖于太阳表固。故《灵枢·本脏》篇说"肾合三焦膀胱，三焦膀胱者，腠理毫毛其应"，说明了两者的关系。因此，太阳卫外失司，则邪易传少阴；少阴里虚，亦可导致太阳虚馁，易受外邪。

太阳病，是人体感受外邪，正邪交争于太阳经表或表邪不解、随经入腑所导致的病证。太阳受邪，营卫失和，卫外失职，正邪相争，则有发热、恶风寒、头痛、脉浮等症，此属太阳表证。由于正气有强弱，腠理有疏密，外邪有轻重，故有以下三种证型：其一，风寒袭表，腠理疏松，营卫不和，症见发热、汗出、恶风寒、头痛、脉浮缓等，为太阳中风证；治宜解肌祛风，调和营卫。其二，风寒外束，腠理致密，卫阳被遏，营阴郁滞，症见发热、恶风寒、无汗、头项强痛、身体骨节疼痛、脉浮紧等，为太阳伤寒证；治宜辛温发汗，祛风散寒。其三，太阳病日久邪微，汗出不彻，表证羁留不解者，症见发热恶寒、热多寒少、如疟状、头痛、脉浮等，为表郁轻证；治宜辛温小发其汗。此外，太阳中风证可兼喘、项背强几几、漏汗不止、脉促胸闷、身疼痛等，太阳伤寒证可兼下利或呕、烦躁、咳喘等，皆宜则据证加减。

太阳表证不解，外邪由表循经入里，结于膀胱，气化不利，可形成以口渴、小便不利为主症的蓄水证；治宜通阳化气行水，兼以解表。若外邪化热由表循经入里，与血结于下焦，又可形成以如狂或发狂，少腹急结或硬满为主症的蓄血证；治宜活血化瘀，通下瘀热。

太阳病篇除表证、里证外，尚有变证、类似证等。太阳变证多因误治失治而发生，其证候已脱离太阳,而出现了新的证候。如热扰胸膈证、心阳虚证、结胸证、痞证等。因其证候复杂,治法各异,故应"观其脉证,知犯何逆,随证治之"。太阳类似证本属杂病,风湿证、痰阻胸膈证、悬饮证,因其部分症状与太阳病相似,故亦列入本篇,以资鉴别。

太阳病的转归,大要有三种。一是痊愈:为大多数太阳病之转归,汗之得法,多表解而愈。二则传经:表邪不解,或传阳明,或传少阳,也可传入三阴。传三阴者,以少阴者多见。前贤有"实则太阳,虚则少阴"之论。三为变证:由于失治误治,或因体质盛衰等因素,以致证候发生变化,形成了不具六经病性质之新证候。

第一节 太阳病纲要

学习目标

1. 掌握太阳病的提纲与分类。
2. 熟悉"病发于阳"与"病发于阴"。
3. 了解太阳病传与不传及预后及六经病欲解时。

一、太阳病脉证提纲

【原文】太陽之爲病,脉浮,頭項强痛①而惡寒②。(1)

【词解】

①头项强痛:强(jiàng,音降),拘紧不柔和。头项强痛,指头项部疼痛拘急,转动不柔顺貌。

②恶寒:恶(wù,音悟),厌恶,引申为畏惧。恶寒,俗称怕冷。

【提要】论太阳病提纲。

【解析】太阳主一身之表,统摄营卫,固护于外,为六经之藩篱,受邪首当其冲。外邪侵袭,由表而入,正邪交争于表,使太阳的卫外功能失常,发为太阳病。正气抗邪于表,卫气浮盛,脉中气血充盈,故脉浮。太阳为病,太阳经气不利,运行受阻,故头项强痛,活动不能自如。营卫受邪而伤,卫气不能正常发挥温煦的功能则表现为恶寒。

"脉浮,头项强痛而恶寒"是太阳病脉症的规律性总结,不仅概括了太阳病脉证的共同特点,而且还包含了太阳病"邪袭太阳,正气奋起抗邪,正邪交争于表,经气不利,营卫失和"的基本病机特征,故作为太阳病提纲,对临床辨识太阳病具有重要指导意义。

二、太阳病分类

【原文】太陽病,發熱,汗出,惡風①,脉緩②者,名爲中風③。(2)

【词解】

①恶风:即怕冷,恶寒之轻者。

②脉缓:脉象松弛、宽缓,与"脉紧"相对,非怠慢迟缓之意。

③中风:病证名,指外感风寒之邪所引起的一种太阳表证,以发热、汗出、恶风、脉浮缓为主要临床表现。与内伤杂病突然倒仆,口眼㖞斜之中风病不同。

【提要】论太阳中风证的脉症特点。

【解析】太阳中风证是太阳病表证的基本证型之一。冠首"太阳病",故应符合太阳病的基本病机与主要脉症特点。在太阳病脉症的基础上,凡兼见发热、汗出、恶风、脉缓者,可诊为太阳中风证。太阳主表,风寒邪气袭表,以风邪为主,正气抗邪于表,卫气浮盛于外,与邪相争,故见发热。风为阳邪,其性开泄,腠理疏松之人,卫不外固,营不内守,以致营阴外泄,而见汗出。卫失温煦,且汗出玄府开张,不耐风袭,故见恶风。正气趋表欲抗邪外出,故脉应之而浮,但因营阴外泄,致使营阴不足,故呈缓象。"汗出"是太阳中风证的主要特征性症状,因其既可反映太阳中风证卫不外固,营阴外泄的病理机制,又能区别于太阳伤寒证的无汗,是太阳中风证的辨证要点之一。

太阳中风证往往又被称为太阳表虚证。所谓表虚,是指素体肌腠疏松,这种表虚体质的人感受风寒后呈现的证候反应往往表现为太阳中风证。丹波元坚指出"虚者,疏泄之义,非虚乏之虚",确切地释明了"虚"字的含义,与"精气夺则虚"的"虚"之概念不同。

【原文】太陽病,或已發熱,或未發熱,必惡寒,體痛,嘔逆,脉陰陽俱緊①者,名爲傷寒。(3)

【词解】

①脉阴阳俱紧:即寸关尺三部脉皆见浮紧象。阴阳指脉的部位,以尺寸言,即寸关尺三部。本条之"紧"与上条之"缓"相对,指脉象绷急,紧张有力。

【提要】论太阳伤寒证的脉症特点。

【解析】太阳伤寒证是太阳病表证的又一证型,故仍用"太阳病"冠首。风寒之邪感人,但以寒邪为主。寒为阴邪,其性收引、凝滞,因太阳伤寒的患者多为腠理致密之人,故多见卫闭营郁的证候。其发热则随感邪轻重、患者的体质强弱和卫气反应等的不同,而有迟有早。若感邪较轻,卫阳闭郁不甚,卫气能及时伸展与邪相争,故起病即见发热。反之,若感邪较重,卫阳郁闭较甚,一时不能与邪抗争于表,则发热较迟。正如柯琴所说:"然即发热之迟速,则其人所禀阳气之多寡,所伤寒邪之浅深,因可知矣。"然卫气终究要达表与邪相争,故发热为常见之症。"必恶寒"强调了恶寒之症出现的必然性。寒邪最易伤人阳气,比风邪伤人为重为深,卫阳被遏,肌表失其温煦,故恶寒必见,且程度较重。寒邪外束,不但卫阳被遏,致使太阳经气运行不畅,而且营阴亦因之郁滞,营卫气血涩滞不利,故见身体疼痛,且与"头项强痛"相比,程度更重,范围更广。寒邪凝滞气机,胃气失于和降,则表现为呕逆。"脉阴阳俱紧",即寸关尺三部脉均见紧象,结合第1条太阳病提纲证之脉象,本条应为浮紧脉,浮为正邪相搏于表,紧为寒凝经脉,卫阳闭遏,营阴郁滞。太阳伤寒证的病机为"风寒袭表,卫阳被遏,营阴郁滞"。

【原文】太陽病,發熱而渴,不惡寒者爲溫病①。若發汗已,身灼熱者,名風溫②。風溫爲病,脉陰陽俱浮③,自汗出,身重,多眠睡,鼻息必鼾,語言難出。若被下者,小便不利,直視④失溲⑤。若被火⑥者,微發黄色,劇則如驚癇,時瘛瘲⑦,若火熏之⑧。一逆⑨尚引日,再逆促命期。(6)

【词解】

①温病:外感病中由温热之邪所致的属于温热性质的一种病证,属广义伤寒的范畴。

②风温:病证名,指温病误用辛温发汗剂后的一种变证,与后世温病学之风温病不同。

③脉阴阳俱浮:阴阳,指尺寸。即寸关尺三部脉浮盛有力。

④直视:双目前视,眼球不能转动。

⑤失溲:大小便失禁。

⑥被火:火,指灸、熏、熨、温针等治法。被火,指误用火法治疗。

⑦时瘛疭：瘛（chì，音赤），指收缩。疭（zòng，音纵），指松弛。时瘛疭，指阵发性手足抽搐。

⑧若火熏之：像烟火熏过一样，用米描述患者肤色晦黯。

⑨一逆：逆，此处指误治，一逆指一次误治。

【提要】论太阳温病的脉症特点及误治后的变证。

【解析】太阳温病乃温热邪气所致，以发热而渴、不恶寒为主要脉症，突出了热盛津伤的病机特点。太阳温病属广义伤寒范畴，这是仲景时代及其以前对温病的认识，其证治与太阳中风、伤寒有较大差异。温病初起，治当辛凉解表以清透热邪，而忌辛温发汗，以热助热，否则就会重伤津液，变证丛生。条文中以举例的方式论述了误汗、误下、误火之后的三个不同变证，同时也指出了太阳温病的治禁。

太阳温病误用辛温发汗，加剧温热之邪致病，损伤津液，形成风温。风温病津伤热盛，发热不但不降，反而升高，故全身高热灼手；热邪充斥内外，鼓动气血，故见脉寸关尺三部分俱浮盛有力；阳热过盛，逼迫阴津外泄，故汗出；热伤津气而壅于肌肉，故身重；热甚神昏，扰乱神明，故困顿嗜睡；邪热上扰，清窍不利则鼻鼾、语言不利。风温病治当辛寒清热，益气生津。若误行攻下，则夺其津液，虚其里气，会使邪热更加内陷，随着津液被夺，三焦气化不行，故见小便不利；热盛阴伤则肝肾阴精不能上注于目，热盛动风，故见目睛直视；热极神昏，大、小便失于制约，故见失溲。

风温病若误用温针、熏熨等火攻劫汗，两阳相熏，轻则皮肤发黄，重则火邪内攻，内陷心包，心神失守，发如惊痫之状，并进一步热极动风，横窜筋脉，时见四肢抽搐。若误火之后，又以火熏法取汗，更是一误再误。一误尚有图治之机，可迁延时日，再误则必然会使病情恶化，危及生命。

三、辨病发于阳发于阴

【原文】病①有發熱惡寒者，發於陽也；無熱惡寒者，發於陰也。發於陽，七日愈。發於陰，六日愈。以陽數七、陰數六故也。（7）

【词解】

①病：此处是指患者及其所患病证。

【提要】论外感病初起分辨阴阳的要点及对不同愈期的预测。

【解析】本条以最明显的发热与恶寒现象作为标志，运用对比手法，将恶寒是否伴有发热作为依据，以辨病之发于阳和发于阴，既言简意赅，又具有提纲挈领之妙。

《伤寒论》是以三阴三阳作为辨证的纲领和论治的准则，故辨病发于阴发于阳是一个首要的问题。病在三阳，发热和恶寒并见，为正气充盛，邪气较实，正邪斗争较为激烈，故曰"发热恶寒者，发于阳也"。病在三阴，只见恶寒，而未见发热，反映正气不足，人体抵抗力减弱，正邪交争不明显，抗邪无力，故曰"无热恶寒者，发于阴也"。

条文后半部分"发于阳，七日愈""发于阴，六日愈"之说是对阴病、阳病愈期的一种预测，其方法是依据伏羲氏河图水火生成之数等推演而来。临床上疾病的愈期受多种因素影响，并不如此固定，不应过于拘泥。

四、辨太阳病传变与否

【原文】傷寒一日，太陽受之，脉若靜①者，爲不傳；頗欲吐，若躁煩，脉數急者，爲傳也。（4）

【词解】

①静：与"动"相对，即无变化。脉象未变，仍与症状相应。

【提要】论凭脉症判断太阳病传变与否。

【解析】外邪初犯人体,太阳首先受邪。太阳病虽属轻浅,但病情易发生传变。仲景指出判断太阳病传变与否不可拘于时日,应当根据患者当下脉症变化与否来判断。"脉若静者"为省文的写法,实际上包括了相关症状亦未变之意。"颇欲吐,若躁烦,脉数急"则说明脉症已发生了变化,太阳病已经传经。

【原文】傷寒二三日,陽明、少陽證不見者,爲不傳也。(5)

【提要】再论太阳病传变与否当以脉症为凭。

【解析】上条论述了判断太阳病传变与否不可拘于日数,此条判断太阳病传变与否则以阳明或少阳主症是否出现作为依据,并亦有不应拘于计日传经之意,是对前一条的补充。两者虽各有侧重,但精神是一致的。这一精神不局限于太阳病,而是贯穿于全书之中,当细心体会。

【原文】太陽病,頭痛至七日以上自愈者,以行其經盡①故也。若欲作再經②者,針足陽明,使經不傳則愈。(8)

【词解】

①行其经尽:经,此处指太阳经。行其经尽,意为太阳病的病程结束。

②再经:再传一经。经,在此指阳明经。

【提要】论太阳病经尽自愈及预防传经之法。

【解析】风寒侵袭人体,病在太阳之时,头痛是主要见症。此举头痛是以概其余。《素问·热论》:"七日巨阳病衰,头痛少愈。"因此认为外感热病从发生到终结有一个自然演变周期,七日为太阳一经行尽之期。今太阳病程已达七日,说明已孕自愈之机,阴阳自趋平和,若此际头痛发热诸症减轻,则是将愈之兆。若邪气尚盛,正气不足以将其趋出,则可能内传入他经。而其进一步发展的最大可能性,则是邪入阳明,伤津化燥。因此,及时针刺足阳明经,促进气血运行通畅,抗病能力增强,则邪不致传入阳明,仍从太阳而解。本条体现了仲景"治未病"的思想,具有十分重要的临床指导意义,可举一反三,灵活运用于临床实践之中。

此外,对于针足阳明经选用何穴,历来医家众说纷纭,有冲阳、睛明、足三里等不同说法,以足三里比较符合实际。

【原文】風家①,表解而不了了②者,十二日愈。(10)

【词解】

①风家:风,泛指外邪。风家,指经常感受外邪的患者。

②不了了:了,结束之意。不了了,指病证缓解但未彻底痊愈,患者仍觉身体不爽。

【提要】论太阳病表解至痊愈的大致时间。

【解析】凡易感受外邪之人,大多体质较弱,即使服药表解以后,而正气一时不能完全恢复,余邪未尽,是以患者仍觉身体不爽。这与一般太阳病患者多在七日而愈有所不同,必须再休息调养一段时间,乃可完全康复。其言十二日者,固然与经气运行周期相关,但多数医家认为不必拘泥于此,视为约略之辞可也。本条提示医者对待愈期的问题,既要有一个大体的时间概念,又不应忽视患者的具体情况。

五、太阳病欲解时

【原文】太陽病欲解時①,從巳至未上②。(9)

【词解】

①欲解时:指病邪可能解除的时间,非病必愈之时。

②从巳至未上：古代以地支纪时，巳至未上指巳、午、未三个时辰，即9时至15时这段时间。

【提要】论太阳病欲解时。

【解析】本条根据天人相应的理论，推测太阳病欲解的有利时间。一日当中，以上午9时至下午3时这段时间阳气最旺。太阳病此时可得天时之助，以利于祛邪外出而病解。但要注意，太阳病欲解时，不能简单地认为在这一时刻太阳病必可解除。太阳病解，虽与自然界阳气的盛衰有关，但起决定作用者，还是患者本身正气是否充实，有无痼疾或兼夹证等。同时还要顾及外部因素，如是否重复感邪，或调护是否得当等。对本条所言"欲解时"，临床上不可一概而论。

附：其余五经欲解时

【原文】

陽明病，欲解時，從申至戌上。（193）

少陽病，欲解時，從寅至辰上。（272）

太陰病，欲解時，從亥至丑上。（275）

少陰病，欲解時，從子至寅上。（291）

厥陰病，欲解時，從丑至卯上。（328）

说明：天时阴阳各异，六经欲解时不同，机理各具特性，然其总体精神不外乎是天人相应，人体正气得天时相助，有利病证解除。太阳病欲解时从"巳至未上"（9时至15时），为阳气渐盛时，提示此时机体得阳气资助，有利于表邪外解；阳明病欲解时从"申至戌上"（15时至21时），提示阳盛热实之证，于阳气渐衰之时有利于病邪解除；少阳病欲解时，"从寅至辰上"（3时至9时），说明少阳火郁之证，于阳气升发之时病邪易于向外发越；太阴病欲解时，"从亥至丑上"（21时至次日3时）；少阴病欲解时，"从子至寅上"（23时至次日5时）；厥阴病欲解时，"从丑至卯上"（1时至7时）。三阴病多属阳衰阴盛之证，夜半至天明这段时间前后，即阳气生长之时，有助正气祛邪之机，故分属三阴病欲解时（图1-1）。

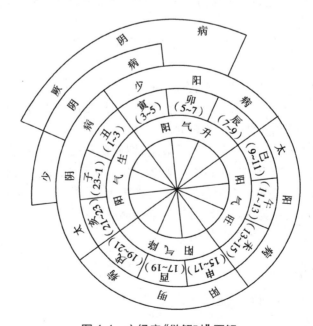

图1-1 六经病"欲解时"图解

笔记栏

复习思考题

1. 试述太阳病提纲证的意义。

2. 太阳病如何分类？请详述之。

3. "若欲作再经者,针足阳明,使经不传则愈"对临床有何指导意义？

第二节　太阳病本证

学习目标

1. 掌握桂枝汤证及桂枝汤兼证的因机证治。
2. 掌握麻黄汤证及麻黄汤兼证的因机证治。
3. 掌握表郁轻证三方的因机证治。
4. 掌握蓄水证(五苓散证)的因机证治。
5. 掌握蓄血证(桃核承气汤证、抵当汤证、抵当丸证)的因机证治。
6. 熟悉桂枝汤禁例。
7. 熟悉汗法禁例。

一、太阳病表证

（一）中风表虚证

1. 桂枝汤证

【原文】太陽中風,陽浮而陰弱①,陽浮者,熱自發,陰弱者,汗自出,嗇嗇惡寒②,淅淅惡風③,翕翕發熱④,鼻鳴⑤乾嘔者,桂枝湯主之。(12)

桂枝三兩,去皮　芍藥三兩　甘草二兩,炙　生薑三兩,切　大棗十二枚,擘

上五味,㕮咀⑥三味,以水七升,微火煮取三升,去滓,適寒溫,服一升。服已須臾⑦,啜⑧熱稀粥一升餘,以助藥力。溫覆⑨令一時許,遍身漐漐⑩微似有汗者益佳,不可令如水流漓,病必不除。若一服汗出病差⑪,停後服,不必盡劑。若不汗,更服依前法。又不汗,後服小促其間⑫,半日許,令三服盡。若病重者,一日一夜服,周時⑬觀之。服一劑盡,病證猶在者,更作服。若汗不出,乃服至二三劑。禁生冷、粘滑⑭、肉麵、五辛⑮、酒酪、臭惡等物。

【词解】

①阳浮而阴弱：脉轻按(浮取)为阳；重按(沉取)为阴。切脉时浮取明显,沉取则相对不足,谓之阳浮阴弱。更有言病机者,谓卫阳浮盛于外,谓之阳浮；营阴不能内守,称为阴弱。义皆可从。

②嗇嗇惡寒：嗇(sè,音色),肌体畏寒收缩貌。

③淅淅惡風：淅淅(xī,音夕),状轻微风雨之声。淅淅恶风者,寒风冷雨侵淋肌肤貌。

④翕翕發熱：翕(xī,音夕),合羽之状。翕翕发热者,言温热如羽毛覆盖状。

⑤鼻鳴：因鼻道窒塞而气息出入时发出之声,谓之鼻鸣。

笔记栏

⑥㕮咀(fǔ jǔ,音府举):将药物碎成小块。

⑦须臾:很短的时间。

⑧啜(chuò,音绰):意为大口地喝。

⑨温覆:加盖衣被取暖。

⑩漐漐:漐(zhé,音折)。汗出甚微之状,触之皮肤有潮润感。

⑪差(chài,同"瘥"):即病愈。

⑫小促其间:缩短给药的间隔时间。

⑬周时:一昼夜。

⑭粘滑:指腻滑不易消化的食物。

⑮五辛:《本草纲目》以小蒜、大蒜、韭菜、芸苔、胡荽为五辛。此处泛指各种辛辣刺激性食物。

【提要】论太阳中风表虚证的病因病机及证治。

【解析】本条首揭"太阳中风",如此则应参第1、2条之所述。"阳浮而阴弱",既言脉来浮缓之形状,更寓卫强营弱之病机。卫气者,温分肉,肥腠理,司开阖是也;营气者,和调于五脏,洒陈于六腑是也。卫行脉外,为营阴之使;营行脉中,为卫阳之守,营卫调和,各司其职。而太阳统摄营卫,感受风寒之际,卫浮于表,与邪相争,脉浮而发热如鸟羽加身,故曰"阳浮者,热自发";脉缓而自汗绵绵不止,是阴泄于外,营弱于内,是谓"阴弱者,汗自出"。"啬啬恶寒""淅淅恶风",乃恶风寒之互词,此卫气失于温煦是也。肺主气,外合皮毛,而上通鼻窍,外邪袭表,肺气不利,则见鼻鸣;肺胃同主肃降,肺气不利,胃气因而上逆,故使干呕。就太阳中风证而论,肺胃气逆之鼻鸣干呕,虽可见于临床,然非本证必具之症。

【方义】本方配伍严谨,功效卓著,柯琴谓为"仲景群方之魁,乃滋阴和阳,调和营卫,解肌发汗之总方"。方以辛温之桂枝解肌祛风,酸苦微寒之芍药敛阴和营,两者散收相配,而奏调和营卫之功。生姜辛温止呕,助桂调卫;大枣甘温益胃,助芍和营。炙草调和诸药,且与桂枝相配以辛甘发散,与芍药为伍,以酸甘化阴。五药合用,辛甘化阳,酸甘化阴,配伍之精义,是于发汗中寓敛汗之意,和营中有调卫之功。

服桂枝汤有以下注意事项:①浓煎一次,分三次温服;②服药后令病者喝热稀粥,并加盖衣被,使全身微汗为佳,不可过汗,是既助汗源,又防伤正之法;③一服汗出病解即止;④若不汗,可缩短服药时间,半天左右将一剂药服完。若不出汗者,可服至二三剂;⑤服药期间,禁忌生冷、不易消化、辛辣刺激性食物。

【辨治要点】

病机:风寒袭表,卫强营弱。

主症:发热,汗出,恶风寒,脉浮缓。

治法:解肌祛风,调和营卫。

方药:桂枝汤(桂枝、芍药、生姜、大枣、炙甘草)。

方歌:项强头痛汗憎风,桂芍生姜三两同,枣十二枚甘二两,解肌还藉粥之功。

【知识拓展】

药理研究表明,本方具有:①双向调节作用(体温、汗腺、肠蠕动、免疫功能、心率、血压);②抗病毒、抗炎、镇痛及镇静作用;③止咳祛痰作用;④抗过敏作用;⑤改善消化功能作用;⑥改善心血管功能作用等。故而其现代临床应用极为广泛,包括呼吸系统疾病如普通感冒、流行性感冒、上呼吸道感染等。循环系统疾病如心动过速、心动过缓、低血压或高血压等。运动系统疾病如颈肌、肩肌、腰肌劳损、急性腰肌扭伤、腰椎病等。神经系统疾病如失精、梦交、阳痿、失眠等。妇科疾病如痛经、月经延期、经期头痛等。儿科疾病如小儿厌食、营养不良、遗尿症等。皮肤科疾病如多形性红斑等。内伤发热、汗证、疲劳综合征等。

本方内证得之，不唯调和营卫，并因之而调和气血，燮理阴阳，疏通经络。更因肺主气属卫，故能上达清窍、外合皮毛；心主血属营，故内通于心，外及血脉，下关冲任。此机体固有之内在联系，亦本方证治广泛之渊薮。

【医案选录】

刘渡舟医案：刘某，男，48岁。初夏患感冒，头痛、发热、汗出，在发热不堪时，而欲撤除衣被以自适，然稍一遇风，则啬啬渐渐而恶风为甚，于是又须着衣覆被以自卫，然恶风虽去，而发热汗出又来。切其脉浮缓，舌苔白润，辨为太阳病中风证。投桂枝汤温覆，啜粥取汗而病愈。(刘渡舟，聂惠民，傅世垣.伤寒挈要[M].北京：人民卫生出版社，1983.)

思政元素

健康所系，性命相托

医圣张仲景在《伤寒卒病论集》提出为医者当精研医理，钻研医术，行医济世，对待患者，不分贫富贵贱，"上以疗君亲之疾，下以救贫贱之厄，中以保身长全，以养其生"。《伤寒论》所载115方中，药味大多四五味，有的仅一两味，用药精当，效专力宏；方后详载药物组成、炮制与用量，煎服方法、药后调护及禁忌等，以求获得最佳疗效；仲景体恤百姓贫苦，详细医嘱，对患者认真负责，体现了其医者仁心，是大医精诚的体现，值得我们学习铭记，继承发扬。

【原文】太陽病，頭痛，發熱，汗出，惡風，桂枝湯主之。(13)

【提要】论桂枝汤的应用指征。

【解析】本条继第12条太阳中风证而引申出桂枝汤的适应证。太阳中风证根据病因病机而命名，而桂枝汤证则根据桂枝汤的主治功能命名，两证概念的内涵和外延并不完全相同。风邪外袭太阳，而致卫强营弱，即可称之太阳中风证，而为桂枝汤之主要适应证，故可互称为桂枝汤证。而营卫不和、卫强营弱，既可因于外感，也可缘于内伤。凡头痛、发热、汗出、恶风者，此营卫失调、卫强营弱之主要表现，皆可用桂枝汤燮理阴阳、调和营卫，故称为桂枝汤证，并非指太阳中风一证而已。柯琴谓："此条是桂枝本证，辨证为主，合此证即用此汤，不必问其为伤寒、中风、杂病也。"实为中肯之论。

【原文】太陽病，發熱汗出者，此爲榮①弱衛强，故使汗出，欲救邪風者，宜桂枝湯。(95)

【词解】

①荣：《素问》为"荣气"，《灵枢》为"营气"。后世通常认为两者互为通用。

【提要】论太阳中风的病因病机及证治。

【解析】太阳病而见发热，汗出等症者，此乃风邪外袭、营弱卫强之中风证。所谓"卫强"，并非指卫气强盛，而是指其在外邪侵袭之时犹能奋起抗邪，正邪相争，故而发热，即前述之"阳浮者，热自发"意。而所谓"营弱"，则是指当卫气抗邪，开阖失职之时，营阴因而不能内守，外泄为汗，即"阴弱者，汗自出"之义，而非营阴亏虚之谓。简言之，此证因风邪侵袭，而致卫气浮盛、营阴外泄。治之当解肌祛风，而求营卫之复谐，故曰"欲救邪风者，宜桂枝汤"。

微课：桂枝汤灵活运用

【原文】太陽病,初服桂枝湯,反煩不解者,先刺風池^①、風府^②,却與桂枝湯則愈。(24)

【词解】

①风池:足少阳经穴,枕骨粗隆直下凹陷与乳突连线之中点,两筋凹陷处。

②风府:督脉经穴,项后入发际一寸,枕骨与第一颈椎之间。

【提要】论太阳中风邪郁较重者,治宜针药并用。

【解析】太阳中风表虚证,治以桂枝汤解肌祛风,为正治之法,当遍身微汗而解。今服药一次,病情未见缓解,而反增烦闷之感,应仔细分析其原因。若病情传变,烦闷因于里热者,则当见壮热口渴,舌红脉数等;若烦闷因于里寒者,自有恶寒身蜷、脉微肢厥等。然条文中未曾提及上述变化,而仍治以桂枝汤解表,可知不是传变。其烦缘于邪气较重,初服桂枝汤后,正气得药力之助,尽力祛邪而不得解,正邪相争激烈,经气郁滞,阳郁不宣,故但增烦热之感。此时仍宜解表,宜针药并用,先刺风池、风府,疏通经络以利泄邪。足少阳经穴风池邻近足太阳经;督脉经穴风府乃足太阳之脉相连之所,刺之自能疏泄太阳之邪风。继服以桂枝汤,针药并用,则获效更佳。

【原文】太陽病,外證^①未解,脉浮弱者,當以汗解,宜桂枝湯。(42)

【词解】

①外证:在外之证象。此指太阳表证,即发热恶寒,头项强痛等。

【提要】论太阳病脉浮弱者,治宜桂枝汤。

【解析】"太阳病,外证未解"者,说明无论病程长短,只要太阳表证仍在,又未发生其他变化,自当汗而发之。即或病情变化而已涉于里,但太阳表证未解之时,仍当遵循先表后里之原则,而予汗解为先。论中汗解之方,有麻黄汤与桂枝汤两大类,今曰宜桂枝汤,据理则是头痛、发热、恶风寒、自汗等太阳中风之象未解。

本条之脉浮弱,可理解为轻按即得、重按略显不足,与第12条所言"阳浮而阴弱"相仿。另外,亦可理解为太阳表证而见弱脉,反映体弱不任峻汗的一面。如此而论,则无论伤寒中风,有汗无汗,凡外证未解而正气相对不足之时,发汗解表,似以桂枝汤方为宜,而麻黄汤则有峻汗伤正之嫌。

【原文】太陽病,外證未解,不可下也,下之爲逆,欲解外者,宜桂枝湯。(44)

【提要】论太阳病外证未解,宜汗忌下。

【解析】"太阳病,外证未解"非直言太阳病,语意颇多蕴蓄,揆其病情,大要有二:一为太阳病已成,虽经治疗而表证未解;二为起病之后,未经治疗,迁延病期而表证未解。病在表,治当汗解,里实之证,治当攻下。今表证未除,宜用桂枝汤解表,而禁用攻下之法。即使表证兼有里实证,一般亦宜先表后里,或表里同治,不可单用攻下之法。若误用下法,是于理不顺,于法为逆,往往易引邪深入,致生变证,如结胸、痞证、下利、喘促等,故曰"不可下也,下之为逆"。"欲解外者,宜桂枝汤"是举例而言,其具体方法如麻、桂之剂或小发汗之方均可随证而灵活选用。

【原文】太陽病,先發汗不解,而復下之,脉浮者不愈。浮爲在外,而反下之,故令不愈。今脉浮,故在外,當須解外則愈,宜桂枝湯。(45)

【提要】论太阳病汗下后,表证未解,治宜桂枝汤。

【解析】表证宜汗,里实宜下,今汗后病证未解,复以下法治之,多为表里同病,而治失其宜。故曰"浮为在外,而反下之,故令不愈",与44条"下之为逆"互相发明,以释表证不解、不得遽用攻下之理。是汗后表证仍在,医者失察而继以攻下之法,所幸其脉尚浮,变证未生。然汗下之后,正气毕竟相对不足,故无论中风伤寒,皆不宜麻黄汤峻汗,唯以桂枝汤缓汗可也。观此,则论中护阳气、存津液精神已渗于字里行间。

"脉浮者不愈"是以脉象暗喻证候重心依然在表。本证汗下之后,据脉浮而断定表证仍在,乃因浮脉主表故也。然表证之脉浮,必相对有力,且有发热恶寒、头项强痛诸表象相兼而见;若浮而无力,则可能为阳气虚弱之象,不可不审。

【原文】太陽病,下之後,其氣上衝^①者,可與桂枝湯,方用前法。若不上衝者,不得與之。(15)

【提要】论太阳病误下后其气上冲的治法。

【解析】太阳表证法宜汗解,不得妄用吐下之法。即使兼有里证,亦应先表后里,表解而后下之。若先用下法,则属误治。本条太阳病误下后,邪欲内陷心胸部位,幸而正气未曾大伤,太阳经气仍能上冲向外抗邪,表证仍在,里证未见。证情既然如此,则需因势利导,还与桂枝汤以解外。"可与"寓斟酌之意。因为毕竟曾经误下,再用桂枝汤时可适当取舍,然必遵循微汗之旨。若误下后,正气受伤,抗邪无力,是为太阳经气不能上冲,表证必无,而外邪内陷,变证丛生,故不可与桂枝汤,如此则应观其脉证,知犯何逆,随证治之。

关于"其气上冲",有两种基本解释:一为自觉症状,为胸中有气逆之感;一为病机描述,即太阳经气上冲以抗邪。丹波元简所言"太阳经气上冲,为头项强痛等证",较符合临床实际,可参。

【原文】傷寒發汗已解,半日許復煩^①,脉浮數者,可更發汗,宜桂枝湯。(57)

【词解】

①复烦:烦,此处指在表的烦热现象,如发热、恶风寒、头痛等。复烦:再次出现上述脉症。

【提要】论伤寒汗后复烦,治宜桂枝汤。

【解析】伤寒汗后,病证已解,半日许复烦者,其因不外有二:一者,复感外邪,病证复作;一者,余邪未尽,移时复发。众所周知,中风不宜麻黄汤,伤寒禁用桂枝汤,此治疗之常规。今本证伤寒无汗恶寒身疼,本应麻黄剂治之。然毕竟汗后腠理疏松,不宜再行峻汗,虑其伤阴耗阳故也。故以桂枝汤缓汗,既解外邪,且以护正,此常规之外复有变法。

脉来浮数,似有化热之象,宜细辨之。若无口渴舌红尿赤等象,则知其性仍然属在表之风寒,如此可判断此之脉数,乃因肌表之热使然,临证即可舍脉而从症。

此条以伤寒表实汗后以明腠理疏松之机,第42条则言"脉浮弱"以示正气不足之象,两者均属表证不解或复作,治宜发散。然此条有腠理疏松之兆,前者有正气内亏之征,虽宜汗解,不可以峻烈之品,恣意辛散,以致耗伤气血阴阳。此预先防范之意,实乃上工治未病的具体体现。

【原文】病常自汗出者,此爲榮氣和^①,榮氣和者,外不諧^②,以衞氣不共榮氣諧和故爾。以榮行脉中,衞行脉外,復發其汗,榮衞和則愈,宜桂枝湯。(53)

【词解】

①荣气和:荣气,即营气。"营气和"言营阴未直接受病,但因卫气不固,而使营阴不能内守。

②外不谐:外,此指卫气。外不谐,言卫气功能失调。

【提要】论病常自汗出的证治。

【解析】卫在脉外,而敷布于表,司固外开阖之权;营在脉中,调和于五脏,洒陈于六腑。卫营运行不休,密切配合,功能协调,即为营卫调和。今卫气不能正常司行其开阖之权,而致营阴不能内宁,故曰"卫气不共营气谐和",以致自汗出。所言"病"者,所指范围甚广,非必谓太阳中风证,凡内伤外感而阴阳不和者,皆可谓病。

本条以常自汗出为主症,而无发热、恶风寒、头痛等,知非风寒外感,而是属于杂病。杂病自汗原因甚多,其中有因营卫不调而成的。桂枝汤具有调和营卫之功,可通过发汗之法,达到止汗之目的,故曰:"营卫和则愈,宜桂枝汤"。"复发其汗",指本有"自汗出",又用桂枝汤缓发其汗,使营卫恢复协调,则自汗必愈。徐大椿曰:"自汗与发汗迥别,自汗乃荣卫相离,发汗使荣卫相合。自汗伤正,发汗祛邪。复发者,因其自汗而更发之,则荣卫和而自汗反止矣。"可谓要言不烦,深得仲景之心法。

【医案选录】

王子政医案:治一商人自汗症,达半年之久,延医服止涩收敛药龙牡之类,约数十帖之多,毫无寸进,乃请王治疗。询知病者无发热恶风症状,汗出不温,精神疲倦,脉象弱而不振,温剂收涩药已遍服无效。乃与桂枝汤,不加增减,服五帖而愈。(熊寥笙.伤寒名案选新注[M].成都:四川人民出版社,1981.)

【原文】病人藏無他病①,時發熱自汗出而不愈者,此衛氣不和也,先其時②發汗則愈,宜桂枝湯。(54)

【词解】

①脏无他病:指脏腑无病。

②先其时:指在发热汗出之前。

【提要】论时发热自汗出的证治。

【解析】"病人脏无他病",是谓脏腑无病,里气尚和。"时发热自汗出而不愈"者,乃营卫不和而无关于脏腑。夫卫气者,卫外而为固也。今"卫气不和",必然开阖失常,固密无权,营阴因而无以内守而外泄,故时发热自汗出。其与外感风寒汗出的鉴别要点在于:外感风寒自汗,发热自汗无休止,且伴见脉浮、头痛、鼻塞、流涕等;杂病营卫不和,发热自汗时作时休,多无上述伴见症。

患者时发热自汗出,有时发时止之意。发热汗出而脏腑无病,里气尚和,则病在肌表无疑,故曰"卫气不和"。前条曰营气和,此条谓卫气不和,一者曰营,一者曰卫,合而观之,营卫不调之实质已然显露,然其主导在于卫气不和。今卫气不和,失却固外之职,营虽无病,但不能内守,故发热、自汗出之所由生。治当发汗祛邪,调和营卫,宜桂枝汤。

"先其时发汗",是指在发热汗出之先,予桂枝汤取微汗。因为在尚未汗出时用药,不仅有利于药物发挥疗效,而且还有防止汗出"如水流漓"之意。故尤怡谓:"脏无他病,里无病也。时发热自汗,则有时不发热无汗可知。而不愈者,是其病不在里而在表,不在营而在卫矣。先其时发汗则愈者,于不热无汗之时,而先用药取汗,则邪去卫和而愈。"其"邪去卫和"之说虽有可商榷之处,其言仍可借鉴。

【医案选录】

刘渡舟医案:李某,女,53岁。患阵发性发热汗出1年余,每天发作2~3次。前医按阴虚发热治疗,服药20余剂罔效。问其饮食、二便尚可,视其舌淡苔白,切其脉缓软无力。辨为营卫不和、卫不护营之证。当调和营卫阴阳,用发汗以止汗的方法,为疏桂枝汤:桂枝9g,白芍9g,生姜9g,炙甘草6g,大枣12枚,2剂。服药后,啜热稀粥,覆取微汗而病瘥。(陈明,刘燕华,李芳.刘渡舟临证验案精选[M].北京:学苑出版社,1996.)

2.桂枝汤禁例

【原文】……桂枝①本爲解肌②,若其人脉浮緊,發熱汗不出者,不可與之也。常須識③此,勿令誤也。(16下)

【词解】

①桂枝:指桂枝汤。

②解肌:指解肌祛风,为发汗之缓剂。柯琴:"解肌者,解肌肉之汗也。"

③识(zhì,音志):记住之意。

【提要】论太阳伤寒禁用桂枝汤。

【解析】此仲景详桂枝汤功用于先,而复申其禁于后,使后学者知所行止是也。吴鞠通谓:"伤寒非汗不解,最喜发汗;伤风亦非汗不解,最忌发汗,只宜解肌。此麻、桂之异其治,即异其法也。"其言外邪在表,非汗不解,然因其性质不同,而有发汗、解肌之异。桂枝汤为解肌祛风、调和营卫之方,其汗解之力较缓,适用于发热、恶风寒、头痛、汗出、脉浮缓之太阳中风证、杂病自汗等。今病者脉浮紧、发热(恶风寒)、无汗,为太阳伤寒证,须用麻黄汤峻发其汗,才属药证相合。桂枝汤中既无麻黄,难奏开达腠理之效;又有芍药,反能节制桂枝之辛散,故为缓汗之剂。对于脉浮紧、发热、无汗的太阳伤寒证,显然不宜,是以列为禁忌。如果误用,则易发生变证。

太阳伤寒无汗忌用桂枝汤,以理推之,太阳中风有汗亦不可使用麻黄汤,如或用之,必然发汗太过,损营泄卫,而生变证。此原文中虽未明示,而桂枝汤方后之注,早已暗寓,学者自当从中意会。

【原文】若酒客①病,不可与桂枝汤,得之则呕,以酒客不喜甘故也。(17)

【词解】

①酒客:嗜酒之人。《医宗金鉴》谓:"酒客,谓好饮之人也。"

【提要】论湿热内蕴者禁用桂枝汤。

【解析】嗜酒之人常多湿热内蕴。桂枝汤为辛甘温剂,辛温助热,味甘助湿,故里蕴湿热之人,虽患太阳中风证,亦当禁用之。误服则湿热壅滞,胃气上逆而呕吐。上述不过举例而已,意在示人误用桂枝汤,将会发生湿热内蕴更盛的变化,而不得将误治变证只限定在呕吐一症。

本条是借酒客为例,而申明桂枝汤禁用于湿热内蕴者。然而湿热既可源于外受,亦可因为其他原因引起;嗜酒固易形成湿热,但不是一定都形成湿热。故本条桂枝汤禁忌,禁在湿热内蕴,而不可以酒为凭。此外,若其人内蕴湿热患太阳病,必须汗解者,可选用辛凉透解,或兼化湿之法。

【原文】凡服桂枝汤吐者,其后必吐脓血也。(19)

【提要】论里热壅盛者禁用桂枝汤。

【解析】本条根据服桂枝汤后的反应,推测其药不对证的根由,进而将此根由列为桂枝汤之禁。桂枝汤辛甘发散,适用于风寒侵袭肌表。若内热壅盛而发热汗出者,禁用桂枝汤。即若里热炽盛而兼表寒者,亦宜清热泻火而微发汗。设若误用桂枝汤辛温之剂,必致里热更盛,胃逆而吐,甚或伤络而吐血。柯琴谓桂枝汤不仅酒客当禁,但凡热淫于内者,用甘温辛热以助其阳,不能解肌,反能涌越,热势所过,致伤阳络,则吐脓血可必也。其论言简意赅,可资参考。

3. 桂枝汤兼证

(1)桂枝加葛根汤证

【原文】太阳病,项背强几几①,反汗出恶风者,桂枝加葛根汤主之。(14)

葛根四两　麻黄三两,去节　芍药二两　生薑三两,切　甘草二两,炙　大棗十二枚,擘　桂枝二两,去皮上七味,以水一斗,先煮麻黄、葛根,减二升,去上沫,内②諸藥,煮取三升,去滓。温服一升,覆取微似汗,不须啜粥。餘如桂枝法将息③及禁忌。臣億等謹按:仲景本論,太陽中風自汗用桂枝,傷寒無汗用麻黃,今證云汗出惡風,而方中有麻黃,恐非本意也。第三卷有葛根湯證,云無汗、惡風,正與此方同,是合用麻黃也。此云桂枝加葛根湯,恐是桂枝中但加葛根耳。

【词解】

①几几:几(jǐn,音紧),紧张不柔和貌。张锡驹:"几几者,短羽之鸟欲飞不能之状,乃形容强急之形,欲伸不能伸,有如几几然也。"

②内:同"纳",加入之意。

③将息:调养、休息、护理之意。指服药后的调护法。

【提要】论太阳中风兼经气不利的证治。

【解析】太阳病见汗出、恶风,属太阳中风证,而头痛、发热、脉浮缓等症则自在不言之中。太阳经脉起于目内眦,上额交巅,循头下项,夹脊抵腰。风寒之邪侵入其间,经气不舒,津液不能输布,以致筋脉失养,故太阳病本有头项强痛,而曰"项背强几几"。是言项强连背,拘急不舒,俯仰不能自如,一者表明邪阻较重,经气郁滞更甚;一者说明病变部位扩大,其病情与单纯太阳表证之头项强痛同中略异。而项背强几几,多兼见于太阳伤寒表实无汗证,以寒主收引是也,今症见汗出,故曰"反",旨在强调本证的辨证关键在于汗出。

综观本条病机,为风寒袭表,卫强营弱,而兼太阳经输不利,此时若仅以桂枝汤解肌祛风,其治虽属可行,然取效必不如意。如是则在解肌祛风基础上,辅以升津舒经之法,治以桂枝加葛根汤,而成两全之美。

【方义】本方用桂枝汤解肌祛风,调和营卫。加葛根味甘性平,其作用有三:一则升散发表,解肌祛风,助桂枝汤以解表;二则舒筋通络,解经脉气血之凝滞;三则起阴气上达,以缓解经脉之拘挛。据明代赵开美复刻宋本《伤寒论》,本方中有麻黄,然宋臣林亿等校正时已加附按语,谓本方不应有麻黄,考订有据,其意可从。

【辨治要点】

病机:风寒袭表,卫强营弱,经输不利。

主症:发热,恶风寒,自汗,脉浮缓,项背强急。

治法:解肌祛风,升津舒经。

方药:桂枝加葛根汤(桂枝、芍药、炙甘草、生姜、大枣、葛根)。

方歌:葛根四两走经输,项背几几反汗濡。只取桂枝汤一料,加来此味妙相须。

【知识拓展】

药理研究表明,桂枝及桂枝汤具有扩张血管、改善循环、解热镇痛、抗过敏、抗惊厥、抗病毒等作用,而葛根则有解热、解痉、降血压、增加脑部及冠状动脉有效血流量、减少耗氧量等效应。由此,其解痉缓急、退热止痛等效应可得以佐证。据文献报道,本方可用于治疗感冒、头痛、眩晕、面部偏侧浮肿、面神经麻痹、原发性震颤、流行性乙型脑炎后遗症、重症肌无力、慢性多发性肌炎、外感腹泻、颈椎病等。

【医案选录】

陈瑞春医案:雷某某,女,41岁,教师。自述颈部不灵活,转动不自如已2~3月,伴上肢麻感,手臂举动不便,脉缓。X线摄片,确诊为颈椎增生症。予桂枝加葛根汤:桂枝6g,赤白芍各6g,生黄芪15g,秦艽10g,姜黄10g,葛根15g,生姜3片,大枣3枚,炙甘草5g。20剂后,颈部俯仰灵活,手足麻减轻,1年多,病未复发。(陈瑞春.陈瑞春论伤寒[M].北京:中国中医药出版社,2012.)

(2)桂枝加厚朴杏子汤证

【原文】喘家^①,作桂枝湯,加厚朴杏子^②佳。(18)

太陽病,下之微喘者,表未解故也,桂枝加厚朴杏子湯主之。(43)

桂枝三兩,去皮　甘草二兩,炙　生薑三兩,切　芍藥三兩　大棗十二枚,擘　厚朴二兩,炙,去皮　杏仁五十枚,去皮尖

上七味,以水七升,微火煮取三升,去滓,温服一升,覆取微似汗。

【词解】

①喘家:指素有喘证之人。

②杏子:即杏仁。《千金翼方》卷九本方"杏子"作"杏仁"。

【提要】论太阳中风兼肺寒喘逆的证治。

【解析】喘家,即素有喘病宿疾之人。宿疾未发时,可无症状,或有症状一般较轻。本条为外感风寒引发宿疾,故本证除具有太阳表证外,尚有喘逆胸闷之症,是新感引动宿疾,内外相干。《素问·至真要大论》曰:"从外之内而盛于内者,先治其外,而后调其内。"本条之喘由太阳中风引发,乃从外之内;而喘证明显,当是盛于内。《金匮要略》亦曰:"夫病痼疾加以卒病,当先治其卒病,后乃治其痼疾也。"故当以治表为要,用桂枝汤主之。加厚朴、杏仁者,化痰降逆,下气平喘,乃变通先后成法、合而治之之意。

第43条论太阳病当汗而反下,下后表证不解,可知仍有发热,恶风寒,脉浮等症。同时又见微喘,此乃风寒之邪因下而陷,肺寒气逆,故而喘息。曰"微"者,意指病情以表证居多,其喘亦风寒迫肺引起。与里证之喘相比,尚可称之微,并非必然轻微喘促。临床所见,有病机相同而喘息重者,用本方效果仍佳。此外,太阳中风兼喘证亦有不经误下而形成的,故对本证的发病过程宜活看。

前后两条原文比照,前者为新感引发宿疾,后者是太阳病误下,病证发生兼夹,两者来路虽有不同,而病机同为营卫不调,肺气上逆,是以治法、方药相同。然毕竟病证成因不一,而其后期调护,则有所别。后条为新感误下所致,用本方治疗后,若汗出邪解而喘定,唯慎起居、节饮食,将息养护即可。而前条所论之证,在药后邪解喘定之际,尚宜谨慎从事,盖新感易瘥,痼疾难除是也。可考虑理脾建中、温肺化痰等治法,徐徐缓投,以作杜绝后患之图。

【方义】本方以桂枝汤解肌祛风,调和营卫;厚朴苦辛温,化湿导滞,降气平喘;杏仁苦温,止咳定喘。如是则表里双解,内外悉安。

【辨治要点】

病机:风寒袭表,卫强营弱,肺气上逆。

主症:发热,恶风寒,自汗,脉浮缓,喘息胸闷。

治法:解肌祛风,降气平喘。

方药:桂枝加厚朴杏子汤(桂枝、芍药、生姜、炙甘草、大枣、厚朴、杏仁)。

方歌:下后喘生及喘家,桂枝汤外更须加;朴加二两五十杏,此法微茫未有涯。

【知识拓展】

药理研究表明,杏仁小量能镇静呼吸中枢,表现为镇咳平喘效应;而厚朴具有广谱抗菌作用,对兔离体支气管及肠管均有兴奋作用,且能通过降低血压,反射性引起呼吸兴奋。临床可用本方加减治疗支气管哮喘、慢性支气管炎等证属肺寒气逆者。

【医案选录】

许叔微医案:戊申正月,有一武弁在仪真为张遇所房,日夕置于舟艎板下,不胜蜷伏,后数日得脱。因饱食,解衣扪虱以自快,次日遂作伤寒。医者以因饱食伤而下之,一医以解衣中邪

而汗之,杂治数日,渐觉昏困,上喘息高,医者仓皇无知所措。予诊之曰:太阳病下之,表未解,微喘者,桂枝加厚朴杏子汤,此仲景法也。医者争曰:某平生不曾用桂枝,况此药热,安可愈喘。予曰非予所知也。一投而喘定,再投而濈濈汗出,至晚身凉而脉已和矣。医者曰:予不知仲景之法,其神如此,岂诳惑后世也哉? (许叔微.伤寒九十论[M].上海:商务印书馆,1956.)

(3)桂枝加附子汤证

【原文】太陽病,發汗,遂漏不止[①],其人惡風,小便難[②],四肢微急[③],難以屈伸者,桂枝加附子湯主之。(20)

桂枝三兩,去皮　芍藥三兩　甘草三兩,炙　生薑三兩,切　大棗十二枚,擘　附子一枚,炮,去皮,破八片

上六味,以水七升,煮取三升,去滓,溫服一升。本云,桂枝湯今加附子。將息如前法。

【词解】

①漏不止:汗出如漏,无止息之时。

②小便难:小便困难,此处可理解为量少且排出不畅。

③急:拘急,屈伸不得自如。

【提要】论太阳病过汗而漏汗不止的证治。

【解析】太阳病汗解,须絷絷微汗出,方可邪去而正不伤。若药后大汗淋漓,则不仅其病不除,反能伤阳损阴而发生诸种变证。"其人恶风"指恶风寒程度比原来中风证更重,为表邪未尽,更兼卫外阳气不足所致。发热恶风,头痛脉浮,自汗出,自是太阳中风表象,然恶风汗出之甚,非一般表虚证可比。淅然恶风,缩手裹脚,而汗出绵绵,无止无休,营卫失调固是其病机要点,而卫阳因汗而伤,失却固摄,更是其机窍。汗出过多,则小便相应减少;卫阳失煦,经脉失养,则四肢拘挛,屈伸不利。

【方义】本方用桂枝汤调和营卫,解肌祛风,以解未尽之风寒。汗漏不止,其津伤之势在所难免,而汗漏又实责于卫阳之虚,故于桂枝汤中加附子,扶阳固表敛汗。

【辨治要点】

病机:风寒袭表,营卫失调,阳虚不固。

主症:发热,恶风,漏汗不止,小便难,四肢拘急。

治法:解肌祛风,扶阳固表。

方药:桂枝加附子汤(桂枝、芍药、生姜、炙甘草、大枣、炮附子)。

方歌:汗因过发漏漫漫,肢急常愁伸屈难;尚有尿难风又恶,桂枝加附一枚安。

【知识拓展】

本方可用于治疗漏汗、阳虚自汗、半身多汗、痹证、痿证、风寒咳喘、产后乳漏、崩漏、自主神经功能失调、普通感冒及流行性感冒、风湿性关节炎、类风湿关节炎等,证属营卫不和、卫阳不固者。

【医案选录】

许叔微医案:李姓士人,患太阳病,发汗后汗出不止,恶风,小便涩,足挛曲而不伸。其脉浮而大,浮为风,大为虚,此证桂枝第七证也。仲景云:太阳病,发汗,遂漏不止,其人恶风,小便难,四肢微急,难以屈伸者,桂枝加附子汤主之。三投而汗止,再投芍药甘草,而足得伸,数日愈。(许叔微.普济本事方[M].上海:上海科学技术出版社,1959.)

(4)桂枝去芍药汤证、桂枝去芍药加附子汤证

【原文】太陽病,下之後,脉促[①]胸滿[②]者,桂枝去芍藥湯主之。(21)

笔记栏

桂枝三兩,去皮　甘草二兩,炙　生薑三兩,切　大棗十二枚,擘

上四味,以水七升,煮取三升,去滓,温服一升。本云,桂枝湯今去芍藥。將息如前法。

若微寒③者,桂枝去芍藥加附子湯主之。(22)

桂枝三兩,去皮　甘草二兩,炙　生薑三兩,切　大棗十二枚,擘　附子一枚,炮,去皮,破八片

上五味,以水七升,煮取三升,去滓,温服一升。本云,桂枝湯今去芍藥加附子。將息如前法。

【词解】

①脉促:脉象急促有力,不是脉来数,时一止之促脉。钱潢说:"脉促者,非脉来数时一止,复来之促也,即急促亦可谓之促也。"

②胸满:即胸闷。

③微寒:此处指脉微恶寒。

【提要】论表证误下不解,兼胸阳不振甚或胸阳不足的证治。

【解析】太阳病误下,有可能引起外邪内陷发生变证的不良后果。21条太阳病误下,除脉促、胸满之外,未发生其他变证,而且仍用桂枝汤为主的方剂进行治疗,故知表证仍在。表未解,自必有发热、恶风寒、头痛等症。但误下后脉不浮缓而见急促、短促之象,揭示误下后,胸中阳气毕竟有所伤损,表邪欲向内陷,而致胸阳不振,阳郁不伸,正邪相争于胸中,其机理与第15条"太阳病,下之后,其气上冲"类似。下后胸满而不痛,故不属结胸,方用桂枝汤去芍药之阴柔,以利桂、姜、甘草振奋胸中阳气。其方药之变通,体现了解肌祛风、宣展胸阳之治法。此处脉象宜从钱氏之说,即脉象急促有力。以此与34条"脉促者,表未解也",140条"太阳病,下之,其脉促,不结胸者,此为欲解也"互参,其理自明。

22条承前进一步阐明,太阳病误下之后,外邪内陷,胸阳非但不振,且有虚弱不堪之象,故其表现与前条同中有异。即发热、恶风寒、头痛、胸闷等是其所同;脉不促而微、恶寒加重是其所异。说明本条证候胸中阳气已然虚损,既不能温煦肌表,又无力鼓动气血,故在前证基础上,出现脉微、恶寒加重。治宜桂枝去芍药加附子汤主之。

【方义】本方用桂枝汤去芍药之阴柔,即是增强其通阳之功,借以达到宣通胸阳之目的,同时又保留其解肌祛风之功效。若胸阳不足者,更增炮附子一枚温复阳气。观20条之加附,21条之去芍,22条去芍加附,增减之间,仲景遣方用药之灵妙,得以展现无遗。

【辨治要点】

病机:表虚邪陷,胸阳不展,或胸阳不足。

主症:发热恶风,头痛汗出,胸闷,脉促;或脉微恶寒。

治法:解肌祛风,温通胸阳;或温复胸阳。

方药:①桂枝去芍药汤(桂枝、生姜、炙甘草、大枣)。

　　　②桂枝去芍药加附子汤(桂枝、生姜、炙甘草、大枣、附子)。

方歌:桂枝去芍义何居,胸满阴弥要急除,若见恶寒阳不振,更加附子一枚俱。

【知识拓展】

临床可用本方加减治疗急慢性支气管炎、支气管哮喘、肺气肿、肺源性心脏病、病毒性心肌炎、冠状动脉粥样硬化性心脏病、心律不齐等证属风寒外袭、胸阳不振者。刘渡舟《伤寒论诠解》提出,胸闷、心悸、咳逆等证,凡属阴寒邪盛、胸阳不振者,用桂枝去芍药汤或加附子颇有疗效。

【医案选录】

刘渡舟医案：李某，女，46岁。因患心肌炎而住院治疗，入夜则胸中憋闷难忍，气短不足以息，必须靠吸氧才能得以缓解。舌质淡苔白，脉弦而缓。辨为胸阳不振，阴气内阻证。桂枝10g，生姜10g，大枣12枚，炙甘草6g。服药2剂后症状减轻，原方加附子6g，再服3剂后，症状消除。（刘渡舟，王庆国，刘燕华.经方临证指南［M］.北京：人民卫生出版社，2013.）

（5）桂枝加芍药生姜各一两人参三两新加汤证

【原文】發汗後，身疼痛，脉沉遲者，桂枝加芍藥生薑各一兩人參三兩新加湯主之。(62)

桂枝三兩,去皮　芍藥四兩　甘草二兩,炙　人參三兩　大棗十二枚,擘　生薑四兩

上六味，以水一斗二升，煮取三升，去滓，溫服一升。本云，桂枝湯，今加芍藥、生薑、人參。

【提要】论太阳病过汗致气营不足身疼痛的证治。

【解析】身疼痛乃太阳病主症之一，由风寒侵袭太阳经脉，经气不利所致。其身痛每随发汗解表而渐减而解。本条太阳病，发汗原属正治，只因发汗太过，损伤卫气营阴，而表证尚未尽除，是以发热恶风寒、头痛之外，更见身痛转剧，绵绵不休，脉浮转为沉迟，此皆因气营不足，无以温煦濡养所致。单纯太阳表证之身痛，多与脉浮并见，且发汗则解；而本证身痛，病机既与表邪未尽、阻滞经气相关，复与气营不足、经脉失养相关，故与脉沉迟并见，且发汗后身痛不休，是其鉴别点。成无己曰："汗后身疼痛，邪气未尽也。脉沉迟，营血不足也。经曰：其脉沉者，营气微也。又曰：迟者，营气不足，血少故也。与桂枝汤以解未尽之邪，加芍药、生姜、人参以益不足之血。"其言简明，其义允畅，可助理解。

【方义】本方以桂枝汤解肌祛风、调和营卫而疏散在表之余邪，更重用芍药以增强和营养血之功。加重生姜之量，外则协桂枝通阳和卫，有疏泄散邪之用；内则和畅中焦，利气血生化之源。加人参益气生阴，以补汗后之虚。本方扶正祛邪，补散兼施，有无表证皆可使用。

【辨治要点】

病机：中风表虚，气营不足。

主症：发热恶风，头痛汗出，身痛绵绵，脉沉迟。

治法：解肌祛风，益气和营。

方药：桂枝新加汤（桂枝、芍药、生姜、炙甘草、大枣、人参）。

方歌：汗后身痛脉反沉，新加方法轶医林，方中姜芍还增一，三两人参义蕴深。

【知识拓展】

本方可化裁治疗伤寒坏病、虚热、身痛、腰痛、便秘、虚人外感、妊娠恶阻、妊娠汗后身痛或产后身痛等证属营卫不和，气血亏虚者。

【医案选录】

赵守真医案：朱某，男。体羸瘦，素有遗精病。平日恶寒特甚，少劳则喘促气上，其阳气虚微肾元亏损也明甚。某冬日醉酒饱食，深夜始归，不免风寒侵袭。次日感觉不适，不恶寒，微热汗出，身胀，头隐痛。自煎服葱豉生姜汤，病未除，精神不振，口淡不思食。切脉微细乏力，参之前证，则属阳虚感冒，极似太少两感证，其与麻黄附子细辛汤、麻黄附子甘草汤两方，殊不宜阳虚有汗之本证。……遂改用桂枝加芍药生姜人参新加汤，又增附子，并损益分量，以期恰合证情：党参15g，桂枝、芍药、甘草各9g，生姜4.5g，大枣5枚，附子9g。服三帖后复诊：诸症悉已，食亦略思，精神尚属萎顿，脉仍微弱。阳气未复，犹宜温补，处以附子汤加巴

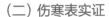

载、枸杞、鹿胶、芦巴补肾诸品,调理善后。(赵守真.治验回忆录[M].北京:人民卫生出版社,1962.)

（二）伤寒表实证

1. 麻黄汤证

【原文】太陽病,頭痛發熱,身疼腰痛,骨節疼痛,惡風,無汗而喘者,麻黃湯主之。(35)

麻黃三兩,去節　桂枝二兩,去皮　甘草一兩,炙　杏仁七十個,去皮尖

上四味,以水九升,先煮麻黃,減二升,去上沫,内諸藥,煮取二升半,去滓,温服八合。覆取微似汗,不須啜粥,餘如桂枝法將息。

微课:麻黄汤证

【提要】论太阳伤寒表实证的证治。

【解析】本条当与第1、3条合看,太阳伤寒表实证的临床脉症方能得以全面了解。其第1条阐明太阳表证一般脉症,即头项强痛,恶寒脉浮;第3条强调恶寒脉紧;本条强调发热身痛无汗。三条从不同角度提示了伤寒表实证的病机特点为风寒束表,卫阳被遏,营阴郁滞。故其临床脉症以发热恶风寒,头痛项强,身疼骨痛,无汗脉浮紧为典型表现。究其病因病机,风寒袭于太阳,卫气受其束缚,温煦御外不足,则必恶风寒。原文不言恶寒,是前承第3条太阳伤寒提纲而省;只提恶风,则是援第12条之例,恶风乃恶寒之互词,而本证以恶寒为主。风寒外束,卫气抗邪,邪正剧烈交争,是以发热而脉浮紧。足太阳经脉循头下项,夹脊抵腰,其受风寒侵袭,经脉为之不利,故头项强痛,身疼腰痛,骨节疼痛,是第3条"体痛"的具体化。营卫闭郁,腠理致密,故无汗。肺主气,外合皮毛,风寒外袭,影响肺气之宣降功能,则喘。

桂枝加厚朴杏子汤证与麻黄汤证均可见喘症,然麻黄汤之喘,咎由风寒束表,卫闭营郁,肺气不能宣发于外,重在不宣,并伴见发热、恶寒、无汗等症。桂枝加厚朴杏子汤证之喘,由于风寒袭表,营卫不调,肺气上逆,重在不降,并伴见发热、恶寒、自汗等症,可资鉴别。

【方义】本方君以麻黄,以其功擅辛温发汗、解散风寒,更兼宣肺平喘之用。桂枝辛温,功擅解肌祛风,协同麻黄增强发汗解表之力,是为臣药。杏仁有宣肺平喘之功,与麻黄协同,既增平喘之力,更添解表之效,故为佐药。炙甘草补益中焦,意在顾护汗源,更能调和诸药,故为使。四药相合,其发汗之力甚峻,不须啜粥者,以防汗出太过。

【辨治要点】

病机:风寒束表,卫闭营郁,肺气失宣。

主症:发热,恶风寒,头身疼痛,无汗,喘,脉浮紧。

治法:辛温发汗,宣肺平喘。

方药:麻黄汤(麻黄、桂枝、杏仁、炙甘草)。

方歌:七十杏仁三两麻,一甘二桂效堪夸;喘而无汗头身痛,温覆休教粥到牙。

【知识拓展】

本方可化裁治疗寒喘、寒闭失音、水肿、衄血、风寒咳嗽、癃闭、痛经、闭经、肩凝、大便难、支气管炎、支气管肺炎、慢性肺源性心脏病、急性肾炎、前列腺炎、荨麻疹、三叉神经痛等,中医辨证属风寒外袭,卫闭营郁,肺气失宣者。

实验研究表明:麻黄汤既有较强的发汗解热作用,又有显著的镇咳、祛痰和平喘功效,还能抗病毒、抑菌、促进腺体分泌和抗炎、抗过敏及调节免疫功能等。麻黄汤中含有大量麻黄碱,属拟交感神经药物,能够激动 α 和 β 肾上腺素受体且能兴奋中枢神经系统,对于心脏病患者应慎用麻黄,如必须使用应酌情减量以防止心血管不良事件的发生。

【医案选录】

恽铁樵医案：四公子病伤寒，发热，无汗而喘。前医处以豆豉、山栀、豆卷、桑叶、菊花、薄荷、连翘、杏仁、象贝等味，热势依然，喘益加剧。先生乃终夜不寝，绕室踌躇。迨天微明，乃毅然曰："此非《伤寒论》'太阳病，头痛发热，身疼腰痛，骨节疼痛，恶风，无汗而喘者，麻黄汤主之。'之病而何？"乃援笔书：麻黄七分，桂枝七分，杏仁三钱，炙草五分。持方与夫人曰："吾三儿皆死于是，今四儿病，医家又谢不敏。与其坐而待毙，曷若含药而亡！"夫人默然。嗣以计无他出，乃即配药煎服。先生则仍至商务印书馆服务。及归，见病儿喘较平，肌肤有润意，乃更续予药，竟得汗出喘平而愈。四公子既庆更生，先生乃益信伤寒方。（曹颖甫.经方实验录[M].北京：学苑出版社，2008.）

【原文】脉浮者，病在表，可發汗，宜麻黃湯。(51)

【提要】论太阳伤寒脉浮者，可用麻黄汤。

【解析】脉浮主表，表病宜汗。原文既曰"病在表，可发汗"，则当有邪在肌表可汗之证。成无己曰："浮为轻手得之，以候皮肤之气。"《黄帝内经》曰："其在皮者，汗而发之。"然发汗有温凉之别，风寒宜辛温，风热宜辛凉。即若同为风寒，亦有峻汗、缓汗之别。今曰宜麻黄汤，显然病属太阳伤寒，证为无汗表实，此言脉而略证之笔法，是以头痛发热、恶寒无汗、身痛腰疼，诸般证象，理应皆见。伤寒表实典型脉象是浮而紧，然临证脉象受多种因素影响，如感邪轻重，体质强弱，治疗当否等，其脉虽浮而未必兼紧。故伤寒证备，其脉不紧者，亦可用之。

【原文】脉浮而數者，可發汗，宜麻黃湯。(52)

【提要】论太阳伤寒脉浮数者，可用麻黄汤。

【解析】本条承前条，继续讨论太阳伤寒脉象之变。太阳伤寒之典型脉象为浮紧，是寒邪犯表之征。然太阳伤寒证有感邪较重，发热甚高者，脉象可见浮数，未必便是浮紧。其浮数之脉，必与发热恶风寒、头痛无汗并见，方可与麻黄汤发汗。假使脉浮或浮数是表邪已经化热，或者病为在里，必不可再用麻黄汤。此所谓守规矩而成方圆，正是《伤寒论》之精髓所在。《医宗金鉴》："伤寒脉浮紧者，麻黄汤诚为主剂矣。今脉浮与浮数，似不在发汗之列，然视其病皆伤寒无汗之表实，则不妨略脉而从证，亦可以用麻黄汤汗之，观其不曰以麻黄汤发之、主之，而皆曰可发汗，则有商量斟酌之意焉。"其说遵从脉症取舍之道，而释麻黄汗法之用，可作参考。

综上可知，太阳伤寒表实证之典型脉象为浮紧，此为常局是也。然临证也可见其脉象之变，或脉浮有力，或脉浮而数，虽非典型之浮紧，毕竟反映其病在表。结合相关临床表现，更可证其风寒束表、卫闭营郁之病机，自可治之以麻黄汤。

【原文】太陽病，十日以去，脉浮細而嗜卧①者，外已解也。設胸滿脇痛者，與小柴胡湯。脉但浮者，與麻黃湯。(37)

【词解】
①嗜卧：嗜，喜爱之意。嗜卧，形容病情初愈，精神疲乏，而喜安舒静卧。

【提要】论太阳病迁延日久的三种转归。

【解析】所谓太阳病十日以上，是言病程较长，病情有发生变化可能，而非必然十日以上。然病情变与不变，当以脉症为凭，切勿以病程时日而论，原文第4、5条，即是从正反两方面阐述了这一观点。本条以举例方式，讨论出太阳病日久不愈的三种转归：

其一，"脉浮细而嗜卧者"，指脉象由浮而有力转变为浮细，即脉象趋于和缓，表证随之消失。只因病程较久，病证初愈，患者正气尚未全复，所以精神疲倦、安舒嗜卧，故曰"外已解也"，而非正虚邪陷之阴证嗜卧。

笔记栏

其二,"设胸满胁痛者,与小柴胡汤",指患者出现胸满胁痛,而胸胁为少阳经脉循行之地,说明太阳证罢,少阳证起。凡证候变化者,脉多随之而变,此虽未言少阳之脉,而脉弦似可赅于其中。而其他少阳证象,若口苦、咽干、目眩之类,或可并见。此太阳传入少阳,应与小柴胡汤和解少阳。

其三,"脉但浮者,与麻黄汤"为以脉代症,指明脉症未见其他变化,属于第4条所谓"脉若静者,为不传"。病既未传,故不论时日久暂,仍可与麻黄汤发汗解表。病程日久,邪仍羁表而应汗,可与第46条合参。

【原文】太陽病,脉浮緊,無汗,發熱,身疼痛,八九日不解,表證仍在,此當發其汗。服藥已微除,其人發煩目瞑①,劇者必衄②,衄乃解。所以然者,陽氣重③故也。麻黃湯主之。(46)

【词解】

①目瞑:目视不明。

②衄(nù):此处指鼻出血。

③阳气重:阳气郁遏较重。尤怡曰:"阳气,阳中之邪气也。"意为阳气因邪闭而郁,日久有化热为邪之势。

【提要】论伤寒邪郁日久的证治及药后的反应。

【解析】本条以倒装文法论述伤寒日久邪郁的证治及反应。可分两段理解。

"麻黄汤主之"应接在"此当发其汗"后,作为第一段,即"太阳病,脉浮紧……麻黄汤主之。"此言太阳伤寒虽八九日不解,而脉症未变者,是病程虽久,而邪气仍羁留于表,故仍须用麻黄汤发汗解表。

第二段:"服药已微除……阳气重故也",说明用麻黄汤虽属正治,亦能对病邪形成顿挫之势,但因病程较久,外邪郁闭,阳气壅滞,难以速除,而有两种不同反应。其一,其阳气郁滞相对较轻者,病者出现心烦、目瞑等象,乃服药后,正气得药力之助,奋力祛邪,正邪交争较为激烈的表现,亦称为"瞑眩"现象。《尚书·说命上》:"若药弗瞑眩,厥疾弗瘳"。而正邪相争之结果,则是汗出而病解,虽未明言,而势所必然。其二,寒邪闭郁较甚而阳气郁滞较重者,可出现鼻衄,乃郁阳破络所致。汗为血液所化,血汗同源,邪既不得汗解,则可随衄而解,俗称"红汗"。故柯琴曰:"血之与汗,异名同类,不得汗,必得血,不从汗解而从衄解。此与热结膀胱血自下者,同一局也。"上述两种反应,虽有微甚之别,然其邪闭阳郁机理一致,故概括其原因曰"阳气重故也"。

【原文】太陽病,脉浮緊,發熱,身無汗,自衄者,愈。(47)

【提要】论太阳伤寒得衄者病愈。

【解析】"太阳病,脉浮紧,发热,身无汗",知为太阳伤寒证,本当发汗解表。若因失治,外邪束缚,阳气郁闭较重,邪闭阳郁,郁阳不得汗解,反而破络而出,导致鼻衄。血出之后,郁阳因而伸展,营卫为之流通,外寒则自然得解。此为不汗而自衄者愈之例,故柯琴曰:"汗者心之液,是血之变,见于皮毛者也。寒邪坚敛于外,腠理不能开发,阳气大扰于内,不能出玄府而为汗,故迫血妄行而假道于肺窍也。今称红汗,得其旨哉!"

表证以汗解为正局,衄解为变局。唯其属变局,故须仔细分辨。凡衄解者,其量不多,畅而自止,且病情随衄血渐减。否则衄血量多而病不稍减,或有化热深入营血之征兆,当属坏病,最宜小心。

【原文】傷寒脉浮緊,不發汗,因致衄者,麻黃湯主之。(55)

【提要】论太阳伤寒失汗致衄,仍须汗解。

【解析】本条"伤寒脉浮紧",概言太阳伤寒诸证,乃省文笔法。太阳伤寒,当用汗法,使风寒外散,营卫和调,其病可愈。今当汗失汗,则外邪不解,卫阳被遏,营阴郁滞,症见发热恶寒、无汗脉紧等。且在表之阳气壅滞较重,损伤阳络,以致鼻衄。此郁阳虽破络而出,然其闭郁之势未得消解,外寒仍束于表,宜用麻黄汤因势利导,汗之则鼻衄自止。

此为表闭红汗不畅而需助以汗解之例,其衄量必不多,而太阳伤寒脉症未变,乃邪不能随衄而解,与发汗不彻、汗出不畅相类,故主之以麻黄汤,使汗出邪解。可见本条之麻黄汤,并非因衄血而用之,而是为衄后表闭仍在而设。故陈修园曰:"伤寒脉浮紧,不发汗,因致衄者,其衄点滴不成流,虽衄而表邪未解,仍以麻黄汤主之,俾玄府通,衄乃止。"

上述三条,论述了伤寒表实证红汗形成机理及其相应证治。所谓红汗,意指表证无汗而见鼻衄者。血汗同源,鼻衄在此类于汗出,故谓之红汗。病有不药而红汗自解者,有药后不汗而红汗解者,有红汗不解需助以汗解者。简言之,红汗而病解者,其血自然而出,量少而流畅,且头痛发热诸症随血出而渐解。有红汗而病不解者,其血点滴而下,出而不畅,且病证不因血出而减。若鼻衄而见舌绛红、脉疾数、心烦口渴者,此邪入营血,非表闭阳郁之征,必以清营透热,或凉血散血之法救之,麻黄剂断不可用!

【医案选录】

陶节庵医案:治一人。伤寒四五日,吐血不止,医以犀角地黄汤、茅花汤治而反剧。陶切其脉,浮数而紧,曰:若不汗出,邪何由解?进麻黄汤一服,汗出而愈。或曰:仲景言衄家不可发汗,亡血家不可发汗,而此用麻黄,何也?曰:久衄之家,亡血已多,故不可汗。今缘当汗不汗,热毒蕴结而成吐血,当分其津液乃愈。故仲景又曰:伤寒脉浮紧,不发汗,因致衄者,麻黄汤主之。盖发其汗,则热越而出,血自止也。(熊寥笙.伤寒名案选新注[M].成都:四川人民出版社,1981.)

【原文】太陽與陽明合病,喘而胸滿者,不可下,宜麻黄湯。(36)

【提要】论太阳阳明合病,喘而胸满的证治。

【解析】太阳与阳明同时发病,表明发热、恶寒、无汗、身痛等太阳伤寒表证症状与便秘不通等阳明里结证症状同时并见。此种表里同病,一般情况下应遵循先表后里之治疗原则,故言"不可下"。况喘而胸满是邪郁肺闭,说明二阳合病,虽有阳明之某种征象,如不大便,而病机重心在太阳之表,故宜麻黄汤外散其风寒。风寒得祛,则不唯发热、恶寒等症可愈,喘息亦可随之平复。表气得宣之际,肺气肃降而使里气有自和,而阳明之证或不药可愈。设表解里未和者,微和胃气,当可作为其后续之治法。《医宗金鉴》谓:"太阳阳明合病,不利不呕者,是里气实不受邪也。若喘而胸满,是表邪盛,气壅于胸肺间也。邪在高分之表,非结胸也,故不可下,以麻黄汤发表通肺,喘满自愈矣。"

2. 麻黄汤禁例

【原文】咽喉乾燥者,不可發汗。(83)

【提要】以咽喉干燥为例,示阴液不足者禁汗。

【解析】发汗为祛邪之法,用之不当,必损阳耗阴。今咽喉干燥者,多因阴津虚少,失于濡养。本条以咽喉干燥示明阴虚津亏之体,即便外感表邪而有表证,亦禁用单纯的辛温发汗峻剂麻黄汤之属,以其发汗峻猛故也。一旦误用,或者因汗源不足难以作汗,表邪无从解散;或者表证虽解,阴津更伤,燥热内生,变证迭见,而病势逆转。故尤怡指出:"咽喉者,诸阴之所集,而干燥则阴不足矣。汗者,出于阳而生于阴也,故咽喉干燥者,虽有邪气,不可以温药发汗。若强发之,干燥益甚,为咳,为咽痛,为吐脓血,无所不至矣。"充分阐明了阴亏者误用辛温的危害。

笔记栏

如此既需解表，且禁辛温峻汗，故宜滋阴解表之法，或于滋养之中佐以辛散，或于辛散之际佐以滋养，是表证而兼阴津不足者之权宜治法，又在不言之中。

【原文】淋家①不可發汗，發汗必便血。(84)

【词解】

①淋家：淋，指淋证。淋家，指久患淋证之人。

【提要】以淋家为例，提示下焦湿热阴伤者禁汗。

【解析】淋证病机多属湿热，病程日久，或湿热尚盛，而阴津已伤；或湿热虽微，而阴津耗伤严重。此等阴亏或蓄热者，禁汗自不待言。唯其兼表者，则须审时度势而论。故淋家而患外感，欲解其表，切忌辛温峻剂发汗。不论清养佐以发散，或发散佐以清养，麻黄汤势不可与。若误用之，必致阴液更亏，内热愈炽，灼伤络脉而血液妄行，发生尿血变证。

无论《诸病源候论》所言淋者属肾虚而膀胱热，或《医宗金鉴》谓淋家乃湿热蓄于膀胱，均提示本病兼外感，不宜径用辛温。故尤怡曰："更发其汗，损伤脏阴，增益腑热，则必便血，如强发少阴汗而动其血之例也。"

【原文】瘡家①，雖身疼痛，不可發汗，汗出則痓②。(85)

【词解】

①疮家：指久患疮疡之人。

②痓(chì，音赤)：《正字通》云："五痓之总名，其证卒口噤，背反张而瘈疭"。《脉经》《玉函经》均作"痉"，可从。痓(jìng，音径)，筋脉拘急、项背强直之病证。

【提要】以疮家为例，示气血不足者禁汗。

【解析】疮疡早期，多为热毒壅滞之实证，其身痛因于气血郁滞，治宜清热解毒，活血止痛。然此疮家身痛，责之日久脓血腐败，气血暗耗而失养，多呈气血两虚或虚中夹实之证，应以调补气血、清解余毒为治。柯琴明确指出"疮虽偏痛一处，而血气壅遏，亦有遍身疼痛者，然与风寒有别"，不可误作外感身痛而予汗解。若疮家兼有外感者，其身痛头疼，既缘于外邪郁滞，复因其气血不足，余毒未尽，而单纯辛温发汗，亦非所宜。否则，必致营血更虚，筋脉失养，而肢体拘急、项背强直等症旋踵可至。故钱潢曰："疮家气虚血少，荣卫衰薄，虽或有伤寒身疼痛等表证，亦慎不可发汗。若误发其汗，则阳气鼓动，阴液外泄，阳亡则不能柔养，血虚则不能滋灌，所以筋脉劲急而成痉也。"由此而推知，疮家兼表，必于调补气血、清解余毒的基础上，兼予解表，方属正治。

【原文】衄家①，不可發汗，汗出必額上陷脈急緊②，直視不能眴③，不得眠。(86)

【词解】

①衄家：久患衄血之人。

②额上陷脉急紧：指额部两旁(相当于太阳穴)凹陷处动脉拘急。

③眴(shùn，音舜)：眼珠转动。

【提要】以衄家为例，示阴血亏虚者禁汗。

【解析】素患衄血之人，阴血日渐耗损，虽感受外邪，亦不可径用辛温发汗。此与第50条"荣气不足，血少故也"之禁一致。如若误汗而投麻、桂之品，则津液更伤，营血益虚，血虚风生，是以筋脉失养而额角两侧陷脉急紧弦劲，血不濡目则眼珠运转不灵而直视，心神失养而心烦不眠。诸般征象，皆是误汗伤耗阴血之结局。是以阴血不足者，辛温峻汗既为所禁，而养血滋阴以解表，不言自明。

此条若与前第55条对照，则更能品味出辨证论治原则性与灵活性有机结合之奥妙。前

笔记栏

条因表闭而郁阳破络为衄,其量不多,点滴不畅,虽衄而表实不解,故仍须助以发散,汗出则邪解热散而衄血自止。本条则为素衄之人,阴血不足之机早已暗伏于中,而兼患外感,病机重心在里虚,故治之必以扶正为要,不可纯予发散。曹颖甫云:"若夫衄家,则未病时已屡见衄,不因失表而见,与不发汗而致衄者不同。故与淋家、疮家,并有发汗之戒。"如此,则养阴益血而兼予发散,似在情理之中。

【医案选录】

怀抱奇医案:治一友人,积劳后感寒发热,医者好用古方,竟以麻黄汤进,目赤鼻衄痰中带血。继以小柴胡汤,舌干乏津。怀诊之,脉来虚数无力,乃劳倦而兼阴虚候也。误投热药,能不动血而竭其液耶?连进六味地黄汤三剂,血止,神尚未清,用生脉散加当归、枣仁、茯神、远志,神虽安,舌仍不生津。乃曰:肾主五液,而肺为生化之源,滋阴益气,两不见效,何也?细思之,因悟麻黄性不内守,服之竟无汗,徒伤其阴,口鼻虽见血,药性终未发泄,故津液不行,仍以生脉散加葛根、陈皮引之,遂得微汗,舌果津生,后以归脾汤、六味地黄丸而痊。(熊寥笙.伤寒名案选新注[M].成都:四川人民出版社,1981.)

【原文】亡血家[①],不可發汗,發汗則寒慄而振[②]。(87)

【词解】

①亡血家:指经常出血之人。

②寒栗而振:恶寒而振颤,即寒战。

【提要】以亡血家为例,示气血亏虚者禁汗。

【解析】亡血家者,如呕血、下血、崩漏、产后、金创伤类是也。反复失血,阴血必亏。而气血互根,盈亏相依,若失血既久,气随血耗,又可形成气血俱虚之证。气血既已不足,每易感受外邪。然此虚人外感,不可径与汗法,盖汗法既可伤阳,亦可耗阴。如此则当予补养之中,略佐辛散。扶正以托邪,微散以透邪,如此则内外兼顾,补散收功。若不明此理,率直行事,则汗之气血更显不足,濡养温煦功能失常,故有恶寒战栗等变证。此等变证,治之可予温养之法。诚如丹波元简所言:"汗后寒栗而振,非余药可议,宜芍药甘草附子汤、人参四逆汤之属。"

本条始于亡血阴虚,误汗后反以阳虚寒栗而振为主。由此可见,中医理论阴阳互根,气血相依之理,信而有征。

【原文】汗家[①],重發汗,必恍惚心亂[②],小便已陰疼[③],與禹餘粮丸。(88)

【词解】

①汗家:平素多汗之人。

②恍惚心乱:神识恍惚,心中慌乱不安。

③阴疼:尿道涩痛。

【提要】以汗家为例,示阳气虚弱者禁汗。

【解析】平素多汗之人,每因阳气不足,卫外不固而成。汗出既久,必然津液外泄而为阴阳俱虚。阳虚失固,营阴外泄,腠理疏松,每易遭受外邪侵袭,而多外感之证。此虚证兼表,当在扶正基础上兼予表散。若误用辛温发汗,必致阳气更伤,津液益虚,心神失养而浮越,故神识恍惚,心烦意乱;阴津阳气不能濡养温煦,则溺后阴中涩痛。柯琴曰:"心液大脱,故恍惚心乱,甚于心下悸矣。心虚于上,则肾衰于下,故阴疼。"救治方法,当固涩敛阴,重镇安神,以禹余粮丸为其主方,惜该方已佚。丹波元简《伤寒论辑义》云:"常器之云:禹余粮一味,火煅,散服亦可;郭白云云:用禹余粮不用石,石乃壳也,愚以其言未必尽合仲景原方之义,今姑存之。魏氏云:愚臆度之,即赤石脂禹余粮汤耳,意在收涩小便,以养心气,镇心安神之义,如理中汤,可以制丸也;周氏载王日休补禹余粮丸方,用禹余粮、赤石脂、生梓白皮各三两,赤小豆半升,捣筛,蜜丸如弹丸大,以水二升,煮取一升,早暮各一服;张氏亦引王氏,四味各等分,丸如弹子大,水煮,日二服。蔡正言《甦生的镜》补足禹余粮丸,禹余粮一两,龙骨八钱,牡蛎五钱,铅丹六钱,茯苓六钱,人参五钱,上六味为末,粳米为丸,朱砂为衣,如绿豆大,空心麻沸汤送下,朱砂收敛而镇惊,茯苓行水以利小便,加人参以养心血。"其所辑录诸方,各有所据,可供临床参考。

【原文】病人有寒,復發汗,胃中冷,必吐蚘①。(89)

【词解】

①蚘:同"蛔",指蛔虫。

【提要】论阳虚有寒者,禁用汗法。

【解析】张志聪曰:"夫阴阳气血,皆生于胃腑水谷。病人有寒,胃气虚矣。若复发汗,更虚其中焦之气,则胃中冷,必吐蚘。"平素脾胃虚寒之人,易于感受风寒,治之当予温中解表,或如论中桂枝人参汤、小建中汤等,切不可径用辛温峻汗。即使中虚不甚而表证明显,亦只宜用桂枝汤解肌以和营卫。如276条"太阴病,脉浮者,可发汗,宜桂枝汤"之例。设若误用峻汗,必致中焦阳气更虚,脾胃升降反常,胃气上逆而发生呕吐;如此则理中汤、吴茱萸汤等,温中散寒、降逆止呕,自可据证选用。若肠道有蛔虫者,常可同时发生吐蛔,《医宗金鉴》提出"宜理中丸送服乌梅丸",温中安蛔,可供参考。

【原文】脉浮緊者,法當身疼痛,宜以汗解之。假令尺中遲①者,不可發汗。何以知然?以榮氣不足,血少故也。(50)

【词解】

①尺中迟:脉一息不足四至为迟。这里是指尺脉迟滞无力。

【提要】论营血不足者,禁用汗法。

【解析】浮紧之脉,身痛之症,与第3条、第35条合参,知为太阳伤寒证,宜发汗解表,选用麻黄剂。若其脉来尺中迟而无力,显然营血虚少,虽有表证,不可妄汗,若强发之,则犯虚虚之戒,种种变证必随之而至。"何以知然,以营气不足,血少故也",为"尺中迟者,不可发汗"的自注。方有执谓:"尺以候阴,迟为不足。血,阴也,营主血,汗者血之液,尺迟不可发汗者,嫌夺血也。"本条以脉迟而括营血虚少之病机,如此则可推知,心悸面白、神疲头晕、肢麻唇萎等营血不足之征象,皆可或见,非唯脉迟而已。

本条以脉浮紧、身疼痛者当汗;尺脉迟、身疼痛者禁汗对举,阐明麻黄汤只可用于表实而里不虚者,若表实而里虚者,则须扶正祛邪,两不偏废。如此可据张璐之言,频以小建中汤和之,俟气血得复,则其邪自解;若尺脉已转有力之象,邪虽未解,乃可与麻黄汤汗解之。

【医案选录】

许叔微医案:治乡人邱生者,病伤寒发热,头痛烦渴。脉虽浮数而无力,尺以下迟而弱。许曰:虽麻黄证,而尺迟弱,仲景曰:"尺中迟者,营气不足,未可发汗。"用小建中加当归、黄芪,翌日脉尚尔。其家索汗药,言几不逊。许忍之,只用建中调营而已。至五日,尺部方应,遂投麻黄汤二服,发狂须臾,稍定略睡,已得汗矣。信乎医者当察其表里虚实,待其时日,若不循次第,取效暂时,亏损五脏,以促寿限,何足贵也?(熊寥笙.伤寒名案选新注[M].成都:四川人民出版社,1981.)

【原文】脉浮數者,法當汗出而愈。若下之,身重心悸者,不可發汗,當自汗出乃解。所以然者,尺中脉微,此裏虚,須表裏實,津液自和,便自汗出愈。(49)

【提要】论误下致里虚者,禁用汗法。

【解析】此条举脉略证,"脉浮数者,法当汗出而愈",可视作第52条之简写,自应是浮数之脉与太阳可汗之证并见,发汗解表祛邪外出方为正治。若医者误认脉浮数为实热在里,盲目攻下,药过病所,不但表证不解,而且徒伤正气。下后清阳之气不能充实肢体,加之表证未解,内外困顿,故身重;阳虚心神无所主持,故心悸;尺以候里,阳气虚则脉微。本条以尺中脉微申明阳虚禁汗,与"脉浮数者,法当汗出而愈"正好前后对照。

里阳虚者,无论其表邪是否已解,皆不可妄汗,治之唯宜补虚扶正,如是则气血充沛,营卫畅运,津液自和,表里充实,而快然汗解。故曰:"须表里实,津液自和,便自汗出愈。"

3. 麻黄汤兼证

(1)葛根汤证

【原文】太陽病,項背强几几,無汗惡風,葛根湯主之。(31)

葛根四兩　麻黄三兩,去節　桂枝二兩,去皮　生薑三兩,切　甘草二兩,炙　芍藥二兩　大棗十二枚,擘

上七味,以水一斗,先煮麻黄、葛根,減二升,去白沫,内諸藥,煮取三升,去滓,溫服一升。覆取微似汗,餘如桂枝法將息及禁忌。諸湯皆仿此。

【提要】论太阳伤寒兼经脉不利的证治。

【解析】本条言病为"无汗恶风",药用麻黄之剂,故知其证为太阳伤寒。如此则知其证有发热、恶风寒、头痛、无汗、脉浮紧等。其主要病机则为风寒束表,卫阳被遏,营阴郁滞。在此基础上,另兼一主要症状为"项背强几几",项背拘紧不舒,活动不能自如。与太阳提纲证之头项强痛相较,其项强及背,表明邪阻较重,经气郁滞更甚,病变部位扩大,究其机理,为风寒之邪犯及太阳经脉,阻滞其津液输布,经脉失养所致。此时若仅以麻黄汤发散风寒,取效必不尽如人意。若在发汗解表之基础上,辅以升津舒经之法,是为两全之策。

成无己云:"太阳病项背强几几,汗出恶风者,中风表虚也。项背强几几,无汗恶风者,中风表实也。表虚宜解肌,表实宜发汗,是以葛根汤发之也。"言简意赅,以画龙点睛之手法,阐明了本证与14条桂枝加葛根汤证之异同。所同者,皆为太阳风寒表证,均有发热、恶风寒、头痛、脉浮、项背强几几等。所异者,桂枝加葛根汤证,乃中风表虚证中见项背强几几,故脉浮而兼缓,自汗乃必然之势;而本证则为伤寒表实证中见项背强几几,故"无汗恶风"而脉浮紧。

【方义】本方以葛根为主药,其性味甘辛微凉,功擅解肌退热,且能升津液,舒经脉,以疗项背拘急;能入脾胃,升发清阳而止泻利。方以桂枝汤减少桂、芍而加麻黄者,一则欲其调和营卫,以利太阳经气运行;再则欲其发汗解表,以治恶风无汗之表实,而又不致峻汗以顾护阴津。此即于麻、桂二方临床运用中,据病情差异,别出心裁,另立新法,亦即以桂枝汤为基础加葛根、麻黄,而不以麻黄汤加葛根之由来。故柯琴谓:"葛根味甘气凉,能起阴气而生津液,滋筋脉而舒其牵引,故以为君;麻黄生姜,能开玄府腠理之闭塞,祛风而出汗,故以为臣;寒热俱轻,故少佐桂、芍同甘、枣以和里,此于麻、桂二方之间衡其轻重,而为调和表里之剂也。"

本方与桂枝加葛根汤均能辛温解表,兼以升津舒经。桂枝加葛根汤证,因症见汗出,故以桂枝汤调和营卫,解肌祛风;加葛根升散发表,升津舒经。本条"无汗恶风"故在其桂枝加葛根汤基础上,加入麻黄以辛温发汗,解散风寒,同时亦避免峻汗伤津之弊。

【辨治要点】

病机:风寒束表,卫闭营郁,经气不利。

主症:发热恶风寒,无汗,脉浮紧,项背强急。

治法:发汗解表,升津舒经。

笔记栏

方药：葛根汤（麻黄、葛根、桂枝、芍药、生姜、大枣、炙甘草）。

方歌：四两葛根三两麻，枣枚十二效堪嘉；桂甘芍二姜三两，无汗憎风下利夸。

【知识拓展】

现代使用本方之治疗范围，涉及多系统、多病种，如呼吸系统疾病之流行性感冒、急性支气管炎、肺炎、过敏性鼻炎、慢性鼻窦炎等；消化系疾患之痢疾、肠炎、胃肠型感冒等；神经、运动系统疾患之周围面神经麻痹、各类神经性疼痛、纤维性肌痛、紧张性头痛；软组织损伤之急性腰扭伤、踝关节扭伤、腰肌劳损、颈椎病、肩周炎等；妇科疾患之产后身痛、更年期综合征等；皮肤系统疾病之荨麻疹等。病机为风寒袭表、卫闭营郁、经气不利者，可据证选用。

实验研究表明：本方能抑制病原微生物、调节免疫、抗凝、抗炎、抗过敏、解热、减轻抗癌剂副反应，还可显著扩张脑血管、增加脑血流量、降低脑血管阻力、减慢心率、降低心肌张力时间指数。

【医案选录】

曹颖甫医案：封姓缝匠，病恶寒，遍身无汗，循背脊之筋骨疼痛不能转侧，脉浮紧。余诊之曰：此外邪袭于皮毛，故恶寒无汗，况脉浮紧，证属麻黄，而项背强痛，因邪气已侵及背俞经络，比之麻黄证更进一层，宜治以葛根汤。葛根五钱、麻黄三钱、桂枝二钱、白芍三钱、甘草二钱、生姜四片、红枣四枚。方意系借葛根之升提，达水液至皮肤，更佐麻黄之力，推运至毛孔之外。两解肌表，虽与桂枝二麻黄一汤同意，而用却不同。服后顷刻，觉背内微热，再服，背汗遂出，次及周身，安睡一宵，病遂告差。（曹颖甫．经方实验录［M］．北京：学苑出版社，2008.）

【原文】太陽與陽明合病者，必自下利，葛根湯主之。(32)

【提要】论太阳与阳明合病，自下利的证治。

【解析】所谓太阳与阳明合病，意指太阳表证与阳明里证同时出现。但从"葛根汤主之"一语，以方测证，仍以太阳表证为主，且为表实无汗之证，故发热、恶风寒、头痛、无汗、脉浮或浮紧等为必具之脉症。其病机为风寒束表，卫阳被遏，营阴郁滞，自不待言。而里之阳明，则仅见下利清稀，间或伴有肠鸣腹胀。"必自下利"，"必"当"假设"讲，即上述太阳伤寒证，如果同时下利，则病涉阳明胃肠，故称太阳阳明合病。究其机理，乃风寒束表，内迫阳明，导致大肠传导功能失常，而非邪气内传胃肠蓄热所致。"下利"前冠一"自"字，是说下利由于风寒内迫肠道而自然发生，既非误治，亦非里虚、里热等所致。既为属风寒表证下利，则多为水粪杂下，而无臭秽及肛门灼热感，更无口渴心烦脉数舌红等热象。

太阳表证与下利并见，虽为表里同病，然其病机重心在于表寒束闭，故治之以辛温发汗，解除寒闭；更佐以升清止利以治其标，方选葛根汤。清代喻嘉言所称的"逆流挽舟"法，承此而来。

【医案选录】

石宜明医案：刘某，男，4岁，1984年3月5日诊。患儿前日汗后受凉，昨日起发生肠鸣腹泻，大便清稀带泡沫，日数次，伴见恶寒发热，无汗，鼻塞流涕，纳呆，舌淡红，苔薄白，脉浮数。证属外感风寒腹泻，拟解表散寒为治。用葛根汤原方：葛根12g，麻黄5g，桂枝6g，白芍10g，大枣3枚，生姜2片，炙甘草3g。药进1剂腹泻减，表证除，再剂则泻止而痊。（石宜明．葛根汤治疗小儿外感腹泻［J］．四川中医，1987（1）：18.）

(2)葛根加半夏汤证

【原文】太陽與陽明合病，不下利但嘔者，葛根加半夏湯主之。(33)

葛根四兩　麻黄三兩，去節　甘草二兩，炙　芍藥二兩　桂枝二兩，去皮　生薑二兩，切　半夏半升，洗　大棗十二枚，擘上八味,以水一斗,先煮葛根、麻黄,减二升,去白沫,内諸藥,煮取三升,去滓,温服一升。覆取微似汗。

【提要】论太阳与阳明合病,不下利而呕的证治。

【解析】本条承上条而来,证以太阳伤寒为主,同时影响胃肠,而胃肠受累反应不一。本条为外感风寒之邪不解内犯胃腑,使胃气上逆,故兼呕逆。可见太阳阳明合病,风寒之邪兼犯胃肠有重在胃、重在肠之区分。上条重在肠,故兼下利;本条重在胃,故兼呕逆。一利一呕,升降相反,但其本质则一:风寒束表,内迫阳明,升降失常。进而可以从中意会,若胃肠俱受其累,即太阳伤寒兼阳明呕利并作,亦为临床所常见,仍可用葛根加半夏汤治疗。

纵观以上三条相关原文,31条为太阳病项背强几几者,32条为太阳与阳明合病而下利者,本条为太阳与阳明合病而呕者,三条大同小异,求同者,无汗恶风脉紧,为太阳伤寒表证;辨异者项强、呕、利,所犯者略有不同。故均以葛根汤解散风寒为主,兼呕者,加半夏和胃降逆。

【方义】葛根汤方义明晰,兹不重复。其加半夏者,须知葛根汤解散外感之风寒,则胃肠不受其累,即为治呕治利之大端也,况方中本有生姜,再加半夏,不唯不减发散之功,而更增止呕之效。故陆渊雷曰:"下利者得麻桂之启发,葛根之升津,而利自止。呕者,犹恐升津之力助其势,故加半夏以镇之。"

【辨治要点】

病机:风寒束表,内迫阳明,胃气上逆。

主症:发热,恶风寒,无汗,脉浮紧,项背强急,呕而不渴。

治法:发汗解表,降逆止呕。

方药:葛根加半夏汤(麻黄、葛根、桂枝、芍药、半夏、生姜、大枣、炙甘草)。

方歌:二阳下利葛根夸,下利旋看呕逆嗟;须取原方照分两,半升半夏洗来加。

【知识拓展】

现代临床多运用于治疗胃肠型感冒、流行性感冒、麻疹、气管炎、支气管哮喘等,还可用于高血压、动脉硬化症、冠心病、高脂血症、关节炎、肠道菌群失调症、神经性呕吐等。其他临床运用,可参阅葛根汤条。

实验研究表明:本方能抗流感病毒、镇咳祛痰、防止大鼠实验性硅肺的发生,能镇吐、止腹泻、降低胆固醇、降血糖,还能改善微循环、改善血液流变学、降低心肌耗氧量等。

【医案选录】

胡希恕医案:任某,女,21岁。昨日感冒,头痛头晕,身疼腰痛,恶心呕吐,恶寒,并素有腹痛大便溏泄,脉浮数,苔白。证属太阳阳明合病,为葛根加半夏汤适应证。葛根12g,麻黄10g,桂枝10g,生姜10g,白芍10g,大枣4枚,炙甘草6g,半夏12g。服1剂证大减,2剂证已。(冯世纶,张长恩.经方传真:胡希恕经方理论与实践[M].第3版.北京:中国中医药出版社,2018.)

(3)大青龙汤证

【原文】太陽中風,脈浮緊,發熱惡寒,身疼痛,不汗出而煩躁者,大青龍湯主之。若脈微弱,汗出惡風者,不可服之。服之則厥逆[1],筋惕肉瞤[2],此爲逆也。(38)

麻黄六兩,去節　桂枝二兩,去皮　甘草二兩,炙　杏仁四十枚,去皮尖　生薑三兩,切　大棗十枚,擘　石膏如雞子大,碎

上七味,以水九升,先煮麻黄,減二升,去上沫,内諸藥,煮取三升,去滓,温服

一升,取微似汗。汗出多者,温粉③粉之。一服汗者,停後服。若復服,汗多亡陽遂虚,惡風煩躁,不得眠也。

【词解】

①厥逆:手足冷。

②筋惕肉瞤:瞤(shùn,音顺)。"惕",《仲景全书·注解伤寒论》同条作惕(dàng,音荡)。惕,通"荡",动也。筋惕肉瞤,即筋肉跳动。

③温粉:温粉所指不详。唐代孙思邈《备急千金要方》记为:煅牡蛎、生黄芪各三钱,粳米粉一两,共研细末,和匀,以稀疏绢包,缓缓扑于肌肤。《孝慈备览》扑身止汗法:麸皮、糯米粉二合,牡蛎、龙骨二两,共研极细末,以疏绢包裹,周身扑之,其汗自止。

【提要】论太阳伤寒兼内热烦躁的证治。

【解析】本条虽言"太阳中风",但据脉浮紧、发热恶寒、身疼痛、不汗出等脉症分析,显系伤寒表实证,病机为风寒外束,卫阳被遏,营阴郁滞。然35条之伤寒表实麻黄汤证,并无"烦躁",故可推论其病机同中有异。太阳寒闭表实,腠理闭塞特甚,阳气无从发越。气有余便是火,阳气内郁,渐次化热,内热扰心,而现心烦郁闷之症。本条"不汗出而烦躁",以六字之简约,揭示烦躁因于无汗、无汗责之表闭之因果关系,既表症状,复示病机,言简意赅,形象生动。

本条内热缘于阳郁,阳郁咎由寒闭。病虽表里同见,标本轻重有别。今表寒不解,郁阳失展,则内热难断其源。治之若纯予清解,必使寒邪冰伏,而表闭更甚,如是则烦热终不得解。若纯以发散表寒,虽属的对之策,毕竟内有郁热,辛温之品不唯有助热之弊,且有伤津化燥之虞。故而治疗宜分清主次,重在散寒解表,佐以清透内热,方选大青龙汤。

第46条"其人发烦目瞑,剧者必衄",是阳郁虽重,只在太阳之表,而不兼内热,故云"麻黄汤主之";本条郁阳更重,内兼郁热,故配伍石膏兼清里热。若析其因由关系,前者如不得汗解或衄解,则终有转为本证之机,盖缘于两者阳郁之共同病机是也。

麻黄汤本已是峻汗之剂,大青龙汤又在其基础上倍用麻黄,则辛温发汗之力更猛。若审证不确,不可轻投。若脉微弱,汗出恶风者,为表里俱虚之象,不可与服本方。如不慎而误用之,必大汗亡阳损阴,四肢筋脉失于温养,出现手足逆冷、筋肉跳动等变证。

【方义】本方由麻黄汤倍麻黄,减杏仁剂量,加石膏、姜、枣而成。针对本证病机特点,唯有速开外闭,内热方有宣泄之路,此其立意创方之主旨。故方中重用麻黄六两,与桂枝成三与一之比例,更伍以生姜,则发汗峻猛之力,独冠群方。然毕竟内热由生,烦躁显露,是不可率用辛温峻剂,而无所顾忌,故加石膏辛寒之品,清内热而无碍宣发之功。如此寒温并用,升降合度,则外寒得散而内热可消,无怪前人有喻为"龙升雨降"者。凡用汗法,必顾护汗源,何况峻汗;是以有炙甘草、大枣,调理中焦,资助汗源,则无后顾之忧。至于杏仁减量,一则本证未言喘逆,再则重用麻黄,其宣肺之力亦胜,故减杏仁量,亦无碍平喘之功。喻嘉言所言:"天地郁蒸,得雨则和;人身烦躁,得汗则解。大青龙汤证,为太阳无汗而设,与麻黄汤证何异?因有烦躁一证并见,则非此法不解。"阐明了本方之独特。

本方一服之后,"取微似汗","一服汗者,停後服",可见发汗之力虽峻,而取汗之法不可孟浪。若汗出多者,温粉扑之,意在邪解而正不伤也,否则汗多亡阳伤阴,遂转为虚证,而见恶风、烦躁不得眠等。

【辨治要点】

病机:风寒束表,卫闭营遏,阳郁化热。

主症:发热,恶风寒,无汗,脉浮紧,烦躁口渴。

治法:发散风寒,清解郁热。

方药:大青龙汤(麻黄、桂枝、杏仁、炙甘草、石膏、生姜、大枣)。

方歌:二两桂甘三两姜,膏如鸡子六麻黄;枣枚十二五十杏,无汗烦而且躁方。

【知识拓展】

本方解表清里,确为千古佳方,唯其发汗力有胜于麻黄汤,故用之宜慎。据已有资料可知,本方多用治呼吸系统疾患,如感冒、支气管炎、哮喘等,亦有用治鼻衄、瘾疹、荨麻疹、汗腺闭塞症、风湿性关节炎、急性肾炎、慢性肾盂肾炎、流行性脑脊髓膜炎等。其治呼吸系统疾病,必以外寒内热病机为凭,不得舍此滥用。至于用以治疗鼻衄,其理有类第55条,所不同者,宜着眼于兼内热烦躁。无论急性、慢性病证,本方皆不宜久用常服。

实验研究表明:本方具有解热作用,对葡萄球菌和大肠杆菌有一定的体外抑制作用;温浸液对蟾蜍离体心脏活动有抑制作用,但有可逆性;对大鼠和猫的胆汁排泄有抑制作用;对大鼠和猫的血压影响,小剂量导致血压上升,大剂量导致血压下降。

【医案选录】

余无言医案:邓某,男。身体素壮,时值夏令酷热,晚间当门而卧,迎风纳凉,午夜梦酣,渐转凉爽,夜深觉寒而醒,入室裹毯再寝。俄尔寒热大作,热多寒少,头痛如劈,百节如被杖,壮热无汗,渐至烦躁不安,目赤,口干,气急而喘。脉洪大而浮紧。此夏气伤寒已化烦躁之大青龙证,为书大青龙方治之。生麻黄12g,川桂枝12g,生石膏120g,甘草9g,生姜9g,鲜竹叶15g。服后汗出甚畅,湿及衣被。约半小时,渐渐汗少,高热已退,诸症爽然若失。又为处一清理余邪之方,兼通大便,其病果瘥。(余瀛鳌.射水余无言医案[J].江苏中医,1959(5):16-17.)

【原文】伤寒脉浮缓,身不疼但重,乍有轻时^①,无少阴证者,大青龙汤发之^②。(39)

【词解】

①乍有轻时:指身重忽尔有所减轻。

②发之:指发散解表。

【提要】再论太阳伤寒兼内热的证治。

【解析】本条以"伤寒"发端,继以"大青龙汤发之"为结语,说明发热恶寒,不汗出而烦躁,仍为本条主要临床表现,其病机与前相同,即风寒外束,卫闭营郁而化热。

太阳中风脉浮缓,太阳伤寒脉浮紧,此乃太阳表证两大基本类型之典型脉象。然前条言"太阳中风脉浮紧",此条谓"伤寒脉浮缓",均主之以大青龙汤。如此语意交互,立论错综,殆示人以辨证论治的原则性与灵活性之对立统一:一者,风寒之邪,难以凿分。此处中风、伤寒不作病名看,而应从病因角度理解,即"伤于风邪""伤于寒邪"之意。而中风者不得无寒,伤寒者不得无风。伤寒、中风当从汗之有无处辨,不可拘于脉象之紧缓。一者,体质有强弱,感邪有轻重,而脉动之形,每随各种因素而有变例,不得悉以常规而论。

身疼痛为太阳伤寒所常见,为风寒之邪阻滞太阳经脉所致。然感受外邪有轻重,正邪相争有剧缓。今身不痛但重,脉不紧而缓,且无少阴畏寒肢厥、下利清谷、脉微而细等阳虚见症,说明本证并非少阴阳虚证,而是太阳伤寒感邪较轻,正邪相争较缓,阳气有暂通之时。仍宜大青龙汤发汗解表,清热除烦。

"无少阴证者",说明上条之烦躁,本条之身重,均应与少阴证鉴别。少阴病身重,是阳气虚衰,阴寒内盛所致,故身重无休止之时,且伴一系列阴寒见证;本条身重,属汗不得出,寒邪郁滞而成,故身重乍有轻时,且伴表实内热之象。烦躁是大青龙汤证辨证要点之一,与发热恶寒、无汗等并见;若烦躁与无热恶寒,脉微肢厥,下利清谷等并见,则属少阴证候,切不可发汗。

微课：小青龙汤证

（4）小青龙汤证

【原文】傷寒表不解，心下有水氣①，乾嘔發熱而咳，或渴，或利，或噎②，或小便不利、少腹③滿，或喘者，小青龍湯主之。（40）

麻黃去節　芍藥　細辛　乾薑　甘草炙　桂枝各三兩，去皮　五味子半升　半夏半升，洗

上八味，以水一斗，先煮麻黃，減二升，去上沫，內諸藥，煮取三升，去滓，溫服一升。若渴，去半夏，加栝樓根三兩；若微利，去麻黃，加蕘花，如一雞子，熬④令赤色；若噎者，去麻黃，加附子一枚，炮；若小便不利，少腹滿者，去麻黃，加茯苓四兩；若喘，去麻黃，加杏仁半升，去皮尖。且蕘花不治利，麻黃主喘，今此語反之，疑非仲景意。臣億等謹按：小青龍湯，大要治水。又按《本草》，蕘花下十二水，若去水，利則止也。又按《千金》，形腫者應內麻黃，乃內杏仁者，以麻黃發其陽故也。以此證之，豈非仲景意也。

【词解】

①心下有水气：心下，即胃脘部。水气，病理概念，即水饮为患。

②噎（yē）：指咽喉部位有气逆阻塞感。

③少腹：少，通小。少腹，即小腹或下腹部。

④熬：《说文解字》："熬，干煎也。"相当于现代的"炒"法。

【提要】论太阳伤寒兼水停心下的证治。

【解析】"伤寒表不解"，指发热恶寒、无汗头痛、身痛脉紧诸症仍在，意指风寒束表、卫闭营郁机理未变。而复兼"心下有水气"，即复有水饮停蓄心下胃脘部。胃脘与肺一膜相隔，今水停其位，更因外感之风寒相激，必致气逆水升，上逆犯肺则咳；横犯胃腑则呕，是为本证主症。两者相合，其病机为风寒外束，卫闭营郁，兼水饮内停。此表寒内饮之证，治宜辛温解表，温化水饮，方选小青龙汤。

本条首揭病机，曰"伤寒表不解，心下有水气"，明确指出其病位与病性，示人当从全局认识本证之病理变化，有提纲挈领之妙。本条自或渴以下皆或有之症，不必悉具。盖饮邪内停，变动不居，则其脉症表现较为复杂，难以全面认识。故随病机概述之后，曰干呕、发热而咳、喘、小便不利等，旨在举例以明饮邪为患，复杂多变，视其所犯之处，而有相应之表现。故汪切庵曰："内有水饮，则水寒相搏，水留胃中，故干呕而噎；水寒射肺，故咳而喘；水停则气不化，津不生，故渴；水渍肠间，故下利；水蓄下焦，故小便不利而少腹满。……水气内渍，所传不一，故有或为之证。"然舌白苔滑，必可得见。故而临证之际，关键在于察舌切脉问症，综合分析，辨明其机理即可，而不必强求诸症悉具。

大、小青龙汤证均属太阳伤寒兼证之表里同病。两证俱有发热恶寒、无汗、脉浮紧，同用辛温解表。然而大青龙汤证是外寒内热，兼见烦躁，治法兼清里热；小青龙汤证是外寒内饮，兼见咳喘，治法兼温化水饮。同中有异，宜加鉴别。

另本证与桂枝加厚朴杏子汤证同为表证兼喘，然前证属表虚兼肺寒气逆，本证为表实兼寒饮犯肺。故一者解肌祛风而温肺平喘，一者发汗解表而温化水饮，异同之辨，贵在辨表之虚实。

【方义】本方以麻黄为主药，发汗、平喘、利水，一物而三任也。更得桂枝通阳化气宣散之助，其功益著。桂枝与芍药相配，调和营卫。干姜、细辛，大辛大热，散寒宣肺，化痰涤饮。半夏温化寒饮，降逆止呕。五味子敛肺止咳，而不使麻、桂、姜、辛等升散太过。炙甘草和中益气，调和诸药。方有执言："夫风寒之表不解，桂枝、麻黄、甘草所以解之。水寒之相搏，干

笔记栏

姜、半夏、细辛所以散之。然水寒欲散而肺欲收,芍药、五味子者,酸以收肺气之逆也。"诸药相伍,开阖适宜,升降得法,散敛结合,意在辛温解表,以散外感之风寒;辛散温化,而蠲内停之水饮。对外寒内饮之证,尤为相宜。

对于本方后加减法的认识,诸家不一。清代钱潢云:"既见微利,则知水气下走,当因其热势而导使下泄。去麻黄者,恐内外两亡津液也,此说亦通。然表寒重而全未解者,尚当斟酌,若竟去麻黄而留芍药、五味之酸收,其如伤寒表不解何?夫渴虽一症而各经不同,如太阳邪热入里,则五苓散之渴也;阳明邪热入胃,白虎汤之渴也;少阳则或渴或不渴,皆以小柴胡汤主之;若服柴胡汤已而渴者,即属阳明矣。三阴本不应渴,而少阴有引水自救之渴,及厥阴之消渴,皆非真渴也。少阴更有咳而呕渴之证,亦不过以猪苓汤导水而已。此条或渴之症,乃水寒在胃,下焦之气津不得上腾而为涕唾,故渴。心下既有水气,岂可以瓜蒌根为生津用之邪。若未以为然。观下文服汤已而渴,为寒去欲解,则知不必以撤热生津为治矣。若必用撤热,胡不去干姜之辛热邪?况半夏本辛滑之品,诸家俱以其燥津液而去之,何也?李时珍《本草》,列之滑剂中,云引痰涎自小便去者,则半夏茯苓之属。又云半夏南星,皆辛而涩滑,皆泄湿气,通大便。盖辛能润,能走气,能化液也,或以为燥物,谬矣!湿去则土燥,非二物性燥也。以此推之,必非仲景所加。非王叔和,即成无己辈。仿佛小柴胡汤之加减而增入也,以致朱奉议、陶节庵辈,凡遇渴证,必去半夏而加瓜蒌根,曾不稍揆时义,察其阴阳寒热,而率意妄为加减,每效前人之非而不觉,谓之一代名家,是耶非耶?噫者,心下有水气而胃气不通也,所谓水寒相搏,其人必饷。噫与饷同,盖呃逆也。夫呃逆,有火呃、实呃、冷呃之不同,此寒水相搏,故加附子以温散之。若寒甚而阳气虚者,去麻黄而不使汗泄其虚阳亦可。小便不利而少腹满,为下焦无火,不能化气而出也。真阳不足,去麻黄而不使汗泄则可矣,茯苓不过味淡渗泄而已,岂能助下焦气化之功哉。喘为肺气逆满之证,加杏仁以助麻黄利肺气可也,若加杏仁而去麻黄,施之于表不解之伤寒,恐未切当。若肺虚而喘,则又宜补不宜泻,非惟麻黄当去,并杏仁亦不可加矣。"可供参考。

【辨治要点】

病机:风寒束表,卫闭营郁,寒饮内停。

主症:发热,恶风寒,无汗,脉浮紧,或咳,或喘,或噫,或呕,或小便不利、少腹满。

治法:发汗解表,温化寒饮。

方药:小青龙汤(麻黄、桂枝、芍药、干姜、细辛、半夏、五味子、炙甘草)。

方歌:桂麻姜芍草辛三,夏味半升记要谙;表不解兮心下水,咳而发热句中探。

　　　若渴去夏取蒌根,三两加来功亦壮;微利去麻加荛花,熬赤取如鸡子样。

　　　若噫去麻炮附加,只用一枚功莫上;麻去再加四两苓,能除尿短小腹胀。

　　　若喘除麻加杏仁,须去皮尖半升量。

【知识拓展】

小青龙汤具有外散风寒、内蠲水饮之功,为治疗外寒内饮之良方,临床多用其治疗呼吸系统疾病,如慢性气管炎、支气管哮喘、支气管炎、支气管肺炎、大叶性肺炎、结核性胸膜炎、过敏性鼻炎等,其辨证要点是:①咳嗽,喘息,痰多而清稀;②恶寒,特别是背部有明显的寒凉感;③干呕,甚则呕吐清水,多因咳而诱发;④苔白滑,脉浮紧或弦滑、细滑、弦细;⑤口不渴,或发热;以上诸项,不必悉俱,凡证属外寒内饮者,皆可辨证选用。

实验研究表明:本方既能抗炎、抗过敏、抗胆碱能神经,又可直接松弛气管平滑肌,解除支气管痉挛,同时还能解热、抑制多种病菌、增强免疫、抗癌、促进红细胞糖酵解、抗血小板集聚、抑制血栓素 A 生成、扩张外周血管等;而且该方中锌含有量较高,对调节肌表各种功能与代谢有一定的作用。

【医案选录】

朱阜山医案:治一孩。6岁,11月下旬,夜间随祖父捕鱼,感冒风寒,咳嗽痰黏,前医投旋覆代赭石汤,咳嗽陡止,声音嘶哑,涎壅痰鸣,气急鼻煽,肩息胸高,烦躁不安,大小不利。脉右伏,左弦细,乃与小青龙汤原方。桂枝3g,白芍15g,半夏15g,干姜3g,北细辛3g,炙麻黄3g,炙甘草3g,五味子3g。1剂而喘平,再剂咳爽而咯痰便利矣。(熊寥笙.伤寒名案选新注[M].成都:四川人民出版社,1981.)

【原文】傷寒,心下有水氣,咳而微喘,發熱不渴。服湯已渴者,此寒去欲解也。小青龍湯主之。(41)

【提要】再论太阳伤寒兼水停心下的证治及药后转归。

【解析】本条采用倒装文法,阐明外寒内饮之咳喘治宜小青龙汤,服药之后短暂口渴者为寒饮欲解之兆。故"小青龙汤主之"句,应接"发热不渴"后。

上条言"伤寒表不解,心下有水气",本条谓"伤寒,心下有水气",文字略异,而其外寒内饮之病机则一。上条曰干呕发热而咳,本条曰咳而微喘,相互发明,揭示外寒内饮所致的病证主要表现为咳喘。因其风寒束表而寒饮内停,故应治以小青龙汤。寒饮为患,因水饮浸渍,故一般不渴。若服小青龙汤后渴者,是病情向愈之佳兆。以发热之后,温解之余,饮邪渐化,津液一时敷布不周,故生渴象。此渴必饮水不多,非邪从热化,大渴引饮可比。待病愈之后,气机通畅,水津四布,则口渴必能自除。原文明确提出"此寒去欲解也",言外之意是告诫,此际既不宜让患者恣情纵饮,也不需要予以甘寒生津,以免饮邪复聚再生不测。

(三)表郁轻证

1. 桂枝麻黄各半汤证

【原文】太陽病,得之八九日,如瘧狀①,發熱惡寒,熱多寒少,其人不嘔,清便欲自可②,一日二三度發。脉微緩③者,爲欲愈也;脉微而惡寒者,此陰陽俱虛④,不可更發汗、更下、更吐也;面⑤色反有熱色⑥者,未欲解也,以其不能得小汗出,身必痒,宜桂枝麻黄各半湯。(23)

桂枝一兩十六銖,去皮 芍藥 生薑切 甘草炙 麻黄各一兩,去節 大棗四枚,擘 杏仁二十四枚,湯浸,去皮尖及兩仁者

上七味,以水五升,先煮麻黄一二沸,去上沫,内諸藥,煮取一升八合,去滓,温服六合。本云,桂枝湯三合,麻黄湯三合,并爲六合,頓服。將息如上法。臣億等謹按,桂枝湯方,桂枝、芍藥、生薑各三兩,甘草二兩,大棗十二枚。麻黄湯方,麻黄三兩,桂枝二兩,甘草一兩,杏仁七十個。今以算法約之,二湯各取三分之一,即得桂枝一兩十六銖,芍藥、生薑、甘草各一兩,大棗四枚,杏仁二十三個零三分枚之一,收之得二十四個,合方。詳此方乃三分之一,非各半也,宜云合半湯。

【词解】

①如疟状:疟疾寒热往来,反复发作,发有定时。此处形容恶寒发热呈阵发性,似疟非疟。

②清便欲自可:清,同"圊",厕所之古名,此处作动词用,即排便之意。欲,同"尚"字。自可,如常之意。清便欲自可,指大小便尚属正常。

③脉微缓:微非指脉象微弱,乃稍微、略微之意。脉微缓,指脉不浮紧,而趋于和缓。

④阴阳俱虚:此处阴阳,指表里而言。阴阳俱虚,即表里皆虚。

⑤面:外表,表面。此处指皮肤,非单指颜面。

⑥热色:即红色。

【提要】论述太阳病日久不愈的三种转归及表郁轻证的证治。

【解析】太阳病的病程多以七日为一个周期,本条所述之太阳病病程已有八九日,而病尚未传入他经,说明为邪气留连,太阳病日久不愈。但毕竟日久邪微,邪郁不解,正气亦有不足,邪正交争较为轻微,趋于平缓,而太阳抗邪之力占优势,正气欲抗邪外出,因此出现发热恶寒同时并见、热多寒少、呈阵发性的症状,这与疟疾相似,但本证之发热恶寒是一日发作两三次,与疟疾寒热定时发作有所不同。"其人不呕",外邪未传少阳;"清便欲自可",大小便尚属正常,邪未传阳明。这再次说明邪仍在太阳,而未发生转移。

在此情况下病情可有三种转归:一是"脉微缓者,为欲愈也",脉象由浮紧变为和缓,反映了外邪渐退而正气抗邪外出,表里气和,正气将复,病证欲愈。二是"脉微而恶寒者,此阴阳俱虚,不可更发汗、更下、更吐也",指脉象由浮紧变为微弱,表明正衰里虚;而恶寒加重,则是表阳不足。表里阳气俱虚,治当扶其阳,切不可用汗、吐、下之法伤伐正气。三是"面色反有热色者……宜桂枝麻黄各半汤",指患者皮肤发红、无汗、身痒,为当汗失汗或汗出不彻,病邪不解,邪郁日久,不得宣泄之表郁轻证。虽为转归之一,但内容是对第一段的补充。由于小邪稽留于肌表不得外泄,阳气郁遏不伸,邪正交争,故出现皮肤发红;邪郁在表,气血周行不利,汗欲出而不得出,故身痒。虽如第一段所说"为欲愈也",但从治疗的角度而言,治当小发其汗,宜桂枝麻黄各半汤。

【方义】桂枝麻黄各半汤方为各取桂枝汤与麻黄汤剂量的1/3,合而同煎,或将两方煎液各三合相合。两方为小剂组合,属发汗轻剂,旨在使桂枝汤调和营卫、资汗源而不留邪,麻黄汤解表发汗而不伤正,既能发小汗以祛邪,又无过汗伤正之弊。剂量虽小,刚柔相济,确能切中病情。

【辨治要点】

病机:表郁日久,邪微证轻。

主症:发热恶寒如疟状,一日二三度发,伴肤红、身痒。

治法:辛温解表,小发其汗。

方药:桂枝麻黄各半汤(桂枝、芍药、生姜、炙甘草、麻黄、大枣、杏仁)。

方歌:桂枝一两十六铢,甘芍姜麻一两符,杏甘四枚枣四粒,面呈热色痒均驱。

【知识拓展】

现代临床桂枝麻黄各半汤多用于治疗迁延不愈的外感病、长期低热、过敏性鼻炎、皮肤瘙痒症、急慢性荨麻疹、湿疹、异位性皮炎、腹型过敏性紫癜、变应性血管炎等疾病。

【医案选录】

陈瑞春医案:王某某,男,41岁,农民。劳作不休,体力疲倦。前几天淋雨受寒,自行喝生姜汤,身体亦无明显不适,继续工作。昨因洗冷水澡后,全身起疙瘩,瘙痒渐次加重,搔破后皮肤出现一条条红色痕迹,自觉皮下烧灼,郁热不舒,微汗不多,烦躁不安。脉浮数有力,舌苔薄白而润。其他无明显体征。拟有桂枝麻黄各半汤加味:桂枝6g,麻黄6g,杏仁10g,赤白芍各5g,防风10g,僵蚕10g,路路通15g,炙甘草5g,生姜3片,大枣3枚,桑白皮15g。每日1剂,水煎分2次服。服前方2剂,瘙痒明显好转,搔破后皮肤痕迹减轻,皮下郁热感亦显著减轻,二便通畅,饮食正常,脉缓有力,舌苔白润,嘱再服2剂,以资巩固。半月后偶遇,询及身痒是否痊愈时,病者告谓服4剂药后,一切正常,未复发病。(陈瑞春.伤寒实践论[M].北京:人民卫生出版社,2003.)

2. 桂枝二麻黄一汤证

【原文】服桂枝湯,大汗出,脉洪大者,與桂枝湯如前法。若形似瘧,一日再發[①]者,汗出必解,宜桂枝二麻黄一湯。(25)

桂枝一兩十七銖,去皮　芍藥一兩六銖　麻黄十六銖,去節　生薑一兩六銖,切　杏仁十六個,去皮尖　甘草一兩二銖,炙　大棗五枚,擘

上七味,以水五升,先煮麻黄一二沸,去上沫,内諸藥,煮取二升,去滓,温服一升,日再服。本云,桂枝湯二分,麻黄湯一分,合爲二升,分再服。今合爲一方,將息如前法。臣億等謹按,桂枝湯方,桂枝、芍藥、生薑各三兩,甘草二兩,大棗十二枚。麻黄湯方,麻黄三兩,桂枝二兩,甘草一兩,杏仁七十個。今以算法約之,桂枝湯取十二分之五,即得桂枝、芍藥、生薑各一兩六銖,甘草二十銖,大棗五枚。麻黄湯取九分之二,即得麻黄十六銖,桂枝十銖三分銖之二,收之得十一銖,甘草五銖三分銖之一,收之得六銖,杏仁十五個九分枚之四,收之得十六個。二湯所取相合,即共得桂枝一兩十七銖,麻黄十六銖,生薑、芍藥各一兩六銖,甘草一兩二銖,大棗五枚,杏仁十六個,合方。

【词解】

①一日再发:一天发作两次。

【提要】论服桂枝汤大汗出后两种不同的转归与证治。

【解析】太阳病服桂枝汤,不应当大汗出,而应遵第12条方后"微似有汗者益佳,不可令如水流漓"之旨,使其遍身微汗透畅,否则病必不除,可发生种种变化。本条即是列举了服用桂枝汤后汗出太过和汗出不及而造成的两种不同转归。

第一种为"服桂枝汤,大汗出,脉洪大者,与桂枝汤如前法"。"大汗出,脉洪大"实为药后大汗,卫阳受桂枝汤中药物鼓舞,随之浮盛于外,脉由浮缓暂时转为洪大,是正邪交争较盛的反映。虽脉洪大,但不见大热、烦渴等里热之象,表明邪仍在表,故从太阳论治,可用桂枝汤解肌祛风,调和营卫,将息调理之法如桂枝汤方后所注。切不可认为脉洪大为病已转入阳明而误用白虎汤,以免凉遏表邪致病不解,甚至导致他变。

第二种为患者服桂枝汤后,证见"形似疟,一日再发者,汗出必解,宜桂枝二麻黄一汤"。即恶寒发热,一天发作两次,为太阳病发汗后,大邪已去,余邪犹存,邪气仍然稽留于肌腠之间,不得外泄所致。这与第23条"如疟状,发热恶寒,热多寒少……一日二三度发"病机相同,但病情更轻,发热恶寒发作次数较少,属太阳表郁不解之轻证。因此,这种病情当再发微汗以祛其邪,以桂枝二麻黄一汤之辛温轻剂微发汗而已。

【方义】桂枝二麻黄一汤为取桂枝汤的5/12、麻黄汤的2/9,合并组成,两者的比例约为2:1。本方与桂枝麻黄各半汤药味相同,但桂枝汤量较桂枝麻黄各半汤的比例增加,麻黄汤用量较之减少,故其发汗力量更小,可称微发其汗。

【辨治要点】

病机:表郁日久,证微邪微。

主症:发热恶寒如疟状,一日发作两次,或伴身痒、肤红。

治法:辛温轻剂,微发其汗。

方药:桂枝二麻黄一汤(桂枝、芍药、生姜、炙甘草、麻黄、大枣、杏仁)。

方歌:一两六铢芍与姜,麻铢十六杏同行,桂枝一两铢十七,草两二铢五枣匡。

【医案选录】

俞长荣医案:李某,49岁。恶寒战栗,发热,热后汗出身凉,日发1次,已病3日。伴见头痛、肢楚、腰痛、咳嗽痰少、食欲不振,二便自调,脉浮紧,舌苔白厚而滑。治宜辛温解表轻剂,与桂枝二麻黄一汤。处方:桂枝9g,白芍9g,杏仁6g,炙甘草6g,生姜6g,麻黄4.5g,大枣3枚。3日后复诊,药后寒热已除,诸症悉减,现唯心悸少气,昨起腹中微痛而喜按,大便正常,脉转弦缓。此因外邪初解,营血不足,气滞使然。遂与小建中汤,1剂而安。(俞长

荣.伤寒论汇要分析［M］.福州：福建科学技术出版社,1985.）

3. 桂枝二越婢一汤证

【原文】太陽病,發熱惡寒,熱多寒少,脉微弱者,此無陽①也,不可發汗。宜桂枝二越婢一湯。(27)

桂枝去皮　芍藥　麻黄　甘草各十八銖,炙　大棗四枚,擘　生薑一兩二銖,切　石膏二十四銖,碎,綿裹

上七味,以水五升,煮麻黄一二沸,去上沫,内諸藥,煮取二升,去滓,温服一升。本云,當裁爲越婢湯、桂枝湯合之,飲一升。今合爲一方,桂枝湯二分,越婢湯一分。臣億等謹按:桂枝湯方,桂枝、芍藥、生薑各三兩,甘草二兩,大棗十二枚。越婢湯方,麻黄二兩,生薑三兩,甘草二兩,石膏半斤,大棗十五枚。今以算法約之,桂枝湯取四分之一,即得桂枝、芍藥、生薑各十八銖,甘草十二銖,大棗三枚。越婢湯取八分之一,即得麻黄十八銖,生薑九銖,甘草六銖,石膏二十四銖,大棗一枚八分之七,棄之。二湯所取相合,即共得桂枝、芍藥、甘草、麻黄各十八銖,生薑一兩三銖,石膏二十四銖,大棗四枚,合方。舊云,桂枝三,今取四分之一,即當云桂枝二也。越婢湯方,見仲景雜方中,《外臺秘要》一云起脾湯。

【词解】
①无阳:指阳气虚弱。

【提要】论太阳表郁内热轻证的证治和禁忌。

【解析】本条属倒装文法,"宜桂枝二越婢一汤"应接在"热多寒少"之后。云"太阳病",是概括病在表;而"发热恶寒"则是病在表的象征。条文中不提汗之有无,而只云"热多寒少",说明本证不是单纯的太阳中风或太阳伤寒。通过以方测证加以分析以揆其病机,当系太阳之表为风寒所束,不得汗出,邪无从泄,致使阳气闭郁生内热,方中桂枝汤剂量较小,表郁邪微可知;方中含有清热之石膏,则里有郁热可测,因此本证应有轻度内热之症,如心烦、口微渴等,病机与大青龙汤证相似,但程度尚轻。故以桂枝二越婢一汤微发其汗,兼清里热。若发热恶寒诸症伴见脉微弱,为阳气虚弱,则不可发汗,即使发汗轻剂亦不可用,否则易引起变证。

【方义】桂枝二越婢一汤为桂枝汤与越婢汤之合方,取桂枝汤原方剂量的1/4,越婢汤原方剂量的1/8,两方之比为2:1。少量桂枝汤外散在表之微邪;微量越婢汤以发越郁热。两者合方,量小而力轻,小制其剂,为解表清里之轻剂。

【辨治要点】
病机:表郁邪轻,外寒内热。
主症:发热恶寒如疟状,发热重,恶寒轻,兼见口微渴,心微烦。
治法:微发其汗,兼清里热。
方药:桂枝二越婢一汤(桂枝、麻黄、芍药、炙甘草、大枣、生姜、生石膏)。
方歌:桂芍麻甘十八铢,生姜一两二铢俱,膏铢廿四四枚枣,要识无阳旨各殊。

【知识拓展】
现代临床多运用桂枝二越婢一汤治疗流行性感冒、上呼吸道感染、腹型荨麻疹、掌跖脓疱病性骨关节炎、类风湿关节炎、风湿性疾病、甲状腺炎、支气管哮喘、疟疾、贝赫切特综合征等疾病。药理实验研究表明,桂枝二越婢一汤具有解热、消炎、增强免疫等作用。

【医案选录】
刘渡舟医案:刘某,女,10岁。深秋感受寒之气,发热恶寒,每日发作好几次,拖延数月未愈。脉浮无力,舌质红,苔薄白。饮食及大小便基本正常。此为风寒郁表,日久不解,寒将

笔记栏

化热之轻证。治用桂枝二越婢一汤:麻黄 3g,桂枝 5g,芍药 5g,生姜 3g,大枣 4 个,石膏 6g,炙甘草 3g,玉竹 3g。共服 2 剂,得微汗出而解。(陈明,刘燕华,李芳.刘渡舟临证验案精选[M].北京:学苑出版社,1996.)

复习思考题

1. 麻黄汤证与桂枝汤证应如何鉴别?
2. 试述桂枝汤的调护法。
3. 大、小青龙汤证的异同点是什么?
4. 桂枝麻黄各半汤证、桂枝二麻黄一汤证、桂枝二越婢一汤证有何区别?

二、太阳病里证

(一) 蓄水证(五苓散证)

【原文】太陽病,發汗後,大汗出,胃中乾①,煩躁不得眠,欲得飲水者,少少與飲之,令胃氣和則愈。若脉浮,小便不利,微熱消渴②者,五苓散主之。(71)

猪苓十八銖,去皮　澤瀉一兩六銖　白术十八銖　茯苓十八銖　桂枝半兩,去皮

上五味,擣爲散,以白飲③和服方寸匕④,日三服。多飲煖水,汗出愈。如法將息。

【词解】

①胃中干:指津液耗伤而致胃中津液不足。

②消渴:指口渴而饮水不解的症状,非内科杂病中的消渴病名。

③白饮:即米汤。

④方寸匕:古代量取药末的一种器具。外形如匕,一寸见方有柄。

【提要】论发汗后胃中津液不足与太阳蓄水证的证治。

【解析】本条提示太阳病汗不得法,可出现两种不同情况。一是汗出损伤津液,导致胃中津液不足证;二是外邪循经入腑,影响膀胱气化功能,形成太阳蓄水证。本条可分两段理解:

第一段:"太阳病……令胃气和则愈",论述太阳病汗后胃中津液不足及调护方法。太阳病无论中风、伤寒均当发汗,但宜覆取微似汗,若过汗则必然伤津。津液亏乏,胃不和则卧不安,故患者烦躁不得眠;津亏而求助于外,故口渴引饮。但不可恣其所欲,让其大量饮水,否则会有水停胃中之弊。须让患者少少地饮水,津液慢慢恢复,待胃气调和,则不药而愈。若津伤较重者,亦可据证选用益胃养阴之品。

第二段:"若脉浮……五苓散主之",论太阳蓄水证的证治。太阳病过汗后,表邪内陷,但仍有部分表邪羁留于表,故可见到微热、脉浮等症状。《素问·灵兰秘典论》:"膀胱者,州都之官,津液藏焉,气化则能出矣。"内陷之表邪随经入腑,膀胱气化不利,水蓄于膀胱则小便不利;水蓄于内,阳气不能化气升津,故口渴喜饮。本证是因太阳表邪不解,随经入腑,致使气化不利,水蓄膀胱,证属表里同病,而以里之膀胱气化不利为主要病机。治用五苓散,通阳化气利水,兼以解表。

【方义】五苓散由猪苓、泽泻、白术、茯苓、桂枝组成。方中猪苓、茯苓、泽泻淡渗利水;白术健脾气,助脾之转输,使水津得以四布;桂枝辛温,通阳化气以行水,兼以解表。五味相伍,内通水腑,助膀胱气化,使水有出路,外解表邪,收表里两解之功。制成散剂,取其发散之义。方后注:"白饮和服"其意在方便散剂服用。"多饮暖水"以助药力,散水邪而行津液。

服药后若水道通调,则下窍得利,外窍得通,病邪内外分消,故曰"汗出愈"。

【辨治要点】

病机:气化不利,水饮内停,兼表证未除。

主症:小便不利,小腹硬满或胀满,渴欲饮水但饮后不解,或兼发热,苔白滑,脉浮或浮数。

治法:通阳化气利水,外散风寒。

方药:五苓散(猪苓、泽泻、白术、茯苓、桂枝)。

方歌:猪术茯苓十八铢,泽宜一两六铢符,桂枝半两磨调服,暖水频吞汗出苏。

【知识拓展】

五苓散是治疗水湿内停之证的常用方剂,适宜于气化不利,水饮内停病证,如泌尿系统疾病尿潴留、尿路感染、肾炎、慢性肾衰竭等;呼吸系统疾病慢性阻塞性肺气肿等;循环系统疾病高血压、慢性心力衰竭等;消化系统疾病功能性消化不良、肝炎、慢性结肠炎等;内分泌系统疾病糖尿病神经源性膀胱、糖尿病肾病等。尤其对多种疾病的水肿,如更年期妇女水肿、肝硬化腹水、特发性水肿、心力衰竭和肾病综合征等所引起的水肿等均有较好的治疗作用。药理研究表明,五苓散具有调节血压、降血脂、抗动脉粥样硬化、降低脑水肿、利水、降低尿蛋白、提高血清白蛋白以及减轻肝脏、肾脏损害等作用。

【医案选录】

俞长荣医案:程姓病人,证见高热口渴,谵语不眠,小便短赤,脉浮洪大。连给大剂人参白虎汤三剂,不但症状无减,口渴反而增剧。后思乡前辈某曾治一病人,口渴喜热饮,用桂枝之类取效,方猛然大悟,急问病者,喜热饮否? 答道:喜热饮,虽至手不可近,亦一饮而尽。再细察其舌,质红无苔而滑。因思:脉浮洪大,发热,虽似白虎证,但口渴喜热饮实非白虎汤所宜。此乃无根之火上浮,故口渴喜热饮,舌红而滑;虚火乱及神明,故谵语;火不归位,膀胱气化失职,故小便短赤。当按膀胱蓄水证治之。遂用五苓散改汤剂,桂枝用肉桂以引火归原(每剂用桂八分研末,分两次冲服)。仅两剂,热退口和,小便清利。后调理半月复原。(俞长荣.伤寒论汇要分析[M].福州:福建科学技术出版社,1985.)

【原文】發汗已,脉浮數,煩渴者,五苓散主之。(72)

【提要】承上条补述太阳蓄水的脉症。

【解析】脉浮数表明太阳病发汗后,表仍有邪,表证未能全解。但表邪已大部入里,膀胱气化失司,津液不能上承,故见口渴、心烦。基于此,本条仍用五苓散主治,以利水解表。

【原文】中風發熱,六七日不解而煩,有表裏證①,渴欲飲水,水入則吐者,名曰水逆②,五苓散主之。(74)

【词解】

①有表里证:指既有太阳表证,又有蓄水里证。

②水逆:是水邪停蓄于膀胱,气不化津,导致口渴引饮,饮入则吐的一种症状,为蓄水重证的表现。

【提要】论蓄水重证的证治。

【解析】本条在第71、72条基础上,进一步论述蓄水证的病因病机,并补充蓄水重证的临床表现。本条之证始为太阳中风,六七日表邪不解而随经入膀胱腑,致表里同病,表邪犹在而头痛发热。表邪随经入腑,致使水蓄膀胱,气化不利,津液不得上承,故口渴欲饮。蓄水重证,不仅水蓄膀胱,气化不利,津不上承,表现有小便不利,口渴欲饮,而且由于水邪自下向上逆于胃,胃失和降,使所饮之水,随入随吐,谓之"水逆"。"水逆"为本条的关键,点出了病机所在和证候性质,提示比第71、72条的证候重,但病机一致。虽呕吐但水饮不能去,故仍当用五苓散通阳化气利水,兼以解表,使水饮得去,表解里和,则病可愈。

【原文】伤寒汗出而渴者,五苓散主之;不渴者,茯苓甘草汤主之。(73)

茯苓二两　桂枝二两,去皮　甘草一两,炙　生姜三两,切

上四味,以水四升,煮取二升,去滓,分温三服。

【提要】论膀胱蓄水与水停心下的不同证治。

【解析】本条运用对比的手法,着重对太阳膀胱蓄水证与水停心下证的病位、主要症状和当用方药进行比较,以资鉴别。

茯苓甘草汤证为水停中焦,并不属于太阳蓄水证,但与五苓散证在临床表现上有相似之处,故为了鉴别比较而列于此,重在提示水蓄下焦与水停中焦的不同证候特点。本条主要从口渴与否这一点上来对两者进行鉴别。茯苓甘草汤证为发汗损伤胃阳,致使水气内停于中焦,没有影响到膀胱的气化功能,故口不渴;而五苓散证由于太阳经气受伤,膀胱气化不利,水液代谢失调,水蓄于下焦,水津不能输布上承于口舌,故可见口渴。二证均有水饮,故治疗均当温阳化水,但又根据水停病位之不同而治疗重点有所不同,五苓散证重在通阳利水,茯苓甘草汤证则重在温胃散水。

【方义】茯苓甘草汤方中茯苓淡渗利水,桂枝通阳化气,重用生姜温胃散水,甘草和中,四药合用,共奏温胃化饮,通阳行水之功。

【辨证要点】

病机:胃阳不足,水停中焦。

主症:心下胃脘部悸动不宁,推按之则水声辘辘,口不渴,小便利,脉弦而舌苔白滑。

治法:温胃化饮,通阳利水。

方药:茯苓甘草汤(茯苓、桂枝、生姜、甘草)。

方歌:汗多不渴此方求,久治伤寒厥悸优,二桂一甘三姜茯,须知水汗共源流。

【知识拓展】

临床上有茯苓甘草汤用于治疗肺胀、心下悸、慢性胃炎及特发性水肿等病证的报道。药理研究表明,茯苓甘草汤有抑菌、利尿作用,能逆转肺血管的构型重建,防治低氧性肺动脉高压;能促进功能性消化不良模型大鼠胃液排空,明显减轻其胃胀满,可改善其胃底上皮细胞增生,还有保护十二指肠黏膜的作用。

【医案选录】

刘渡舟医案:陈某,男,26岁。因夏天抗旱担水浇地,过劳之余,口中干渴殊甚,乃俯首水桶而暴饮,当时甚快,来日发现心下动悸殊甚,以致影响睡眠,屡次就医,服药无算,然病不除。经友人介绍,请余诊治,令其仰卧床上,以手触其心下,则跳动应手,如是用手振颤其上腹部,则水在胃中辘辘作响,声闻于外。余曰:此振水音也,为胃中有水之证。问其小便尚利,脉弦而苔水滑。处方:茯苓12g,桂枝10g,生姜汁一大杯,炙甘草6g,嘱煎好药兑入姜汁服。服后便觉热辣气味直抵于胃,而胃中响动更甚。不多时觉腹痛欲泻,登厕泻出水液甚多,因则病减。又照方服1剂而悸不发矣。(刘渡舟.伤寒论十四讲[M].天津:天津科学技术出版社,1982.)

【原文】太阳病,小便利者,以饮水多,必心下悸;小便少者,必苦里急①也。(127)

【词解】

①苦里急:指小腹部有胀满急迫的不适感。

【提要】据小便辨水停中焦与水蓄下焦。

【解析】太阳病如果饮水过多，脾胃的运化转输不及，大量水液停留于中焦。虽然膀胱的气化功能尚好，小便通利，但仍不能将多余的水饮排尽，终会导致中焦之水气上凌于心，引起心下悸动不安。如果饮水多而小便量少，则是水蓄于下焦，膀胱气化失常，故必见少腹部胀满急迫不舒。前者为水停中焦可治以茯苓甘草汤，后者为水蓄下焦可治以五苓散。

本条与73条从不同的角度对水蓄下焦和水停中焦的证候做了鉴别，综合两条可知，水蓄下焦与水停中焦主要是口渴与不渴、小便不利与小便自利的区别。本条侧重在从小便的通利与否来鉴别，指出小便利与不利对蓄水部位的辨证有重要意义。

（二）蓄血证

1. 桃核承气汤证

ER-1-5
微课：桃核
承气汤证

【原文】太陽病不解，熱結膀胱①，其人如狂②，血自下，下者愈。其外不解者，尚未可攻，當先解其外；外解已，但少腹急結③者，乃可攻之，宜桃核承氣湯。(106)

桃仁五十個，去皮尖　大黃四兩　桂枝二兩，去皮　甘草二兩，炙　芒消二兩

上五味，以水七升，煮取二升半，去滓，內芒消，更上火，微沸下火，先食④溫服五合，日三服，當微利。

【词解】

①热结膀胱：膀胱指下焦部位，包括膀胱、小肠、胞宫等。热结膀胱，为邪热与瘀血结于下焦部位。

②如狂：指神志异常而不甚，似狂非狂之状，较发狂为轻。

③少腹急结：指自觉下腹部拘急结硬。

④先食：指饭前空腹之时。

【提要】论太阳蓄血轻证的证治及治禁。

【解析】本条可分两段理解：

第一段："太阳病不解……下者愈"，论太阳蓄血证的成因、病变部位、辨证要点及病愈的机转。因太阳病不解，表邪随经化热入里，与血结于下焦少腹部位。热在血分，扰乱心神，神明不安，故躁动不安，如狂非狂。由于血热初结，血结不坚不深，病证尚浅，所以有瘀血自下，邪热随瘀而去，病证自愈的机转。

第二段："其外不解者……宜桃核承气汤"，首先强调本条蓄血轻证的治疗当遵循先表后里的原则及其治疗方法。太阳蓄血证，由太阳表邪不解，内传入里与血相结而成，多表现为表里同病。如果表证未解，里证不重，当先解表，待表证解后，再治其里，否则易致外邪进一步内陷使病情转重。表邪解后，有如狂、小腹部拘结不舒者，说明蓄血证病势尚轻浅，可用桃核承气汤清泄邪热兼以活血化瘀。

【方义】桃核承气汤由调胃承气汤减芒硝之量加桂枝、桃仁而成，意在借通下之法而泻热逐瘀。方中桃仁辛润以活血化瘀；桂枝辛温以宣阳行气，温通经脉，辛散血结，助桃仁活血之功；再得苦寒泻热逐瘀之大黄、咸寒润燥、清热散结之芒硝；佐以炙甘草调和诸药，共成泻热逐瘀之轻剂。

本方煎服法需注意：一是先煎桃仁、桂枝、大黄、炙甘草，去滓取汁，后入芒硝微煮。二是当饭前空腹之时服药，因本证病位在下焦，先服药后进食，有利于药达病所。

【辨治要点】

病机：血热初结，蓄于下焦。

主症：少腹急结，小便自利，其人如狂，或发热，午后或夜间为甚，舌红苔黄或有瘀斑，脉沉涩。

治法：泻热逐瘀。

方药:桃核承气汤(桃仁、桂枝、大黄、芒硝、炙甘草)。

方歌:五十桃仁四两黄,桂硝二两草同行,膀胱热结如狂证,外解方攻用此汤。

【知识拓展】

桃核承气汤临床上用于治疗脑出血、脑梗死等心脑血管病;精神分裂症等精神疾病;胸腰椎骨折、骨折术后血肿、下肢深静脉、血栓重症动脉硬化闭塞症等骨伤科和周围血管疾病;前列腺增生、肾病综合征、慢性肾衰竭等泌尿系统疾病;子宫内膜异位症、卵巢癌等妇科疾病;肠梗阻、胰腺炎等消化系统疾病;糖尿病、高脂血症、高尿酸血症等内分泌和代谢系统疾病等多种疾病。

药理研究表明,桃核承气汤能明显改善异常血液流变学的变化,具有较好的抗凝血作用;能增强免疫低下模型鼠免疫功能状态,提高其机体免疫功能;对脑出血后的继发性神经元损伤能起到一定的保护作用,还有明显抗惊厥作用和改善脑缺氧的效用;有降低糖尿病患者的空腹血糖和改善微循环的功效。

【医案选录】

曹颖甫医案:沈石顽之妹,年未二十,体颇羸弱。一日出外市物,骤受惊吓,归即发狂,逢人乱殴,力大无穷。石顽亦被击伤腰部,因不能起。数日后,乃邀余诊。病已七八日矣,狂仍如故。石顽扶伤出见。问之,方知病者经事二月未行。遂乘睡入室诊察,脉沉紧,少腹似胀。因出谓石顽曰,此蓄血证也,下之可愈。遂疏桃核承气汤与之。桃仁30g,生军15g,芒硝6g,炙甘草6g,桂枝6g,枳实9g。翌日问之,知服后下黑血甚多,狂止,体亦不疲,且能啜粥,见人羞避不出。乃书一善后之方与之,不复再诊。(曹颖甫.经方实验录[M].北京:学苑出版社,2008.)

2. 抵当汤证

【原文】太陽病六七日,表證仍在,脉微而沉,反不結胸①,其人發狂者,以熱在下焦,少腹當鞕滿,小便自利者,下血乃愈。所以然者,以太陽隨經,瘀熱在裏②故也,抵當湯主之。(124)

水蛭熬　虻蟲各三十個,去翅足,熬　桃仁二十個,去皮尖　大黄三兩,酒洗

上四味,以水五升,煮取三升,去滓,温服一升。不下更服。

【词解】

①结胸:病证名。其病机为寒邪或热邪与痰水等实邪结于胸膈脘腹,以疼痛为主要临床表现。

②太阳随经,瘀热在里:指太阳之邪在表不解而化热,随经脉入里,深入下焦血分,与瘀血结滞在里。

【提要】论蓄血重证的证治。

【解析】本条为倒装句,"抵当汤主之"一句应接在"下血乃愈"之后。"所以然者,以太阳随经,瘀热在里故也"为作者的自注句,以补充说明太阳蓄血证的成因和病机。

太阳病六七日,为表邪入里之期,病情处在或愈或变之时。条文中说明了表证仍在,但脉象却见"微而沉",此为外邪已开始内陷入里。表邪内陷,有偏于上与偏于下之不同。若偏于上结于胸膈,可以形成结胸证;本条则是邪气内陷偏于下,外邪深入下焦血分,血热互结而形成太阳蓄血证,故云"反不结胸""以热在下焦"。"小便自利",提示病在下焦血分,膀胱气化功能未受影响,以除外太阳蓄水证。

本条与第106条太阳蓄血证的病情是基本一致的,但本条的病情更重,故症状表现有一定差异,为发狂、少腹硬满,显然比如狂和少腹急结要重。说明为血结较深,病势较急,病情较重,属蓄血重证。因此虽然本条与第106条一样都是外有表邪未尽,同时血蓄下焦,证属表里同病。但106条的治疗是先表后里,且有瘀血自下,邪热随瘀而去,病证自愈的机转。

而本条则是先里后表,直接使用攻逐之法以破瘀结,泻血热,此乃表里同病治疗的变法,即里急者当先治里。

【方义】抵当汤方中水蛭、虻虫为虫类药,其药性峻猛,直入血络,善破瘀积恶血。桃仁活血化瘀,大黄清热凉血行血。四药相合,为破血逐瘀之峻剂。由于本方峻猛,凡年老体弱、孕妇及溃疡病患者等均当慎用。

【辨治要点】

病机:瘀热互结,病在下焦。

主症:少腹硬满,其人如狂,小便自利,舌质紫或有瘀斑,脉沉涩或沉结。

治法:破瘀泻热。

方药:抵当汤(水蛭、虻虫、大黄、桃仁)。

方歌:大黄三两抵当汤,里指任冲不指胱,虻蛭桃仁各三十,攻其血下定其狂。

【知识拓展】

抵当汤临床可用于脑卒中、脑梗死、脑出血、老年性痴呆等脑血管病变;糖尿病、代谢综合征等内分泌和代谢系统疾病;子宫内膜异位症、不孕症、子宫肌瘤等妇科疾病;下肢深静脉血栓形成、栓塞性静脉炎等周围血管病;以及前列腺肥大和前列腺增生、不稳定型心绞痛、外伤后便秘、溃疡性结肠炎等多种疾病。

药理研究表明,抵当汤可改变血液流变性,能降低全血比黏度、红细胞比容、纤维蛋白原的含量,有强抗凝作用及纤溶活性;能改善肾脏血流动力学障碍和肾小球高滤过状态;有抗癌及增强机体免疫功能;可降低胰岛素抵抗,从而改善糖代谢;有较强的降脂作用,可调节血脂,减少细胞黏附分子的生成,保护内皮功能,减少动脉粥样硬化;可抗冠心病经皮冠状动脉腔内血管成形术(PTCA)术后再狭窄,改善脑血管供血,提高抗炎性因子水平,保护脑细胞功能等。

【医案选录】

曹颖甫医案:余尝诊一周姓少女,住小南门,年约十八九,经事三月未行,面色萎黄,少腹微胀,证似干血劳初起。因嘱其吞服大黄䗪虫丸,每服三钱,日三次,尽月可愈。自是之后,遂不复来,意其瘥矣。越三月,忽一中年妇人扶一女子来请医。顾视此女,面颊以下几瘦不成人,背驼腹胀,两手自按,呻吟不绝。余怪而问之:病已至此,何不早治?妇泣而告曰:此吾女也,三月之前,曾就诊于先生,先生令服丸药,今腹胀加,四肢日削,背骨突出,经仍不行,故再求诊!余闻而骇然,深悔前药之误。然病已奄奄,尤不能不一尽心力。第察其情状,皮骨仅存,少腹胀硬,重按痛益甚。此瘀积内结,不攻其瘀,病焉能除?又虑其元气已伤,恐不胜攻,思先补之。然补能恋邪,尤为不可。于是决以抵当汤予之。虻虫3g,水蛭3g,大黄15g,桃仁50粒。明日母女复偕来,知女下黑瘀甚多,胀减痛平。唯脉虚甚,不宜再下,乃以生地、黄芪、当归、潞党参、川芎、白芍、陈皮、茺蔚子活血行气,导其瘀积。一剂之后,遂不复来。后六年,值于途,已生子,年四五岁矣。(曹颖甫.经方实验录[M].北京:学苑出版社,2008.)

【原文】太阳病身黄,脉沉结,少腹鞕,小便不利者,爲無血①也。小便自利,其人如狂者,血證諦②也,抵當湯主之。(125)

【词解】

①无血:无蓄血证候。

②谛(dì,音帝):确实无误的意思。

【提要】再论蓄血重证的脉症,并强调小便自利对于诊断下焦蓄血的意义。

【解析】

本条承接124条,补充了蓄血重证的症状和辨证要点。太阳病演变而出现身黄有湿热与瘀血之分。湿热发黄的病机为表邪不解,热不得外泄,与太阴之湿相合。湿热交蒸,可见小便不利而黄赤短少。由于湿热不能外泄下渗,影响肝胆之疏泄,故见身目俱黄。由于湿热郁结在里,因此,也可以见到"少腹硬"和"脉沉结"之象,但无神志改变。

本条瘀血发黄的病机为血热互结于下焦,影响营血在外的敷布,故见皮肤黯黄,但目和小便则不黄。由于蓄血证不影响膀胱气化,故小便自利。邪深结在下焦血分,则可见"脉沉结""少腹硬""其人如狂"。与124条脉微而沉、少腹硬满、发狂相类,仅程度上略有差异,故云此"血证谛也"。辨证既明,确系下焦蓄血证,自然当用破血逐瘀的抵当汤治疗。

湿热与蓄血虽均可导致发黄,但病机不同,而小便之利与不利是辨证要点之一,对临床辨别是否为下焦蓄血具有重要意义。

【医案选录】

许叔微医案:仇景莫子仪病伤寒七八日,脉微而沉,身黄发狂,小腹胀满,脐下如冰,小便反利。医见发狂,以为热毒蓄伏心经,以铁粉、牛黄等药,欲止其狂躁,予诊之曰:非其治也,此瘀血证耳。仲景云太阳病身黄,脉沉结,小腹硬,小便不利,为无血,小便自利,其人如狂者,血证也,可用抵当汤,再投,而下血几数升,狂止,得汗而解。(刘景超,李具双.许叔微医学全书[M].北京:中国中医药出版社,2006.)

3. 抵当丸证

【原文】伤寒有热,少腹满,应小便不利,今反利者,为有血也,当下之,不可余药①,宜抵当丸。(126)

水蛭二十个,熬　虻虫二十个,去翅足,熬　桃仁二十五个,去皮尖　大黄三两

上四味,捣分四丸,以水一升,煮一丸,取七合服之,晬时②当下血,若不下者更服。

【词解】

①不可余药:不可用其他的药剂。从抵当丸服法看,亦可解释为不可剩余药渣,即连汤带渣一并服下。

②晬时:晬(zuì,音醉),即周时,一昼夜24小时。

【提要】论蓄血证病势较缓的证治。

【解析】"伤寒有热"为太阳在表之邪未解,今与少腹满并见,说明病邪已深入下焦之里,已非单纯的表证。而太阳蓄水证和蓄血证均可见少腹满,若少腹满而见小便不利,为太阳之邪化热内传下焦膀胱,影响膀胱气化功能所致,属蓄水证。今少腹满,小便"反利者",说明是血瘀下焦的太阳蓄血证,故条文指出"为有血也",再一次强调了辨小便通利与否,是辨太阳蓄水证和太阳蓄血证的重要依据之一。既属太阳蓄血证,自当用攻下瘀血之法。本证仅见少腹满,没有少腹急结、硬痛之象,也没有如狂、发狂的证候,说明热与瘀都较轻,证情较缓,为蓄血之缓证。故在治疗上虽以攻下为治则,但宜使用药力和缓之剂。

【方义】抵当丸的药物组成与抵当汤相同,但减少了水蛭、虻虫的用量,加大了桃仁用量,作用相似,但逐瘀泻热之力较为和缓。本方服法为以水煮丸,取药汁及药渣一并服下。由于药力变缓,所有不会峻下,而是约24小时才可见通下瘀血,如果不见瘀血通下,可再服。若已下,又当中病即止。

【辨治要点】

病机:瘀热互结,病势较缓。

主症:少腹满,小便自利,或有发热,舌紫黯,脉沉涩或沉结。

治法:攻逐瘀热,峻药缓攻。

方药:抵当丸(水蛭、虻虫、大黄、桃仁)。

方歌:廿五桃仁三两黄,虻虫水蛭廿枚详,捣丸四个煎宜一,有热尿长腹满尝。

【知识拓展】

根据抵当丸破血逐瘀的特点,现代多用此方治疗肝脾肿大、肝硬化、高血压性脑出血、脑水肿、高脂血症、心绞痛、慢性肾衰、卵巢囊肿、子宫肌瘤等疾病。以少腹硬满,小便利或发狂,舌质紫黯,脉沉涩或沉结为辨证要点。

药理研究表明,抵当丸中主药水蛭所含水蛭素能阻止凝血酶对纤维蛋白的作用,防止血液凝固。桃仁则有活血、抗凝、抗炎、抗肿瘤等作用。抵当丸方能显著改善脑出血后血肿周围组织血流灌注,减轻脑水肿,对神经功能的改善有促进作用;并能调节血脂,降低 C 反应蛋白、同型半胱氨酸含量等。

【医案选录】

陈葆厚医案:常熟鹿苑钱钦伯之妻,经停九月,腹中有块攻痛,自知非孕。医予三棱、莪术多剂,未应。当延陈葆厚先生诊。先生曰:三棱、莪术仅能治血结之初起者,及其已结,则力不胜矣。吾有药能治之,顾药有反响,受者幸勿骂我也。主人诺。当予抵当丸三钱,开水送下。入夜,病者在床上反复爬行,腹痛不堪,果大骂医者不已。天将旦,随大便,下污物甚多,其色黄白红夹杂不一,痛乃大除。次日,复诊,陈先生诘曰:昨夜骂我否? 主人不能隐,具以情告。乃予加味四物汤调理而瘥。(曹颖甫.经方实验录[M].北京:学苑出版社,2008.)

复习思考题

1. 试述五苓散证的证治特点、病机及治法。
2. 试述五苓散证与茯苓甘草汤证的异同。
3. 蓄血证如何分型? 试述蓄血证各型的异同。
4. 如何鉴别太阳蓄水证与蓄血证?
5. 蓄血证兼有表证时,如何具体应用表里先后治则?

第三节　太阳病变证

学习目标

1. 掌握变证治则。
2. 掌握表里先后及标本缓急治则。
3. 掌握热证、心阳虚证、水气证、脾虚证、肾阳虚证、阴阳两虚证、热实结胸证、痞证、上热下寒证中相关方证的因机证治。
4. 熟悉寒热真假、虚证实证的辨证要点。
5. 熟悉寒实结胸证的因机证治。
6. 熟悉疾病向愈的征兆。
7. 了解结胸证脉症要点及预后。
8. 了解脏结证的的因机证治。
9. 了解火逆证临床表现。

一、辨治纲要

(一) 辨证治则

【原文】太陽病三日,已發汗,若吐,若下,若温針^①,仍不解者,此爲壞病^②,桂枝不中^③與之也。觀^④其脉證,知犯何逆,隨證治之。(16 上)

【词解】

①温针:针刺与艾灸合用的一种方法。即将针刺入穴位,再将艾绒缠于针柄上点燃,以使热力透入穴位。

②坏病:因误治而病情恶化,证候错综复杂,难以六经证候称其名者。

③不中:即不可以。

④观:指应用四诊的方法诊察患者的症状体征。

【提要】论变证的治疗原则。

【解析】太阳病经过数日,已用过发汗或吐下、温针等法治疗,不仅病症不愈,而且病情恶化,便是坏病,即误治后的变证。因治疗错误而致病情发生恶化,阴阳无复纲纪,证候错综复杂,难以六经证候称其名。此时病已不在表,故桂枝汤不能再用。

虽然本条论及坏病是因误治所致,但从临床实际出发,坏病亦有不因误治者,或因体质及病邪等因素导致的疾病进一步发展,其实造成变证的主要原因仍是疾病自身的邪正斗争。"观其脉证",是说坏病变化十分复杂,证候多端;所变何证,亦无定数。医生当仔细观察分析,四诊合参,全面完整地搜集病情资料,以供准确地分析判断病机之用。"知犯何逆",是在"观其脉证"的基础上,运用中医基本理论进行由表及里、由此及彼、去粗取精、去伪存真的分析研究,找出疾病的症结所在,从而做到见病知源,使诊断更加可靠。"随证治之",是根据正确诊断,运用理法方药的知识和技能,针对疾病发展某一阶段的本质进行治疗。病有万变,法必随之而变,因人、因时、因病而制宜。上述十二字的治疗原则,仲景虽因坏病而立,其反映的却是辨证论治的基本原则。

(二) 辨寒热真假

【原文】病人身太^①熱,反欲得衣者,熱在皮膚^②,寒在骨髓^③也;身大寒,反不欲近衣者,寒在皮膚,熱在骨髓也。(11)

【词解】

①太:通大。《注解伤寒论》卷二"太"作"大"。

②皮肤:指在外,浅表。

③骨髓:指在内,深层。

【提要】论寒热真假的辨证。

【解析】发热和恶寒是外感病常见的症状,也是辨阴阳的重要依据,因此,正确分辨寒热的真假甚为重要。患者肤表大热,反而欲得近衣者,是热在表、寒在里的真寒假热证;患者肤表大寒,却不欲近衣者,是寒在表、热在里的真热假寒证。此处的喜恶,是辨证的关键,因为表象的寒热可假,患者的喜恶属真,这就要求医者善于透过现象看本质。

临床亦须注意,在辨证寒热真假的过程中,患者的喜恶亦可为假。如论中白虎加人参汤证见"时时恶风""背恶寒",通脉四逆汤证见"身反不恶寒"等。临证须结合脉症,仔细推敲,详细辨析,方可无误。

【原文】太陽病,當惡寒發熱,今自汗出,反不惡寒發熱,關上脉細數者,以醫吐之過^①也。一二日吐之者,腹中飢,口不能食;三四日吐之者,不喜糜粥,欲食冷

食,朝食暮吐。以醫吐之所致也,此爲小逆②。(120)

【提要】论太阳病误吐损伤脾胃的变证。

【词解】

①过:过错,即误治。

②小逆:指误治所引起的比较轻的变证。

【解析】太阳表证,应当有恶寒发热,治宜发汗解表,得汗出表和,则寒热除而病解。今患者出现汗自出,不恶寒发热,关脉细数。关脉候脾胃,细者阴不足,数者热偏亢,细数相兼属误吐而致脾胃之气阴两伤,虚火妄动,是表解而里未和,发生了变证,所以说"以医吐之过也"。在得病一二日误吐者,可见到腹饥,口不能食,说明胃气已伤,但时间较短,损伤较轻;若在得病三四天误吐者,邪入已深,吐后胃气损伤,胃中虚冷,而胃阳虚躁,所以患者不喜稀粥,想进冷食,朝食暮吐。这些都是误用吐法所导致的变证,但尚不严重,故称为"小逆"。虽为"小逆",但提示我们临床应用吐法,要严格掌握其适应证。对脾胃虚弱者,不可误用吐法,以免犯虚虚之戒。

本条变证出现不发热,但见关上脉细数,胃中虚冷却欲进冷食,显属脉症不符,应该仔细辨析,而辨证的关键在于误吐导致脾胃气虚,出现"朝食暮吐",多为寒证,反映了本证的病变性质。复因胃气虚冷而致胃阳虚躁,故关上脉细数,欲进冷食。这是胃中虚冷假热外现之象,不可不辨。

【原文】病人脉數,數爲熱,當消穀引食①,而反吐者,此以發汗,令陽氣微,膈氣②虛,脉乃數也。數爲客熱③,不能消穀,以胃中虛冷,故吐也。(122)

【词解】

①消谷引食:消化谷物而能食,即易饥而多食。

②膈气:膈,即横膈膜。膈气指膈间阳气。

③客热:此指假热。

【提要】论汗后致胃寒吐逆之证。

【解析】患者脉数而能消谷多食,伴口渴、喜冷饮、舌质红,是胃阳旺而有热。今脉虽数,不能食而反吐者,是因发汗不当,致令膈间阳气亏虚,胃阳不足,中焦升降失常故出现吐逆。胃寒吐逆而见数脉,是因胃中虚冷,虚阳躁动,非真热,故称为"客热",其脉必数而无力,并伴见不能消谷而反吐等虚寒证。此与胃热证之脉数有力,并伴见消谷引食等实热证,不难鉴别。另外,仲景在本条指出胃寒吐逆而见数脉,也是针对"病人脉数,数为热"的一般规律而提示对数脉亦应以常达变,知其亦主真寒假热的另一面。说明数脉既可见于实热证,亦可见于虚证,临床当四诊合参。

(三) 辨虚证实证

【原文】發汗後惡寒者,虛故也。不惡寒,但熱者,實也,當和胃氣,與調胃承氣湯。(70)

【提要】论汗后有虚实两种转归。

【解析】疾病的发生、发展、转化与治疗得当与否、个人体质的差异等因素密切相关,同样是应用汗法治疗以后,其虚实转归亦有不同,如第62条:"发汗后,身疼痛,脉沉迟者,桂枝加芍药生姜各一两人参三两新加汤主之。"第20条:"太阳病,发汗,遂漏不止,其人恶风,小便难,四肢微急,难以屈伸者,桂枝加附子汤主之。"上两条虽同用汗法,但汗后一则转营气不足,一则转阳虚,究其病因,每因阴阳之气的偏胜偏衰不同,故汗后可出现两种不同的证候。若素体阳虚,汗后更伤,阳伤则不能温煦肌肤而恶寒。若阳亢之体,汗出津伤化燥,邪热充斥则发热,燥实结聚胃肠则不大便,可与调胃承气汤泻热和胃。辨虚证、实证,论中内容甚多,此处仅列一条,旨在提示太阳病发生变证时,有转虚、转实之不同,临床当辨证论治。

【原文】下之後,復發汗,必振寒①,脉微細。所以然者,以內外俱虛②故也。(60)

【词解】

①振寒:战栗恶寒。

②内外俱虚:指表里阴阳俱不足。

【提要】论汗下后致阴阳两虚的变证。

【解析】下之损阴液而虚其里,里既虚而复汗之,则损阳气以虚其表,故为表里阴阳俱虚。阳主温煦,阳虚则不能温煦体表则振栗而恶寒,不能鼓动脉道则脉微。阴主濡润,阴虚则不能充盈脉道,故脉细。

亡阳而阴液不继的阴阳俱虚证,治当阴阳双补,但须辨别阴阳之损伤孰重孰轻,而有所侧重。若阳虚为重者,则主以救阳之法,而兼顾阴液;若阴虚为重者,则主以救阴之法,而兼顾阳气;若两者之虚,相对均衡时,则以甘温和养为宜。临床当灵活变通。

【原文】未持脉時,病人手叉自冒心,師因教試令咳,而不咳者,此必兩耳聾無聞也。所以然者,以重發汗,虛故如此。發汗後,飮水多必喘,以水灌之亦喘。(75)

【提要】论汗后有耳聋或作喘之变证。

【解析】未诊脉时,看到患者两手交叉覆盖在心胸部,医生让患者咳嗽而患者没有咳,证明患者双耳已聋,听不到医生的问话。乃因前发汗太过,患者心阳虚损伤及肾气。汗后损伤阳气,阳虚不能行水,水停不化,水寒射肺故喘;汗后肌腠疏松,若贸然运用水疗之法,外寒闭郁,肺气不宣,亦可作喘。

(四) 辨汗下先后

【原文】本發汗,而復下之,此爲逆也;若先發汗,治不爲逆。本先下之,而反汗之,爲逆;若先下之,治不爲逆。(90)

【提要】论表里同病,汗下先后的治法。

【解析】"本发汗",指病有表里证存在时,本当先发其汗,而反"复下之",此属误治。"本先下之",是指表里同病,里证已急,当先用下法。若"反汗之",亦是误治。本条以汗下有序,说明病有轻重,证有缓急,治疗当根据病情而论治,或先解表,或先攻里,或表里同治。治病遵守的原则,急者治其标,缓者治其本。治疗外感病,必先辨别表里。当汗即汗,当下即下,此为治病的一般规律,违其法者为逆。若属单纯的表证,单纯的里证,容易辨识,如果表里证同时出现,情况比较复杂,辨证时应审证求因,治疗当顾其先后缓急。凡患表证,如太阳中风或伤寒证,当用汗法,使邪从汗而解。若是里热实证,当用清热泻实之法,使邪从下解,这是单纯表证或里证的一般治则。若表里同病,则应根据表里证的轻重缓急,采用先治表后治里,或先治里后治表,或表里同治的治疗原则。仲景在此反复告诫医者,一定要遵循汗下先后之常理,否则,将导致变证丛生。

【原文】傷寒不大便六七日,頭痛有熱者,與承氣湯。其小便清者,知不在裏,仍在表也,當須發汗。若頭痛者,必衄,宜桂枝湯。(56)

【提要】论据小便清否辨表里证治。

【解析】外感病不大便数日,并见头痛、发热等症,当辨其表里之属性而定汗下之治法。若见其人小便黄赤,以及腹满硬痛,蒸蒸发热或潮热,濈然汗出,脉沉实等,为里热实证,可用承气汤攻下实热。若外感病不大便数日,见头痛、发热等,但小便正常,腹不硬满,知无里热,而病仍在表,虽不大便数日,当是病仍在表,肺失宣降,致使大肠传导失职所致。治宜辛温解表,用桂枝汤表解里和,则大便自通。

"若头痛者,必衄"句,当在条文之末,属倒装文法。是言太阳病时日较久,头痛较甚,为邪郁较甚,损伤阳络而致衄血。其机理与第46、47两条伤寒致衄相似。

【医案选录】

李士材医案:治吴君明,伤寒六日,谵语狂笑,头痛有汗,大便不通,小便自利。众议承气汤下之。士材诊其脉浮而大,因思仲景曰:"伤寒不大便六七日,头痛有热,小便清者,知不在里,仍在表也。"方今仲冬,宜与桂枝汤。众皆咋舌,以谵语狂笑为阳盛,桂枝入口必毙矣。李曰:汗多神昏,故发谵妄,虽不大便,腹无所苦,和其营卫,必自愈耳。遂违众用之,及夜而笑语皆止,明日大便自通。故病多端,不可胶执,向使狐疑而用下药,其可活乎? (熊寥笙.伤寒名案选新注[M].成都:四川人民出版社,1981.)

(五) 辨标本缓急

【原文】伤寒,醫下之,續得下利清穀①不止,身疼痛者,急當救裏;後身疼痛,清便自調②者,急當救表。救裏宜四逆湯,救表宜桂枝湯。(91)

【词解】

①下利清谷:清,同"圊",入厕之意。下利清谷即泻下不消化的食物。

②清便自调:大小便正常。

【提要】论伤寒误下后表里先后缓急的治法。

【解析】外感风寒之邪患太阳病,当用辛温解表法治之。今医者误用攻下,患者出现下利清谷不止,为病证由太阳之表内传少阴之里。对阳气衰微,阴寒内盛之证,虽仍有身疼痛等表证未除见证,因虚寒里证急重,已无暇顾及解表,急当救里,宜用四逆汤以回阳救逆。若阳回利止,大小便恢复正常,仍有身体疼痛者,为里和表不解,则当复议治表,可据证选用桂枝汤。

【原文】病發熱頭痛,脈反沉。若不差,身體疼痛,當救其裏。(92)

【提要】论表里同病,先里后表的证治。

【解析】太阳病,发热头痛身疼痛者,必见脉浮,今脉不浮而反沉,沉脉主里,是脉症不符,故曰"反"。沉脉有虚实之分,沉而有力者属实,沉细无力者属虚。知属风寒直中的太少两感证,然表里同治,宜于表里证情相对均衡者,若证有偏重,则其治仍有偏重于表或偏重于里之别。今用表里同治之法而不应者,是其里阳虚弱既重且急也,多由少阴素体阳虚,复感外邪,或太阳少阴两感于邪,而成表里同病之状,故当伴见恶寒肢冷、面白神疲、下利清谷等症。此表寒而兼里阳虚弱,其治即可先里后表,仿91条所论之法,径予四逆汤回阳救逆,直救其里。

病有轻重之别,方有缓急之分,临证时不可不辨。此处,虽未言治表,实则寓解表法于温里之中,待阳气恢复之后,或有不解表而表自解之机。与麻黄附子细辛汤温经发汗,双解表里。设若余邪未尽,则仍可继以解表之法,治若前条所论。

91条与92条同为表里同病,里病为虚寒性质,且里急而重。然91条为太阳病误下,邪陷少阴,而为太少同病;92条则未经误治,起病即见发热头痛而脉沉,为太阳少阴两感证。两条大同小异,由于总的病机相同,故均采取先救其里的治则,而用四逆汤。以后是否再行桂枝汤,则要根据里阳恢复之后,表证能否自解而定。

二、辨治示例

（一）热证

1. 栀子豉汤类证

（1）栀子豉汤、栀子甘草豉汤、栀子生姜豉汤证

【原文】發汗後，水藥不得入口爲逆，若更發汗，必吐下不止。發汗吐下後，虛煩①不得眠，若劇者，必反覆顛倒，心中懊憹②，栀子豉湯主之；若少氣③者，栀子甘草豉湯主之；若嘔者，栀子生薑豉湯主之。(76)

栀子豉湯方

栀子十四個，擘　香豉四合，綿裹

上二味，以水四升，先煮栀子，得二升半，内豉，煮取一升半，去滓，分爲二服，溫進一服。得吐者，止後服。

栀子甘草豉湯方

栀子十四個，擘　甘草二兩，炙　香豉四合，綿裹

上三味，以水四升，先煮栀子、甘草，取二升半，内豉，煮取一升半，去滓，分二服，溫進一服。得吐者，止後服。

栀子生薑豉湯方

栀子十四個，擘　生薑五兩　香豉四合，綿裹

上三味，以水四升，先煮栀子、生薑，取二升半，内豉，煮取一升半，去滓，分二服，溫進一服，得吐者，止後服。

發汗若下之，而煩熱④胸中窒⑤者，栀子豉湯主之。(77)

傷寒五六日，大下之後，身熱不去，心中結痛⑥者，未欲解也，栀子豉湯主之。(78)

【词解】

①虚烦：吐下后余热所致的烦躁。虚，非正气虚，指无实邪与热结聚。

②懊憹（ào nǎo，音奥恼）：烦闷殊甚，难以名状。

③少气：呼吸时感觉气息不足，似不能接续状。

④烦热：心中烦闷而热。

⑤胸中窒：胸中塞闷而热。

⑥结痛：结塞不通而伴有疼痛感。

【提要】论吐下后，热扰胸膈的证治。

【解析】76条前节"发汗后……必吐下不止"论大汗之后，出现了水药入口即吐的情况，此乃病情的变逆。是因胃阳素虚，或兼有宿饮，发汗则阳气外越，里阳更虚，引动宿饮阻逆于上，故水药不得入口。此时即使表证未解，也不可再用汗法。后节"发汗吐下后……栀子生姜豉汤主之"，论述汗吐下后的另一组变证。这组变证以心烦为主，但不同于胃津不足证，也不同于蓄水证，而是无形之热郁于胸膈证。

虚烦乃因为无形之热郁于胸膈，以致烦扰不宁，甚则心中懊憹，反复颠倒。这种心烦不得眠，既非饮水可解，亦非利水能治，只有轻苦微辛的栀子豉汤可清宣其胸膈郁热。少气者，指患者兼气息不足，故加甘草益中气，即栀子甘草豉汤；若兼呕吐者，是水饮内停，胃气上逆

所致,多伴有脉沉弦或沉滑等,则用栀子生姜豉汤清宣郁热,散水止呕。

本条"虚烦"之"虚",不能理解为正气虚弱之虚。观375条"下利后更烦,按之心下濡者,为虚烦也,宜栀子豉汤"和221条"若下之,则胃中空虚。客气动膈,心中懊𢙐,舌上胎者,栀子豉汤主之",可以知道本证虚烦的含义是胃中无物而空虚,唯无形邪热留扰胸膈而烦,按之必心下柔软。这与有形的实邪(如痰湿、水饮等)所致之烦,有本质区别。本条虚烦,系热邪内郁所致,辨证当属实证,故用栀子豉汤清宣郁热以除烦。

77条则是对76条胸膈郁热证的补充,为热邪郁甚,胸中气机不畅而窒闷,宜选用栀子豉汤。

78条所论谈及大下之后所致身热不去,心中结痛,乃热邪郁留更甚的表现,与本论结胸证略有相似之处,但病理迥异。结胸证为邪热与水相结,按之心下石硬,痛不可近。本证为无形热郁气滞,结塞闷痛,仍然使用栀子豉汤宣郁除烦。

以上三条均为热郁胸膈所致证候,但其临床表现有心烦不得眠,心中懊𢙐,胸中窒,心中结痛等,症状虽有差异,但病机相同,故治法一致。

【方义】栀子苦寒,清热除烦,先煮以防栀子伤脾胃;豆豉其性轻浮,辛散,后下更能宣解郁热。二药合用以清宣胸中郁热。若兼短气者,加炙甘草以益气和中;若兼呕者,加生姜以降逆止呕。

【辨治要点】

病机:热郁胸膈,气机不畅。

主症:轻者见虚烦不得眠;剧则反复颠倒,心中懊𢙐,或胸中窒,或心中结痛,苔黄。或少气;或呕。

治法:清宣郁热;或兼益气和中;或降逆止呕。

方药:①栀子豉汤(栀子、香豉);

②栀子甘草豉汤(栀子、香豉、炙甘草);

③栀子生姜豉汤(栀子、香豉、生姜)。

方歌:山栀香豉治何为,烦恼难眠胸窒宜,十四枚栀四合豉,先栀后豉法煎奇。

栀豉原方效可夸,气羸二两炙甘加,若加五两生姜入,专取生姜治呕家。

【知识拓展】

温病学家将栀子豉汤用于热病卫分已罢,初入气分的轻证。现代临床灵活运用本方治疗胃炎、食道炎、病毒性心肌炎、失眠、抑郁症等证属热郁胸膈者。

【医案选录】

俞长荣医案:郑某,胃脘痛。医治之,痛不减,反增大便秘结,胸中满闷不舒,懊恼欲吐,辗转难卧,食少神疲,历七八日。按其脉沉弦而滑,验其舌黄腻而浊,检其方多桂附香砂之属。此本系宿食为患,初只须消导之品,或可获愈。今迁延多日,酿成夹食致虚,补之固不可,下之亦不宜,乃针对心中懊恼、欲呕二症,投以栀子生姜豉汤:生栀子9g,生姜9g,香豉15g。分温作两服,翌日,病家来谢称,服药尽剂后,未发生呕吐,诸证均瘥,昨夜安然入睡,今晨大便已下,并能进食少许。(俞长荣.伤寒论汇要分析[M].福州:福建科学技术出版社,1985.)

(2)栀子厚朴汤证

【原文】傷寒下後,心煩腹滿,臥起不安者,栀子厚朴湯主之。(79)

栀子十四個,擘　厚朴四兩,炙,去皮　枳實四枚,水浸,炙令黃

上三味,以水三升半,煮取一升半,去滓,分二服,溫進一服,得吐者,止後服。

【提要】论热扰胸膈兼气滞腹满的证治。

【解析】本证心烦与栀子豉汤的虚烦一样,同是热郁胸膈,不同之处为心烦的同时,还有腹部胀满,可见邪热不仅郁于胸膈,更下涉及至脘腹。热邪阻滞,肠腑气机不通,可以出现腹胀、腹痛、便秘等症。从整个方剂来看,本方不用豆豉之轻宣透达,单用栀子以泻热除烦,更加厚朴、枳实以行气除满,除胀。而且,从方中厚朴、枳实的应用来看,本证当是热聚肠腑的轻证,如果热邪结聚加重,可选用小承气汤等。

【方义】本方以栀子除烦,枳、朴以泄满,此两解心腹之妙法也。本方实为栀子豉汤去豆豉与小承气汤去大黄的合方。若属有形实邪,即为小承气汤证。但本证心烦腹满仅为无形之热壅气滞,故只取枳实、厚朴以行气除满而无需大黄泻热通便,是用于热邪轻聚肠腑的一种方法。

【辨治要点】

病机:热扰胸膈,气滞于腹。

主症:心烦,腹满,卧起不安。

治法:清热除烦,宽中消满。

方药:栀子厚朴汤(栀子、厚朴、枳实)。

方歌:朴须四两枳四枚,十四山栀亦妙哉,下后心烦还腹满,止烦泄满效兼该。

【知识拓展】

现代常用于杂病食积化热者、急性胃肠炎、肝胆疾病、消化不良,以及具有心烦、腹满等见症之冠心病心绞痛、神经衰弱综合征、细菌性痢疾、脱肛、疝气、子宫脱垂等。现代药理研究证明:本方具有利胆、抑菌、增加冠状动脉血流量,改善心肌代谢,增强子宫收缩及增加胃肠节律性蠕动等作用。

【医案选录】

刘渡舟医案:董某,女,37岁。病心中烦懊,不能控制,必须跑出屋外方得小安,并且脘腹胀满,如有物塞之状。其脉弦数,舌苔黄腻。问其大便秘、小便赤。辨为心胸热郁,下及于胃所致。为疏:生山栀9g,枳实9g,厚朴12g。服1剂而病愈。(刘渡舟,聂惠民,傅世垣.伤寒挈要[M].北京:人民卫生出版社,1983.)

(3)栀子干姜汤证

【原文】伤寒,医以丸药大下之,身热不去,微烦者,栀子乾薑湯主之。(80)

栀子十四枚,擘　乾薑二两

上二味,以水三升半,煮取一升半,去滓,分二服,温进一服,得吐者,止后服。

【提要】论热扰胸膈兼中寒下利的证治。

【解析】本文仅提到身热不去与微烦,故可以方测证,干姜能温中散寒,必兼有腹满时痛等中焦虚寒之症。从两味药的配伍来看,此方也具有苦泄辛开之功。栀子泻热,以辛温干姜佐之,"火郁发之",能加强宣泄郁热效果。

本证是外感变证中出现寒热、虚实夹杂的证候,既有邪气未去之热,又有中焦脾胃虚寒,此类证候也是临床脾胃病的常见病证。所以在治疗时经常要考虑到虚实、寒热的轻重,酌情选用补虚泻实之药。

【方义】本方一寒一热,性味相反须知其中缘由。心病而烦,非栀子不能清之;脾病生寒,非干姜不能温之。临床应用时方中栀子、干姜的用量可随寒热、虚实程度轻重调整剂量比例,以合病机。

【辨治要点】

病机:热郁胸膈,中焦有寒。

主症:身热,微烦,食少,便溏,腹满痛。

治法:清上温中。

方药:栀子干姜汤(栀子、干姜)。

方歌:十四山栀二两姜,以丸误下救偏方,微烦身热君须记,辛苦相需尽所长。

【知识拓展】

临床用本方治疗热郁气滞的脘腹疼痛有卓效,对上有郁热,平素中阳不足的患者,在用栀子的同时,佐以干姜的辛温通阳,不仅治疗中焦阳虚,又可防苦泄伤阳。现代临床用本方加减治疗赤白痢疾、郁火胃痛等病证。临床报道中还可以此方治疗心身疾病,患者感觉胸部憋闷、压迫、灼热,但心电图和超声心动图检查未见异常,伴下肢冷等症。现代药理研究证实,本方具有利胆、解毒抑菌、促进消化等作用。

【医案选录】

顾文忠医案:李某,男,42岁,2001年5月13日就诊。10日前因食不洁海鲜,发生严重恶心、呕吐、腹痛、泄泻。经用输液疗法,给服小檗碱、诺氟沙星等治疗5日后,症状明显好转,但大便仍溏泄,且感胃中寒冷隐痛不止。近5日来常感心中烦热不安,胃中寒冷隐痛,大便溏泄,每日3~4次。舌质淡红,苔白微腻,脉弦细。胸部X线摄片及心电图均属正常,大便常规为白细胞少许。辨证为上热中寒。治宜清上温中。方用栀子干姜汤:生栀子15g,干姜10g。每日1剂,以水350ml,煎取150ml,去渣,分早、中、晚3次服完,每次饭前30分钟温服50ml。上方连服3日,患者即感心中烦热去,胃中冷痛止,大便也成形。(顾文忠.栀子干姜汤治验一则[J].实用中医药杂志.2002,6(18):43.)

(4)栀子豉汤禁例

【原文】凡用栀子湯,病人舊微溏[①]者,不可與服之。(81)

【词解】

①旧微溏:患者平素大便稀溏。

【提要】论栀子剂的禁例。

【解析】"栀子汤"是指有栀子的一类方药。因为栀子药性苦寒,对平素脾胃虚弱,大便经常稀溏者,则应慎用,否则必致中阳更衰,泻利更甚,故戒之曰:"不可与服之。"

本条指出中焦虚寒者,不可用栀子汤。上条则称上焦有热,中焦有寒者,可用栀子干姜汤。两条合参,可以看出,所谓不可用者,系指不可单纯用栀子汤,若其病果系上热中寒,亦应仿栀子干姜汤之例而变通治之。

2. 麻黄杏仁甘草石膏汤证

【原文】

發汗後,不可更行[①]桂枝湯,汗出而喘,無大熱者,可與麻黃杏仁甘草石膏湯。(63)

下後,不可更行桂枝湯,若汗出而喘,無大熱者,可與麻黃杏子甘草石膏湯。(162)

麻黃四兩,去節　杏仁五十個,去皮尖　甘草二兩,炙　石膏半斤,碎,綿裹

上四味,以水七升,煮麻黃,減二升,去上沫,內諸藥,煮取二升,去滓,溫服一升。本云,黃耳杯[②]。

【词解】

①更行:更,再也;行,用也。更行即是再用之意。

②黄耳杯:杯(pēi,音胚),《千金翼方·卷十》作"杯",162条原方后亦作杯。耳杯,为古代饮器,亦称羽觞,椭圆形,多为铜制,故名,实容一升。

【提要】论汗下后,邪热壅肺的证治。

【解析】太阳病,汗下后,若表证未去,宜再用桂枝汤解表。然第63、162条开宗明义指出汗下后,不可再用桂枝汤,究其原因,则在下文"汗出而喘,无大热者"句。盖肺主气而司呼吸,邪热壅肺,宣降失司,故见喘逆;肺合皮毛,热壅于肺,热迫津泄,则有汗出。其"无大热者",是谓表无大热,而里热壅盛,并非热势不甚。此证尚可伴有咳嗽、口渴、脉数等。

麻黄汤证与本证皆有喘,麻黄汤证病之重点在表,因皮毛为肺之合,伤寒表实而致肺气上逆,故无汗而喘;本证重点在肺,肺热壅盛,则蒸迫津液而外泄,故汗出而喘。因本证病不在太阳之表,而是汗下后外邪入里化热,热壅于肺,故治当清宣肺热,用麻杏甘石汤。

【方义】麻杏甘石汤为麻黄汤去桂枝加石膏,是变辛温发表之法,而为辛凉宣散之法。方中麻黄辛温宣肺定喘,石膏辛寒清热。麻黄配石膏,清宣肺中郁热而定喘逆,而且石膏用量倍重于麻黄,故可借石膏辛凉之性,以制麻黄辛温发散之力,又能外透肌表,使邪无复留。杏仁宣肺降气而治咳喘,协同麻黄更增平喘之效。甘草扶正,调和诸药。四药相伍,清宣肺热,止咳平喘。

【辨治要点】

病机:邪热壅肺。

主症:咳喘,发热,汗出,口渴,痰黄稠,苔黄,脉数。

治法:清宣肺热。

方药:麻杏甘石汤(麻黄、杏仁、炙甘草、生石膏)。

方歌:四两麻黄八两膏,二甘五十杏同熬,须知禁桂为阳盛,喘汗全凭热势操。

【知识拓展】

临床多用本方加减治疗支气管炎、支气管哮喘、肺炎、鼻炎、鼻窦炎、咽喉肿痛、急性结膜炎、角膜溃疡等证属肺热壅盛者。现代药理研究表明,本方具有解热、镇静、止咳、平喘、利尿、抗病毒、抗过敏等作用。在统计全国各地区治疗新冠肺炎(COVID-19)中药处方用药规律中发现麻杏甘石汤为核心组方,包括国家推荐用方清肺排毒汤中也有麻杏甘石汤的组成,临床报道表明麻杏甘石汤加减辅治新冠肺炎能明显减轻患者发热、咳嗽、胸闷气憋等病证表现。

【医案选录】

魏长春医案:曹某,女,62岁。形寒潮热,体温38.5℃,咳嗽,气急,大便闭结,面色萎黄,舌红苔黄,脉数。诊断:此乃温邪上受,首先犯肺。治方:麻杏甘石汤加味,以清肺透热达邪:生麻黄1.5g,苦杏仁9g,生石膏12g,生甘草3g,大豆卷、空沙参各9g,前胡3g,金银花、竹茹各9g。二诊:咳嗽气促,舌红苔黄,脉滑数,治宗前法,清肺达邪:生麻黄1.5g,生石膏24g,苦杏仁、冬瓜仁、桑白皮、知母、地骨皮、玄参各9g,生甘草3g,鲜芦根、白茅根各30g,服1剂。三诊:精神好转,气促稍瘥,大便已解,舌色红润苔薄黄,脉滑,改用养阴清肺,上方去麻黄、石膏、甘草,加桑叶、枇杷叶、浙贝母各9g。四诊:汗出热退,体温36.9℃,咳嗽痰多色白不豁,脉数,舌红根苔腻,病象大势已平,清肃肺胃余邪:白茅根30g,苦杏仁、冬瓜仁、桑白皮、浙贝母、空沙参、西党参、桑叶、枇杷叶各9g,服3剂。(王真.魏长春用《伤寒论》方治疗肺系疾病经验[J].中医药学刊,2006,24(6):994.)

3. 白虎加人参汤证

【原文】服桂枝湯,大汗出後,大煩渴不解,脈洪大者,白虎加人參湯主之。(26)

　　知母六兩　　石膏一斤,碎,綿裹　　甘草炙,二兩　　粳米六合　　人參三兩

　　上五味,以水一斗,煮米熟湯成,去滓,溫服一升,日三服。

【提要】论服桂枝汤后,阳明热盛,气阴两伤的证治。

【解析】服桂枝汤后,汗出太多,表邪虽去,而胃中津液反伤。胃燥化热,出现大烦渴不解的津伤证候。"大烦渴不解",是指大热及口渴之极也,虽大量饮水亦不能解渴。脉洪大,是阳明之脉,乃里热蒸腾,气血鼓动之征。然热势虽盛,但气阴不足,故脉虽洪大,却一般按之较软。因病转阳明,热盛津伤,故尚可伴有身热、汗自出、不恶寒、反恶热、舌苔黄燥等症。

后世在温病的治疗中提出"存得一分阴液,便有一分生机",所以,中焦脾胃阴液的存亡关乎患者生死。治疗时除了清热生津外,还要注意不可苦寒太过,防止伤胃,所以方中加用甘草、粳米、人参养胃和中。

【方义】白虎加人参汤证属阳热盛极,表里俱热,气津亡失,故治当辛寒清热,益气生津。方取白虎汤解胃中之烦热,用石膏、知母清热养阴,粳米、甘草养胃和中;人参以补其大汗之虚,救其津液之枯竭也。

【辨治要点】

病机:阳明热盛,津气两伤。

主症:大汗出,大烦渴不解,脉洪大,舌苔黄燥。

治法:清热益气生津。

方药:白虎加人参汤(石膏、知母、甘草、粳米、人参)。

方歌:服桂烦渴大汗倾,液亡肌腠涸阳明,膏斤知六参三两,二草六粳米熟成。

【知识拓展】

临床可用本方加减治疗胃热型糖尿病、口腔咽喉干燥症、顽固性发热、中枢性高热、产后高热、产后中暑、成人特发性皮炎伴颜面发热及口渴、严重饥饿症、皮肤病、瘙痒症、顽固性外阴瘙痒等。药理研究表明白虎加人参汤能显著降低四氧嘧啶诱发的高血糖大鼠的血糖,提高胰腺组织的 C 肽、胰岛素水平,其降糖作用被认为是 5 种中药的复合作用,知母与人参剂量比为 5:3 时降糖效果尤佳。

【医案选录】

李寿山医案:由某,男,18 岁,病温数日,虽屡用发汗解表,却壮热不退且增烦渴,口干舌燥,二便秘涩。拟白虎加人参汤。服 2 剂后,热势不减,诸恙悉剧,病人精神萎靡、昏睡朦胧,时有呓语,面红汗出,身热灼手(T:39.6℃),午后尤甚,腹胀满闷,大便四日未行。舌质红绛,苔黑燥裂,脉滑数有力。拟清热泻实兼养气阴法。处方:生石膏 200g,知母 15g,生地 25g,元参 25g,党参 25g,大黄 15g,芒硝 15g(另冲),甘草 10g。水煎服。昼夜进 2 剂,6 小时服一次。服头煎未见分晓,4 小时后继进二煎,病患腹痛肠鸣欲大便,下燥屎若干,腹中舒适,热减神安。当日继服 2 剂,泻下稀水黏液便三四次。翌日,诸症悉减,黑苔已退,脉来稍缓。唯身重乏力,午后低热。此余热未尽,气阴未复之象,炉烟虽熄,灰中有火,当穷寇勿舍,防死灰复燃。拟竹叶石膏汤善其后。处方:竹叶 15g,生石膏 50g,生地 25g,麦冬 15g,党参 15g,生山药 20g。水煎服。4 剂后,热平纳增,诸恙咸瘳。(白长川,李小贤.李寿山临证经方实践录[J].中医函授通讯,1983(2):24.)

4. 葛根黄芩黄连汤证

【原文】太陽病,桂枝證,醫反下之,利遂不止,脈促者,表未解也;喘而汗出者,葛根黄芩黄連湯主之。(34)

葛根半斤 甘草二兩,炙 黄芩三兩 黄連三兩

上四味,以水八升,先煮葛根,減二升,内諸藥,煮取二升,去滓,分溫再服。

【提要】论太阳病误下,肠热下利兼表的证治。

【解析】"太阳病,桂枝证",本当解肌祛风,调和营卫,若用攻下之法,是为误治,故曰"反"。误用下法,易损伤脾胃,且易诱邪深入。此条论脉象由"桂枝证"浮缓变为急促,知下后胃肠虽伤,但正气仍能抗邪,外邪尚未全部入里,原有桂枝汤证仍在,故曰"表未解也"。因表邪未解,误下之后,表邪顺势由表入里化热内迫大肠则下利不止;肺与大肠相表里,经络相连,里热循经上攻于肺,肺失肃降,肺气上逆则喘;肺外合皮毛,邪热迫津外泄则汗出。此外还可见大便臭秽,肛门灼热,小便短赤等证。治用葛根黄芩黄连汤苦寒清热燥湿止利,兼以解表散邪。

【方义】葛根黄芩黄连汤的功效为清热燥湿止利,兼以解表。方中葛根轻清升发,既能升清降浊,生津止利,又能透邪外出,表解则里和;黄芩、黄连苦寒,清热燥湿止利;炙甘草益气和中,缓急止痛,亦可调和诸药。诸药合用既能解表,又能清解肠腑邪热而止利。

【辨治要点】

病机:热迫大肠,兼表证不解。

主症:身热,胸脘烦热,口渴,下利臭秽,肛门灼热感,苔黄,脉数。

治法:清热止利,兼以解表。

方药:葛根芩连汤(葛根、黄芩、黄连、炙甘草)。

方歌:二两黄芩二两甘,葛根八两论中谈,喘而汗出脉兼促,误下风邪利不堪。

【知识拓展】

本方虽为表里双解之剂,但侧重于清里热,止热利。临床上最常用于里热腹泻,略兼表邪的协热利。近代多用本方治疗多种热性下利,如急性肠炎,小儿腹泻,急性细菌性痢疾,慢性泄泻等证属湿热者,其疗效确实。还用以治疗多种热病,如流行性乙型脑炎,流行性脑脊髓膜炎,病毒性脑炎,肠伤寒,上呼吸道感染等。

【医案选录】

吴少怀医案:谭某,男,45岁,干部。1960年7月6日初诊。现病史:发热41℃,多汗,口苦,恶心,头晕身倦,大便溏,尿短赤,舌质红,舌苔黄,脉滑数。曾服清热化湿方2剂,热渐退,化验为沙门菌属感染而入院。下午4时身热再潮,有汗,便溏,舌苔灰黑,脉沉数。辨证为阳明湿热未清。治以清热化湿。方用葛根芩连汤加味。方药:葛根9g,黄芩6g,黄连3g,青蒿6g,地骨皮9g,赤芍9g,炒扁豆9g,姜川朴4.5g,益元散9g,水煎服。服药5剂而愈。(《吴少怀医案》整理组.吴少怀医案[M].济南:山东人民出版社,1978.)

5. 黄芩汤、黄芩加半夏生姜汤证

【原文】太陽與少陽合病,自下利者,與黄芩湯;若嘔者,黄芩加半夏生薑湯主之。(172)

黄芩湯方

黄芩三兩　芍藥二兩　甘草二兩,炙　大棗十二枚,擘

上四味,以水一斗,煮取三升,去滓,温服一升,日再夜一服。

黄芩加半夏生薑湯方

黄芩三兩　芍藥二兩　甘草二兩,炙　大棗十二枚,擘　半夏半升,洗　生薑一兩半,一方三兩,切

上六味,以水一斗,煮取三升,去滓,温服一升,日再夜一服。

【提要】论太少合病下利或呕的证治。

【解析】合病,即两经或三经之病合而俱见之义。但本条所谓"太阳与少阳合病",却并无太阳之证,方无太阳之药,是有合病之名,而无合病之实,疾病重心偏于少阳。太阳、少阳

邪热内迫阳明,胃肠功能失职,故见下利或呕吐。但既云合病,以方测证,当有发热,口苦,小便短赤,大便利而不爽,浊热臭秽,腹痛,舌质红,苔黄腻,脉弦数等症。故用黄芩汤以清热除湿,调气止利。

从本条所用方剂来看,本证的形成主要是少阳邪热下迫肠道而下利,或横逆犯胃而恶心、呕吐,离不开脾胃功能的失调。此类证候临床也较为常见,往往与情绪失调有关,可伴有胸闷、胁痛之症。

【方义】黄芩汤为治里热下利之祖方。方用黄芩苦寒,清少阳胆热为主,兼清阳明,既能燥湿止利,又能调畅气机。芍药疏肝胆,调和肝胃,利大小便而泻热。甘草、大枣,益气和中,调补正气。后世治热痢常用效方,如芍药汤等,是由此方加减变化而来,故《医方集解》称此方为"万世治痢之祖方"。若在黄芩汤证基础上,胃气上逆而呕者,加生姜、半夏,以和胃降逆止呕。清代王孟英提出:"少阳胆木挟火披猖,呕是上冲,利由下迫……半夏、生姜专开饮结,如其热炽,宜易连、茹。"

【辨治要点】

病机:胆火内炽,内迫阳明。

主症:发热,口苦,小便短赤,下利灼肛,或大便利而不爽,或呕。

治法:清热止利。

方药:①黄芩汤(黄芩、芍药、甘草、大枣)。

②黄芩加半夏生姜汤(黄芩、芍药、甘草、大枣、半夏、生姜)。

方歌:枣枚十二守成箴,二两芍甘三两芩,利用本方呕加味,姜三夏取半升斟。

【知识拓展】

临床可用黄芩汤或黄芩加半夏生姜汤加减化裁,治疗肺炎、咽炎、会厌炎、结膜炎证属肺胃有热者。急性胃肠炎、细菌性痢疾、阿米巴痢疾、小儿秋季腹泻等感染性疾病,证属胆热内盛,湿热内蕴,气机不利者。

药理研究表明,黄芩汤或黄芩加半夏生姜汤具有抗炎、退热、解毒、镇痛等作用。其煎剂对金黄色葡萄球菌、肺炎球菌、溶血性链球菌、脑膜炎球菌、痢疾杆菌、白喉杆菌、大肠杆菌、绿脓杆菌、伤寒杆菌等有不同程度的抑制或抑杀作用。

【医案选录】

扬志一医案:欧阳某,女,22岁,干部。9月21日入院。下痢红白,腹痛,里急后重已两天。患者妊娠2个多月,9月4日因头晕呕吐,青蛙试验弱阳性。9月20日早晨起,忽腹痛频频,下痢红白黏液,红多白少,日二三十次,里急后重颇剧,并觉小腹坠胀,有如欲产情形而入院。诊查:体瘦神疲,按腹呻吟,有重病感。脉象稍沉弱,每分钟76至。舌质淡苔白。体温37.9℃。心肺无异常,肝脾未触及,腹部有压痛。大便检出阿米巴原虫。诊为阿米巴痢疾。方用黄芩汤加减:黄芩3g,白芍9g,甘草4.5g,香连丸3g。服上药3剂后,腹痛、里急后重已除,下痢次数大减,日仅二三次,并带有黄色稀粪。体温正常,食欲渐启。原方再进1剂,下痢红白全除,大便正常,唯觉起床行走时,头晕足软。再以原方去香连丸,加党参9g,当归6g。调理数日,连检大便2次,已无阿米巴原虫,于9月29日出院。(扬志一.经方实验录[J].江西中医药,1954(10):46-50.)

(二)心阳虚证

1. 桂枝甘草汤证

【原文】發汗過多,其人叉手自冒心①,心下悸②,欲得按者,桂枝甘草湯主之。

(64)

桂枝四兩,去皮　甘草二兩,炙

上二味,以水三升,煮取一升,去滓,顿服。

【词解】

①叉手自冒心:两手交叉按压于心胸部位。冒,覆盖、按压之意。

②心下悸:指心悸。

【提要】论发汗过多,损伤心阳而心悸的证治。

【解析】太阳表证当微微似欲汗出而解,若发汗不彻,则邪不能外解;发汗过多,则损阴伤阳。汗为心液,汗出过多,心阳随汗外泄,以致心阳损伤。心阳虚,心无所主,则悸动不安。心阳虚而欲得外护,故患者以手按其心胸部,以求稍安。本证临床除心悸喜按外,尚见胸闷、气短、神疲乏力等症。本证因过汗心阳损伤,法当温通心阳,方用桂枝甘草汤。

【方义】桂枝辛甘性温,入心经,通阳气;炙甘草甘温,益气补中。二药相配,有辛甘温通心阳之功,心阳复则悸动愈。本方为温通心阳之祖方,药味虽少,但用量较大,且取一次顿服之法,意在急复心阳而愈悸动。临床治疗心阳虚证,常以本方为基础加味,以适应病情变化。

【辨治要点】

病机:心阳不足。

主症:心下悸,欲得按。

治法:温通心阳。

方药:桂枝甘草汤(桂枝、炙甘草)。

方歌:桂枝炙草取甘温,四桂二甘药不烦,叉手冒心虚已极,汗多亡液究根源。

【知识拓展】

本方主要用于治疗心血管疾病如窦性心律失常、冠心病心绞痛、肺心病、原发性低血压、房室传导阻滞、充血性心力衰竭等属心阳不足者。临证使用本方时应注意桂枝用量两倍于甘草,以利温通心阳。

【医案选录】

马元仪医案:治沈康生夫人,病经一月,两脉浮虚,自汗恶风,此卫虚而阳弱也。夫人身之表,卫气主之,凡所以温分肉,实腠理,司开阖者,皆此卫气之用,故《内经》曰:阳者,卫外而为固也。今卫气一虚,则分肉不温,腠理不密,周身毛窍,有开无阖,由是风之外入,汗之内出,其孰从而拒之?故用黄芪建中汤,以创建中气,而温卫实表也。越一日,病者叉手自冒心间,脉之虚濡特甚,此汗出过多,而心阳受伤也。仲景云:发汗过多,病患叉手自冒心,心下悸者,桂枝甘草汤主之。与一剂良已。(魏之琇.续名医类案[M].北京:人民卫生出版社,1997.)

2. 桂枝甘草龙骨牡蛎汤证

【原文】火逆①下之,因烧针②烦躁者,桂枝甘草龍骨牡蠣湯主之。(118)

桂枝一兩,去皮　甘草二兩,炙　牡蠣二兩,熬　龍骨二兩

上四味,以水五升,煮取二升半,去滓,温服八合,日三服。

【词解】

①火逆:误用火法治疗而发生变证。

②烧针:即温针。

【提要】论心阳虚烦躁的证治。

【解析】误用火法劫汗伤阳而产生变证,或用攻下之法,均属误治。重伤阳气,致心阳

受损,神失所养而心神浮越于外,故患者症见烦躁不安,当用桂枝甘草龙骨牡蛎汤温补心阳,镇潜安神。

烧针属火法的一种,本条非指先用火法,又使下法,再加烧针之意。火法劫汗,损伤心阳的机理与第64条基本相同,故心悸亦为主症之一。但因心阳虚损较重,心神浮越于外,故证见烦躁,病情较重。

【方义】桂枝、炙甘草辛甘合化以补益心阳,龙骨、牡蛎重镇收涩,安神镇潜以治烦躁。

【辨治要点】

病机:心阳虚损,心神浮越。

主症:烦躁,心悸,欲得按,怵惕不寐。

治法:温补心阳,镇潜安神。

方药:桂枝甘草龙骨牡蛎汤(桂枝、炙甘草、牡蛎、龙骨)。

方歌:二甘一桂不雷同,龙牡均行二两通,火逆下之烦躁起,交通上下取诸中。

【知识拓展】

临床多用本方治疗快速型心房纤颤、频发室性期前收缩、窦性心动过速、房性心律失常、病态窦房结综合征、变异型心绞痛、病毒性心肌炎、更年期综合征、甲状腺功能亢进症、多动症等属心阳虚损,心神浮越者。临床使用时,根据证情变化,灵活加减治疗,但要注意本方炙甘草用量两倍于桂枝,故以补益心阳,镇潜浮阳为主。

药理研究发现,桂枝、甘草能扩张血管,促进血液循环,改善心脏功能。龙骨、牡蛎有缓解肌肉痉挛、抑制脑兴奋、降低刺激阈值、止汗等作用。桂枝甘草龙骨牡蛎汤有增强急慢性心理应激能力、调节下丘脑 - 垂体 - 肾上腺轴等作用。

【医案选录】

刘渡舟医案:宋先生与余同住一院,时常交谈中医学术。一日,宋忽病心悸,悸甚而神不宁,坐立不安,乃邀余诊。其脉弦缓,按之无力。其舌淡而苔白。余曰:病因夜作耗神,心气虚而神不敛所致。乃书桂枝9g,炙草9g,龙骨12g,牡蛎12g;凡3剂而病愈。(刘渡舟.新编伤寒论类方[M].太原:山西人民出版社,1984.)

3. 桂枝去芍药加蜀漆牡蛎龙骨救逆汤证

【原文】伤寒脉浮,醫以火迫劫之①,亡陽②必驚狂,卧起不安者,桂枝去芍藥加蜀漆牡蠣龍骨救逆湯主之。(112)

桂枝三兩,去皮　甘草二兩,炙　生薑三兩,切　大棗十二枚,擘　牡蠣五兩,熬　蜀漆三兩,洗去腥　龍骨四兩

上七味,以水一斗二升,先煮蜀漆,減二升,内諸藥,煮取三升,去滓,溫服一升。本云,桂枝湯今去芍藥加蜀漆、牡蠣、龍骨。

【词解】

①火迫劫之:用温针、火熨等火法强行发汗。

②亡阳:形容心阳损伤程度重,非指心阳亡失竭绝。

【提要】论心阳虚惊狂的证治。

【解析】伤寒脉浮,病在太阳之表,以辛温解表之法则愈。若用温针、火熨等强行发汗,汗为心液,汗出则心阳随之外泄,心神浮动;汗出过多,心阳伤而不能温化水饮,致痰浊内生,上蒙心神,神明失守,故见惊狂、卧起不安等症。治当温通心阳,镇惊安神,祛痰化浊,用桂枝去芍药加蜀漆牡蛎龙骨救逆汤。

《素问·至真要大论》云:"诸躁狂越,皆属于火",说明躁狂证多以火热为患,但火有虚实

之分,临床躁狂诸证属实火扰动心神者固然多见,但亦有阳气不足,虚阳外浮而致心神浮越躁狂者亦不少。故临证治疗躁狂诸证当分虚实、明寒热以治之。

桂枝甘草汤证、桂枝甘草龙骨牡蛎汤证与本证,均为心阳虚证,但证情有轻重之分,用药亦有差别,临证需要鉴别。桂枝甘草汤证以心下悸、欲得按为主症,属心阳损伤较轻者,治以温通心阳,方中桂枝用量较大;桂枝甘草龙骨牡蛎汤证为心阳虚损而心神浮越所致,除心悸外,可见烦躁等症,其心阳虚损程度较桂枝甘草汤为重,因其心神外浮,故治以温补心阳,镇潜安神,方中甘草用量较大;本证则因心阳虚损,心神浮越,又有痰浊扰及心神所致,故除心悸、烦躁外,尚有惊狂、卧起不安等症,其心阳虚损亦较严重,其病情亦较重,治以温通心阳,镇惊安神,祛痰化浊。

【方义】本方由桂枝汤去芍药加蜀漆、牡蛎、龙骨而成。桂枝汤中芍药酸寒阴柔,不利于心阳恢复,故去之。取桂枝、炙甘草辛甘合化,以复心阳。生姜、大枣辛甘温以补益中焦,调和营卫,并助桂枝、炙甘草以复心阳。龙骨、牡蛎重镇潜敛,安神定惊。心阳已虚,常有水饮痰浊上犯神明,故加蜀漆涤痰化浊。因本证属火劫致逆为病,故方名"救逆汤"。

【辨治要点】

病机:心阳重伤,心神浮越,痰浊内扰。

主症:惊狂,卧起不安,心悸,乏力。

治法:温通心阳,镇惊安神,兼以涤痰。

方药:桂枝去芍药加蜀漆牡蛎龙骨救逆汤(桂枝、炙甘草、生姜、大枣、牡蛎、蜀漆、龙骨)。

方歌:桂枝去芍已名汤,蜀漆还加龙牡藏,五牡四龙三两漆,能疗火劫病惊狂。

【知识拓展】

本方主要用于治疗精神分裂症、神经衰弱综合征、精神抑郁症、高血压、风湿性心脏病等,临床以失眠、惊狂、惕动不安等为主要表现,证属心阳虚,心神浮越兼痰浊内扰者。

药理研究发现,本方具有降压、镇静、减少毛细血管的通透性、抑制胃酸分泌等作用。

【医案选录】

万友生医案:梁某,男,36岁。病因大惊而起,日夜恐惧不安。晚上不敢独宿,即使有人陪伴,也难安寐而时自惊醒;白天不敢独行,即使有人陪伴,也触目多惊而畏缩不前。每逢可怕之事(即使并不足怕的事也常引以为怕),即自发呆而身寒肢厥拘急并引入阴筋,手足心出汗。发作过后,则矢气尿多。饮食减少,舌淡苔白,脉弦。初诊投以桂枝汤去芍药加龙骨牡蛎等(桂枝四钱,炙甘草八钱,生姜三钱,大枣六枚,生龙骨一两,生牡蛎一两,远志三钱,桂圆肉二两,小麦二两),连服三剂,夜寐渐安,恐惧感明显减退,发呆次数大减,可以独自出外行走,不再需人陪伴,但时当夏令,犹穿夹衣,自汗恶风,复诊守上方加生黄芪五钱,白芍三钱,再进数剂而病获痊愈。(万友生.伤寒知要[M].南昌:江西人民出版社,1982.)

4. 桂枝加桂汤证

【原文】燒針令其汗,針處被寒,核起而赤者,必發奔豚①。氣從少腹上衝心者,灸其核上各一壯②,與桂枝加桂湯更加桂二兩也。(117)

桂枝五兩,去皮　芍藥三兩　生薑三兩,切　甘草二兩,炙　大棗十二枚,擘

上五味,以水七升,煮取三升,去滓,溫服一升。本云,桂枝湯今加桂滿五兩。所以加桂者,以能泄奔豚氣也。

【词解】

①奔豚:病证名。豚,小猪。奔豚,以小猪的奔跑冲突状态,形容患者自觉有气从少腹上冲心胸的病证。本证时发时止,发作时痛苦异常。

②一壮:把艾绒作成艾炷,灸完一个艾炷为一壮。

【提要】论心阳虚奔豚的证治。

【解析】病本无汗,用烧针之法强迫发汗,属误治。由于外在寒邪不因烧针而除,复因汗出腠理疏松,寒邪闭郁肌腠,故针处局部红肿如核。烧针强发其汗后,汗出损伤心阳,不能温暖下焦,致下焦水寒之气上逆心胸,故发奔豚。治疗当先灸针刺部位之赤核各一壮,助阳气以散寒邪;再服用桂枝加桂汤,以平冲降逆,温通心阳。

【方义】本方为桂枝汤加重桂枝用量而成,寓降于升之中。重用桂枝,配以炙甘草,佐以姜枣,辛甘合化,温通心阳,平冲降逆。芍药配炙甘草,酸甘合化,养阴缓急。共为温通心阳,平冲降逆之方。

对于本方之加桂,用桂枝或用肉桂,历来争议多。如方有执认为是肉桂;柯琴、徐大椿认为是桂枝;章楠认为若治疗肾邪上冲,宜加肉桂,若用于解太阳之邪,宜加桂枝。从原文"更加桂二两"和"今加桂满五两"的文义而论,当是桂枝。考《神农本草经》所载之桂,未分桂枝与肉桂,故只能从《伤寒论》原文加以推断。就现代临床应用而言,桂枝、肉桂确有不同,对于奔豚证可酌情选用。

【辨治要点】

病机:心阳不足,水寒上逆。

主症:发作性气从少腹上冲心胸,伴心悸等。

治法:温通心阳,平冲降逆。

方药:桂枝加桂汤(桂枝、芍药、炙甘草、生姜、大枣)。

方歌:气从脐逆号奔豚,汗为烧针启病源,只取桂枝汤本味,再加二两桂枝论。

【知识拓展】

现代多用本方治疗房室传导阻滞、偏头痛、发作性睡病、神经性心悸、神经官能症、更年期综合征、膈肌痉挛、雷诺病、冻疮等属心阳不足,水寒上逆者。药理研究表明,本方能抑制流感病毒性肺炎、提高单核吞噬细胞系统廓清能力,抑制皮肤迟发性超敏反应,具有较强的镇静和镇痛作用,对亢进的肠蠕动有抑制作用。

【医案选录】

曹颖甫医案:周右,住浦东。初诊,气从少腹上冲心,一日四五度发,发则白津出,此作奔豚论。肉桂心一钱,川桂枝三钱,大白芍三钱,炙甘草二钱,生姜三片,大红枣八枚。二诊:投桂枝加桂汤后,气上冲减为日二三度发,白津之出亦渐稀。下得矢气,此为邪之去路,佳。肉桂心一钱半,川桂枝三钱,大白芍三钱,炙甘草三钱,生姜三片,红枣十枚,厚朴钱半,半夏三钱。三诊:气上冲,白津出,悉渐除,盖矢气得畅行故也。今图其本,宜厚朴生姜甘草半夏人参汤加桂。厚朴三钱,生姜四钱,半夏四钱,甘草三钱,党参三钱,桂心一钱,桂枝二钱。(曹颖甫.经方实验录[M].北京:学苑出版社,2008.)

(三)水气证

1. 茯苓桂枝甘草大枣汤证

【原文】發汗後,其人臍下悸者,欲作奔豚,茯苓桂枝甘草大棗湯主之。(65)

茯苓半斤　桂枝四兩,去皮　甘草二兩,炙　大棗十五枚,擘

上四味,以甘爛水一斗,先煮茯苓,減二升,內諸藥,煮取三升,去滓,溫服一升,日三服。作甘爛水法:取水二斗,置大盆內,以杓揚之,水上有珠子五六千顆相逐,取用之。

【提要】论心阳虚欲作奔豚的证治。

【解析】心居阳位主火,肾居阴位主水。心火下温肾水则肾水不寒,肾水上济心火则心阳不亢,此即水升火降,水火既济之生理状态。汗为心液,发汗不当,损伤心阳,则心火不能下达于肾,下焦水寒之气无以蒸化而停蓄,并欲乘心阳之虚而上逆。水气萌动,犹奔豚之状,故脐下筑筑然跳动不安。治以茯苓桂枝甘草大枣汤温通心阳,化气利水。

本证与桂枝加桂汤证均属心阳虚奔豚证,但有已作与欲发之别。本证为心阳虚,下焦水气欲动,奔豚欲作而未作,以脐下悸为主症,治以温通心阳,化气利水;桂枝加桂汤证为心阳虚,下焦水寒之气上冲,奔豚已发,以气从少腹上冲心胸为主症,治当温通心阳,平冲降逆。

【方义】本方为桂枝甘草汤加茯苓、大枣组成。方中重用茯苓为君,先煎效宏,利水宁心健脾,以治水邪上逆;桂枝、炙甘草温通心阳,助心火以制寒水;大枣健脾,合炙甘草温脾助运、培土制水。本方重在通阳化气利水,心阳复,水邪去,则悸动止。

甘澜水,最早见于《灵枢·邪客》半夏秫米汤,"以流水千里以外者八升,扬之万遍,取其清五升煮之"。后世又称"千里水"或"长流水"。柯琴:"甘澜水状似奔豚,而性则柔弱,故又名劳水。"程林:"扬之无力,取其不助肾邪也。"钱潢:"动则其性属阳,扬则其势下走。"李中梓:"用甘澜水者,取其动而不已,理停滞之水也。"其意是将水扬数遍,令其烂熟,可去水寒之性而不助水邪之义。

【辨治要点】

病机:心阳不足,下焦水饮欲动。

主症:脐下悸,筑筑然跳动不安,舌淡苔白。

治法:温通心阳,化气利水。

方药:茯苓桂枝甘草大枣汤(茯苓、桂枝、炙甘草、大枣)。

方歌:八两茯苓四桂枝,炙甘四两悸堪治,枣推十五扶中土,煮取甘澜两度施。

【知识拓展】

本方现代临床多用于治疗神经性心悸、假性痫症、神经衰弱、慢性肾炎、胃扩张、胃部有振水音等病,辨证属心阳不足,下焦水饮欲动者。药理研究表明,茯苓桂枝甘草大枣汤具有明显的利尿作用。

【医案选录】

刘渡舟医案:郭某,男,56岁。患奔豚气证,发作时气从少腹往上冲逆,至心胸则悸烦不安、胸满憋气、呼吸不利、头身出汗。每日发作两三次。切其脉沉弦无力,视其舌质淡而苔水,问其小便则称甚少,而又有排尿不尽之感。辨证:水气下蓄,乘心脾阳虚而发为奔豚。考仲景治奔豚有两方,而小便不利者,则用本方为宜。处方:茯苓 30g,桂枝 12g,大枣 12 枚,炙甘草 6g。嘱患者以大盆贮水,以勺扬水,水面有珠子五六千颗相逐,用以煮药。患者服两剂,小便通畅而"奔豚"不作。转方用桂枝 10g,炙甘草 6g,以扶心阳,其病得愈。(刘渡舟.伤寒论十四讲 [M].天津:天津科学技术出版社,1982.)

2. 茯苓桂枝白术甘草汤证

【原文】傷寒若吐、若下後,心下逆滿,氣上衝胸,起則頭眩,脉沉緊,發汗則動經[①],身爲振振搖[②]者,茯苓桂枝白术甘草湯主之。(67)

茯苓四兩　桂枝三兩,去皮　白术　甘草各二兩,炙

上四味,以水六升,煮取三升,去滓,分温三服。

【词解】

①动经:伤动经脉。

②身为振振摇:身体震颤,动摇不定。

【提要】论脾虚水气上冲的证治及治疗禁忌。

【解析】本条文中"茯苓桂枝白术甘草汤主之"应接在"脉沉紧"后,此属倒装文法。太阳病伤寒表证,应以辛温解表之法治疗。若误用吐下之法,则可损伤脾之阳气。脾阳损伤,水失运化而水饮内生,脾阳虚不能制水而水饮上逆。水停心下,气机不利,则心下逆满;水饮上冲于胸,则症见气上冲胸。清阳之气为水饮阻滞,失于上达,或水气上蒙清阳,症可见头晕目眩。沉脉主水主里,紧脉主寒,脾阳虚鼓动无力,水寒之气阻滞气机,故脉沉而紧,如《金匮要略·水气病脉证并治》云"脉得诸沉,当责有水。"本证为脾阳虚,水气上冲之证,当以茯苓桂枝白术甘草汤温阳健脾,利水降冲,禁用发汗、吐下之法。若医者不知温阳健脾利水之法,而据脉紧而误认为表寒甚而发其汗,则可导致阳气更伤。阳虚不能温养经脉,水饮浸渍筋肉,则出现筋肉动惕,身体振颤动摇之症状。此时疾病已更深一层,病已由脾伤肾,脾肾阳虚而水饮内停,临证可与第82条真武汤证合参。

【方义】方中茯苓淡渗利水健脾,是为主药;桂枝温阳降冲,配茯苓温阳化气,利水降冲,配炙甘草辛甘合化而通阳健脾;白术配茯苓,健脾燥湿利水,配炙甘草,健脾益气。本方温能化气,甘能补脾,燥能祛湿,淡能利水,共起温阳健脾、利水化饮之功。

【辨治要点】

病机:脾失健运,水饮内停。

主症:心下逆满,气上冲胸,起则头眩,脉沉紧。

治法:温阳健脾,利水降冲。

方药:茯苓桂枝白术甘草汤(茯苓、桂枝、白术、炙甘草)。

方歌:病因吐下气冲胸,起则头眩身振从,茯四桂三术草二,温中降逆效从容。

【知识拓展】

本方为温阳健脾利水之名方,用于治疗脾阳虚水饮内停之证。现代临床应用较为广泛,如神经衰弱、精神分裂症、慢性支气管炎、支气管哮喘、肺气肿、冠心病、心包积液、胸腔积液、心功能不全、心源性哮喘、神经性心悸、心源性水肿、脑积水、慢性肾小球肾炎、肾病综合征、梅尼埃病等属脾失健运,水饮内停者。

药理研究表明,本方具有抗菌、抗病毒和祛痰止咳作用,可抑制结核分枝杆菌生长和致病性;可抑制毛细血管通透性,促进积液排泄;能调整血液循环,增强心肌对能量的摄取和心肌收缩力,减轻心脏负荷;能改善耳蜗循环;有镇静、利尿、抗过敏、抗心律失常和抗溃疡作用。

【医案选录】

刘渡舟医案:陈某,女,52岁。大便秘结,五六日一行,坚如羊屎,伴有口干渴,但又不能饮。自觉有气上冲,头晕、心悸、胸满。每到夜间随上冲之势加甚,而头目昏眩则更甚。周身轻度浮肿,小便短少不利,面部虚浮,目下色青,舌胖质淡,舌苔水滑。辨证:此证为心脾阳虚,水气上乘阳位,水气不化,津液不行,则大便秘结而小便不利。水气上冲,阴来搏阳,故心悸、胸满、眩晕。水邪流溢,则身面浮肿。治法:温通阳气,伐水降冲。处方:茯苓30g,桂枝10g,白术10g,炙甘草6g。服两剂头晕、心悸与气冲之感均减,这是水饮得以温化的反映。二诊乃于上方更加肉桂3g,助阳以消阴;泽泻12g,利水以行津。服两剂,口干止,大便自下,精神转佳,冲气又有进一步的减轻。三诊转方用苓桂术甘与真武汤合方:桂枝10g,茯苓24g,猪苓10g,生姜10g,附子10g,白芍10g。服至3剂,诸证皆除,面色亦转红润,从此获愈。(刘渡舟.伤寒论十四讲[M].天津:天津科学技术出版社,1982.)

3. 桂枝去桂加茯苓白术汤证

【原文】服桂枝湯,或下之,仍頭項強痛,翕翕發熱,無汗,心下滿微痛,小便

笔记栏

不利者,桂枝去桂加茯苓白术汤主之。(28)

芍藥三兩　甘草二兩,炙　生薑切　白术　茯苓各三兩　大棗十二枚,擘

上六味,以水八升,煮取三升,去滓,温服一升,小便利则愈。本云,桂枝湯今去桂枝加茯苓、白术。

【提要】论脾虚水停兼太阳经气不利的证治。

【解析】服桂枝汤,或下之后,患者仍见"头项强痛,翕翕发热,无汗,心下满微痛,小便不利"等症,意指在服桂枝汤或下之前上述症状已存在,此当属表里合病之证。

"头项强痛,翕翕发热",可见于桂枝汤证中,误以为表证而选用桂枝汤治疗,由于病不在表,故而不愈;但"无汗,心下满微痛,小便不利"则非桂枝汤证,若误认为邪结在里而用攻下之法,由于非阳明胃肠实热之候,故下之亦不愈。经用汗下后,疾病不解,既非桂枝汤证,亦非里实可下之证。当属脾虚水饮内停,太阳经气不利之证。

误用汗下之后,致脾虚运化失职,水停中焦,气机不利,故心下满微痛。水饮停聚,三焦水道不通,水液不能下输膀胱,故小便不利。本证"小便不利"是辨证关键。小便不利是气化不行、水饮内停、三焦水道不通的反映。水饮内停,邪闭肌表,太阳经气运行不利,筋脉失养,故头项强痛。水饮内停,邪阻太阳经脉,阳气郁滞,营卫失和,故无汗,翕翕发热。此因水饮为患,兼太阳经气不利之候,法当健脾利水,调和营卫,方用桂枝去桂加茯苓白术汤。

【方义】本方为健脾利水,调和营卫,表里双解之剂。方中茯苓、白术健脾利水燥湿;生姜、大枣调和营卫,兼散太阳经气之邪;芍药养阴利水;炙甘草温补中焦。

后世对本方争议较大,大致有三种观点:其一认为当去桂枝;其二认为当去芍药;其三认为当据临床具体表现而定。

【辨治要点】

病机:脾虚水停,经气不利。

主症:发热,头痛,项强,无汗,小便不利,心下满微痛。

治法:健脾利水,调和营卫。

方药:桂枝去桂加茯苓白术汤(茯苓、白术、芍药、炙甘草、生姜、大枣)。

方歌:术芍苓姜三两均,枣须十二效堪珍,炙甘二两中输化,水利邪除立法新。

【知识拓展】

现代临床主要将桂枝去桂加茯苓白术汤应用于癫痫、胃肠型感冒、胃脘痛、妊娠水肿、妊娠癃闭等疾病,辨证属于脾虚水停,经气不利者。药理研究发现,本方具有镇痛、解热、发汗及利尿等作用。

【医案选录】

刘渡舟医案:刘某,女,53岁,患低热不退,徘徊于37.5℃左右,已两月余,兼见胃脘发满,项部拘急不适。切其脉弦,视其舌胖大,而苔则水滑欲滴,乃问其小便,自称短涩不利,而有不尽之感。余结合第28条精神,辨为水郁阳抑发热之证,于是不治热,而利其水,用桂枝去桂加茯苓白术汤(白芍、生姜、炙草、大枣、茯苓、白术)共服3剂,则小便通畅,低热等症随之而解。(刘渡舟.伤寒论临证指要[M].北京:学苑出版社,2003.)

(四) 脾虚证

1.厚朴生姜半夏甘草人参汤证

【原文】發汗後,腹脹滿者,厚朴生薑半夏甘草人參湯主之。(66)

厚朴半斤,炙,去皮　生薑半斤,切　半夏半升,洗　甘草二兩,炙　人參一兩

上五味,以水一斗,煮取三升,去滓,溫服一升,日三服。

微课:厚朴生姜半夏甘草人参汤证

【提要】论脾虚气滞腹胀的证治。

【解析】腹胀满,有虚实之别。《金匮要略》云"按之不痛为虚,痛者为实";又云"腹满不减,减不足言,当下之""腹满时减,复如故,此为寒,当与温药",指出了腹胀满虚实的辨证要点。本条发汗后伤脾,使脾运失健,寒湿内生,气机阻滞,故腹胀满,时轻时重,按之不痛。由方测证,当为虚实夹杂,以实为主。治疗当用行气补气之法,若仅行气除满,则更伤脾气;如仅补气健脾,则又壅滞为满。故以厚朴生姜半夏甘草人参汤理气健脾,消滞除满。

【方义】方中厚朴苦温,用量半斤,宽中行气消胀;生姜辛温宣散,配半夏降逆和胃开结;人参、炙甘草温补脾气而助运化。诸药配合,补而不滞,消而无伤,为消补兼施,以消为主之剂。本方重用厚朴、生姜、半夏,当以行气为主,健脾为次。

【辨治要点】

病机:气机壅滞,脾虚不运。

主症:腹胀满,时轻时重,按之不痛。

治法:行气宽中,健脾温运。

方药:厚朴生姜半夏甘草人参汤(厚朴、生姜、半夏、炙甘草、人参)。

方歌:厚朴半斤姜半斤,一参二草亦须分,半升夏最除虚满,汗后调和法出群。

【知识拓展】

现代多用本方治疗消化功能紊乱、过敏性结肠炎、慢性胃炎、胃溃疡、十二指肠溃疡、不完全性肠梗阻、慢性胃肠功能紊乱、功能性消化不良、糖尿病合并胃轻瘫等属脾虚气滞者。药理研究发现,本方可抑制小鼠的肠推进或胃排空,但不能缓解乙酰胆碱或组胺对肠管的痉挛作用。

【医案选录】

聂惠民医案:孙某,女,40岁,1987年4月初诊。主诉腹胀半年,时伴有疼痛,纳差乏力。经多方检查,如血、尿、便常规(-),肝功能、B超、胃镜等皆未见异常。多方服用中西药物,腹胀有增无减。现症:腹胀如鼓,似妊娠七八个月,俯身受阻,饮食不佳,二便正常,乏力;叩诊:腹部鼓声,未触及包块,脉沉弦略细,苔薄白。证属脾虚不运,气机壅滞而致腹胀证。治则当益脾健运、行气除胀,方用厚朴生姜半夏甘草人参汤加味:厚朴12g,生姜6片(自备),半夏12g,炙甘草4g,党参10g,柴胡10g,炒枳壳10g。水煎温服。进药6剂,诸证锐减,守方调治而愈,1年未复发。(聂惠民.聂氏伤寒学[M].北京:学苑出版社,2005.)

2. 小建中汤证

【原文】伤寒二三日,心中悸而烦者,小建中汤主之。(102)

桂枝三兩,去皮　甘草二兩,炙　大棗十二枚,擘　芍藥六兩　生薑三兩,切　膠飴一升

上六味,以水七升,煮取三升,去滓,内飴,更上微火消解。温服一升,日三服。嘔家不可用建中湯,以甜故也。

【提要】论伤寒里虚,心悸而烦的证治。

【解析】伤寒二三日,未经误治而见心中悸而烦者,多为正气不足,复被邪扰所致。本病多由心脾两虚,气血不足而成。由于气血不足,心神失养,复加邪气扰于心中,故心悸烦乱不安。本证正气不足为本,邪气内扰为标。证属气血阴阳俱不足,治之当用扶正祛邪,调理中焦之法,以小建中汤内调中焦,外和营卫,益气血生化之源,正气足则邪气退,悸烦自止。即《灵枢·终始》所谓"阴阳俱不足,补阳则阴竭,泻阴则阳脱,如是者,可将以甘药"之意。

【方义】本方即桂枝汤倍芍药加胶饴而成。如此变化,则将外和营卫之剂变为内调中

焦之方。方中胶饴甘温入脾,补益中焦。桂枝、芍药配胶饴,以辛温甘守酸敛之性,健脾补中,以助气血生化之源,又有缓急止痛之功。炙甘草、大枣助胶饴甘温守中;助芍药酸甘滋阴。生姜辛温散寒,助桂枝振奋阳气。本方有温中健脾,补虚缓中,平调阴阳,调和气血之功。正如尤怡所说:"伤寒里虚则悸,邪扰则烦。二三日悸而烦者,正虚不足而邪欲入内也。是不可攻其邪,但与小建中汤温养中气,中气立则邪自解。"若是呕家,则不可用本方,因甘性壅滞故也。

【辨治要点】

病机:中焦虚损,气虚血少,心失所养。

主症:心悸,心烦,面色不华,神疲乏力,食少。

治法:温中健脾,调和气血。

方药:小建中汤(胶饴、桂枝、芍药、炙甘草、生姜、大枣)。

方歌:建中即是桂枝汤,倍芍加饴绝妙方,饴取一升六两芍,悸烦腹痛有奇长。

【知识拓展】

小建中汤现代临床广泛用于治疗外感、内伤多种病证如慢性胃炎、消化性溃疡、胃下垂、贫血、过敏性紫癜、血小板减少性紫癜、小儿营养不良、消化不良、小儿反复感冒、自汗等以脾胃虚弱、气血不足为病机者。现代药理研究表明,本方具有镇痛、镇静、抗炎、抗溃疡、抗氧化、清除自由基、抗惊厥、增强机体免疫力等作用,也有降低胃张力的效应。

【医案选录】

刘渡舟医案:李妇,38 岁,大连人。产后失血过多,又加天气酷寒,而腹中疼痛,痛时自觉肚皮向里抽动。此时,必须用热物温暖,方能缓解。切其脉弦细而责,视其舌淡嫩苔薄。辨为血虚不能养肝,肝急而刑脾,脾主腹,是以拘急疼痛,而遇寒更甚。为疏:桂枝 10g,白芍 30g,炙甘草 6g,生姜 9g,大枣 7 枚,当归 10g,饴糖 40g(烊化)。此方服至 3 剂,而腹痛不发。转方用双和饮气血两补收功。(刘渡舟. 新编伤寒论类方[M]. 太原:山西人民出版社,1984.)

3. 桂枝人参汤证

【原文】太陽病,外證未除,而數下之,遂協熱而利^①,利下不止,心下痞鞕,表裏不解者,桂枝人參湯主之。(163)

桂枝四兩,別切 甘草四兩,炙 白朮三兩 人參三兩 乾薑三兩

上五味,以水九升,先煮四味,取五升,内桂,更煮取三升,去滓。温服一升,日再夜一服。

【词解】

①协热而利:协,合也。热,指表证发热。协热而利,此指里虚寒下利兼表证发热。

【提要】论脾虚下利兼表证未解的证治。

【解析】太阳表证不解,法当解表散邪。若屡用攻下之法,则致表邪未解而脾阳受损。因表证不除,故发热恶寒等症仍在。又因攻下损伤脾阳,寒湿内生,下注大肠,故下利不止。此为里寒下利兼表证发热,故曰"协热而利"。由于脾阳损伤,运化失司,升降反常,中焦气机痞塞,则见心下痞硬。本证为脾阳虚下利与风寒表证发热同在,故云"协热而利""表里不解"。虽属表里同病,但疾病重在"下利不止,心下痞硬"的里虚寒证,故以桂枝人参汤温中解表。

《伤寒论》中对于下利兼表证的证治,因其病机不同,病势有轻重缓急,故治法各异。如葛根汤证之太阳表邪不解,内迫大肠而利,证以表邪为主,症见发热恶寒、无汗、头项强痛、下

利等,则以葛根汤发汗解表散邪,表邪一除而里气自和,后世谓"逆流挽舟"之法;若是太阳表邪内传阳明,热迫大肠而利,症见发热、汗出而喘、下利臭秽、肛门灼热、苔黄脉数等,则用葛根黄芩黄连汤清热止利,兼以解表;若是少阴病下利兼太阳表证不解,症见下利清谷、四肢厥冷、恶寒发热等,则急投四逆汤回阳救逆,阳回利止后,则用桂枝汤和营解表。本证则为脾阳虚兼表邪不解之下利,症见发热恶寒、下利清稀、心下痞硬、口淡不渴等,则以桂枝人参汤温中解表。

【方义】本方为理中汤加桂枝而成。方中干姜温中散寒,守而不走,白术健脾燥湿,人参补脾益气,炙甘草和中补虚,配干姜辛甘合化,振奋中阳。四药有温阳健脾,散寒燥湿之功。桂枝辛温主散,以解太阳表邪,与理中汤合为表里双解之剂,但以温中为主,解表为次。使用时理中汤先煎、久煎,取其温阳散寒、补益中焦之功;桂枝后下,取其辛温走表,外散表邪之意。服法:白天服 2 次,夜间服 1 次,乃取顺应脾胃主时之气旺而愈病之法。

【辨治要点】

病机:脾阳不足,表邪未解。

主症:下利清稀,心下痞硬,发热恶寒。

治法:温阳健脾,兼以解表。

方药:桂枝人参汤(桂枝、炙甘草、干姜、人参、白术)。

方歌:人参汤即理中汤,加桂后煎痞利尝,桂草方中皆四两,同行三两术参姜。

【知识拓展】

本方现代主要用于治疗普通感冒、过敏性鼻炎、慢性荨麻疹、慢性萎缩性胃炎、胃溃疡、十二指肠溃疡、慢性结肠炎、小儿秋季腹泻、冠心病、糖尿病、慢性头痛以及恶性肿瘤化疗后的不良反应等中医辨证以脾阳不足为主者。药理研究表明,本方具有调节脂代谢、改善胰岛素抵抗、抗血小板聚集、清除自由基和免疫复合物、增强小肠微粒体活性的作用,并能防治化疗所致的骨髓抑制,减轻胃肠道反应。

【医案选录】

刘渡舟医案:陈某,19 岁。头疼身痛,发热恶寒,大便作泻,每日四五次,无红白黏液,腹中绵绵作痛,切其脉浮弦而缓,舌苔薄白而润。前医用"藿香正气散"未能取效。余辨为表里皆寒的"协热利"证,遂用桂枝人参汤,令其先煮理中汤,后下桂枝,日夜服之,两剂而愈。(刘渡舟.伤寒论十四讲[M].天津:天津科学技术出版社,1982.)

(五)肾阳虚证

1. 干姜附子汤证

【原文】下之後,復發汗,晝日煩躁不得眠,夜而安靜,不嘔,不渴,無表證,脉沉微,身無大熱者,乾薑附子湯主之。(61)

乾薑一兩　附子一枚,生用,去皮,切八片

上二味,以水三升,煮取一升,去滓、頓服。

【提要】论肾阳虚烦躁的证治。

【解析】病在太阳,法当解表则愈,医者先下后汗,为治疗失序。汗下后,使肾阳骤虚,阳气虚则阴寒偏盛。阳主动而阴主静,阳虚阴盛,则患者多静。由于昼日自然界阳气旺盛,人之虚阳得天阳之助,与阴寒相争,故见昼日烦躁不得眠;夜间阳气衰,阴气盛,人之虚阳无力与阴寒相争,故患者安静。就症情而言,安静与烦躁是相对而言,乃是疾病加重的表现。此为烦躁后神疲已极,呈似睡非睡之状,非指安静如常。阳虚无力鼓动血脉,故脉沉微。身无大热者,因阴寒内盛,虚阳外越,故身虽有热,但与内热熏蒸于外的身热不同。治疗以干姜附子汤急救回阳。

"不呕,不渴,无表证",为本证烦躁与三阳证烦躁的鉴别。三阳证均可见烦躁,但少阳证多呕,阳明病多渴。患者烦而不呕,则病不在少阳;不渴则病不在阳明;无表证则病不在太阳。故"烦躁、身无大热"非三阳病之实热,而为肾阳大伤,虚阳外扰之象。

【方义】生附子、干姜为大辛大热之品,辛温纯阳之剂,急回肾阳于欲脱。附子生用,则较熟附子破阴回阳之力更强。干姜、附子同用,且为顿服一次,使药力集中,快速起效,而挽残阳于欲脱。本方与四逆汤相比,少炙甘草一味,由于甘草性缓,不利于回阳救急,故去而不用,正所谓"有形之血不可速生,无形之气所当急固"。

【辨治要点】

病机:肾阳暴虚。

主症:昼日烦躁不得眠,夜而安静,脉沉微。

治法:急救回阳。

方药:干姜附子汤(干姜、生附子)。

方歌:生附一枚一两姜,昼间烦躁夜安常,脉微无表身无热,幸藉残阳未尽亡。

【知识拓展】

现代临床主要用本方治疗心力衰竭、肾炎所致水肿、肝硬化腹水、急性胃脘痛、感染性休克、低血糖眩晕、内耳眩晕症、咽痛、妊娠恶阻、双相障碍等属肾阳虚衰者。药理研究发现,干姜附子汤具有加快心率,提高左心室收缩压、左心室内压最大上升和下降速率,降低左心室舒张末期压,改变血流动力学的作用。

【医案选录】

窦材医案:一人患伤寒,初起即厥逆,脉一息八九至,诸医以为必死。窦曰:乃阴毒也。厥逆脉数,断为阴毒,必有爪青、吐利、蜷卧等症。与姜附汤一盏,至半夜汗出而愈。若以脉数为热,下凉药必死无疑。(魏之琇.续名医类案[M].北京:人民卫生出版社,1997.)

2. 茯苓四逆汤证

【原文】發汗,若下之,病仍不解,煩躁者,茯苓四逆湯主之。(69)

茯苓四兩　人參一兩　附子一枚,生用,去皮,破八片　甘草二兩,炙　乾薑一兩半

上五味,以水五升,煮取三升,去滓。温服七合,日二服。

【提要】论阴阳两虚烦躁的证治。

【解析】汗下后,病仍不解,非指太阳病不解,而是病情发生了变化。反增烦躁,是汗下后阴阳俱伤,病入少阴所致。太阳与少阴相表里,误治太阳,则易虚其少阴。少阴为水火之脏,阴阳之根。少阴里虚,阴阳俱不足,水火失济,阳虚神气外浮,阴虚阳无所依,故生烦躁。

本条叙证简单,当以方测证。本方为四逆汤加人参、茯苓而成,有回阳益阴之效。本证阴阳俱虚,且以阳虚为主。故除烦躁外,可见畏寒蜷卧、四肢逆冷、脉沉微等。

【方义】本方由四逆汤加人参、茯苓组成。方中四逆汤回阳救逆,人参益气生津,安精神、定魂魄。姜、附与人参相配,回阳之中有益阴之效,益阴之中有助阳之功,阳虚而阴伤者,多用此法。茯苓宁心安神、健脾利水。

【辨治要点】

病机:阴阳俱虚,水火失济。

主症:昼夜烦躁,畏寒蜷卧,四肢逆冷,脉沉微。

治法:回阳益阴。

ER-1-8

茯苓四逆汤
证病案

方药:茯苓四逆汤(干姜、生附子、炙甘草、人参、茯苓)。

方歌:生附一枚两半姜,二甘六茯一参尝,汗伤心液下伤肾,肾躁心烦得媾昌。

【知识拓展】

本方主要用于风湿性心脏病并发心力衰竭、冠心病心肌梗死、完全性右束支传导阻滞、肺源性心脏病、脓毒症并发心肌损伤;急性胃炎、慢性胃肠炎、结肠炎、肠结核、肠易激综合征;急性肾炎、糖尿病肾病、糖尿病神经源性膀胱;血栓闭塞性脉管炎;急性脑血管病、帕金森病、失眠等病,辨证属于肾阳虚,阴亦不足者。

药理研究表明,茯苓四逆汤具有改善血压、保持心率、减轻内毒素引起的血液浓缩、抑制中性粒细胞数增加的作用,并能提高内毒素处理动物的存活率。

【医案选录】

刘绍武医案:齐某,男,49岁,1988年10月26日就诊。3个月前,因天气炎热而服生冷,致泄泻,腹痛,曾用中药治疗后痊愈。后又食生冷,再度出现泄泻。经用中西药治疗,无明显疗效,病程迁延至今。证见泻下清水,每日4~6次,脐周疼痛,喜温喜按,畏冷,气短,口干,唇舌色淡,苔薄白,六脉沉弱。证属肾阳虚弱兼气液不足。治宜温补肾中元阳,兼养气液。方药:茯苓12g,条参、制附片(先煎)各15g,炮姜6g,炙甘草10g,水煎服。服5剂泄止,继服10剂而愈。(刘绍武,刘含堂.茯苓四逆汤的临床新用[J].陕西中医,1990,11(8):361.)

3. 真武汤证

【原文】太陽病發汗,汗出不解,其人仍發熱,心下悸,頭眩,身瞤動[①],振振欲擗地[②]者,真武湯主之。(82)

茯苓　芍藥　生薑各三兩,切　白术二兩　附子一枚,炮,去皮,破八片

上五味,以水八升,煮取三升,去滓,溫服七合,日三服。

【词解】

①身瞤动:身体筋肉跳动。

②振振欲擗地:擗,同蹵,仆倒之意。即身体振颤,站立不稳而欲仆倒之状。

【提要】论肾阳虚水泛的证治。

【解析】太阳病属表证,本当解表微汗而愈。或误发虚人之汗,或汗出太过,则可内伤少阴阳气。汗出病不解者,非太阳表证不解,乃指疾病发生了变化。其人仍发热,指发汗后热不除。太阳病,热在肌表,汗后邪随汗外散,汗后热不除者,非属表邪闭郁,此为阴盛阳浮,虚阳外越。肾者主水,全赖阳气之温化,肾阳虚水无所主,上凌于心,则心下悸;上蒙清阳,则头眩。《素问·生气通天论》云:"阳气者,精则养神,柔则养筋。"阳虚不能温养筋脉肌肉,水气浸渍肌肉筋脉,则身体筋肉跳动,振颤不稳而欲倒地。治疗当以真武汤温肾阳,利水气。

本证与茯苓桂枝白术甘草汤证均属阳虚水停证,都可见头眩、脉沉等症。但茯苓桂枝白术甘草汤重在水停中焦,治疗重在温脾阳以培土制水;本证重在肾阳虚水气内停,治疗重在温肾阳以利水气。

【方义】本方回阳化气以消阴,益火培土而制水。方中炮附子温肾复阳,使水有所主;白术健脾燥湿,与附子相伍,主水之中有制水之妙;茯苓淡渗利水健脾;生姜宣散水饮,与附子相配,主水之中有散水之意;芍药活血脉、利水气,与附子、白术刚柔相济,可防温燥刚烈之性,以收刚柔相济之效。

【辨治要点】

病机:肾阳虚衰,水气内停。

主症:发热,心下悸,头眩,身瞤动,振振欲擗地,小便不利。

笔记栏

治法：温肾阳，利水气。

方药：真武汤（茯苓、芍药、生姜、白术、炮附子）。

方歌：生姜芍茯数皆三，二两白术一附探，便短咳频兼腹痛，驱寒镇水与君谈。

【知识拓展】

真武汤为温阳利水之名方，现代临床多用本方治疗高血压、心力衰竭、扩张型心肌病、肺动脉高压、梅尼埃病、甲状腺功能减退性心脏病、尿毒症心肌病、交感神经型颈椎病眩晕、萎缩性胃炎、尿潴留、心肾综合征、肾病综合征、糖尿病肾病等，病机为肾阳虚水气内停者，用之多有疗效。此外，新冠肺炎（COVID-19）患者出现肺水肿、肺泡大量渗出时，表现为寒湿证，可予真武汤温阳利水治疗。

药理研究表明，真武汤具有降血脂、改善左心室舒缩功能、提高心肌收缩力、改善缺血心肌的血氧供应、抑制肾小球系膜细胞外基质增殖、改善肾功能和平衡水液代谢、利尿、抗变应性神经炎、提高学习记忆能力等作用。

【医案选录】

许叔微医案：乡里市人姓京，鬻绳为业，谓之京城子。其子年近三十，初得病，身微汗，脉弱，恶风。医者误以麻黄汤汗之，汗遂不止，发热，心痛，多惊悸，夜间不得眠卧，谵语，不识人，筋惕肉瞤，振振动摇。医者以镇心惊风药治之。予视之曰，强汗之过也。仲景云，脉微弱，汗出恶风者，不可服青龙汤。服之则筋惕肉瞤，此为逆也。唯真武汤可收之。仲景云，太阳病发汗，汗出不解，其人仍发热，心下悸，头眩，身瞤动，振振欲擗地者，真武汤主之。予三投而大病除。次以清心丸、竹叶汤解余毒，数日差。（许叔微．伤寒九十论［M］．上海：商务印书馆，1956．）

（六）阴阳两虚证

1. 甘草干姜汤证、芍药甘草汤证

【原文】傷寒脈浮，自汗出，小便數，心煩，微惡寒，腳攣急①，反與桂枝欲攻其表，此誤也。得之便厥②，咽中乾，煩躁，吐逆者，作甘草乾薑湯與之，以復其陽。若厥愈足溫者，更作芍藥甘草湯與之，其腳即伸；若胃氣不和，讝語者，少與調胃承氣湯；若重發汗，復加燒針者，四逆湯主之。(29)

甘草乾薑湯方

甘草四兩，炙　乾薑二兩

上二味，以水三升，煮取一升五合，去滓，分溫再服。

芍藥甘草湯方

白芍藥　甘草各四兩，炙

上二味，以水三升，煮取一升五合，去滓，分溫再服。

調胃承氣湯方

大黃四兩，去皮，清酒洗　甘草二兩，炙　芒消半升

上二味，以水三升，煮取一升，去滓，內芒消，更上火微煮令沸，少少溫服之。

四逆湯方

甘草二兩，炙　乾薑一兩半　附子一枚，生用，去皮，破八片

上三味，以水三升，煮取一升二合，去滓，分溫再服。強人可大附子一枚、乾薑三兩。

【词解】

①脚挛急:脚,泛指小腿。即小腿筋肉拘急疼痛,屈伸不利。

②厥:指手足逆冷,又称厥逆。

【提要】论伤寒夹里虚误汗后所致变证及随证救治的方法。

【解析】"伤寒脉浮,自汗出,微恶寒",病在太阳之表。由于卫阳失固,营阴外泄,故自汗出;卫失温煦,故微恶寒;邪在太阳之表,故脉浮。"小便数"为里阳虚不能固摄津液;"脚挛急"为阴液不足,失于濡润;"心烦"为虚火内扰。本证实为阴阳两虚兼表证,其治当以扶阳益阴解表为主。若用桂枝汤调卫和营解表,则犯虚虚之戒,此为误治。汗出阴阳更虚,变证丛生。阳虚不能温煦四末,则手足厥逆;阳虚内寒犯胃,升降失常,则吐逆;阴液伤不能上润于咽,则咽中干;阳虚不能温养心神,阴虚不能滋养心神,则心烦更甚,躁扰不宁。此时病情复杂,当分轻重缓急以治之。由于病以阳虚为主为急,故先投甘草干姜汤以复阳气。待阳气恢复,厥愈足温之后,再以芍药甘草汤滋阴解痉,则其脚即伸。先复阳,后救阴,为仲景治疗阴阳俱虚病证的一般原则。

"若胃气不和,谵语者,少与调胃承气汤",指若服甘草干姜汤后,阳复太过,阴伤化燥,病入阳明胃腑,胃热上扰心神,则发谵语,可少与调胃承气汤泻热和胃。此时注意调胃承气汤要"少少温服之",旨在泻热和胃,不在攻下燥结。

"若重发汗,复加烧针者,四逆汤主之",指若误认为表邪未除,再次发汗,且加温针强迫取汗,一误再误,而致肾阳虚损,症见恶寒蜷卧、四肢逆厥、烦躁不安、脉沉微等症,则以四逆汤回阳救逆。

本条以举例的形式,详细阐述了虚人外感误治后的种种变证与治疗。体现了"观其脉证,知犯何逆,随证治之"的救误原则和辨证论治的精神。

【方义】甘草干姜汤辛甘温复阳之方。方中炙甘草益气和中,干姜温中复阳,二药相伍,为辛甘合化,中阳得复,则厥回足温。

芍药甘草汤为甘酸苦养阴之方。方中芍药酸苦微寒,滋阴养血,缓急止痉;炙甘草甘温,补中缓急。二药酸甘合化,使阴液得复,筋脉得养,则脚挛急即伸。

调胃承气汤为甘苦咸寒缓下之方。方中炙甘草和中调胃,酒洗大黄泻热去实,芒硝润燥软坚。三药可泻热和胃,润燥软坚,用于阳明肠中燥热结实者,此处少少温服,用量较轻,意在泻热和胃,而非荡涤燥结。

四逆汤为回阳救逆之方。方中生附子大辛大热,纯阳燥烈,可上助心阳以通脉,下补肾阳以益火,能速回散失之元阳于须臾,力挽厥脱之危候于俄顷,为"回阳救逆第一品药"。炙甘草甘温,补益中焦,兼缓附子燥烈之性。干姜辛热,温中散寒,助附子下温肾阳以救脱。全方为急救回阳,治疗厥脱之剂。

【辨治要点】

病机:阴阳两虚。

主症:脉浮,自汗出,小便数,心烦,微恶寒,脚挛急,四肢厥逆,咽中干,烦躁,吐逆。

治法:先辛甘复阳,后酸甘复阴。

　　　阳复太过而胃热者,泻热和胃。

　　　汗脱亡阳者,回阳救逆。

方药:①甘草干姜汤(炙甘草、干姜)

　　　②芍药甘草汤(白芍药、炙甘草)

　　　③调胃承气汤(炙甘草、酒洗大黄、芒硝)

　　　④四逆汤(生附子、干姜、炙甘草)

方歌：①心烦脚急理须明，攻表误行厥便成，二两炮姜甘草四，热因寒用奏功宏。
②芍甘四两各相均，两脚拘挛病在筋，阳旦误投热气烁，苦甘相济即时伸。
③调和胃气炙甘功，硝用半升地道通，草二大黄四两足，法中之法妙无穷。
④生附一枚两半姜，草须二两少阴方，建功姜附如良将，将将从容藉草匡。

【知识拓展】

甘草干姜汤现代主要用于治疗虚寒性胃痛、吐血、咳嗽、吐涎沫、遗尿、过敏性鼻炎等病证。亦有治疗内耳眩晕症、重症肺炎、晚期肺癌咯血、复发性口腔溃疡的报道。药理研究表明，甘草干姜汤具有改善血压、保持心率、抗感染、抑菌、减轻内毒素所致的血液浓缩、抑制中性粒细胞数增加、镇咳、祛痰、抗缺氧、抗寒、抗疲劳、抗变态反应等作用。

芍药甘草汤现代临床多用于治疗胃痛、腹痛、胆绞痛、肾绞痛、肌肉疼痛、痛经、头痛、神经痛、支气管痉挛、皮肤瘙痒、过敏性紫癜、糖尿病周围神经病变、脑卒中肢体痉挛、癌性疼痛、混合痔术后疼痛、不宁腿综合征、多囊卵巢综合征等。药理研究表明，本方可影响下丘脑 - 垂体 - 肾上腺皮质轴，增加上肢伸直幅度，降低肌张力，提高机体特异性和非特异性免疫功能，对横纹肌和平滑肌有解痉作用，能调节膀胱收缩压力，以改善膀胱平滑肌舒缩功能及顺应性，对平滑肌具有双向调节作用，既可松弛痉挛、缓解疼痛，起到镇静抑制作用，又有兴奋、促进收缩的作用，并能调节痛觉中枢和平喘、抗过敏、利胆退黄。

【医案选录】

(1)甘草干姜汤案

岳美中医案：阎某，男性，21 岁，唐山市人，汽车司机。素患鼻衄，初未介意。某日，因长途出车，车生故障，修理三日始归家，当晚 6 时许开始衄血，势如涌泉，历 5 个多小时不止，家属惶急无策，深夜叩诊，往视之，见患者头倾枕侧，鼻血仍滴沥不止，炕下承以铜盆，血盈其半。患者面如白纸，近之则冷气袭人，抚之不温，问之不语，脉若有若无，神智已失，急疏甘草干姜汤(甘草 9g，炮干姜 9g)，即煎令服，2 小时后手足转温，神智渐清，脉渐起，能出语，衄亦遂止，翌晨更与阿胶 12g，水煎服，日 2 次。后追访，未复发。(中医研究院 . 岳美中医案集[M]. 北京：人民卫生出版社，1978.)

(2)芍药甘草汤案

曹颖甫医案：四嫂，十一月十三日，足遇多行走时则肿痛而色紫，始则右足，继乃痛及左足。天寒不可向火，见火则痛剧。故虽甚恶寒，必得耐冷。然天气过冷，则又痛。眠睡至浃晨，而肿痛止，至夜则痛如故。按历节病足亦肿，但肿常不退，今有时退者，非历节也。唯痛甚时筋挛，先用芍药甘草汤以舒筋。赤白芍各一两，生甘草八钱。二剂愈。(曹颖甫 . 经方实验录[M]. 北京：学苑出版社，2008.)

2. 芍药甘草附子汤证

【原文】發汗，病不解，反惡寒者，虛故也，芍藥甘草附子湯主之。(68)

芍藥　甘草各三兩，炙　附子一枚，炮，去皮，破八片

上三味，以水五升，煮取一升五合，去滓，分溫三服。疑非仲景方。

【提要】论发汗后阴阳两虚的证治。

【解析】既用发汗治疗，则本为太阳风寒表证，汗法当为正治之法。病初当有恶寒，头痛，脉浮等症。但发汗后，恶寒不罢，又无发热、头痛、脉浮等症，则知汗后恶寒非太阳表证之恶寒，"病不解"非指太阳表证不解，而是汗后病情发生了变化。发汗后恶寒加重者，多为汗出阳虚阴损，卫气虚失于温煦所致，故本证为阴阳两虚证。"虚故也"，是对本证属性的高度概括。临证除恶寒外，因阳虚无力鼓动血脉，阴虚不能充盈脉道，则可见脉微细；阴虚筋脉失

于濡养,可见脚挛急等。治疗以芍药甘草附子汤扶阳益阴。

【方义】附子大辛大热,温经复阳以实卫,与炙甘草甘辛合化,以助阳气;芍药酸苦微寒,养血滋阴,缓急解痉,与炙甘草酸甘合化,以复阴津。三药有阴阳双补之妙。

【辨治要点】

病机:阴阳两虚。

主症:恶寒,脚挛急,脉微细。

治法:扶阳益阴。

方药:芍药甘草附子汤(炮附子、芍药、炙甘草)。

方歌:一枚附子胜灵丹,甘芍平行三两看,汗后恶寒虚故也,经方秘旨孰能攒。

【知识拓展】

本方现代临床主要用于各种痛证,如头痛、胸背痛、腹痛、腰痛、关节肌肉痛、痛经等,病变包括腰部神经痛、坐骨神经痛、关节强直、类风湿关节炎等。药理研究发现,芍药甘草附子汤能降低血清肿瘤坏死因子 α 及关节炎足跖厚度,降低血清白细胞介素 1β、前列腺素 E_2,可改善关节病理损害。

【医案选录】

成友仁医案:某干部,患腹痛拘急,浑身出冷汗,恶寒起栗,历时已八年余。曾经某医院治疗半年多,服人参、鹿茸、四君辈,仅人参一味即服有斤余,而病无寸效。后延予诊,脉细涩、苔白腻。予忆《伤寒论》云:"发汗,病不解,反恶寒者,虚故也。"此证殊相合。遂与芍药甘草附子汤。患者服后即感腹中雷鸣,下利黑水,烦躁殊甚。继之出冷汗一阵,后即诸症消失。又照方服两剂痊愈。(成友仁.伤寒论阐释[M].西安:陕西科学技术出版社,1983.)

3. 炙甘草汤证

【原文】傷寒脈結代,心動悸,炙甘草湯主之。(177)

甘草四兩,炙　生薑三兩,切　人參二兩　生地黃一斤　桂枝三兩,去皮　阿膠二兩　麥門冬半升,去心　麻仁半斤　大棗三十枚,擘

上九味,清酒七升,水八升,先煮八味取三升,去滓,内膠烊消盡,温服一升,日三服。一名復脈湯。

【提要】论心阴阳两虚的证治。

【解析】外感伤寒,本当出现恶寒、发热、脉浮等症。然平素心阴阳不足者,感受外邪后,正气更伤,心阴不足,心失所养,心阳不足,心无所主则心悸不安。心阳虚鼓动无力,心阴虚脉道不充,则脉结代。结代脉,是脉律不齐伴有歇止的脉象。治以炙甘草汤滋阴养血,通阳复脉。

【方义】炙甘草通利血脉,又能补益中焦,以助气血生化之源,为主药;大枣补气生津,资助血脉之本源;人参、生地黄、阿胶、麦冬、麻仁益气滋阴养血;桂枝、生姜宣通阳气,以清酒煎煮,助药力以温通经脉。如此则阴阳得复,血脉通而悸动安。

《本经别录》云甘草"通经脉,利血气",故本品有通利血脉之功。《神农本草经》云大枣"补少气,生津液",非单纯补益脾胃,用至 30 枚,为论中用量之最。生地黄"主伤中,逐血痹",用量一斤,为诸药之魁,不独养阴,而且能通血脉。以上诸药使用,有典有据,方中又有宣阳行阴之品,实为温心阳、养心阴、通心脉之良方。

【辨治要点】

病机:心阴阳两虚。

主症:心动悸,脉结代,短气,乏力,动则尤甚。

治法：滋阴养血，通阳复脉。

方药：炙甘草汤（炙甘草、生姜、人参、生地黄、桂枝、阿胶、麦门冬、麻仁、大枣、清酒）。

方歌：结代脉须四两甘，枣枚三十桂姜三，半升麻麦一斤地，二两参胶酒水涵。

【知识拓展】

炙甘草汤现代临床主要用于心血管疾病，证属心阴阳两虚而致心动悸，脉结代者。如冠心病、不稳定型心绞痛、心肌梗死、功能性室性期前收缩、阵发性室上性心动过速、病态窦房结综合征、慢快综合征、阵发性心房颤动、房室交界性期前收缩等。药理研究表明，本方可改善窦房结自律性和房室传导功能，具有抗心律失常作用；具有改善血流动力学、降低心肌酶水平和炎症因子、改善心功能和心肌缺血等作用；亦有保护骨髓造血功能、升压和抗衰老等作用。

【医案选录】

曹颖甫医案：律师姚建，现住小西门外大兴街，尝来请诊，眠食无恙，按其脉结代，约十余至一停，或二三十至一停不等，又以事繁，心常跳跃不宁，此仲师所谓心动悸，脉结代，炙甘草汤主之之证是也，因书经方与之，服十余剂而瘥。炙甘草四钱，生姜三钱，桂枝三钱，潞党参二钱，生地一两，真阿胶二钱，烊冲，麦冬四钱，麻仁四钱，大枣四枚。（曹颖甫.经方实验录［M］.北京：学苑出版社，2008.）

【原文】脉按之來緩，時一止復來者，名曰結。又脉來動①而中止，更來小數②，中有還者反動③，名曰結，陰也。脉來動而中止，不能自還，因而復動者，名曰代，陰也。得此脉者，必難治。(178)

【词解】

①动：此指脉搏跳动。

②小数：指稍微快一些。非指小脉和数脉。

③反动：指又动。

【提要】论结脉与代脉的表现及意义。

【解析】结代脉，均属间歇脉，以脉在搏动中有歇止为主要特点。结脉和代脉都是脉律缓而有歇止的脉象。若脉缓之中，时有间歇，歇止之后，其脉复来；或在间歇之后，紧接着出现略快的搏动，即称为"结脉"。若脉缓之中，时有间歇，间歇时间较长，然后复来，即称为"代脉"。后世脉学一般以止无定数和止有定数来区分结脉和代脉，即止无定数，无规律者为结脉；止有定数，有规律者为代脉。结脉和代脉都是阴脉，主气血不足，血脉不畅。见结、代脉的病证一般较重，难以治疗，故曰"得此脉者，必难治"。

对于条文所述"难治"要正确理解。所谓难治，是言治疗难度较大，并非不治。结合第177条所论"脉结代，心动悸，炙甘草汤主之"，即说明本证亦可治疗。从结、代脉所主病证而言，有主气血亏虚者，亦有主七情所伤、瘀阻血络、痰食阻滞、吐泻失水、跌仆损伤者，临证或虚或实，机理多端，当辨证论治。另外，从临床实践来看，也有健康人或妇女妊娠期于动息之间，偶见结代之脉，而无病象者，不得误认为病态。

(七) 结胸证

1. 结胸辨证

【原文】问曰：病有结胸，有藏結①，其狀何如？答曰：按之痛，寸脉浮，關脉沉，名曰結胸也。(128)

【词解】

①脏结：证候名。是脏气虚衰、阴寒凝结而致的一种病证。

笔记栏

【提要】论结胸的证候特点及与脏结的区别。

【解析】本条提出结胸与脏结二证,但重点论结胸。结胸为邪气内陷,与有形之物如痰水等结于胸膈脘腹,其证属实。脏结多为脏气虚弱,阴寒凝结,证属本虚标实。在证候表现上,两者均可见胸膈脘腹部疼痛,故应予以鉴别。"按之痛"反映了结胸证邪热与痰水相结,气机阻滞的特点,甚则拒按。寸脉候上焦,"寸脉浮"为阳热之邪在上;关脉候中焦,"关脉沉"为痰水凝结于中。"寸脉浮,关脉沉",既是结胸证的脉象特点,也揭示了结胸证邪热与痰水相结的病变本质。

【原文】病發於陽,而反下之,熱入因作結胸;病發於陰,而反下之,因作痞①也。所以成結胸者,以下之太早故也。(131 上)

【词解】

①痞:证候名。指心下满闷不舒,按之柔软不痛为主症的病证。多由无形之气壅塞于心下所致。

【提要】论结胸与痞证的成因。

【解析】"病发于阳,而反下之"是论述结胸的成因。"病发于阳",指病发于表,表证当以汗解,若施以下法,则使邪热内陷,与痰水有形之物相结,遂成结胸之证。"病发于阴",指病发于里,里证不实,不可攻下,若用攻下,必伤中气,而使脾胃升降失常,气机滞塞于中,遂成心下痞证。应当指出的是,结胸与痞证的形成,有因误下而引发的,也有非经误下而原发的,临床上不可拘泥于误下与否,而当以脉症为凭。另外,本条"病发于阳"与"病发于阴",是对两证鉴别的相对之言,当灵活看待,痞证亦有因表证误下而引发,如 151 条"脉浮而紧,而复下之,紧反入里,则作痞"。

若结胸证已经形成,自当以下法攻其有形之痰水,但病在表而早行攻下,则促使邪气内陷而成结胸,故有"下之太早"之说。

【原文】太陽少陽并病,而反下之,成結胸,心下鞕,下利不止,水漿不下,其人心煩。(150)

【提要】论太阳少阳并病误下而成结胸。

【解析】太阳病治宜发汗,不可攻下;少阳病治宜和解,亦不可下。太阳少阳并病,则应和解少阳兼以解表,若用下法则属误治,故曰"反"。误下后而使太阳少阳两经邪热乘虚内陷,与体内痰水有形之物相结,而形成结胸,故见"心下硬"。同时,由于误下所伤,导致脾胃虚寒,胃气不和则水浆不下,清阳不升则下利不止。正虚邪扰,故致心烦。此为结胸正虚邪实之危候,攻补两难,预后不良。

2. 热实结胸证

(1)大陷胸汤证

【原文】太陽病,脉浮而動①數,浮則爲風,數則爲熱,動則爲痛,數則爲虚,頭痛發熱,微盜汗出,而反惡寒者,表未解也。醫反下之,動數變遲,膈內拒痛,胃中空虚,客氣②動膈,短氣躁煩,心中懊憹,陽氣③內陷,心下因鞕,則爲結胸,大陷胸湯主之。若不結胸,但頭汗出,餘處無汗,劑頸而還④,小便不利,身必發黃。(134)

大黃六兩,去皮　芒消一升　甘遂一錢匕

上三味,以水六升,先煮大黃取二升,去滓,内芒消,煮一兩沸,内甘遂末,溫服一升,得快利,止後服。

【词解】

①动:指脉象,应指滑利,无头无尾,其形如豆。此脉多主痛,又主惊。

②客气:即邪气。因邪从外来,故曰客气。

③阳气:此处指表邪、邪热而言。

④剂颈而还:剂,通"齐"。剂颈而还,指仅颈部以上有汗。

【提要】论太阳病误下而致结胸或发黄的变证。

【解析】本条可分三段理解。

第一段从"太阳病"至"表未解也",论未下前的证候,从脉证分析可知表证未解。"太阳病,脉浮而动数",浮主风邪在表,数主有热,故云"浮则为风,数则为热"。阳热虽较盛,但尚未与体内有形实邪相结,故又称"数则为虚"。浮数之脉并见,为风邪在表,可见身体疼痛之症,故云"动则为痛"。"微盗汗出"则反映阳邪较盛,且有入里之势。但头痛发热而恶寒,说明邪仍在表而未入里,故曰"表未解也"。既然表邪未解,当以汗解。

第二段从"医反下之"至"大陷胸汤主之",论大结胸的形成及证治。表证不解,本不当下,下之则曰"反"。下后邪气内陷化热,热与水结于胸膈,阻滞气血运行,故脉由动数变为迟,但必迟而有力。水热互结,胸脘部气机不利,不通则痛,因而"膈内拒痛"。因误下后胃肠空虚,邪气乘虚而犯胸膈,故云"胃中空虚,客气动膈"。胸为气海,邪阻胸中,气机不利,故见短气。邪热内扰,心神不安,故其人烦躁,甚则懊恼不安。"阳气内陷,心下因硬",反映了表邪入里化热,热与水结之势已成,故见心下硬痛之结胸主症。治宜泻热逐水,方用大陷胸汤。

第三段从"若不结胸"至"身必发黄",论下后形成湿热发黄证。太阳病误下可致结胸,也可因热入中焦与湿邪相合,而形成湿热发黄证。热为阳邪,欲从汗而外越,但因湿性黏腻纠缠而不得外越,故不能通身出汗,而阳热上蒸,故见"但头汗出,余处无汗,剂颈而还"。湿为阴邪,欲从小便下泄,但湿热郁结,气化不利,故"小便不利"。热不得越,湿不得泄,湿热郁蒸,故"身必发黄",治当清热利湿。

【方义】本方为泻热逐水之峻剂。甘遂为泻水逐饮之峻药,大黄泻热荡实,芒硝软坚破结,三药相合,具有泻热逐水破结之功。本方须注意各药煎煮顺序:先煮大黄,去滓后纳芒硝,最后纳入甘遂末。甘遂以末冲服,其峻下逐水之力尤盛,故其用量以1~2g为宜。本方泻下峻猛,应中病即止,不可过服,故方后云"得快利,止后服",以免损伤正气。

【辨治要点】

病机:水热互结于胸膈脘腹。

主症:心下硬痛拒按,甚则从心下至少腹硬满疼痛不可近,伴见短气,心烦,头汗出,潮热,口渴,大便秘结,舌苔黄腻或黄厚而燥,脉沉紧。

治法:泻热逐水破结。

方药:大陷胸汤(甘遂、大黄、芒硝)。

方歌:一钱甘遂一升硝,六两大黄力颇饶,日晡热潮腹痛满,胸前结聚此方消。

【知识拓展】

现代临床多用本方治疗急性胰腺炎、急性腹膜炎、上消化道穿孔、急性胆囊炎、化脓性阑尾炎、急性肠梗阻、结核性腹膜炎、肠扭转等外科急腹症,还可以治疗肝硬化腹水、肾炎、渗出性胸膜炎、卵巢囊肿等内科、妇科疾病,辨证属水热互结之结胸者。现代药理研究表明,大陷胸汤能增强肠蠕动,有较强的导泻作用;还具有利尿和改善肾衰作用;还可增强机体特异性免疫功能。

【医案选录】

曹颖甫医案:沈家湾陈姓孩年十四,独生子也,其母爱逾掌珠。一日忽得病,邀余出诊。脉洪大,大热,口干,自汗,右足不得伸屈。病属阳明,然口虽渴,终日不欲饮水,胸部如塞,按之似痛，不胀不硬，又类悬饮内痛。大便五日未通。上湿下燥，于此可见。且太阳之湿内入胸膈，与阳明内热同病。不攻其湿痰，燥热焉除？于是遂书大陷胸汤与之。制甘遂一钱五分，大黄三钱，芒硝二钱。返寓后，心殊不安。盖以孩提娇嫩之躯，而予猛烈锐利之剂，倘体不胜任，则咎将谁归？且《伤寒论》中之大陷胸汤证，必心下痞硬而自痛，其甚者或有从心下至少腹硬满而痛不可近为定例。今此证并未见痞硬，不过闷极而塞，况又似小儿积滞之证，并非太阳早下失治所致。事后追思，深悔孟浪。至翌日黎明，即亲往询问。据其母曰：服后大便畅通，燥屎与痰涎先后俱下，今已安适矣。其余诸恙，均各霍然。乃复书一清热之方以肃余邪。嗣后余屡用此方治愈胸膈有湿痰、肠胃有热结之证，上下双解，辄收奇效。（曹颖甫．经方实验录［M］．北京：学苑出版社，2008．）

【原文】傷寒六七日，結胸熱實，脉沉而緊，心下痛，按之石鞕者，大陷胸湯主之。（135）

【提要】补述大结胸证的主要脉症。

【解析】结胸证可因表证误下而成，也可未经误治表邪亦入里化热与水相结而成，本条即属后者。因本证是邪热与水互结于胸膈，其病性属热实结，故云"结胸热实"。"脉沉而紧，心下痛，按之石硬"是大结胸的三个主症，有"结胸三症"之称。"脉沉而紧"是热实结胸的典型脉象，脉沉主里、主水，脉紧主实、主痛。"心下痛"乃因水热互结于心下膈间，气血阻滞不通所致。"按之石硬"，说明病变部位触之有坚硬之感，反映了患者因疼痛而致腹肌高度紧张，也即疼痛拒按之意。针对结胸水热互结之势，治疗当泻热逐水，方用大陷胸汤。

【原文】傷寒十餘日，熱結在裏，復往來寒熱者，與大柴胡湯；但結胸，無大熱者，此爲水結在胸脇也，但頭微汗出者，大陷胸湯主之。（136）

【提要】论大陷胸汤证与大柴胡汤证的区别。

【解析】伤寒十余日，表邪入里化热，可形成如下两种病证。其一，若热结阳明，伤津化燥，则必有腹满痛、大便不通等症，若同时伴有往来寒热，则反映了少阳枢机不利，属少阳阳明并病之证，治宜和解少阳、通下里实，方用大柴胡汤。其二，若入里之热与水邪互结于胸胁，则可形成结胸证，必有胸胁、心下疼痛，按之石硬等症状，自不同于大柴胡汤证。"但结胸，无大热"，是强调结胸证虽属实热，但因热为水郁而不能向外发越，故外反不见蒸蒸大热之势。又因水热蒸腾于上，故有"头微汗出"而周身无汗的特点。治宜泻热逐水破结，方用大陷胸汤。另外，就主症而言，大柴胡汤证亦有"呕不止，心下急，郁郁微烦"（103条）及"心中痞硬，呕吐而下利"（165条）等症，虽类似大结胸证，但就病机而言，大柴胡汤证为少阳兼阳明腑实，与结胸证的水热互结，实属不同。

本条"热结在里"与"水结在胸胁"前后呼应，强调结胸证"水"与"热"结的病机本质。

【原文】太陽病，重發汗而復下之，不大便五六日，舌上燥而渴，日晡所①小有潮熱，從心下至少腹鞕滿而痛，不可近者，大陷胸湯主之。（137）

【词解】

①日晡所：晡，申时，即午后三点至五点。日晡所，申时左右。

【提要】论热实结胸兼阳明腑实的证治。

【解析】本证因太阳病重发汗而致津伤，复加攻下，遂使邪热内陷，形成热实结胸兼阳明腑实之证。因此，本证病机既有津伤胃燥，又有水热互结。津伤胃燥表现为五六日不大便、舌燥口渴以及日晡时微发潮热。若为单纯的阳明腑实证，当见腹满痛、绕脐痛等腑气不通等表现，但本条所论却是"从心下至少腹硬满而痛不可近"，较阳明腑实证疼痛范围大，疼痛程度也更为严重。究其机理，则为水热互结于胸膈，实邪阻滞严重，并弥漫全腹，气机不通

笔记栏

所致,为结胸重证。因此,本条可辨为水热互结与津伤燥热内结共存,必用大陷胸汤泻热逐水破结,则胸膈及胃肠之实邪可荡涤无余。若与承气汤但下肠胃结热,恐遗水饮之邪于上,故于此证不宜。

通过本条的学习,当明确阳明腑实证与结胸证的鉴别。从病机而言,阳明腑实证为燥热与肠中积滞相搏结;结胸证为内陷之热与胸膈心下之水邪相结。从病位区分,阳明实热在肠胃,结胸实热在胸膈。从证候上辨,阳明腑实证除不大便、舌上燥而渴、日晡所发潮热以外,还伴有心烦谵语、腹满痛、绕脐痛、脉沉实有力等症;而结胸证的典型表现为心下痛,按之石硬,甚则从心下至少腹硬满而痛不可近,脉沉而紧。治疗上,两者虽均属下法,但一则通下肠腑里实,一则以泻热逐水为治。

(2)大陷胸丸证

【原文】……結胸者,項亦强,如柔痓①狀,下之則和,宜大陷胸丸。(131下)

大黄半斤　葶藶子半升,熬　芒消半升　杏仁半升,去皮尖,熬黑

上四味,擣篩二味,内杏仁、芒消,合研如脂,和散,取如彈丸一枚,别擣甘遂末一錢匕,白蜜二合,水二升,煮取一升,温頓服之,一宿乃下,如不下,更服,取下爲效。禁如藥法。

【词解】

①柔痓:即柔痓,痓病的一种。痓病是以项背强急,甚则角弓反张为主症的疾病,有汗出者名柔痓,无汗出者为刚痓。

【提要】论热实结胸病位偏上的证治。

【解析】既言结胸,当见胸膈或心下硬满疼痛等症。若水热互结,病位偏高,使颈项部经气运行受阻,以致津液不布,经脉失于濡润,故可见颈项强急。"如柔痓状"提示本证还有"发热汗出"之表现,由于水热郁蒸,其汗往往具有汗出不透或仅头部汗出的特点。水热凝结于高位,亦可影响胸部气机的畅达,故或可伴有胸满、短气等症。治宜泻热逐水,峻药缓图,方用大陷胸丸。水热之邪得下,津液流通畅达,经脉得其所养,项背则柔和不强,故曰"下之则和"。

【方义】本方由大陷胸汤加杏仁、葶苈子、白蜜而成。大陷胸汤具有泻热逐水破结之功,故为本方之主药。因肺为水之上源,欲去除结聚于上的水热之邪,务使肺气开豁疏利,故用葶苈子泻肺行水,杏仁以利肺气,则水热之邪,随之泻下而荡涤无余。

本方为峻下逐水之剂,但变汤为丸,又小制其服,采用煮丸之法,且方中配有白蜜,味甘而缓恋,使泻下之力,缓缓发挥作用。所以,本方既无泻下过猛,又无留邪之弊,可谓峻药缓攻之法。方后注云:"一宿乃下,如不下,更服,取下为效",与大陷胸汤"得快利,止后服"相较,具有汤峻而丸缓之意。

【辨治要点】

病机:水热互结,病位偏上。

主症:胸膈或心下硬满疼痛,发热,头汗出,颈项强,短气,脉沉紧。

治法:泻热逐水,峻药缓攻。

方药:大陷胸丸(甘遂、大黄、芒硝、葶苈子、杏仁、白蜜)。

方歌:大陷胸丸法最超,半升葶苈杏硝调,项强如痓君须记,八两大黄取急消。

【知识拓展】

现代多用此方治疗小儿喘息型支气管炎、绞窄性膈疝、流行性出血热、各类急腹症、失语、肺梗死等疾病,证属水热互结,病位偏上者。以胸痛、发热、汗出、项部拘急不舒为辨证要

点。现代药理研究表明,大陷胸丸亦有较强的增加胃肠蠕动之功效,并能抗菌消炎,破坏内毒素,保护心、肝、肾等重要脏器。

【医案选录】

刘渡舟医案:天津罗某某,素有茶癖,每日把壶长饮,习以为常。身体硕胖,面目光亮,每以身健而自豪。冬季感受风寒后,自服青宁丸与救苦丹,病不效而胸中硬疼,呼吸不利,项背拘急,俯仰为难。经人介绍,乃请余诊。其脉弦而有力,舌苔白厚而腻。辨为伏饮踞于胸膈,而风寒之邪又化热入里,热与水结于上,乃大陷胸丸证。为疏:大黄 6g,芒硝 6g,葶苈子、杏仁各 9g,水二碗、蜜半碗,煎成多半碗,后下甘遂末 1g。服 1 剂,大便泻下 2 次,而胸中顿爽。又服 1 剂,泻下 4 次。从此病告愈,而饮茶之嗜亦淡。(刘渡舟 . 新编伤寒论类方 [M].太原:山西人民出版社,1984.)

(3)小陷胸汤证

【原文】小結胸病,正在心下,按之則痛,脈浮滑者,小陷胸湯主之。(138)

黃連一兩　半夏半升,洗　栝樓實大者一枚

上三味,以水六升,先煮栝樓,取三升,去滓,內諸藥,煮取二升,去滓,分溫三服。

【提要】论小结胸病的证治。

【解析】小结胸病的成因与大结胸类似,亦多由表邪入里,或表证误下致邪热内陷,与心下之痰邪相结而成。与大结胸证相比,小结胸证:一则病位小,仅局限于心下胃脘部,故曰“正在心下”;二则症状轻,心下硬满,按之则痛,不按不痛。脉浮主热,脉滑主痰、主热,浮滑之脉也揭示了本证属痰热互结且病势轻浅,故称“小结胸病”。另外,根据本证的病机特点,胸膈满闷、咳吐黄痰、恶心呕吐等痰热互结之症亦可伴见。治宜清热化痰开结,方用小陷胸汤。

小结胸与大结胸皆属热实结胸证,但两者在病机、病位、症状、病势及治疗上均有不同。大结胸为水热互结,病位以心下为主,可波及两胁,亦可下至少腹,上及胸肺、颈项;症状可见心下硬满疼痛,甚则从心下至少腹硬满而痛不可触近,脉沉紧;其病重势急,治宜泻热逐水,方用大陷胸汤或丸。小结胸为痰热互结,病位局限于心下,可见心下硬满、按之则痛、脉浮滑等症;其病轻势缓,治宜清热化痰开结,方用小陷胸汤。

【方义】小陷胸汤由黄连、半夏、瓜蒌实三味药组成。黄连苦寒,以泻心下热结;半夏辛温,善涤心下痰饮;瓜蒌实甘寒滑润,既助黄连清热,又协半夏化痰,同时还有润肠导下之功。三药相合,辛开苦降,痰热分消,结滞开散。

本方与大陷胸汤均治疗热实结胸证,皆由三味药组成,但用药有别,功效各异。本方以黄连清热,大陷胸汤用大黄峻下实热;本方以半夏化痰散结,大陷胸汤用甘遂攻逐水饮;本方以瓜蒌实清热化痰开结,大陷胸汤用芒硝泻热软坚散结。所以,小陷胸汤为清热化痰之方,大陷胸汤为峻下逐饮之剂。

【辨治要点】

病机:痰热互结心下。

主症:心下硬满,按之疼痛,胸闷喘满,咳吐黄痰,舌红苔黄腻,脉浮滑。

治法:清热化痰开结。

方药:小陷胸汤(黄连、半夏、瓜蒌实)。

方歌:按而始痛病犹轻,脉络凝邪心下成,夏取半升连一两,瓜蒌整个要先烹。

【知识拓展】

现代临床多用本方治疗急慢性胃炎、食管炎、胃溃疡、十二指肠溃疡、胆囊炎、胸膜炎、肺心病、冠心病、急慢性支气管炎、急慢性肺炎等疾病,证属痰热互结者。现代药理研究表明,小陷胸汤具有抗菌、消炎、健胃、止呕、利胆、镇咳、祛痰、强心和保护血管内皮细胞等作用。

【医案选录】

刘渡舟医案:孙某,女,58 岁。胃脘作痛,按之则痛甚,其疼痛之处向外鼓起一包,大如鸡卵,濡软不硬。患者恐为癌变,急到医院做 X 线钡餐透视,因需排队等候,心急如火,乃请中医治疗。切其脉弦滑有力,舌苔白中带滑。问其饮食、二便,皆为正常。刘老辨为痰热内凝,脉络瘀滞之证,为疏小陷胸汤:糖瓜蒌 30g,黄连 9g,半夏 10g。此方共服 3 剂,大便解下许多黄色黏液,胃脘之痛立止,鼓起之包遂消,病愈。(陈明,刘燕华,李芳.刘渡舟临证验案精选[M].北京:学苑出版社,1996.)

3. 寒实结胸证(三物小白散证)

【原文】……寒實結胸,無熱證者,與三物小白散①。(141 下)

桔梗三分　巴豆一分,去皮心,熬黑,研如脂　貝母三分

上三味爲散,内巴豆,更於臼中杵之,以白飲和服,强人半錢匕,羸者減之。病在膈上必吐,在膈下必利。不利,進熱粥一杯;利過不止,進冷粥一杯。身熱皮粟不解,欲引衣自覆,若以水潠之,洗之,益令熱卻不得出,當汗而不汗則煩,假令汗出已,腹中痛,與芍藥三兩如上法。

【词解】

①三物小白散:本条原为"寒实结胸,无热证者,与三物小陷胸汤。白散亦可服。"考《金匮玉函经》《千金翼方》均无"陷胸汤"及"亦可服"六字,文义合理,故据此校正。

【提要】论寒实结胸的证治。

【解析】本证为寒邪与痰水等实邪结于胸膈脘腹,其病性属寒、属实,故称"寒实结胸"。既言"结胸",当有心下硬满疼痛,或膈内拒痛等症,此与"热实结胸"无异。"无热证",是强调寒实结胸证无发热、口渴、心烦、面赤、舌红、苔黄、脉数等热象。又因寒痰水饮内结,故常可见畏寒喜暖、喘咳气逆或短气等胸阳不振之象,或有大便秘结等寒闭腑气不通之症,其舌苔白滑,脉多沉紧有力。针对寒痰水饮内结、气机阻滞的病机,治宜温下寒实,涤痰破结,方用三物白散。

【方义】本方由三味药组成,皆呈白色,故名"三物白散"。方中巴豆为辛热大毒之品,善攻逐寒水、泻下冷积,故为本方主药。桔梗开提肺气,祛痰开结,又可载药上行,使药力作用于上,更有助于泻下寒水之邪。贝母有化痰散结之功。三药相合,温下寒实,涤痰破结。

本方药性峻猛,故用米汤和服,以顾护胃气。方中巴豆不仅具有峻下之性,也有一定的催吐作用。故服药后,寒实之邪可因其高而吐越,也可随其势而泻利,所以方后注曰"病在膈上必吐,在膈下必利"。体质壮实者半钱匕,虚弱消瘦者减少用量,体现了因人制宜之原则。本方为温下之剂,若欲加强泻下之力,可进热粥以助药力;若泻下过猛,可进冷粥以抑制泻下之力。此用粥既可调节药物作用,又可借水谷以保胃气、存津液。

【辨治要点】

病机:寒水痰实,结于胸膈。

主症:胸膈或心下硬满疼痛,喘咳气逆,无热证,大便不通,苔白滑,脉沉紧。

治法:温下寒实,涤痰破结。

方药:三物白散(桔梗、巴豆、贝母)。

方歌:巴豆熬来研似脂,只须一分守成规,更加桔贝均三分,寒实结胸细辨医。

【知识拓展】

现代临床用本方治疗胃癌、渗出性胸膜炎、肺癌并发胸腔积液、白喉、肺脓肿、胆道蛔虫、流行性出血热、顽固性哮喘等疾病,证属寒邪与痰水相结者,以心下硬满疼痛、胸部满闷、喘咳气逆、大便难、苔白滑、脉沉紧为辨证要点。现代药理研究表明,三物白散能抑制人胃腺癌细胞生长、促进凋亡,有免疫正相调节作用。其中巴豆对金黄色葡萄球菌、白喉杆菌具有较强抑制作用,且巴豆油有增加肠黏膜分泌、促进肠蠕动的功效;桔梗有抗炎、镇痛、解热的作用;贝母有祛痰、镇咳、解痉等作用。

【医案选录】

张志民医案:患者男性,61岁。素有痰饮,赴宴酒醉饭饱,归途天时严寒,返家就寝后,感头晕欲吐,昏睡至天明,邀出诊。患者以手抚摸胸腹,诉头晕地转,泛泛欲吐。喉中痰鸣,痰涎满口,语言不清。按其胸腹部,板硬拒按。两手冷,大便3日未行,舌质黯红,舌苔黄白浊腻,脉寸关浮滑有力、尺迟。此乃受风寒致痰食结在胸腹,宜先吐后下,兼以解表。年虽老,但体尚壮,病暴而正未虚,瓜蒂散恐药力太轻,正合三物白散法。先以轻剂量试服:巴豆霜0.1g,装胶囊吞服。水炙麻黄1.5g,桔梗6g,浙贝母9g,浓煎至半碗,送服巴豆霜。药后半小时,即涌吐痰涎食物残渣,1小时后,开始腹鸣腹痛,随之泻下痰、水、粪。患者诉头晕减,人清醒,胸腹宽舒,手转温。略减饮食以调理之。次日给予桂枝人参汤,调理而愈。(张志民.伤寒论方运用法[M].杭州:浙江科学技术出版社,1984.)

4. 结胸治禁与预后

【原文】結胸證,其脉浮大者,不可下,下之则死。(132)

【提要】论结胸证脉浮大者,禁用攻下。

【解析】结胸证为邪结于里,其脉当沉实或沉紧有力,方与心下硬满疼痛脉症相符,治当攻下。若脉浮大,可能原因有二:其一,如脉浮大有力,为表邪未尽,里邪未实,若下之过早,则里气先伤,表邪内陷,致邪盛正衰,预后不良;其二,如脉浮大无力,为邪盛正虚之候,治宜先补后攻或攻补兼施,若单用攻下,必致正气衰亡,故曰"下之则死"。本条示人,结胸证的辨证要注意把握脉证,陷胸汤的使用,必待里实已成,表邪已去,若脉症不符,不可贸然攻下。

【原文】結胸證悉具,煩躁者亦死。(133)

【提要】论结胸证的预后。

【解析】"结胸证悉具",是指心下痛、按之石硬、脉沉紧等结胸主症全部具备,说明邪结成实已深。若在此前提下,出现烦躁不安,则为正气散乱、正不胜邪之候,此时,攻之则正气不支,不攻则邪实不去,攻补两难,预后不佳,故曰"死"。

本条之"烦躁"是在结胸证悉具,邪气势力已成的情况下出现的,与结胸病本身的烦躁不同。132与133条原文提示我们,结胸证"下之过早"与"下之过迟",均非所宜,临床上当详察病情、掌握病机,紧随病势,"应下者,则下之"。

【原文】太陽與少陽并病,頭項强痛,或眩冒,時如結胸,心下痞鞕者,當刺大椎第一間①、肺俞②、肝俞③,慎不可發汗;發汗則讝語,脉弦。五日讝語不止,當刺期門④。(142)

【词解】

①大椎第一间:督脉大椎穴,在第七颈椎与第一胸椎棘突之间。第一间为大椎的互辞。

②肺俞:膀胱经腧穴,在第三、四胸椎棘突间,向两侧各旁开一寸五分处。

③肝俞:膀胱经腧穴,在第九、十胸椎棘突间,向两侧各旁开一寸五分处。

④期门：肝经之募穴，在乳头直下六、七肋骨间。

【提要】论太阳少阳并病的证治及禁用汗法。

【解析】太阳少阳并病即太阳病未罢，又见少阳之证。头项强痛，为太阳受邪经气不利之症；眩冒、心下痞硬，为少阳病主症。少阳胆火循经上扰，则头目眩晕；邪郁少阳，经气不利，则心下痞硬。"时如结胸"，指"心下痞硬"之症有似结胸，但结胸之疼痛特甚，无休止之时，而本证心下痞硬不痛，时轻时重，故不属结胸而属少阳无疑。因此，本证属太少并病，证候偏重于经脉，治宜采用针刺之法。针刺大椎、肺俞，以解太阳之邪，又因肝胆互为表里，针刺肝俞则可泄少阳之邪，太少邪气得解，经气畅达而病愈。

本证太少并病，不可单用汗法，误汗则津液愈伤，少阳木火愈炽，可出现谵语等变证。若脉象仍弦，提示病仍偏重于少阳之火热，故刺期门以泻肝胆之热。

【原文】太阳少阳并病，心下鞕，颈项强而眩者，当刺大椎、肺俞、肝俞，慎勿下之。(171)

【提要】论太阳少阳并病的证治及禁用下法。

【解析】本条与142条同为太阳少阳并病，证候及病机基本无异，治疗亦都采取针刺之法。但142条强调太少并病，虽头项强痛而禁用汗法，本条强调心下虽硬而禁用攻下，实为互文见意之法。所以，对于太阳少阳并病，汗、下两法均为禁忌，妄用之，则变证丛生。若太少并病而误下，则易成结胸，如150条原文明文可稽，故仲景提出"慎勿下之"。

（八）脏结证

1. 脏结辨证

【原文】何謂藏結？答曰：如結胸狀，飲食如故，時時下利，寸脉浮，關脉小細沉緊，名曰藏結。舌上白胎滑者，難治。(129)

【提要】论脏结的脉证与预后。

【解析】脏结证是邪结在脏，因其亦有心下硬满疼痛之主症，故应与结胸证相区别。脏结证多因脏气虚衰，阴寒凝结，气血阻滞所致，属本虚标实之证，与结胸证之正盛邪实有别。由于邪结在脏，胃肠无实邪阻滞，故其人饮食如故，但因阳虚有寒，水湿下渗大肠，故有时时下利。邪由表入，故寸脉浮；关脉小细沉紧，反映了气血不足，阴寒凝结不化。舌苔白滑，亦是阳气虚衰、阴寒不化之象。因此，脏结证属正虚邪实，攻补两难，故曰"难治"。

2. 脏结治禁与预后

【原文】藏結無陽證，不往來寒熱，其人反靜，舌上胎滑者，不可攻也。(130)

【提要】补述脏结的证候及治禁。

【解析】本条进一步补充脏结的证候。"脏结无阳证"，是指脏结证既不见发热、脉浮等太阳表证，也不见往来寒热等少阳半表半里之证，患者相对安静而不躁动，又提示无阳明里热之象。三阳热证之表现皆无，揭示了脏结证阳气虚衰，阴寒凝结的本质。因阳气虚弱，无力与阴邪相争，故"其人反静"。舌上苔滑也是阳虚阴盛之象。因此，脏结为正虚邪实之证，不能单纯攻伐，故曰"不可攻也"。

本条言"不可攻"，上条言"难治"，均未提出治法。根据脏结的病因病机，可采用温阳散结之法，如柯琴在《伤寒来苏集》中提出用"理中四逆辈温之"，可供参考。

【原文】病脅下素有痞①，連在臍傍，痛引少腹，入陰筋②者，此名藏結，死。(167)

【词解】

①痞：此指痞块。

②阴筋：指男子外生殖器。

笔记栏

【提要】论脏结的危候。

【解析】"病胁下素有痞",提示本证病程较长,病久入络,致血络瘀滞不通,当属癥积之类。"连在脐旁",是指痞块由胁下发展到脐旁,为病变广泛,表明阴寒之邪,业已深伏。"痛引少腹,入阴筋",说明疼痛严重,波及范围较大,疼痛牵引少腹,乃至深及阴部。足厥阴肝经过阴器、抵少腹、布胁肋,足太阴脾经主大腹,下焦少腹为肝肾所居,故本证涉及肝、脾、肾三脏,脏气衰竭,阴寒凝结,病势危重,预后不良,故曰"死"。

(九) 痞证

1. 痞证的成因及证候特点

【原文】脉浮而紧,而復下之,紧反入裏,則作痞。按之自濡^①,但氣痞^②耳。(151)

【词解】

①濡:同软。

②气痞:相对痞硬而言,按之濡软,指无形之邪结滞为病。

【提要】论痞证的成因。

【解析】"脉浮而紧",浮主表,紧主寒,是太阳伤寒的脉象,本应辛温发汗,使邪从汗解。若误用下法,则使正气受挫,表邪乘虚内陷于里,导致气机痞塞,进而形成痞证。"紧反入里",即邪气由表入里之意。患者自觉心下痞塞满闷,然按之柔软无物,不硬不痛,此属无形之邪气壅滞心下,故又称"气痞"。

"按之自濡,但气痞耳",既描述了痞证的临床特点,又点明了痞证的基本病机,并指出了痞证与结胸鉴别的关键。一般而言,水热结胸和寒实结胸均表现为心下硬满疼痛,按之石硬,小结胸病亦见心下按之则痛,而痞证只是但满不痛、按之自濡,两者对比鲜明。但需指出,痞证"按之自濡"而不痛,仅是相对于结胸证疼痛拒按而言,并非说痞证丝毫不痛。临床观察表明,痞证亦可见心下疼痛,只是其痛较轻;痞证心下多软,但亦可见心下硬满的情况。

此外,本条从太阳病误下致痞来考虑痞证的成因和特点,但并非所有痞证均由表证误下产生。临床上内伤杂病的痞证多无误下经过。如饮食不节、劳倦所伤等因素,只要引起脾胃升降失常,气机痞结中焦,均可导致痞证出现,故不应受"误下"限制。

2. 热痞证

(1) 大黄黄连泻心汤证

【原文】心下痞,按之濡,其脉關上浮者,大黄黄連瀉心湯主之。(154)

大黄二兩　黄連一兩

上二味,以麻沸湯^①二升漬之,須臾,絞去滓,分温再服。臣億等看詳大黄黄連瀉心湯,諸本皆二味,又後附子瀉心湯,用大黄、黄連、黄芩、附子,恐是前方中亦有黄芩,後但加附子也。故後云附子瀉心湯,本云,加附子也。

傷寒大下後,復發汗,心下痞,惡寒者,表未解也。不可攻痞,當先解表,表解乃可攻痞,解表宜桂枝湯,攻痞宜大黄黄連瀉心湯。(164)

【词解】

①麻沸汤:沸水。

【提要】论热痞的证治及痞证兼表的治疗原则。

【解析】"心下痞",是本证的病位及主症,患者自觉胃脘部有堵闷痞塞之感,按之柔软不痛,乃气机痞塞所致,而非痰水实邪结聚;按之濡,是气痞的辨证要点;其脉关上浮,关候中焦,浮主气热,说明无形之热邪壅聚心下。本条述症精练,既是热邪为病,应兼有心烦、口

笔记栏

渴、舌红、苔黄等表现。既属邪热壅聚,治当以泻热消痞之法,大黄黄连泻心汤主之。

164条论热痞兼表的治法。外感表证误用下法,虽经发汗,不但表邪未解,又致表邪入里化热,结于心下,形成热痞兼表证。本条举"恶寒"一症为例,说明表邪陷而未尽,当知尚可有发热、头痛等。如此表里同病,按仲景表兼里实宜先表后里之治则,治宜先解表后治痞,因已经汗下,故不可峻汗,宜与桂枝汤。表解后,复与大黄黄连泻心汤治其热痞。

【方义】大黄黄连泻心汤是治疗火热邪气痞结于心下而致热痞的一张名方。方中大黄、黄连均苦寒,寒则清泻热邪,苦则泻心消痞,二药合用,热自泄,气得畅,痞自消。本方运用之妙,在于煎法。因大黄苦寒气厚味重,煎煮之后,多走肠胃而具泻下作用,故本方不取煎煮而以麻沸汤浸渍,绞汁饮之,取其气之轻清上行,如此运用,既能清泄心下无形之热以消痞,又可避免大黄苦寒泻下之弊。

【辨治要点】

病机:中焦有热,痞塞不通。

主症:心下痞,按之濡,心烦,口渴,舌红苔黄,关脉浮。

治法:泻热消痞。

方药:大黄黄连泻心汤(大黄、黄连)。

方歌:痞证分歧辨向趋,关浮心痞按之濡,大黄二两黄连一,麻沸汤调病缓驱。

【知识拓展】

现代临床主要将大黄黄连泻心汤用于消化系统疾病如胃食管反流性咽喉炎、功能性消化不良、便秘等;出血类疾病如消化道出血、急性肺出血等;循环系统疾病如急性心血管病、高血压等;其他如急性细菌性痢疾、精神分裂症;此外大黄黄连泻心汤外用治疗烧伤、烫伤、肛门周围湿疹生殖器疱疹、宫颈糜烂等病症;以上情况辨证属于热邪壅滞者。

实验显示大黄黄连泻心汤可抑菌、抗炎,也可缩短凝血和血浆复钙时间,促进血小板聚集,增加家兔离体胸主动脉条的收缩力,并具有对抗胃黏膜损伤的保护作用。

【医案选录】

刘渡舟医案:孙某,男,60岁。病鼻衄而心烦,心下痞满,小便色黄,大便不爽,舌苔黄,关寸皆数。辨为心胃之火,上犯阳络,胃气有余,搏而成痞。用大黄9g,黄连6g,黄芩6g,以麻沸汤浸药,只饮1碗,其病应手而愈。(刘渡舟.伤寒论通俗讲话[M].上海:上海科学技术出版社,1980.)

(2)附子泻心汤证

【原文】心下痞,而復惡寒汗出者,附子瀉心湯主之。(155)

大黄二兩　黄連一兩　黄芩一兩　附子一枚,炮,去皮,破,別煮取汁

上四味,切三味,以麻沸湯二升漬之,須臾,絞去滓,内附子汁,分溫再服。

【提要】论热痞兼表阳虚的证治。

【解析】心下痞亦属气痞。恶寒汗出,是表阳虚。阳虚失温则恶寒,卫外不固则汗出。本条恶寒汗出,类似表证未解,但表证的恶寒,多伴发热一症。现仅恶寒而无发热,且与汗出并见,并且承接上条热痞论治,已无表证可言,故恶寒汗出属卫阳之虚无疑。治当泻热消痞,扶阳固表,附子泻心汤主之。

【方义】方中大黄、黄连、黄芩泻热消痞;附子扶阳固表。本方仍渍三黄,取气之轻清以泻心消痞。而附子则另煮取汁,取其辛热厚味以扶助阳气。清代伤寒注家尤怡对本方之用作了精辟论述:"方以麻沸汤渍寒药,别煮附子取汁,合和与服,则寒热异其气,生熟异其性,药虽同行,而功则各奏,乃先圣之妙用也。"

【辨治要点】

病机：中焦有热，气机痞塞，兼卫阳不足。

主症：心下痞，恶寒汗出。

治法：泻热消痞，扶阳固表。

方药：附子泻心汤（大黄、黄连、黄芩、炮附子）。

方歌：一枚附子泻心汤，一两连芩二大黄，汗出恶寒心下痞，专煎轻渍要参详。

【知识拓展】

临床上主要将附子泻心汤用于胃十二指肠溃疡、结肠炎、胃脘痛、下利、热厥、慢性痢疾、便秘、原发性高血压、脑血管意外、慢性肾衰（尿毒症）等，辨证属于中焦热盛兼阳气不足者。

药理研究表明，附子泻心汤水醇法提取液具有延长出血时间，减少血小板和白细胞数的作用，对血栓的形成也有明显的抑制作用，对血红蛋白的含量无明显的影响。附子泻心汤能延长小白鼠负重游泳的存活时间，提高负重游泳的耐力，可能具有抗疲劳作用。

【医案选录】

刘渡舟医案：李某，男，30岁。素有胃病。胃脘痞胀，胃中嘈杂如火烧灼，心烦不寐，口腔内黏膜及舌体溃烂，全是一派心胃火热之象。舌质反而淡嫩有齿痕，苔薄白。再询其证，尚有周身乏力，时时畏寒，精神不振，性欲淡漠，纳谷不香，大便稀溏等。切其脉弦而滑。证有寒热，俱非虚假，当以清火温阳之法治疗。制附子10g（另包单煎），大黄、黄连、黄芩各6g（沸水泡渍）和汁兑服，6剂。药后胃脘痞胀及烧灼感均消，口疮愈合。但仍畏寒，大便每日2~3次，续上方加大附子剂量为15g，又服3剂后，精神大振，体力增加，大便转常，诸症随之而安。（刘渡舟，王庆国，刘燕华．经方临证指南［M］．北京：人民卫生出版社，2013．）

3. 寒热错杂痞证

(1)半夏泻心汤证

ER-1-11

半夏泻心汤证病案

【原文】傷寒五六日，嘔而發熱者，柴胡湯證具，而以他藥下之，柴胡證仍在者，復與柴胡湯。此雖已下之，不爲逆，必蒸蒸而振①，却發熱汗出而解。若心下滿而鞕痛者，此爲結胸也，大陷胸湯主之。但滿而不痛者，此爲痞，柴胡不中與之，宜半夏瀉心湯。(149)

半夏半升，洗　黄芩　乾薑　人參　甘草炙，各三兩　黄連一兩　大棗十二枚，擘

上七味，以水一斗，煮取六升，去滓，再煎②取三升，温服一升，日三服。

【词解】

①蒸蒸而振：蒸蒸，这里指正气由内向外之势。振，指周身振动，即战汗的具体表现。

②煎：将液体加热浓缩的过程。西汉扬雄《方言》云："凡有汁而干谓之煎。"

【提要】论小柴胡汤证误下后的三种转归及治疗。

【解析】本条论病入少阳误用下法的三种转归而引出半夏泻心汤证，并将其与结胸证相对比，论述此种痞证的辨治。伤寒五六日，出现"呕而发热"者，是外邪已入少阳，属小柴胡汤的适应证。医者不识，以他药误下，可出现以下三种转归：

第一，"柴胡证仍在者……却发热汗出而解"，论虽经误下，但病情未变，小柴胡汤证仍在。此说明少阳之邪，未因误下而生变，故仍可与小柴胡汤。只因先前误下有所伤正，药后正气得药力之助，奋起与邪交争激烈，可出现蒸蒸发热、振栗作汗的情况，其病邪可随战汗而解。

第二，"若心下满而硬痛者，此为结胸也，大陷胸汤主之"，论误下后，邪热内陷，邪热与痰水互结，则形成心下满而硬痛的大结胸证，治以大陷胸汤。

第三，"但满而不痛者，此为痞，柴胡不中与之，宜半夏泻心汤"，论邪陷心下，胃气呆滞，湿浊壅聚，则形成痞证。治当辛开苦降，和胃消痞，治以半夏泻心汤。

本条文提到的小柴胡汤在《伤寒论》原文第 37、96 条等处出现，大陷胸汤在原文 134 条出现，故本条重在引出半夏泻心汤证。并且条文中以结胸证的心下满而硬痛与痞证的心下但满不痛对举，属"借宾定主"写法，其本意不在结胸，因结胸前已论及，真实之意即在痞证。本条叙症过简，参考生姜、甘草泻心汤证及《金匮要略·呕吐哕下利病脉证治》"呕而肠鸣，心下痞者，半夏泻心汤主之"，本证应有呕吐、肠鸣、下利诸症。"此为痞"与"但气痞耳"（151 条）不同。考 157 条生姜泻心汤证及 158 条甘草泻心汤证，均称痞为"痞硬"，两方均为半夏泻心汤的加减方，故三方证痞满特点及轻重程度应具有共性特点。其一，较"气痞"满胀为重；其二，均以心下满而不疼，按之微硬为基本特点，故均可称之为痞硬证；其三，临床表现均具多样性。一般为自觉心下堵塞，痞闷难忍。个别患者会有按之微痛的感觉，也有极少数患者会在心下部位鼓起一小包，按之消散，抬手又起。

【方义】半夏泻心汤为临床常用方，半夏燥湿化痰，和胃降逆，开结消痞，为方中主药。芩、连寒而泻热燥湿，味苦降泻。干姜温中暖脾化饮，味辛而散。干姜与芩、连相伍，辛开苦降，宣降结气，以泻心消痞，体现舍性取用的配伍特点。人参、大枣、甘草补益脾胃而味甘，助其复脾升胃降之职。本方以气味合论之则辛开苦降甘调；以药性而论之则寒温并用；以功效而论则温脾阳散寒散饮，清胃热化湿化痰，且又健脾胃以助其恢复功能。本方既要泻心下之邪，又要扶脾胃之气，故辛、苦、甘合用，寒温并用，是为和剂。方后云去滓再煎者，为其特殊之处，大凡和解之方剂，均需浓缩药液，意在使药物性味相合，利于调中。

【辨治要点】

病机：寒热错杂，中焦痞塞，升降失常。

主症：心下痞满而不痛，呕恶，肠鸣下利，苔腻。

治法：和中降逆，消痞散结。

方药：半夏泻心汤（半夏、黄芩、黄连、干姜、人参、炙甘草、大枣）。

方歌：三两姜参炙草芩，一连痞证呕多寻，半升半夏枣十二，去滓重煎守古箴。

【知识拓展】

半夏泻心汤的研究涉及范围比较广泛，但主要集中在对消化系统方面。如反流性食管炎、非溃疡性消化不良、慢性萎缩性胃炎、幽门螺杆菌（Hp）相关性胃炎、十二指肠壅积症、溃疡性结肠炎、肠易激综合征等。亦有报道用本方加减治疗肿瘤化疗致胃肠道反应。其他如心脏神经症、口腔黏膜溃疡、口腔扁平苔藓、剥脱性唇炎、寻常性痤疮、荨麻疹等病本方亦可灵活辨证施治。

实验研究表明，半夏泻心汤有抑制 Hp 和阻止胆汁反流的作用，有明显的保护胃黏膜屏障作用，对大鼠胃运动具有双向调节作用，对肿瘤化疗药物具有减毒作用，对提高机体免疫功能和常压下抗缺氧能力有显著作用；其增强机体免疫功能的作用主要在于增强机体体液免疫，而对于细胞免疫功能的作用不明显。

【医案选录】

刘渡舟医案：张某，男，素嗜酒。1969 年发现呕吐、心下痞闷，大便每日两三次而不成形。经多方治疗，效不显。其脉弦滑，舌苔白。辨为酒湿伤胃，郁而生痰，痰浊为邪，胃气复虚，影响升降之机，则上见呕吐，中见痞满，下见腹泻。治以和胃降逆，去痰消痞为主。拟方：半夏 12g，干姜 6g，黄芩 6g，黄连 6g，党参 9g，炙甘草 9g，大枣 7 枚。服 1 剂，大便泻下白色胶涎甚多，呕吐十去其七。又服 1 剂，则痞利皆减。凡 4 剂痊愈。（刘渡舟.新编伤寒论类方[M].太原：山西人民出版社，1984.）

(2)生姜泻心汤证

【原文】伤寒汗出解之后,胃中不和,心下痞鞕,干噫食臭①,胁下有水气,腹中雷鸣②,下利者,生薑瀉心湯主之。(157)

生薑四兩,切　甘草三兩,炙　人參三兩　乾薑一兩　黃芩三兩　半夏半升,洗　黃連一兩　大棗十二枚,擘

上八味,以水一斗,煮取六升,去滓,再煎取三升,温服一升,日三服。附子瀉心湯,本云,加附子。半夏瀉心湯,甘草瀉心湯,同體別名耳。生薑瀉心湯,本云,理中人參黃芩湯,去桂枝、术,加黄連並瀉肝法。

【词解】

①干噫食臭:噫,同嗳。即嗳气带有伤食气味。

②腹中雷鸣:即肠鸣,形容腹中有辘辘作响的声音。

【提要】论胃虚水停,气机痞塞的证治。

【解析】本条所论之痞,因素体脾胃气弱,汗后表邪虽解,但胃气呆滞,脾不运化,湿浊壅聚,形成痞硬之证。因按之不痛,故仍与结胸有别。饮食不消则作腐,胃气不降则上逆,故见“干噫食臭”。“胁下有水气”既言病机,提示本证有水饮内停中焦;又言症状,即胃脘两侧之胁下有水气相搏之辘辘作响,故见“腹中雷鸣”。脾胃虚弱,清气不升,加之水走大肠,则见“下利”。由于本证水气过重,故治在和胃泻心消痞的基础上,兼宣散水气,以生姜泻心汤主之。

【方义】本方由半夏泻心汤加生姜四两,减干姜二两组成。生姜量大为君,开结散水。半夏泻心汤诸药仍和胃消痞。加生姜减干姜,是防寒热药性有所偏重。

【辨治要点】

病机:胃虚水停,气机痞塞。

主症:胃中不和,心下痞硬,干噫食嗅,胁下有水气,腹中雷鸣,下利。

治法:和胃降逆,散水消痞。

方药:生姜泻心汤(生姜、炙甘草、人参、干姜、黄芩、半夏、黄连、大枣)。

方歌:汗余痞证四生姜,芩草人参三两行,一两干姜枣十二,一连半夏半升量。

【知识拓展】

生姜泻心汤的临床应用范围与半夏泻心汤相似。药理研究发现生姜泻心汤可以显著降低血清及组织中血管活性肠肽(VIP)的含量,对 VIP 增加引起的食管下括约肌(LES)及食管体运动功能紊乱起调节作用。生姜泻心汤还可明显降低食管黏膜中丙二醛(MDA)的含量,提高过氧化物酶(SOD)和谷胱甘肽过氧化物酶(GSH-PX)的活性,减轻局部损伤,对食管黏膜具有间接保护作用,并通过提高组织局部抗氧化能力而发挥黏膜保护作用。

【医案选录】

萧琢如医案:高等检察厅书记潘某,初患头痛,往来寒热,余以小柴胡汤愈之,已逾旬矣,后复得疾,诸医杂治益剧,延诊时,云:胸中痞满,欲呕不呕,大便溏泄,腹中水奔作响,脉之紧而数。正疏生姜泻心汤,旁有少年谓:黄连黄芩凉药,干姜生姜热药,人参补药,何一方混杂乃尔。余曰:方出伤寒,仲景名言胃中不和,心下痞硬,干噫食臭,腹中雷鸣,下利者,生姜泻心汤主之。吾乃照录原方,毫无加减,既患寒热错杂之症,必用寒热错杂之药,其人语塞而退。已而一剂知,二剂愈。(萧琢如.遯园医案[M].长沙:湖南科学技术出版社,1960.)

(3)甘草泻心汤证

【原文】傷寒中風,醫反下之,其人下利日數十行,穀不化,腹中雷鳴,心下痞

鞕而满,乾嘔心煩不得安,醫見心下痞,謂病不盡,復下之,其痞益甚,此非結熱,但以胃中虛,客氣上逆①,故使鞕也,甘草瀉心湯主之。(158)

甘草四兩,炙　黃芩三兩　乾薑三兩　半夏半升,洗　大棗十二枚,擘　黃連一兩

上六味,以水一斗,煮取六升,去滓,再煎取三升,溫服一升,日三服。臣億等謹按:上生薑瀉心湯法,本云:理中人參黃芩湯。今詳瀉心以療痞,痞氣因發陰而生,是半夏、生薑、甘草瀉心三方,皆本於理中也。其方必各有人參。今甘草瀉心中無者,脫落之也。又按《千金》并《外臺秘要》,治傷寒食用此方皆有人參,知脫落無疑。

【词解】

①客气上逆:客气,指邪气,即胃虚气逆之意。

【提要】论脾胃气虚,痞利俱甚的证治。

【解析】伤寒或中风,病结在表,本当以汗法,"医反下之",强调下伤脾胃,以致脾胃气虚,湿浊中阻,气机痞塞,升降失常,而见心下痞硬、呕吐、下利、心烦等症。"其人下利日数十行"且"谷不化",是本证的重点,说明脾胃气虚的程度很重。本条又强调心下痞硬,非邪热与有形之邪相结,故曰"此非结热,但以胃中虚,客气上逆,故使硬也"。若误用攻下,势必更伤脾胃之气。脾愈虚则气愈滞,所以"其痞益甚"。总之,本证的特点是因脾胃虚甚,下利急迫,治当在泻心消痞的基础上,补中和胃,缓急止利,甘草泻心汤主之。

甘草泻心汤、半夏泻心汤、生姜泻心汤三证均以心下痞硬为主症,均可兼见呕吐、下利、肠鸣等症,均以脾胃受损,水湿中阻,升降失职,气机痞塞为病机。半夏泻心汤证以胃气上逆为主,故以心下痞、呕逆为主要表现。生姜泻心汤证以夹有水饮食滞为主,故以心下痞硬、干噫食臭为主要表现;甘草泻心汤证以脾胃虚弱为主,故以心下痞硬,下利急迫,水谷不化为主要表现。三者病机、证候大体相似,但侧重不同,其治法均以寒温并用,辛开苦降,和胃消痞为主。半夏泻心汤是其代表方,生姜泻心汤重在散水,甘草泻心汤重在补中和胃,当仔细鉴别。

【方义】本方即半夏泻心汤加炙甘草一两而成。炙甘草补益脾胃,又能缓急,因本证脾虚下利频繁急迫,故重用之以缓急;又以人参、大枣,增益其补中之力;干姜、半夏温中散寒、降逆止呕,黄芩、黄连苦寒清胃中邪热。诸药相合,使得虚以得补,急利得缓,热得以清,寒得以温,脾胃健而中州运,阴阳调而升降复。其痞、利、干呕诸症可除。本方无人参,当属传抄脱漏。因半夏泻心汤与生姜泻心汤均有人参,考《金匮要略》《备急千金要方》《外台秘要》等本方中亦有人参,且本证又是三痞硬证中正气最虚者,故必具人参无疑。

【辨治要点】

病机:脾胃气虚,痞利俱甚。

主症:心下痞硬而满,干呕,心烦不得安,谷不化,下利日数十行。

治法:和胃补中,消痞止利。

方药:甘草泻心汤(炙甘草、黄芩、干姜、半夏、大枣、黄连、人参)。

方歌:下余痞作腹雷鸣,甘四姜芩三两平;一两黄连半升夏,枣枚十二擘同烹。

【知识拓展】

临床上甘草泻心汤可用于治疗白塞病,但当用生甘草为宜。其他应用基本同于半夏泻心汤,但本方由于重用甘草补中,故其更适宜于脾胃虚弱者。现代研究表明半夏、甘草、生姜三泻心汤均能降低正常大鼠胃黏液含量,但三方相比并无明显差异。与胃黏液含量关联度最大的为苦寒之黄连,可以显著降低其含量,其次为辛温之半夏和甘味之大枣、甘草的交互项。由此可知药味之间存在复杂的交互作用。

【医案选录】

贺有琰医案：邹某，男，37 岁。患外感病，服"感冒药"后，由于心烦而饮冰汽水，旋即发生大便泻利，继而下利不消化食物，恶心干呕，胃脘痞胀，某医院门诊视为；饮食停滞，又服"消食药"，泻利不止而干呕，胃脘痞胀更甚而烦闷不安，腹中水声辘辘作响，舌质红，苔薄黄白相间而腻，脉弦。余谓实习生曰，此表邪未尽而冰水寒中，以致清不升而泻利，浊不降而干呕，寒热互结而痞胀。复以消食药伤致胃气，气虚不运而痞胀愈甚，升降失调而干呕泻利不止，腹中雷鸣，此甘草泻心汤之证。药用炙甘草 10g，黄芩 10g，干姜 10g，黄连 4.5g，姜半夏 10g，大枣 5 枚，党参 10g，水煎。日 1 剂分 3 服，3 剂而愈。(贺有琰 . 伤寒论纵横［M］. 武汉：湖北科学技术出版社，1986.)

4. 其他痞证

(1)痰气痞证(旋覆代赭汤证)

【原文】傷寒發汗，若吐若下，解後心下痞鞕，噫氣①不除者，旋覆代赭湯主之。(161)

　　旋覆花三兩　　人參二兩　　生薑五兩　　代赭一兩　　甘草三兩，炙　　半夏半升，洗
大棗十二枚，擘

　　上七味，以水一斗，煮取六升，去滓，再煎取三升。溫服一升，日三服。

【词解】

①噫气：即嗳气。

【提要】论痰气痞的证治。

【解析】汗吐下后，表证虽解，中气已伤，运化失职，痰浊壅滞，则心下痞硬；胃气上逆，则嗳气不除。本证气逆为重点，嗳气为主症。切不可以"心下痞硬"误辨为痞证，故应与泻心汤证鉴别。痰阻气逆，治当和胃消痰降逆，故以旋覆代赭汤主之。

本证与生姜泻心汤证均为伤寒误治，脾胃之气受损，而见心下痞硬，嗳气之症。本证因脾胃受损，痰浊内生，肝气横逆，而无寒热错杂，故其主症是肝胃气逆的嗳气不止而不是心下痞硬，虽嗳气而无食臭，亦无肠鸣下利，故以旋覆代赭汤和胃化痰，镇肝降逆为治。生姜泻心汤证不仅中气受损，且有水饮食滞，寒热错杂，故在心下痞硬的同时，伴见干噫食臭，腹中雷鸣下利，治用生姜泻心汤，寒热并用，辛开苦降，和胃散水，消痞止利。

【方义】方中旋覆花苦辛而咸，消痰降逆，软坚散结消痞，降气行水，主治心下痞满、嗳气不除；代赭石苦寒，重镇降逆。两者相合，下气消痰、和胃降逆；更以生姜和胃降逆，半夏祛痰降逆，以上四药为一组，降逆止嗳是其共性。人参、大枣、甘草为一组，补中益气，加强运化，扶正祛邪。全方补降合用，以降为主，为治胃气上逆所致嗳气、呕吐、恶心、呃逆诸症之良方。故凡胃气虚弱、痰浊内阻，胃气上逆者，用之最为合拍。

【辨治要点】

病机：胃虚气逆，痰气壅塞。

主症：心下痞硬，嗳气不除。

治法：和胃降逆，化痰下气。

方药：旋覆代赭汤(旋覆花、代赭石、半夏、生姜、人参、大枣、炙甘草)。

方歌：五两生姜夏半升，草旋三两噫堪凭，人参二两赭石一，枣十二枚力始胜。

【知识拓展】

旋覆代赭汤被广泛应用于治疗慢性胃炎、胆汁反流性胃炎、胃神经官能症、幽门不全梗阻、十二指肠溃疡、反流性食管炎、肿瘤放化疗后之胃肠反应、眩晕、梅尼埃病、癔症等属胃气

虚弱,痰浊内结,胃失和降而嗳气呃逆、呕吐、心下痞满者。药理研究发现,旋覆代赭汤能够促进血液循环,消除胃的组织水肿,防止胃黏膜损伤,增强胃黏膜损伤的修复作用,从而具有保护胃黏膜的作用。

【医案选录】

刘渡舟医案:黄某,女,12 岁。曾患脑膜脑炎,经治疗后已愈,遗有呃逆一证,伴不欲饮食。前医以为温病伤阴,用五汁饮及叶氏益胃汤等,反添胃中发凉之症。舌苔白略腻,脉弦无力。此胃脘阳虚,津聚为饮,内夹肝气上逆所致。处方:旋覆花 9g,代赭石 6g,生姜 15g,党参 6g,半夏 9g,大枣 7 枚,炙甘草 6g。服药 3 剂后,呃逆止,胃冷除而饮食增。方中又加茯苓 15g,陈皮 9g 调治,5 剂而安。(刘渡舟,王庆国,刘燕华.经方临证指南[M].北京:人民卫生出版社,2013.)

(2)水痞证(五苓散证)

【原文】本以下之,故心下痞,與瀉心湯。痞不解,其人渴而口燥煩,小便不利者,五苓散主之。一方云,忍之一日乃愈。(156)

【提要】论水痞的证治。

【解析】本证心下痞,很容易考虑用泻心汤类的方子,但服后痞不解除,应考虑误辨误治。仔细审查症状,其人心下痞,且有渴而口燥烦及小便不利表现,则知此痞非泻心汤之痞,乃三焦气化不利,水饮内停心下所致。气化失司,水饮内停,故小便不利;水不化津,津液不能上承,则见渴而燥烦;水饮内停而不化,水气上犯,逆阻中焦脾胃升降之机,故见心下痞。本证为痞证类似证,其痞之成因为水,故可称"水痞",治不必泻心消痞,当化气行水,水邪祛则痞自消。

【辨治要点】

病机:水气内停,逆阻中焦,气机痞塞。

主症:心下痞满,烦渴,小便不利,口干舌燥。

治法:化气行水消痞。

方药:五苓散(泽泻、茯苓、猪苓、白术、桂枝)。

5. 痞证误下后下利的辨治(赤石脂禹余粮汤证)

【原文】傷寒服湯藥①,下利不止,心下痞鞕。服瀉心湯已,復以他藥下之,利不止,醫以理中與之,利益甚。理中者,理中焦,此利在下焦,赤石脂禹餘粮湯主之。復不止者,當利其小便。(159)

赤石脂一斤,碎　　太一禹餘粮一斤,碎

上二味,以水六升,煮取二升,去滓,分温三服。

【词解】

①汤药:此指具有峻下作用的一类汤剂。

【提要】论误下后导致心下痞硬,下利不止的各种证治。

【解析】"伤寒服汤药……利不止",言病本为伤寒,应以汗法,服解表药汗出可解。但误用泻下一类方剂,出现下利不止,心下痞硬,显系误下损伤脾胃之气,导致邪气内陷。清阳不升则下利不止;浊阴不降则气机痞塞,心下痞硬。此痞利俱甚之候,可服甘草泻心汤,补中和胃,消痞止利。服泻心汤后,其病未除,可能病重药轻之故。然医者不别,以为痞利为实邪内阻所致,而用其他泻下方药,如此再用攻下,脾胃之气损伤更为严重,致下利不止。

"医以理中与之,利亦甚"指此时医者认为此是中焦虚寒,脾阳不足不振导致,用理中汤治疗。服理中汤后,下利更加严重。此乃屡经误治,不仅中焦之气受损,下焦元气亦遭损伤,病机已经由中焦虚寒转为下焦的滑脱不禁。虽与理中汤温运中阳,但药不对证,自然无效。故曰:"理中者,理中焦,此利在下焦。"此证当予赤石脂禹余粮汤,温涩固脱,方可奏效。

"复不止者,当利其小便"指若下利仍不止,又见小便不利者,是下焦气化失职,清浊不别,水液偏渗大肠之故,则当用分利之法,导水湿从小便去,其利自止。

本条以伤寒误下为因,引出几种下利的辨治,即邪陷表解,痞利俱甚者,可用泻心汤类和胃消痞;若表邪未解而痞利同见者,可选桂枝人参汤温中止利、表里同解;若纯为中焦虚寒者,宜理中汤温中散寒;若属下元不固,滑脱下利者,当用赤石脂禹余粮汤涩肠固脱以止利;若见大便水泻而小便不利者,宜利小便而实大便。了解以上各种下利的证候,及其内在联系,对进一步指导临床辨治下利证有重要意义。

【方义】赤石脂甘酸性温,重镇固脱,涩肠止血止利;禹余粮甘涩性平无毒,敛涩固下,能治赤白下利。二药合用,酸敛固脱,涩肠止利。为治下元不固、滑泄不禁、虚寒久利滑脱之良方。

【辨治要点】

病机:下元不固,滑脱不禁。

主症:久利滑脱。

治法:涩肠固脱止利。

方药:赤石脂禹余粮汤(赤石脂、禹余粮)。

方歌:赤石余粮各一斤,下焦下利此汤欣,理中不应宜斯法,炉底填来得所闻。

【知识拓展】

现代临床主要将赤石脂禹余粮汤应用于下元不固,如慢性结肠炎、慢性痢疾、消化不良等久泻滑脱者;如滑精、崩漏、带下、脱肛等属滑脱不固者。

【医案选录】

贺有琰医案:奚某,男,54岁。素病泄泻,因业医而常自服理中丸有效。偶病寒热往来,口苦,心烦,脘胁硬痛,呕不止,泻利,溺黄,舌红苔黄,脉弦数。前医给服大柴胡汤,诸证愈而泻利不止。自认为常服理中丸有效,遂作汤服之,孰料连服3日,反而更甚,以至泻利无度。邀商于余,余倾听其前后证治,再思"理中者,理中焦"之意,断之曰:尔有泄利痼疾,中焦不足固然,但此次病少阳热迫阳明,服大柴胡邪热虽去,恐大肠伤矣,利在下焦滑脱不止,当以赤石脂禹余粮汤涩肠止利为是。彼顿悟,遂以赤石脂、禹余粮等分,碾极细,佐以少许粳米,煮汤分2次顿服,3日而利止,再以连理汤善后。(贺有琰.伤寒论纵横[M].武汉:湖北科学技术出版社,1986.)

(十)上热下寒证(黄连汤证)

【原文】伤寒胸中有热,胃中有邪气,腹中痛,欲呕吐者,黄连汤主之。(173)

黄连三两　甘草三两,炙　乾薑三两　桂枝三两,去皮　人参二两　半夏半升,洗　大棗十二枚,擘

上七味,以水一斗,煮取六升,去滓,温服,昼三夜二。

【提要】论上热下寒,腹痛欲呕的证治。

【解析】本证由太阳伤寒演化而来,是表邪入里致上热下寒所致。邪热居于胸膈、胃脘,影响胃之和降则欲呕吐;寒邪在下,腹中有寒邪犯于脾,致寒凝气滞,故腹中痛。因热与寒分居胸腹上下,而未痞结于心下,故不见心下痞满。本证热者自热,寒者自寒,阴阳上下,不相交互,治宜黄连汤清上温下,寒热平调,交通阴阳。

本方证与半夏、生姜、甘草泻心汤证同属于寒热错杂之证,但三泻心汤证是寒热错杂互

结心下,故心下痞为主症;本证是寒热上下相隔,寒自为寒,热自为热,故以欲呕吐、腹中痛为主症。

【方义】方中黄连苦寒以清上热,兼以降逆;干姜辛热以温下寒,兼以止痛,二药为方中主药。桂枝温通,宣达上下阳气,以清除寒热格拒,别具深义。半夏辛开结气,降逆止呕。人参、大枣、甘草,补益脾胃,以调升降。

黄连汤与半夏泻心汤,仅黄芩与桂枝一药之异,但组方主旨迥异,主治亦不相同。半夏泻心汤主治痞证,组方主旨在于泻心消痞,黄连与干姜配伍之义,在于辛开苦降以消痞。而黄连汤主治上热下寒证,其黄连与干姜配伍之义,在于分取寒热之药性,寒以治热,热以治寒。

【辨证要点】

病机:胃中有热,腹中有寒。

主症:欲呕吐,腹痛。

治法:清上温下,调和脾胃。

方药:黄连汤(黄连、炙甘草、干姜、桂枝、人参、半夏、大枣)。

方歌:腹疼呕吐藉枢能,二两参甘夏半升,连桂干姜各三两,枣枚十二妙层层。

【知识拓展】

现代临床应用主要将黄连汤应用于急慢性胃肠炎、胆汁反流性胃炎、胃或十二指肠球部溃疡、胆囊炎、神经性呕吐、口疮等辨证属于上热下寒者。药理研究发现,黄连汤对乙醇、盐酸及阿司匹林诱发的大鼠三种黏膜损伤有明显的保护作用。

【医案选录】

张志民医案:患者男性,17 岁。初诊:1956 年 10 月 16 日。昨日下午,打篮球时,寒潮来袭受风寒。吃夜饭一半,尽呕吐而出。腹痛欲解大便,所解不多。胸中疼热,微发热恶寒,夜睡不安。时时欲呕,饮水亦呕。面微有热色,体温 37.8℃。自汗恶寒,胸腹烦疼,欲呕而呕不出,不渴,不欲食,不知饥。舌尖红,苔黄白相兼,脉弦数。证属风寒外感,胃热肠寒。方用:桂枝 9g,黄连 9g,法半夏 9g,党参 9g,炙甘草 9g,生姜 9g,红枣 9g。服 2 剂,药后各症均除。(张志民 . 伤寒论方运用法 [M]. 杭州:浙江科学技术出版社,1984.)

(十一) 火逆证

【原文】太陽病,二日反躁,凡熨[①]其背,而大汗出,大熱入胃,胃中水竭,躁煩必發讝語。十餘日振慄自下利者,此爲欲解也。故其汗從腰以下不得汗,欲小便不得,反嘔,欲失溲,足下惡風,大便鞕,小便當數,而反不數,及不多,大便已,頭卓然[②]而痛,其人足心必熱,穀氣[③]下流故也。(110)

太陽病中風,以火劫發汗,邪風被火熱,血氣流溢,失其常度。兩陽[④]相熏灼,其身發黃。陽盛則欲衄,陰虛小便難。陰陽俱虛竭,身體則枯燥,但頭汗出,劑頸而還,腹滿微喘,口乾咽爛,或不大便,久則讝語,甚者至噦[⑤],手足躁擾,捻衣摸床[⑥]。小便利者,其人可治。(111)

形作傷寒[⑦],其脉不弦緊而弱。弱者必渴,被火必讝語,弱者發熱脉浮,解之當汗出愈。(113)

太陽病,以火熏之,不得汗,其人必躁,到經[⑧]不解,必清血,名爲火邪。(114)

脉浮熱甚,而反灸之,此爲實,實以虛治,因火而動,必咽燥吐血。(115)

微數之脉,慎不可灸,因火爲邪,則爲煩逆,追虛逐實[⑨],血散脉中,火氣雖微,内攻有力,焦骨傷筋[⑩],血難復也。脉浮,宜以汗解,用火灸之,邪無從出,因火而盛,病從腰以下必重而痹,名火逆也。欲自解者,必當先煩,煩乃有汗而解。何以知之?脉浮故知汗出解。(116)

太陽傷寒者,加溫針必驚也。(119)

【词解】

①熨:火热疗法之一,将药物炙热,或以砖瓦烧热,外用布包以熨体表,有驱寒镇痛作用。

②卓然:突然发生。

③谷气:水谷之气。

④两阳:风邪与误用火法产生的火邪。

⑤哕:呃逆。

⑥捻衣摸床:患者在神志不清的情况下,手不自觉地摸弄衣被或床边。

⑦形作伤寒:病形类似伤寒证。

⑧到经:六日为太阳一经行尽之期,至七日"到经"则是太阳到经之日。

⑨追虚逐实:损伤不足的正气,增加有余的病邪。

⑩焦骨伤筋:阴血被火熏灼,筋骨失养而形成痿废的病变。

【解析】110 条论太阳病误火后的变证及自愈的机转,可分两段理解。第一段:"太阳病,二日……此为欲解也",论述了太阳病误治的经过和自愈的病机。太阳病二日,邪尚在表,不应烦躁而见烦躁,故曰"反躁"。既见烦躁,表明表邪未解而里热已盛,当解散表邪,清里透热,切忌用辛温及火攻发汗。若医者误施火法熨其背取汗,以致大汗出而津伤,使邪热更盛,内入于阳明胃腑。胃中热盛,津液耗伤,不仅烦躁更趋严重,且因热扰心神而发谵语。若病至十余日,火邪渐衰,津液得复,阳气能达,则病有振栗自下利而解的情况,这是正胜邪祛,阴阳欲和,病将向愈的佳兆。第二段:"故其汗从腰以下不得汗……谷气下流故也",论述了误火后变证的另一种机转。误用火法之后,邪热入里结聚于上,迫津外泄,则见腰以上汗出;阳热之气干胃,胃失和降则呕。阳气虚于下,津液不能下达,则腰以下不得汗,足下恶风,并见欲小便而不得,却又时欲失溲之证。阳明胃热证可有大便硬,热盛于上、阳虚于下之证也可有大便硬。但前证之大便硬,由于热迫津液偏渗膀胱,故见大便硬的同时小便频多;而本证之大便硬小便既不频数也不多,说明此大便硬非燥热津伤,而是由于阳虚不能畅达。故当大便通利之时,津液得以恢复,阳气得以通达。但如果阳气骤然下达,清阳乍陷,反使头目失养而见头卓然疼痛。然阳气下达,下肢得温,故原足下恶风转为足心必热。"谷气下流故也"是自注句,是为了说明头卓然而痛与足心必热的原因。

111 条论太阳中风误以火劫发汗的变证及预后。太阳中风,法当调和营卫,解肌发汗,用桂枝汤治疗。若误治以火劫强行发汗以求速愈,邪风必为火邪所害,伤及气血,致使气血紊乱,风气受热则动荡,血被火则流溢,血气流溢,失其常度,灼伤津液,损伤脏腑,变证丛生。风为阳邪,火亦属阳,"两阳相熏灼",即风火相煽,二阳相并,热毒炽盛,内伤肝胆,使其疏泄太过,胆汁横溢,泛溢于外,则身体发黄;阳热亢盛,灼伤血络,迫血妄行,则鼻衄;火热伤及阴津,津液匮乏则小便难;火劫伤津耗气,亦会亡血,致使气血阴阳俱虚,肌肤筋脉失其濡养,故身体不荣则枯燥。里热亢盛,迫津外出,当周身汗出,而今火邪伤津,津液虚少,不能遍布全身,故"但头汗出,剂颈而还"。火热上灼,热毒炽盛,血败肉腐,上灼咽喉,则口干咽烂;燥热内结,腑气不通,肺气不降,则腹满微喘,大便不通。久则阴津更伤,邪火愈炽,上扰神明,则发谵语;甚则燥热内炽,胃津大伤,胃气衰败,而见哕逆。如果不能及时救治,可进一步发展为手足躁扰不宁,捻衣摸床,神识不清,此为热极津枯,阴不敛阳,阴阳离决的危候。"小便利者,其人可治",是强调本证的预后关键取决于津液的存亡与否。虽经火劫日久,但如果小便通利,说明津液来复,阴津虽伤,但尚未枯竭,生机尚存,故云"可治";若小便全无,则化源枯竭,阴津将绝,预后不良。

113条论温病初起的脉症特点、治法及误用火疗的危害。形作伤寒,指其证候类似伤寒而实非伤寒,从后文"弱者必渴"分析,此当为温病。结合第6条"太阳病,发热而渴,不恶寒者,为温病",此证应为温热初起,邪在卫分之表,每见发热,脉浮,头痛,甚则轻度恶寒等脉症。因温邪伤人,正邪交争则发热;邪在卫分之表,正气起而抗邪,其脉必浮;因表阳暂为阳郁,亦可有短暂轻微之恶寒;温为阳邪,易伤津液,故见口渴,但其势较轻。值得注意的是,这里的"弱脉"是与伤寒紧脉相对而言,并非微弱之脉。"弱者必渴"和"弱者发热"两句当联系起来理解,即指其人不但脉弱,同时还有发热、口渴、脉浮等症,当属温邪犯表之证,治宜辛凉宣散之法,故谓"解之当汗出愈"。若反误用火法治疗,则无异于抱薪救火,助热伤津,以致神昏谵语等变证。

114条论太阳表证误用火法致火热迫血下行的变证。太阳病,本以发汗解表为正治之法,若误用火熏强迫发汗而不得汗,则不仅不能祛邪愈病,反而增助邪热,使火热郁闭更甚。阳热郁闭,若得以汗出者,则阳郁之邪有外散之机,反之若不得汗出者,必因火热不得外越而内攻,以致患者烦躁不安。六日为太阳一经行尽之期,至七日则是太阳到经之日,当此之时,正气来复,若邪气不甚,则祛邪外出,往往邪去而人安。若"到经不解",说明邪热郁闭较甚,若下陷于阴,内逼阴络,迫血妄行,则可致大便下血。因本证是由火熏而发生的变证,故名为"火邪"。

115条论表实热证误用灸法致伤阴动血的变证。"脉浮热甚",说明邪郁在表,表阳郁闭,阳热不得宣泄,病属表实热证,应当发汗解表以泄其邪。若误用艾灸,因艾灸为治疗里虚证而设,其热气必因之内闭而不外达,故不但不利解表,反增在内之热,属"实以虚治"。其结果是导致阳气郁闭更甚,动血伤阴,因而出现咽燥吐血之变。本条与上条皆为火逆动血之变,一为火熏而便血,一为艾灸而吐血,皆为太阳表证误用火法致使热炽于内,迫血妄行的变证。唯其火热所伤部位有上下之分,故有吐血、便血之别。

116条论虚热或表证不解误用灸法的各种变证,可分三段理解。第一段"微数之脉……血难复也",论述虚热证误火之害。脉微主里虚,脉数主热,微数并见,主阴虚火旺,治当滋阴清热,切不可用温补之灸法治之。如用灸法,则助热而成火邪,使阴血更伤,火热愈炽,火热攻冲扰神,必致心胸烦躁逆乱。这是误火而"追虚逐实"的结果。阴血本虚,误灸之后,阴伤更甚,是谓"追虚";邪热本实,误灸之后,则阳热更炽,是谓"逐实"。最终导致血液散乱于脉中,运行失其常度。不仅如此,火毒熏灼已虚之阴血,则筋骨无以濡润,可导致肌肤枯燥,焦骨伤筋的严重后果,此时养阴复液,为时已晚,故曰"血难复也"。第二段从"脉浮,宜以汗解……名火逆也",论述表证不解而误火,导致腰以下麻痹的变证。脉浮病在表,当发汗解表,使邪从汗出而解,若误用火灸,实以虚治,火性急迫,自外而内,不仅不能得汗解表,反而加重表闭阳郁,更助灸火,使邪气化热,郁闭于上,壅遏气机,而上下不达,致使腰以下无阳以温,患者感觉下部肢体沉重而麻痹不仁。此为表证误灸之害,故名曰"火逆"。第三段从"欲自解者……脉浮故知汗出解",论述表证误灸所致变证自愈的机转。凡外感病自愈者,必须气血恢复,正气内充,正胜而邪却,方有自愈之可能。若上证虽经误灸,但正气尚旺,损伤不重,当正气来复之时,可有自愈之机。然自愈之前,因正气渐复,正气欲祛邪外出,必与邪气相争激烈,往往有心烦见症;而正气欲祛邪外出,气血浮盛于表,其脉亦多呈浮象,继之则汗出作解。"何以知之? 脉浮,故知汗出解"为自注句,意在说明汗出作解之机制。

119条提示太阳伤寒用温针,非但邪气可能不被驱除,反可助热成为火邪,火热扰心,而发为惊。

火疗法是我国古代常用的一种物理疗法,在中古以前颇为流行。火疗包括温针、烧针、熏熨、灸法等,有散寒止痛的作用,用之得当,确有疗效。若用之不当,则会导致各种变证,即"火逆"诸证。现代临床上火疗应用较少,火逆之变证亦很少见,但这并不意味着失去了学习火逆诸证的意义和价值。因为火逆诸条所论述的证候并不少见,如温热病误服辛温之药、放射疗法过量,甚或感受温热毒邪过量,均可引起阴伤热炽,耗血动血诸证。而学习火逆证诸条的目的也就在于一隅三反,灵活掌握辨证论治的精神与方法。

(十二)欲愈候

【原文】凡病若發汗、若吐、若下、若亡血、亡津液,陰陽自和者,必自愈。(58)

大下之後,復發汗,小便不利者,亡津液故也。勿治之,得小便利,必自愈。(59)

太陽病,先下而不愈,因復發汗,以此表裏俱虛,其人因致冒①,冒家汗出自愈。所以然者,汗出表和故也。裏未和,然後復下之。(93)

太陽病未解,脈陰陽俱停②,必先振慄汗出而解。但陽脈微者,先汗出而解,但陰脈微者,下之而解。若欲下之,宜調胃承氣湯。(94)

【词解】

①冒:头晕目眩。

②脉阴阳俱停:脉寸关尺三部沉伏难寻之意。

【解析】58条论阴阳自和是各种疾病自愈的基础。"凡病",指一切病证,非限于中风、伤寒。文中之"若"字,作"或"字解,为假设、不定之辞。汗、吐、下之法,本为祛邪而设,用之得当,祛邪而不伤正。然若不当而用,或当用而不循其法,则不仅不能祛邪,反而易伤人之正气,或损阴,或伤阳,或耗气,或亡血,致使变证丛生。今汗吐下后,虽"亡血、亡津液",导致津液亡失,但此时若邪气已去,则不一定再用药物治疗,可以通过饮食调补,休息疗养,通过人体阴阳自我调节,达到新的平衡,即可自愈,此即"阴阳自和者,必自愈"。

59条论述了津伤后阴阳自和而愈的具体例证。大下之后,复发其汗,致津液重亡而出现小便不利。此时,切不可见小便不利而误用渗利之法。因若再利其小便,势必更伤津液而加重病情,故曰"勿治之"。须待津液回复,化源充沛,阴阳自和,则小便自然通利,其病自愈。

93条论太阳病汗下失序而致冒的治法。太阳病当用汗法,若误用下法,则不唯表不解,且徒伤里气。医者见下之不愈,转而又使用汗法,致使表气复伤,故曰"表里俱虚"。若因虚而头目失其所养,或留恋之邪上蒙清阳,则可致头目眩冒而有如物蒙。因正虚邪微,此时不可再用发汗之法,可待其正气自行恢复,阴阳自和,正自能胜邪而汗出病愈,此因"汗出表和故也"。若汗出表解后,尚有腑气不和而里实存在,可再用泻下之法以和其里。

94条辨战汗作解及汗下作解的不同脉症。太阳病不解,说明邪仍在表,正气趋于外以抗邪,脉当阴阳俱浮。今寸关尺三部脉俱隐伏不出,表明气血一时被邪气抑郁而深伏。正气抗邪蓄积力量,先屈而后伸,郁极乃发,祛邪外出时,则必然先振栗寒战,继则发热,然后通身汗出而解。若只见寸脉微动,说明表阳被外邪郁闭而不伸,当先发汗解表,使邪气去,阳气伸,则其病可解;若只见脉微弱,说明里气被邪实闭郁而不畅,理应泻下以攻里,可用调胃承气汤,使邪气去,里气通,其病可愈。本条"脉阴阳俱停",仅是战汗前的一过性反映,当与伏脉相类,然此是正为邪郁所致,与正气败绝,气血不能运行,生机即将绝灭的脉显然不同,临证时参合四诊,不难鉴别。

《伤寒论》六经证治各篇中论及战汗者有三条,除本条外,第101、149条均系少阳柴胡证误治后,正气受伤,邪正交争剧烈所致,三条应合参。另《伤寒论·辨脉法》第14条云:"问曰:病有战而汗出,因得解者,何也? 答曰:脉浮而紧,按之反芤,此为本虚,故当战而汗出也。其人本虚,是以发战,以脉浮,故当汗出而解也。若脉浮而数,按之不芤,此人本不虚,若欲自解,但汗出耳,不发战也。"较为明确地指出了因正气虚而发生战汗机制。

复习思考题

1. 变证的治疗原则是什么? 应如何理解?

2. 真寒假热证和真热假寒的病机及其临床表现各是什么?

3. 心阳虚证有哪些证候类型,如何辨治?

4. 试述茯苓桂枝甘草大枣汤证、茯苓桂枝白术甘草汤证、茯苓甘草汤证和桂枝去桂加茯苓白术汤证的区别与联系。

5. 真武汤证与苓桂术甘汤证的联系与区别何在?

6. 比较大结胸证、小结胸证、寒实结胸的证治异同。

7. 试述痞证的分类及各类痞证的病因病机、临床表现、治法及方药。

第四节　太阳病类似证

学习目标

1. 了解饮停胸胁证、胸膈痰实证和风湿证的因机证治。

2. 了解太阳病类似证与太阳病的异同。

一、饮停胸胁证(十枣汤证)

【原文】太陽中風,下利嘔逆,表解者,乃可攻之。其人漐漐汗出,發作有時,頭痛,心下痞鞕滿,引脇下痛,乾嘔短氣,汗出不惡寒者,此表解裏未和也,十棗湯主之。(152)

芫花熬　甘遂　大戟

上三味等分,各別擣爲散,以水一升半,先煮大棗肥者十枚,取八合,去滓,内藥末,強人服一錢匕,羸人服半錢,溫服之,平旦①服。若下少,病不除者,明日更服,加半錢。得快下利後,糜粥自養。

【词解】

①平旦:指清晨。

【提要】论饮停胸胁的证治。

【解析】本条所述之证候,一方面具有太阳中风的症状恶风寒、头痛、发热、脉浮、汗出等,另一方面又有下利、呕逆、心下痞硬满、引胁下痛等水饮内停之症。宜分作两段理解:

第一段:"太阳中风……乃可攻之",指出太阳中风证又兼有了下利、呕逆,说明本证不是单纯的中风,还见有内邪的反映,有表里两方面的症状表现。结合条文后半部分可知为太阳中风兼有了水饮之邪,饮邪停聚胸胁,阻碍气机,升降失常,上逆则为干呕,下迫大肠则下利。因为表里同病,法当先表后里,表解后,方可攻逐水饮。故曰:"表解者,乃可攻之。"

第二段:"其人漐漐汗出……十枣汤主之"。水饮内停,在体内变动不居,则表现证候不一。结聚于胸胁之间,致胸阳不振,气机壅滞,则见心下痞硬满,牵引胁下疼痛。饮邪犯肺,肺气受阻,则见呼吸短气。肺外合皮毛,肺气不利,不能充养皮毛,营卫不调,开阖失司,则汗出;但由于邪正相争,气机时通时阻,故发作有时。饮邪上干清窍,蒙蔽清阳,则头痛。饮溢于胃,胃气上逆,则呕逆。此时虽然有汗出、头痛等症,但并不伴有恶寒、发热,表明表证已解,而里证未和,当用十枣汤峻逐水饮。

本条之悬饮证有头痛、汗出症状,与太阳中风证相似,且又可与太阳中风证相兼为病,因此一定要注意鉴别,以免失治误治。

【方义】十枣汤为攻逐水饮之峻剂,方中芫花味苦辛温有毒,善消胸胁伏饮痰癖,治膈上之水;甘遂味苦性寒有毒,善行经隧水湿;大戟味苦寒有毒,善泄脏腑之水。三药均为峻下逐水之药,相伍则逐水之力更为峻猛,能使饮邪从二便而去。因三药俱有毒性,故用肥大枣十枚煎汤送服,既满足甘遂等药宜为散剂的特点,又能顾护胃气,并缓和诸药的峻烈毒性,使邪去而不伤正。方以大枣为名,有强调固护胃气、攻邪勿伤正气之意。

本方煎服法要注意:①因甘遂等逐饮泻水药物的有效成分难溶于水,故三药分别研粉,以散剂冲服疗效尤佳;②用量因人而异,体质壮实者每次服一钱匕,体弱者每次服半钱匕;③要注意服药时间与温度,应清晨温服,使药在胃中停留时间短,减少对胃的刺激,避免发生不良反应,且有利于增强疗效;④应中病即止,勿过量服用。若服药后快利者,可让患者服糜粥自养,以补养正气。

【辨治要点】

病机:水饮内停胸胁。

主症:胸胁满痛,咳唾引痛,短气,心下痞硬满。

治法:攻逐水饮。

方药:十枣汤(芫花、大戟、甘遂)。

方歌:大戟芫花甘遂平,妙将十枣煮汤行,中风表证全除尽,里气未和此法程。

【知识拓展】现代临床多用十枣汤治疗各种胸腔积液、肝硬化腹水、血吸虫病腹水、渗出性脑膜炎、结核性胸膜炎、各种肾性水肿、心力衰竭、小儿肺炎、顽固性哮喘、良性颅内压增高、精神分裂症等辨证属水饮内停或痰浊内停的疾病,并且近年来开展了十枣汤的外治疗法,有报道以十枣汤为主方外用治疗恶性胸腔积液、结石性肾绞痛取得好的效果。

药理研究表明,十枣汤可促进肠蠕动,有泻下作用,并对恶性胸腹水有抑制作用。方中甘遂有利尿作用,可促进腹腔血液吸收;大戟有利尿、抗炎、杀虫镇痛作用,并且抗癌抗白血病作用;芫花可以兴奋胃肠道,有利尿、降血压、抗心律失常、镇静、镇痛、抑菌、镇咳、祛痰、抗惊厥及抗白血病等作用。运用此方需要注意患者体质的强弱、服药的时间、药物的剂型,同时还需要注意顾护胃气。

【医案选录】

曹颖甫医案:张任夫,男,初诊二十四年四月四日。水气凌心则悸,积于胁下则胁下痛,冒于上膈则胸中胀,脉来双弦,证属饮家,兼之干呕短气,其为十枣汤证无疑。炙芫花五分,制甘遂五分,大戟五分,上研细末,分作两服。先用黑枣十枚煎烂,去渣,入药末,略煎和服。

(曹颖甫.经方实验录[M].北京:学苑出版社,2008.)

二、胸膈痰实证（瓜蒂散证）

【原文】病如桂枝證，頭不痛，項不强，寸脉微浮①，胸中痞鞕，氣上衝喉咽，不得息②者，此爲胸有寒③也。當吐之，宜瓜蒂散。(166)

瓜蒂一分，熬黃　赤小豆一分

上二味，各別擣篩，爲散已，合治之，取一錢匕，以香豉一合，用熱湯七合，煮作稀糜，去滓，取汁和散，温頓服之。不吐者，少少加④，得快吐乃止。諸亡血虚家，不可與瓜蒂散。

【词解】

①微浮：此处"微"，指轻度。"微浮"，指稍显浮象。

②不得息：一呼一吸谓之息，不得息指呼吸不利。

③胸有寒："寒"，代表病邪，在此指痰饮、宿食等有形实邪壅滞于胸中。

④少少加：少少，即稍微之意，此指稍稍地增加药量。

【提要】论痰阻胸膈的证治。

【解析】"病如桂枝证"，说明此证不是桂枝汤证，但却有与桂枝汤证相似之处。条文明言其"头不痛，项不强"，暗指患者有发热、汗出、恶风等症，提醒医者注意鉴别。胸中有痰实邪气阻遏，胸阳不能正常宣发，营卫不能得宗气所养，营卫不和，因而可出现类似桂枝汤证的发热、汗出、恶风等症。但其脉非寸关尺三部皆浮，而独于寸脉浮，反映上焦为痰实阻滞，气机上逆，正气有趋邪外出之机。痰饮壅塞胸中，有形之邪阻碍气机，故见胸中痞硬；痰随气逆，肺气不得肃降，故见气上冲咽喉，呼吸困难。因痰饮为阴邪，故为"胸有寒"。痰饮停滞胸膈，病位在上，"其高者，因而越之"，治疗上采取因势利导之法，用瓜蒂散涌吐痰实。

【方义】方中瓜蒂性升味极苦，涌吐力很强，可去膈上痰涎宿食；赤小豆味苦酸，具有利水消肿之效，两药合用，有酸苦涌泄之功。香豉辛甘，轻清宣泄，能够载药上行，而助涌吐之力。本方为涌吐之峻剂，易伤人胃气，故不可过量，体虚、亡血之人当禁用。

【辨治要点】

病机：痰壅胸膈，气机受阻，有上越之势。

主症：胸脘痞塞胀满，气上冲咽喉，呼吸不利。

治法：涌吐痰实。

方药：瓜蒂散（瓜蒂、赤小豆、豆豉）。

方歌：病在胸中气分乖，咽喉息碍痞难排，平行瓜豆还调豉，寸脉微浮涌吐佳。

【知识拓展】

临床报道瓜蒂散可用于治疗头痛、哮喘、慢性乙型病毒性肝炎、肝硬化、中毒、酒精依赖症、神经衰弱、癔症、癫痫、精神分裂症等多种疾病。

现代药理研究表明，瓜蒂散可升高精神分裂症、抑郁症患者大脑皮层去甲肾上腺素含量。方中瓜蒂的主要成分是甜瓜素，动物实验证明其能刺激胃黏膜的感觉神经，反射性兴奋呕吐中枢，引起呕吐，并且还有退黄、改善肝功能等作用。需要注意瓜蒂毒性较大，临床使用时必须格外慎重。

【医案选录】

邢锡波医案：张某，男，59岁。因平素性情暴躁，更加思虑过度，经常失眠，后遂自言自语，出现精神失常状态，有时咆哮狂叫，有时摔砸杂物，嬉笑怒骂变幻无常。如此情况延续月余，家中杂物摔砸已尽，渐至见人殴打，因此锁闭室中，不敢令其出屋，百般医疗，均无效果。

邀余处方,余谓古人对精神错乱的认识,谓系痰涎蒙闭清窍。须用催吐之剂,使痰涎涌出,方能有效,余遂疏瓜蒂散与之。处方:瓜蒂 10g,豆豉 10g,赤小豆 30g,煎汤顿服。连进 2 剂,其呕吐黏涎 3 次,毫不见效,后因房门锁开乘机窜出,竟将邻人殴伤并将所有杂物尽行砸碎,因此家中苦闷无法维持,一再强余设法治疗。余因与患者之子相知素深,遂不顾一切地与之大剂瓜蒂散。处方:苦瓜蒂 21g,赤小豆 30g,煎汤顿服。服后隔半小时便开始作呕,连续两昼夜共 20 余次,尽属黏涎,自呕吐开始便不思饮食。1 天后现周身困顿不欲活动,困睡到第 3 天忽然清醒,后以豁痰通窍安神之剂,调理而愈。(邢锡波.伤寒论临床实验录[M].北京:中医古籍出版社,2004.)

三、风湿证

(一) 桂枝附子汤证、白术附子汤证

【原文】傷寒八九日,風濕相搏,身體疼煩①,不能自轉側,不嘔,不渴,脉浮虛而濇者,桂枝附子湯主之。若其人大便鞕,小便自利者,去桂加白术湯主之。(174)

桂枝附子湯方

桂枝四兩,去皮　附子三枚,炮,去皮,破　生薑二兩,切　大棗十二枚,擘　甘草二兩,炙

上五味,以水六升,煮取二升,去滓,分温三服。

去桂加白术湯方

附子三枚,炮,去皮,破　白术四兩　生薑三兩,切　甘草二兩,炙　大棗十二枚,擘

上五味,以水六升,煮取二升,去滓,分温三服。初一服,其人身如痹,半日許復服之,三服都盡,其人如冒狀②,勿怪,此以附子、术,并走皮内,逐水氣未得除,故使之耳。法當加桂四兩,此本一方二法,以大便鞕,小便自利,去桂也;以大便不鞕,小便不利,當加桂。附子三枚恐多也,虛弱家及產婦,宜減服之。

【词解】

①身体疼烦:烦,剧也。身体疼烦,指全身疼痛剧烈难忍。

②如冒状:冒,眩冒。谓患者服药后自觉头部昏晕、眩冒。

【提要】论风寒湿邪痹着于肌表的证治。

【解析】本条可分为两段理解。

第一段:"伤寒八九日……桂枝附子汤主之",论肌表受邪不仅只有风寒之邪,湿邪亦可伤及肌表。风寒湿邪三邪杂至痹着于肌表,阻滞营卫,气血不利,故其人身体烈剧疼痛,转侧艰难。"不呕"为无少阳证,"不渴"为无阳明证。脉浮为病偏于表,虚则阳气不足,涩为邪气阻滞,气血流行不畅。从本条最后一句"若其人大便硬,小便自利者"看,本证还当有湿邪困脾,脾阳不足,运化失司所引起的大便溏,小便不利的症状。由上可知,痹证初起可见到身体疼痛、脉浮,与太阳表证有类似之处,但太阳病虽有身痛,一般不重,亦不致难以转侧,脉不会出现虚涩之象,临床当注意鉴别。本证之治疗,宜祛风散寒、除湿止痛,方用桂枝附子汤。

第二段:"若其人大便硬……去桂加白术汤主之",说明患者在外的阳气尚可宣通,而湿邪较甚,膀胱气化功能尚属正常,而脾虚不运,不能正常转输津液,津液不能还于大肠。故于桂枝附子汤中去走表化气之桂枝,加健脾燥湿之白术,因名桂枝附子去桂加白术汤,《金匮要略》中称本方为白术附子汤。

【方义】桂枝附子汤方中桂枝辛温,外可祛风散寒,内可温经通阳,通达气血;附子重用

至三枚,温经扶阳,散寒逐湿而止痛,又能助卫阳以固表;生姜、甘草、大枣辛甘发散,而调和营卫,助正托邪,使风湿之邪得以从外而解。全方合用,使正气实而风湿之邪不能留着。

白术附子汤主要针对风去湿存、阳气已通,而脾虚不运、病偏于里的大便硬、小便自利者,桂枝虽能温中健脾,但其性发散,易耗散阳气,故不宜再用,而改用白术。白术为脾家之主药,可健脾燥湿止泻,与附子同用,并走皮内,更能增强本方的祛逐寒湿之力。

以上两方附子都用三枚,方后云:"分温三服。初一服,其人身如痹,半日许复服之,三服都尽,其人如冒状",即服药后见到周身麻木不仁或疼痛加剧,昏冒不爽,这是体内正气得药力之助与留着肌表的邪气相争所致,是正气来复抗邪,邪欲去而未去的反应,而不是病情恶化,故曰"勿怪"。但大剂量附子服后药性发作时也会出现瞑眩现象,故也要注意防止附子用量过大引起的毒性反应。

本条桂枝附子汤与22条之桂枝去芍药加附子汤,药味完全一致,仅因桂枝、附子用量不同,而主治各异。彼为风寒表虚证兼胸满、恶寒、脉微,故用桂枝汤去芍药,以治表虚兼胸满,方中桂枝三两,另加熟附子一枚以温经复阳而治脉微、恶寒。此为风寒湿邪留着肌肉,疼痛不得屈伸,故须加重桂枝通阳化气以祛风,重用熟附子三枚,温经逐寒湿而止痛。

【辨治要点】

病机:风寒湿邪相搏,气血运行不畅。

主症:身体烦疼,难以转侧。

治法:祛风散寒,除湿止痛。

方药:①桂枝附子汤(桂枝、炮附子、生姜、大枣、甘草)。

　　　②白术附子汤(白术、炮附子、生姜、大枣、甘草)。

方歌:三姜二草附枚三,四桂同投是指南,大枣方中十二粒,痛难转侧此方探。

　　　大便若硬小便通,脉涩虚浮湿胜风,即用前方须去桂,术加四两有神功。

【知识拓展】

桂枝附子汤与白术附子汤,现代临床大多用于类风湿关节炎、肩周炎、坐骨神经痛、腰腿痛、产后痹病、多发性神经炎、糖尿病性神经病变等疾病,前方以风寒湿邪留着肌肤及关节并以风邪为甚者;后者则以湿邪偏胜为宜。并可用于心绞痛、心肌炎、低血压、心动过缓等心血管疾病;喉炎、支气管炎、喘咳等呼吸系统疾病;肝炎、泄泻、呕吐、腹痛、胃痛等消化系统疾病;亦有治疗甲状腺功能减退症、寒疝、阳痿、早泄等病症的报道。

现代药理研究表明,桂枝附子汤具有良好的抗炎作用、明显的镇痛作用和一定的免疫调节作用,能改善慢性痛风性关节炎的关节肿胀、功能障碍,减少受累关节。需要注意附子有毒,《中华人民共和国药典》规定附子用量应在15g以内,宜先煎0.5~1小时,至口尝至无麻辣感为度,若因炮制、配伍不当,或因煎煮时间不够,或超量使用,均可引起中毒,文中"如冒状"也可能与此有关,临床使用要格外慎重。

【医案选录】

程祖培医案:黄某,女,24岁。下肢关节疼痛已年余,曾经中西医治疗,效果不显。现关节疼痛,尤以右膝关节为甚,伸屈痛剧,行走困难,遇阴雨天则疼痛难忍。胃纳尚好,大便时结时溏,面色㿠白,苔白润滑。脉弦紧,重按无力。诊为寒湿痹证。处方:桂枝尖一两,炮附子八钱,生姜六钱,炙甘草四钱,大枣四枚,三剂。复诊,服药后痛减半,精神、食欲转佳。处方:桂枝尖一两,炮附子一两,生姜八钱,炙甘草六钱,大枣六枚,连服十剂,疼痛完全消失。(毛海云.程祖培医案[J].广东医学,1964,(6):40.)

(二)甘草附子汤证

【原文】風濕相搏,骨節疼煩,掣痛[①]不得屈伸,近之[②]則痛劇,汗出短氣,小便

不利,恶風不欲去衣,或身微腫者,甘草附子湯主之。(175)

甘草二兩,炙　附子二枚,炮,去皮,破　白术二兩　桂枝四兩,去皮

上四味,以水六升,煮取三升,去滓,温服一升,日三服。初服得微汗則解,能食,汗止復煩者,將服五合,恐一升多者,宜服六七合爲始。

【词解】

①掣痛:疼痛而有牵引拘急之感。

②近之:近,作动词,意为触、按。

【提要】论风寒湿邪痹着于关节筋骨的证治。

【解析】本证承接前条讨论风湿病证治,虽病机与前条相似,但本条的症状更加严重。正气虚甚,邪气较重,风寒湿邪则更易伤及关节、筋骨。寒性凝滞、主收引,则气血凝滞不行,经脉不得畅通,故疼痛非常严重;湿邪黏滞,留着关节不行,而筋脉附着于关节,寒湿相搏,筋脉拘挛,故骨节疼痛剧烈,牵引拘急,屈伸困难,触摸之更痛;风胜于肌表,营卫不和,卫阳不固,故其人汗出;汗出肌疏,不胜风袭,故恶风不欲去衣;湿邪内阻,三焦气化不利,上则呼吸短气,下则小便不利;湿邪溢于肌肤,则可见全身微肿。治用温经散寒,祛湿止痛之甘草附子汤。

本证与上条同为风寒湿邪侵袭人体引起的痹证,均有恶风、汗出、身疼痛等症状。但上条风湿之邪主要侵犯肌表,以身体疼痛,沉重,难以转侧为主;本证则主要侵犯关节、筋骨,以关节疼痛,牵引拘急,屈伸困难,并见短气,身肿等症为主。两证在病变部位上,有重在肌肉与重在关节之异;在病情程度上,有彼轻此重之别。

【方义】甘草附子汤由桂枝附子汤去姜枣加白术而成。方中附子辛热以温经助阳,祛逐寒湿,散寒定痛,本方中附子由桂枝附子汤中的三枚改为二枚,因前证病邪偏于表,宜于速去,故用量宜大,而本证病邪偏于里,病情较重,难以速去,故减附子用量,意在缓攻。白术苦温以健脾燥湿,与附子配伍更能逐湿宣痹;桂枝辛温,与附子、白术同用,既能通阳化气、固表止汗,又能祛风除湿、温通经络。甘草之甘缓,调和诸药,并能补益中焦,有助于扶正祛邪,并有缓图治之之义。全方四药共用,使寒湿得去,疼痛自止;卫气得固,恶风汗出消失;气化通行,小便不利、短气、身肿悉除。

本方与桂枝附子汤、白术附子汤三方均为治风寒湿痹之方,但各有侧重,临证应根据病情区别应用:风湿侵犯肌肉而偏于风邪在表者,宜选用桂枝附子汤;风湿侵犯肌肉而偏于湿邪在里者,宜选用去桂加白术汤;风湿侵犯关节而风湿俱盛者,宜选用甘草附子汤。

【辨治要点】

病机:风寒湿邪相搏结于关节。

主症:骨节疼痛剧烈,屈伸困难,小便不利。

治法:温阳散寒,除湿止痛。

方药:甘草附子汤(甘草、炮附子、白术、桂枝)。

方歌:术附甘兮二两平,桂枝四两亦须明,方中主药推甘草,风湿同驱要缓行。

【知识拓展】

甘草附子汤加减临床可用于治疗肩周炎、急慢性风湿性关节炎、强直性脊柱炎、坐骨神经痛、风湿性心脏病等疾病。现代药理研究表明,甘草附子汤有抗炎、镇痛和免疫调节作用,可降低脂质过氧化,恢复抗氧化酶活性,抑制致炎因子一氧化氮的合成等,并对胶原免疫性关节炎小鼠腹腔巨噬细胞和关节的诱导性一氧化氮合酶表达具有抑制作用,对局部的骨侵蚀和骨破坏有防护作用。

【医案选录】

范中林医案:汤某,女,37岁。1964年自觉经常头晕,乏力,周身关节疼痛。1965年10月30日晚,突觉肢体沉重疼痛,不能转侧,手不能握物,足不能移步,衣食住行均需他人料理,次日急送某医院。诊断为"风湿"。初诊:全身关节剧痛似鸡啄,游窜不定。头晕,耳鸣,四肢不温,畏寒恶风,口干少津,不欲饮。舌质偏淡,舌体胖大,边缘有齿痕,苔薄白,寸关脉浮虚,尺微沉。此为风寒湿邪郁久成痹,法宜温经逐寒,除湿止痛,以甘草附子汤加味主之。处方:炙甘草30g,制附子60g(久煎),白术12g,桂枝18g,生姜30g。2剂。附片先煎一个半小时,再加其他味药同煎药半小时,日三服,忌食生冷。上方服2剂后,关节疼痛减轻,稍可转侧行动,于前方中加麻黄、辽细辛,以增强祛风散寒、开闭止痛之效,续进5剂。再诊关节疼痛及全身窜痛著减,头晕、耳鸣、畏寒恶风亦明显好转。上方加茯苓以渗湿,续服5剂。又诊:全身活动已较自如,精神好转,但腰腿尚觉疼痛、重着。今虽见初效,毕竟一时难收全功。须培补脾肾,通窍除湿,以清余邪,以理中丸加味善后,连服3个月,基本痊愈。(范中林医案整理小组.范中林六经辨证医案选[M].沈阳:辽宁科学技术出版社,1984.)

复习思考题

1. 十枣汤主治什么证候?分述其病机、治法。十枣汤的煎服法有何特征?

2. 瓜蒂散主治什么证候?其病机、治法如何?

3. 请比较风湿病桂枝附子汤证、桂枝附子去桂加白术汤证和甘草附子汤证三个方证的异同。

4. 太阳病篇列举太阳病类似证的意义何在?

附:备考原文

問曰:證象陽旦,按法治之而增劇,厥逆,咽中乾,兩脛拘急而讝語。師曰:言夜半手足當溫,兩腳當伸,後如師言,何以知此?答曰:寸口脉浮而大,浮爲風,大爲虛,風則生微熱,虛則兩脛攣,病形象桂枝,因加附子參其間,增桂令汗出,附子溫經,亡陽故也。厥逆咽中乾,煩躁,陽明內結,讝語煩亂,更飲甘草乾薑湯,夜半陽氣還,兩足當熱,脛尚微拘急,重與芍藥甘草湯,爾乃脛伸。以承氣湯微溏,則止其讝語,故知病可愈。(30)

傷寒十三日,過經讝語者,以有熱也,當以湯之下。若小便利者,大便當鞕,而反下利,脉調和者,知醫以丸藥下之,非其治也。若自下利者,脉當微厥,今反和者,此爲內實也,調胃承氣湯主之。(105)

傷寒,腹滿讝語,寸口脉浮而緊,此肝乘脾也,名曰縱,刺期門。(108)

傷寒發熱,嗇嗇惡寒,大渴欲飲水,其腹必滿,自汗出,小便利,其病欲解,此肝乘肺也,名曰橫,刺期門。(109)

太陽病吐之,但太陽病當惡寒,今反不惡寒,不欲近衣,此爲吐之內煩也。(121)

太陽病,過經十餘日,心下溫溫欲吐,而胸中痛,大便反溏,腹微滿,鬱鬱微煩。先此時自極吐下者,與調胃承氣湯。若不爾者,不可與。但欲嘔,胸中痛,微溏者,此非柴胡湯證,以嘔故知極吐下也。調胃承氣湯。(123)

太陽病,二三日,不能臥,但欲起,心下必結,脉微弱者,此本有寒分也。反下之,若利止,必作結胸;未止者,四日復下之,此作協熱利也。(139)

太陽病,下之,其脉促,不結胸者,此爲欲解也。脉浮者,必結胸。脉緊者,必咽痛。脉弦者,必兩脇拘急。脉細數者,頭痛未止。脉沉緊者,必欲嘔。脉沉滑者,協熱利。脉浮滑者,必下血。(140)

笔记栏

病在陽,應以汗解之,反以冷水㵸之,若灌之,其熱被劫不得去,彌更益煩,肉上粟起,意欲飲水,反不渴者,服文蛤散;若不差者,與五苓散。寒實結胸,無熱證者,與三物小白散。(141)

文蛤散方

文蛤五兩

上一味爲散,以沸湯和一方寸匕服,湯用五合。

太陽病,醫發汗,遂發熱惡寒,因復下之,心下痞,表裏俱虛,陰陽氣并竭,無陽則陰獨,復加燒針,因胸煩,面色青黃,膚瞤者,難治;今色微黃,手足温者,易愈。(153)

傷寒吐下後,發汗,虛煩,脈甚微,八九日心下痞鞕,脅下痛,氣上衝咽喉,眩冒,經脈動惕者,久而成痿。(160)

辨太阳病脉证并治条文音频

扫一扫测一测

学习小结

本章共介绍条文 162 条,方证 64 个,系统讲述了太阳病及其变证、类似证的辨证论治。太阳病以"脉浮,头项强痛而恶寒"为提纲,根据病变的特性,将其分为太阳本证、变证和类似证,其中本证又可分表里。太阳病以辛温解表为正治法,其中太阳中风证,宜调和营卫,解肌祛风;太阳伤寒证,宜辛温发汗,祛风散寒;太阳轻证,宜辛温小发其汗。若有兼证,则据证加减,灵活参用其他治法。太阳里证中蓄水证宜化气行水,兼以解表;蓄血证,宜活血化瘀,通下瘀热。太阳变证,证候复杂,治法难以一律,应"观其脉证,知犯何逆,随证治之"。其中,表里先后缓急原则,对于外感热病之辨治,具有重要指导意义。表里同病,以表证为主者先表后里;以里证为主、为急、为重者先里后表;表里证相对均衡者宜表里同治。

第二章

辨阳明病脉证并治

概　说

　　阳明包括手阳明大肠与足阳明胃二经，及其所属的大肠、胃腑。与手太阴肺、足太阴脾互为表里。手阳明经脉，从食指外侧循臂上肩，下入缺盆，络肺，下膈，属大肠。足阳明经脉，起于鼻旁，下循鼻外，入上齿中，还出夹口环唇，下交承浆，循颊车，经耳前，上发际至额颅；其分支从大迎穴前方下行到人迎穴，沿喉咙下行入缺盆，向下穿过膈肌，属胃，络脾；其直行者，从缺盆下行，循胸腹至足。两者经脉相连，其腑相通，生理功能十分密切。

　　胃主燥，主降，主受纳，腐熟水谷；脾主湿，主升，主运化转输。阳明、太阴彼此协调，相济为用，合为后天之本，气血生化之源，故阳明有"多气多血"之说。

　　外邪侵袭阳明，致使胃肠功能失常，邪从燥热之化。且因邪正相争，其势激烈，邪实而正盛，故阳明病每多见于外感病的邪热极盛阶段，其病变性质大多属里实热证。阳明病以热证实证为主，但也有寒证，如阳明中寒，以吴茱萸汤证为代表。

　　阳明病的病理机制，仲景概括为"胃家实"。"胃家"是整个胃肠的总称；"实"是指邪气盛实而言。阳明病的证候主要有两大类型：一为燥热亢盛，肠胃无燥屎阻结，出现身大热、汗出、不恶寒、反恶热、烦渴不解、脉洪大等症，称为阳明热证。二为燥热之邪与肠中糟粕搏结而成燥屎，腑气不通，出现潮热、谵语、腹满硬痛，或绕脐痛、大便秘结、手足濈然汗出、脉沉实有力、舌苔黄燥，或焦裂起刺等症，称为阳明病实证。此外，表证已罢，或热病之后余热未尽，邪热留扰胸膈，出现心烦懊𢙐不得眠，为栀子豉汤证；阳明病下后，损伤津液，余热未尽，水热互结，则成猪苓汤证。还有因胃热约束脾的转输功能，以致脾不能为胃行其津液，胃肠失润而大便硬者，为麻子仁丸证等。

　　若阳明病热邪不解，与太阴脾湿相合，湿热郁于中焦，热不得外泄，湿不得下行，湿热熏蒸肝胆，而致身黄、发热、小便不利者，为阳明发黄证；也有阳明热盛，深入血分，而见口燥但欲漱水不欲咽、鼻衄等，则是阳明燥热耗血动血的缘故。

　　阳明病的成因主要有三个方面：一为太阳病失治或误治，耗伤津液，胃中干燥而转属者，谓之"太阳阳明"；一为少阳病误用发汗、利小便等法，伤津化燥而成者，谓之"少阳阳明"；一为素体阳旺，或有宿食，或因燥热所感，病证直从阳明化燥成实者，谓之"正阳阳明"。另外，尚有阴寒证郁久化热，或少阴病热化证邪传阳明而成者，其中尤以太阴转归阳明者较为多见。

　　阳明病的治疗原则，主要是清、下两法。阳明热证用清法，如栀子豉汤的清宣郁热法、白虎汤类的辛寒清热法、猪苓汤的清热利水育阴法。阳明实证，宜用下法，如三承气汤的攻下法、麻子仁丸的润下法、猪胆汁及蜜煎导方的外导法等。若属湿热熏蒸发黄，则宜清热利湿，如茵陈蒿汤之类；若属邪热与宿瘀相结的阳明蓄血证，则宜泻热逐瘀，如抵当汤。但对阳明中寒证，则宜用温中和胃、降逆止呕之法。总之，阳明病的主要治法以清下实热、保存津液为主,但应注意中病即止,更不可妄用发汗、利小便等法。

第一节　阳明病纲要

学习目标

1. 掌握阳明病提纲及脉症特点。
2. 熟悉阳明病病因病机。

一、阳明病提纲

【原文】陽明之爲病,胃家實是也。(180)

【提要】论阳明病的提纲。

【解析】"胃家"统括胃肠,《灵枢·本输》曰"大肠小肠皆属于胃",是从功能与结构上说明胃与肠腑的关系。"实",指"邪气实",《素问·通评虚实论》"邪气盛则实"是也。阳明为水谷之海,多气多血之经,主燥热之化。病邪深入阳明,邪从燥化,胃肠燥热亢盛,病变以里热实为特征,《素问·刺志论》所谓"气实者热也"即是。若燥热之邪未与肠中积滞相结,而弥漫于全身,以身大热、口大渴、大汗出、不恶寒反恶热、脉洪大为主要症状,称为阳明病热证;若阳明燥热与肠中糟粕相结,形成燥屎而阻于肠道,以潮热、谵语、手足濈然汗出、腹胀满疼痛拒按、不大便、脉沉实有力等为主要证候,称为阳明病实证。故阳明病有无形实热与腑实燥结之分。此条《金匮玉函经·卷三》冠于阳明病篇之首,是从总体上揭示阳明病的证候特征及邪从燥化的病理本质,故将其作为阳明病的提纲。

二、阳明病病因病机

【原文】問曰:病有太陽陽明,有正陽陽明,有少陽陽明,何謂也? 答曰:太陽陽明者,脾約①是也;正陽陽明者,胃家實是也;少陽陽明者,發汗利小便已,胃中燥煩實,大便難是也。(179)

【词解】

①脾约:胃肠燥热,损伤津液,脾不能为胃行其津液,以致大便秘结者,称为"脾约"。

【提要】论阳明病的成因。

【解析】阳明病形成的原因主要有三个方面:一是由太阳病汗不得法,或误吐、下、利小便等,损伤津液,邪入阳明,胃肠燥热,约束脾的转输功能,而致大便秘结,形成脾约,此为"太阳阳明";二是胃肠素有内热,或夹有宿食,邪气直犯阳明,化燥成实,腑气不通,形成阳明腑实证,此为"正阳阳明";三是少阳病误发汗、吐下、利小便等,耗伤津液,以致邪归阳明,化燥成实,而大便坚涩难解,此为"少阳阳明"。

阳明病属里热实证,邪热内陷,燥实搏结,即所谓"胃家实"是也。如其来路,有从太阳,或少阳误治而致者,有燥热直犯阳明而成者,不可拘一隅而为执。至于其证候,无论成因如何,均有可能形成脾约,或胃家实,或大便难,并非太阳病误治只形成脾约,燥热发自阳明只形成胃家实,少阳病误治只形成大便难。此条是互文见义文法,当与其他类似条文合参。若拘泥于表面字句,单以原因而限定证候,恐与临床实际不符,亦有违于大论本旨。如第181条所述的阳明病,是从太阳病误治而来,其证候有不更衣(脾约证)、内实(胃家实)、大便难之不同,可以证明。

【原文】问曰:何缘得陽明病? 答曰:太陽病,若發汗,若下,若利小便,此亡津液,胃中乾燥,因轉屬陽明。不更衣①,内實,大便難者,此名陽明也。(181)

【词解】

①不更衣:即不解大便。成无己曰:"古人登厕必更衣,不更衣者,通为不大便。"

【提要】论太阳病误治伤津,转属阳明的证候。

【解析】若汗、下、利小便,津液外亡,胃中干燥,病可转属阳明。但太阳转属阳明,其病证有二:一为阳明之经,第26条所谓"服桂枝汤,大汗出后,大烦渴不解,脉洪大者,白虎加人参汤主之"是也;一为阳明之腑,如第248条"太阳病三日,发汗不解,蒸蒸发热者,属胃也,调胃承气汤主之"即是。此条言太阳病,法当汗解,若汗不如法,或发汗太过,或误用下法,或妄利小便,致使津液耗伤,胃肠干燥,而形成阳明病。其病之变,亦统括经腑两类。然由于病机有差异,程度有轻重,故可见不更衣(脾约证)、内实(胃家实)、大便难三种证候,均属阳明病可下之证范畴。

第179条言脾约、胃家实、大便难,分别来自太阳、阳明、少阳病之误治;本条言太阳病误治,可有不更衣、内实、大便难。两条互文见义,宜相互合参。

【原文】本太陽初得病時,發其汗,汗先出不徹①,因轉屬陽明也。傷寒發熱無汗,嘔不能食,而反汗出濈濈然②者,是轉屬陽明也。(185)

【词解】

①彻:透也。

②汗出濈濈然:濈(jí,音辑),形容汗出连绵不断的样子。

【提要】论太阳病转属阳明的成因和症状。

【解析】本条可分为两段理解。

第一段:"本太阳初得病时……因转属阳明也",言太阳病因发汗不彻而转属阳明。太阳病初起,当用汗法治疗,如发汗得当,则病邪可随之而去;若发汗不彻,病邪不能透达于外,而入里化热伤津,因而转属阳明。此与第48条"二阳并病,太阳初得病时,发其汗,汗先出不彻,因转属阳明,续自微汗出,不恶寒"相较,两者文义相近,皆说明太阳表证,汗出不彻,阳郁不伸,易化燥成热,而转属阳明也。

第二段:"伤寒发热无汗……是转属阳明也",谓太阳病未经误治亦可转属阳明。伤寒发热无汗,属于太阳表寒实证,然若阳旺之体,胃阳偏盛,或素蕴内热,则表邪易入里化热,而转属阳明。内热炽盛,胃气上逆,故呕不能食。燥热成实,迫津外泄,故濈濈然汗出,其为转属阳明之典型外证。可知病机之演变,表病之传否,虽由于外来病邪,但内因实起决定之作用。又濈然汗出而云"反"者,是针对"无汗"句来,说明表证已罢,病邪尽归阳明,故曰"是转属阳明也"。

综合第179、181、185三条可以看出,太阳病转属阳明有以下几种情况:一是发汗太过,或误用下法,妄利小便,损伤津液而转属;二是发汗不彻,阳郁不伸,邪热入里而转属;三是不经发汗或误治,因燥热亢盛,而形成阳明病。

【原文】二陽并病①,太陽初得病時,發其汗,汗先出不徹,因轉屬陽明,續自微汗出,不惡寒。若太陽病證不罷者,不可下,下之爲逆,如此可小發汗。設面色緣緣正赤②者,陽氣怫鬱③在表,當解之熏之④。若發汗不徹,不足言⑤,陽氣怫鬱不得越,當汗不汗,其人躁煩,不知痛處,乍在腹中,乍在四肢,按之不可得,其人短氣,但坐⑥以汗出不徹故也,更發汗則愈。何以知汗出不徹?以脉濇故知也。(48)

【词解】

①二阳并病:太阳病未解,继而出现阳明病证。

②面色缘缘正赤:缘缘,持续不断之意。满面持续发红。

③怫郁:郁遏或抑郁之意。

④解之熏之:解之,指对患者发汗以解表。熏之,指对患者用药物熏蒸发汗。

⑤不足言:不值得一提。此处意为发汗量之少,不值一提。

⑥坐:此处可解为"责"或"归咎"。

【提要】论太阳病发汗不彻的三种转归及其证治。

【解析】本条可作三段理解:

第一段:"二阳并病……不恶寒",说明太阳病发汗不彻底,病邪渐入阳明,形成太阳与阳明病证并存之局面,谓之太阳阳明并病。二阳并病若持续不解,可逐渐完全转属阳明,出现自汗绵绵,口渴心烦,不恶寒,反恶热等,是病邪悉归阳明,太阳表证已罢,治宜清泄阳明里热。

第二段:"若太阳病证不罢者……当解之熏之",申明前段所言之二阳并病的治疗原则。尽管病邪逐渐深入阳明,但在太阳表证未完全消失之际,不可轻率运用清下里热之法,若误用清下,必然会导致表邪尽陷于里,而变证蜂起。此时之满面通红,多责之于余邪郁表,阳气闭遏,必伴发热恶寒脉浮等症,治当遵循先表后里之原则,予辛温发散之轻剂,小发其汗,解除在表之余邪。若汗后表解里未和者,更以清下之剂,攻泻其里热可也。

第三段:"若发汗不彻……以脉涩故知也",承接第一段之"汗先出不彻",论病情既未转属阳明、亦未形成并病之局。汗出不彻,表邪未尽,然病邪并不内传,始终羁留于太阳之表,形成邪微而正虚之表郁轻证。今余邪郁表,发热恶寒自是必然之症,多见一日数发之象。邪闭阳郁,病者面色通红,脉来滞涩而有力,周身不适而心烦不知其由,"乍在腹中,乍在四肢,按之不可得",即是对患者烦躁不知所以的具体描绘。短气者,肺气因表闭而失宣故也。此表郁轻证的形成原因,唯当归咎于发汗不彻,再与辛温发散之剂,小汗即安。

三、阳明病脉症

【原文】問曰:陽明病外證云何? 答曰:身熱,汗自出,不惡寒,反惡熱也。(182)

【提要】论阳明病的外证。

【解析】阳明病属里热实证,其反映在外的证候叫"外证",即所谓有诸内必形诸外之意。阳明病因里热炽盛,蒸腾于外,故见身热。热邪太盛,迫津外泄,故汗自出。不恶寒,是无太阳表证。反恶热,言其里热亢盛,病者有恶热之感。恶热而下一"反"字,说明其与太阳中风表虚证身热汗出恶风寒者不同。本条胃家实是病根,身热汗出,不恶寒反恶热是外证,充分反映出阳明病的本质。无论阳明热证,或阳明实证,都必然具有这些证候。但一般而言,阳明热证热势较高,汗出较多;阳明实证热势往往不高,汗出亦较少,或手足濈然汗出。身热汗出是太阳病、阳明病所共有之证,鉴别的方法,唯在恶寒与恶热。其次,则太阳脉浮,阳明热证之脉多洪大,实证之脉多沉实,如此而已。

【原文】問曰:病有得之一日,不發熱而惡寒者,何也? 答曰:雖得之一日,惡

寒將自罷,即自汗出而惡熱也。(183)

【提要】论阳明初感的见症与辨证要点。

【解析】阳明病的外证是身热、汗自出、不恶寒、反恶热,病诸中必形诸外,故最能反映出阳明燥化胃实热盛的本质。此条谓阳明初起有不发热而恶寒者,究其原因或表寒未罢,里热未发;或阳郁不伸,燥热未著,故至一二日间,出现此阳明前驱症状。虽则如此,但恶寒时间较为短暂,其程度也极其轻微,因随其邪热深入,阳明燥热显现,其本象发露于外,则恶寒将很快自行解除,而自汗出、恶热等证,即接踵而来。

阳明病初起恶寒与太阳病恶寒不同:太阳病恶寒,一般程度较重,持续不能自罢,且伴有一系列太阳证;阳明病恶寒,一般程度较轻,时间短暂,可以自罢,而继之身体灼热,汗出,目赤鼻干,口渴苔黄,脉大等里热实证。

【原文】問曰:惡寒何故自罷? 答曰:陽明居中,主土也[①],萬物所歸,無所復傳,始雖惡寒,二日自止,此爲陽明病也。(184)

【词解】

①阳明居中,主土也:据五行学说,脾胃属土。土之方位属中央,而脾胃居中焦,故曰阳明居中主土。

【提要】承上条论阳明病恶寒自罢的原因。

【解析】本条自设问答,阐释阳明病恶寒自罢是因为"阳明居中主土,万物所归,无所复传",此以五行学说为依据而言。足阳明胃,与足太阴脾同居于中而属土。在生理状况下,胃家主燥,以阳气用事,受纳水谷,并通过脾的作用,游溢精气而灌溉四旁,使四肢百骸、经络脏腑皆受其滋养,犹万物生于土。病理条件下,如病在太阳或在少阳,或因邪热亢炽,或因亡津致燥,可以转属阳明,即使三阴,当阴尽阳复之际,亦有转为阳明之可能,犹万物归于土也。因胃为阳土,燥化迅速,故初病之恶寒,必随其燥化,而迅速自罢,并出现自汗出而恶热的阳明病证。

六经病皆有恶寒,唯阳明之恶寒,因热化迅速,可以很快自罢,他经恶寒则不同。太阳病恶寒与发热并见,未经治疗,恶寒常可迁延多日。若治疗适当,恶寒一罢,则太阳病随之而愈。少阳病为寒热往来,若不经治疗,很难在较短时间内消失。三阴病虚寒证,一般为恶寒而不发热,不用温里回阳之剂,则恶寒鲜有自罢者。

至于"万物所归、无所复传"之说,应当灵活看待。所谓"万物所归",是言阳明居中主土,以燥为本,一旦中土为病,主乎燥化,则表里寒热之邪,脏腑偏胜之气,皆可在一定条件下转归阳明,而化燥则一。并非一切病证,不论何种条件,皆可转属阳明。"无所复传",是说病入阳明,燥热结实形成之后,腑气不通,不用下法,则实邪不得解除的病理趋势,而非泛指阳明概不传变。由此可见,阳明病既有无可传变之实邪,复有可以传变之热邪。如阳明热盛动血,有致衄者;更有清下太过,实邪去后而转为三阴证者,便是其例。

【原文】傷寒三日,陽明脉大。(186)

【提要】论阳明病的主脉。

【解析】伤寒当指广义,非单指太阳伤寒证。三日为约略之数,不必拘泥。阳明为水谷之海,属多血多气之经,故《素问·至真要大论》云"两阳合明",谓之阳明。阳明主里。外邪入里,侵犯阳明,化热化燥,则病邪势盛,正气抗邪亦呈旺盛之象。里热亢盛,气血奔腾,故脉应之而大。大为阳盛内实之脉,《素问·脉要精微论》谓"大则病进",是与此义相合。然阳明病有热证与实证之分。如属热证,则脉象多呈洪大滑数;实证则脉象多为沉实有力。故此条脉大应为脉体阔大有力,无论阳明热证或实证,皆以脉大为其共同特征。

唯脉大尚有虚实之辨。此条脉大为燥热盛实。若脉大而无力,甚或浮大而无根,即仲景所谓"大为虚"(第30条)之脉,不可不察。

【原文】傷寒轉繫陽明者,其人濈然微汗出也。(188)

【提要】论伤寒转属阳明的证候。

【解析】伤寒转属阳明,自有阳明之典型外证,濈然汗出,即是阳明燥化,里热蒸腾,汗液外泄使然。汗出虽微,却连续不断,是阳明病的特征之一,故断为转系阳明。阳明病濈然微汗出,既可见于阳明热证,也可见于阳明实证。如属热证,除前述者外,当有身大热,不恶寒,反恶热,烦渴不解,脉洪大等;如属实证,则可伴见潮热,谵语,腹满硬痛,不大便,脉沉实有力等。尤须申明者,濈然汗出也有不属阳明热证实证,而为阳明中寒者,如第191条"阳明病,若中寒者,不能食,小便不利,手足濈然汗出"即是。故审病问疾,须结合全部脉症加以辨析,通常达变,方能准确判断。

本条以"伤寒"二字冠首,当属广义而言,并非专指太阳伤寒,应视为外感疾病之总称。

复习思考题

1. 试述阳明病提纲"胃家实"的含义。
2. 阳明病的主脉主症是什么?机制怎样?
3. 试述"阳明居中,主土也,万物所归,无所复传"的含义。

第二节　阳明病本证

学习目标

1. 掌握阳明病热证栀子豉汤证、白虎汤证、白虎加人参汤证、猪苓汤证的因机证治。
2. 掌握阳明病实证调胃承气汤证、小承气汤证、大承气汤证、麻子仁丸证的因机证治。
3. 掌握润下法之麻子仁丸证的因机证治。
4. 熟悉下法运用要点。
5. 熟悉下法禁例。
6. 了解外导法之蜜煎方、土瓜根及猪胆汁导法的因机证治。

一、阳明病热证

(一) 栀子豉汤证

【原文】陽明病,脉浮而緊,咽燥口苦,腹滿而喘,發熱汗出,不惡寒反惡熱,身重。若發汗則躁,心憒憒[1],反讝語。若加溫針,必怵惕[2]煩躁不得眠。若下之,則胃中空虛,客氣[3]動膈,心中懊憹,舌上胎者,栀子豉湯主之。(221)

【词解】

①憒憒(kuì,音溃):即形容心中烦乱不安之状。《集韵》:"心乱也。"

②怵惕(chù tì,音触替):即恐惧的样子。《孟子·公孙丑上》:"今人乍见孺子将入于井,皆有怵惕恻隐之心。"

③客气:指邪气。

【提要】论阳明热证误治后的变证及下后热扰胸膈的证治。

【解析】本条可分作两段理解。

第一段："阳明病……身重"，说明阳明病的原有证候。阳明病以脉大为主脉。此言浮紧，为阳明脉象之变例。盖里热炽盛，充斥内外，则脉按之而浮；燥热亢盛，正邪相搏，则脉显紧象。阳明热炽，津液损伤，故咽燥口苦；热邪内壅，气机阻滞，肺气上逆，故腹满而喘；热盛伤气，气机不利，因而身重。其发热汗出，不恶寒，反恶热，是阳明外证，为阳明内热炽盛迫津外泄之故，治宜辛寒清热。

第二段："若发汗……栀子豉汤主之"，说明误治后热扰胸膈的证治。阳明病脉浮紧，属里热实证，切不可误作伤寒而妄用发汗。若妄用辛温发汗，则津液愈伤，里热愈炽。热扰心神则躁，心中愦愦然烦乱不安，更兼谵言乱语；若因脉浮紧身重，误认寒湿为患，而施以温针，强发其汗，是以火助热，内劫心神，故有惊恐不安、烦躁不得眠等证。若认腹满为燥实，而轻率攻下，则下后胃中空虚，胃肠伤损，而邪热犹存。热邪乘虚扰于胸膈，则必心烦懊憹，舌上生苔，或黄或白，或黄白相间，治宜栀子豉汤清宣胸膈郁热。

太阳病篇亦有栀子豉汤证，多因表证误下而致热扰胸膈引起。本条乃阳明热证误下，胃中空虚，热扰胸膈所致，其来路虽与太阳病篇的栀子豉汤证有内外之别，而基本证候大体一致，故治法相同。

本条脉浮紧与太阳之脉浮紧不同。太阳伤寒脉浮紧，轻循有余，按之略呈衰减；阳明脉浮紧，轻取有余，按之亦有余也。然还须参合其证候，方可断为太阳或阳明之浮紧脉。属太阳者，必发热恶寒，无汗，头身疼痛；属阳明者，必见发热汗出，不恶寒反恶热，咽燥口苦等燥热之象。又少阴有阴阳俱紧之脉，因少阴为里虚寒证，故紧脉与沉而无力并见，不难辨别。

此条前段"咽燥口苦，腹满而喘，发热"与第189条阳明中风脉症类似，但其他症状与病机均有所不同。彼以恶寒、表邪未罢，故名中风，而以下之为戒；此则见不恶寒反恶热，故名阳明病，属腑未成实，热邪散漫，故宜白虎汤为主治疗。

【原文】陽明病，下之，其外有熱，手足溫，不結胸，心中懊憹，飢不能食①，但頭汗出者，梔子豉湯主之。(228)

【词解】

①饥不能食：胃脘嘈杂，似饥非饥，不能进食。

【提要】论阳明病下后，余热留扰胸膈的证治。

【解析】阳明病，若腑实已成，自当攻下，下后燥屎去而邪热外泄，其病可愈。此条言阳明病，热邪散漫，腑未成实，而下之过早；或腑实已成，下之燥实虽去，而余热尚存，致使邪热乘机入里，郁于胸膈而成栀子豉汤证。其外有热，手足温，是下后无形邪热未尽，散漫于表之故。太阴病表证有手足温，此因外有热，故属于阳明。心中懊憹，乃邪热内扰，心中烦乱之状。胸膈毗邻胃脘，热既炎上，胃脘亦受其扰，故胃脘嘈杂，似饥非饥。邪热郁于胸膈，难以消谷，则不能进食。邪热蒸腾于上，不能全身作汗，故但头汗出。因下后邪热未与胸中水饮相结，纯属阳明余热内留，并无心下痛、按之石硬等征象，故曰"不结胸"。病之重点为上焦胸膈间留有郁热，故用栀子豉汤，以清解邪热，宣郁除烦。

(二) 白虎汤证

【原文】傷寒脉浮滑，此以表有熱，裏有寒，白虎湯主之。(176)

知母六兩　石膏一斤，碎　甘草二兩，炙　粳米六合

上四味，以水一斗，煮米熟湯成，去滓，溫服一升，日三服。臣億等謹按：前篇云，熱結在裏，表裏俱熱者，白虎湯主之。又云其表不解，不可與白虎湯。此云脉浮滑，表有

熱,裏有寒者,必表裏字差矣。又陽明一證云:脉浮遲,表熱裏寒,四逆湯主之。又少陰一證云:裏寒外熱,通脉四逆湯主之。以此表裏自差,明矣。《千金翼》云白通湯。非也。

【提要】论阳明病表里俱热的证治。

【解析】伤寒当指广义伤寒。脉浮滑,脉浮为阳热浮盛于外,即"表有热"。此表热为阳明里热外见证候,绝非太阳表热,其证当有身热汗自出,不恶寒,反恶热。脉滑主实热壅盛于里,为里有热,即第350条"伤寒脉滑而厥者,里有热"之类,当可见舌苔黄燥,烦渴等证。本条以脉赅证,为阳明里热壅盛,充斥内外之证,故用白虎汤清阳明独盛之热。

本条叙证较简,学者宜参看有关条文,前后联系。如第26条"大汗出后,大烦渴不解",第168条"大渴,舌上干燥而烦",第182条"身热,汗自出,不恶寒,反恶热也"等,皆是燥热炽盛之象。

【方义】方中取石膏辛甘大寒,配知母辛苦寒滑,二药同用,内清阳明大热,外退肌肤之热。炙甘草、粳米,益胃和中,以免寒凉太过,损伤胃气。诸药相合,共奏清气泻热、生津润燥之功。

【辨治要点】

病机:无形邪热炽盛,充斥内外。

主症:发热,汗出,口渴,脉浮滑。

治法:辛寒清热。

方药:白虎汤(知母、石膏、炙甘草、粳米)。

方歌:阳明白虎辨非难,难在阳邪背恶寒,知六膏斤甘二两,米加六合服之安。

【知识拓展】

白虎汤具有辛寒清气的功效,是治疗阳明热证的主方,《金匮要略》用本方加人参治疗太阳中暍证,加桂枝治疗温疟。现代临床不仅将白虎汤治疗外感热病,而且广泛用于治疗内伤杂病,如流行性出血热、流行性乙型脑炎、细菌性或病毒性肺炎、钩端螺旋体病,以及流行性感冒、肠伤寒、败血症、中暑、过敏性紫癜、神经性多食症等。

实验表明,对内毒素所致发热家兔,白虎汤有明显的解热作用。白虎汤退热作用一般认为与石膏所含钙密切有关,而肠道对石膏中钙的吸收多少则是影响退热作用强弱的重要因素。石膏中的钙在实验动物离体空肠或小肠中的透过率与吸收率,比其他钙盐(如硫酸钙、氯化钙、葡萄糖酸钙等)为高,现在已知钙离子有很强的中枢作用,能抑制产热中枢、渴感中枢、出汗中枢等,因而白虎汤在解热的同时,还可抑制出汗和烦渴感,从而解除白虎汤证的大热、大汗和大渴。

【医案选录】

曹颖甫医案:江阴缪姓女,偶受风寒,恶风自汗,脉浮,两太阳穴痛,投以轻剂桂枝汤。汗出,头痛差,寒热亦止。不料1日后,忽又发热,脉转大,身烦乱,因与白虎汤,药用生石膏24g,知母15g,生甘草9g,粳米一撮。服后,病如故。次日,又服白虎汤,孰知身热更高,烦躁更甚。大渴引饮,汗驰如浆。又增重药量,为石膏60g,知母30g,生甘草15g,粳米2杯,并加鲜生地60g,天花粉30g,大、小蓟各15g,丹皮15g。令以大锅煎汁,口渴即饮。共饮3大碗,神志略清,头不痛,壮热退,并能自起大小便。尽剂后,烦躁亦安,口渴大减。翌日停服,至第3日,热又发。且加剧,周身骨节疼痛,思饮冰凉之品,夜中令其子取自来水饮之,尽一桶。因思此证乍发乍止,发则加剧,热又不退,证大可疑。适余子湘人在,曰:论证情,确系白虎,其势盛,则用药亦宜加重。第就白虎汤原方,加石膏至240g,余仍其旧。仍以大锅煎汁冷饮。服后,大汗如注,湿透衣襟,诸恙悉除,不复发。唯大便不行,用麻仁丸6g,芒硝汤送下,1剂而瘥。(曹颖甫.经方实验录[M].北京:学苑出版社,2008.)

笔记栏

【原文】三陽合病^①,腹滿身重,難以轉側,口不仁^②,面垢^③,讝語遺尿。發汗則讝語。下之則額上生汗,手足逆冷。若自汗出者,白虎湯主之。(219)

【词解】

①三阳合病:即太阳、少阳、阳明三经的证候同时出现。

②口不仁:即口中麻木,言语不利,食不知味。

③面垢:面部如蒙油垢。

【提要】论三阳合病邪热偏重于阳明的证治及禁例。

【解析】本条有倒装文法,"若自汗出者,白虎汤主之",应接在"谵语遗尿"下。此言三阳合病,是有三阳合病之名,而无三阳合病之实,或初为三阳病,目前已成阳明病。因邪热内盛,胃气不畅,气机不利,故腹满。阳明热盛,伤津耗气,则身重难以转侧。此与"风温为病,脉阴阳俱浮,自汗出,身重"(第6条)之病机略同。胃之窍出于口,胃热炽盛,熏灼于上,津液耗伤,则口不仁。足阳明之脉起于鼻旁,循于面部;手阳明之脉起于食指外侧,亦上行面部,今阳明邪热壅滞,熏蒸胃肠浊气,循经上泛,故面部油垢污浊。《灵枢·经别》云"足阳明之正,上至髀,入于腹里,属胃,散之脾,上通于心",阳明胃热循经上扰,神明不安,而见谵语。热盛神昏,膀胱失约,故见遗尿。里热迫津,向外宣泄,则汗自出。热盛如此,则当有身热、不恶寒反恶热等症,故后文以"若自汗出者"简括证候,承接前文,而申白虎汤之治法。其病机仍为热邪充斥内外,然若以此条与白虎汤诸条对勘,则此条为重证。

本条列举误治致变以申述其禁忌。在上述病情中,若因身重误认为表证,则胃热加重,谵语益甚;若因腹满误认为胃实而妄下之,则津液下竭,阳气无以依附而上越,故额上汗出,手足逆冷,此乃在阳明里热的基础上而见此危象,似可暂用回阳救逆法以治其标,继进甘寒救津法以理其本。

思政元素

白虎汤救治急性传染病

流行性乙型脑炎(以下简称乙脑)是由滤过性病毒引起的,流行于夏秋之际的一种急性传染病。20世纪50年代曾在河北、北京、广东等地暴发流行。1954年夏天,河北省石家庄市暴发乙脑,病患死亡率高达50%。以石家庄市传染病医院郭可明为首组成的中医治疗小组,依据"清热,养阴,解毒"的治法原则,提出了以白虎汤、清瘟败毒饮为主方,重用生石膏,配合使用安宫牛黄丸和至宝丹的治疗方案。经中西医合作治疗的31名乙脑患者无一例死亡。1955年9月卫生部确认了中医治疗乙脑的显著疗效,决定在全国推行应用。其后的几年时间里,北京周边地区的乙脑疫情防治中中医药仍发挥重要作用,诊疗方案会根据疫情变化进行调整,如:蒲辅周先生对发热持续不退的患者改用苍术白虎汤,并根据1956年北京地区疫情变化拟定了辛凉透邪等八法,随证选用三仁、三石、二香、橘皮竹茹汤、千金苇茎汤,五个加减正气散等多方,亦取得不错效果。白虎汤不是治疗乙脑的专方,也不是所有的乙脑患者都适合用白虎汤,以灵活变通的诊疗方案,应对复杂多变的病症,是中医辨证施治思想的体现,也是中医守正创新的体现。以疗效证明中医药的科学性,为中医药事业的发展赢得了宝贵契机。

(三)白虎加人参汤证

【原文】傷寒若吐若下後,七八日不解,熱結在裏,表裏俱熱,時時惡風,大

渴,舌上乾燥而煩,欲飲水數升者,白虎加人參湯主之。(168)

知母六兩　石膏一斤,碎　甘草二兩,炙　人參三兩　粳米六合

上五味,以水一斗,煮米熟湯成,去滓,溫服一升,日三服。此方立夏後,立秋前乃可服。立秋後不可服。正月二月三月尚凜冷,亦不可與服之,與之則嘔利而腹痛。諸亡血虛家亦不可與,得之則腹痛利者,但可溫之,當愈。

【提要】论伤寒吐下后热结在里,热盛津伤的证治。

【解析】伤寒当用汗解,误用吐下之法后,则外邪入里,损伤津液,盘桓数日,邪从燥化,而成阳明热盛津伤之证,并非里热兼表而病不解。热结在里,是本条病机的关键所在。因里有热结,充斥于外,故呈表里俱热之象。所谓表热者,是指里热蒸腾,迫津外泄,而有身热汗出、不恶寒反恶热等阳明外证;里热者,是指阳明热盛,津气受灼,而有舌上干燥、大烦渴不解、欲饮水数升等。其时时恶风,乃汗出过多、津气两伤、卫气不固所致,与背微恶寒的机制略同。用白虎加人参汤,以清阳明大热兼益气生津。

【方义】本方为白虎汤加人参而成,用白虎汤清阳明之燥热,以存津液;加人参益气生津,以治烦渴不解。

【辨治要点】

病机:阳明热盛,津气两伤。

主症:发热,汗出,舌上干燥而烦而口渴甚,或大烦渴不解,喜冷饮,伴见时时恶风或背微恶寒。

治法:辛寒清热,益气生津。

方药:白虎加人参汤(知母、石膏、炙甘草、粳米,人参)。

方歌:服桂渴烦大汗倾,液亡肌腠涸阳明,膏斤知六参三两,二草六粳米熟成。

【知识拓展】

白虎加人参汤以壮热、烦渴、大汗、舌红少津、脉洪大而芤为主要运用指征,甚则有少气懒言、精神疲惫等症。近年尤多用于糖尿病属肺胃热盛、口渴喜饮之患者。有关白虎加人参汤的实验研究参见白虎汤条。

【医案选录】

郭振球医案:朱某,女,2岁。1957年6月24日初诊。其母代诉:患儿于本月上旬,即患发热、恶寒、咳嗽,曾注射青霉素,发热仍然不退。继而渴饮无度,小便频数而量多,又曾服中药无效。诊察:发育正常,营养尚可。面赤唇红,舌质干而有微黄薄苔。头、胸、上肢溅然汗出,哭声洪亮,呼吸微促。体温39.2℃,白细胞9.6×10⁹/L,中性粒细胞20%,淋巴细胞18%,指纹浮紫。据此证,乃阳明燥热所引起的"热中"。治宜辛甘而凉,直清其热。方用白虎加人参汤加荷梗5g,蚕茧3g。每天1剂,嘱服5天。6月30日二诊:服药后热仍持续未退,但夜间则发热稍低,口渴减轻,尿量亦少,体温39℃,原方加竹叶2g,麦冬3g。7月4日三诊:病情均见减轻,体温37.6℃,唯食纳不佳,予原方加鸡内金3g,炒薏米2g,服5剂而痊。(郭振球.小儿发热口渴尿多症50例临床观察[J].上海中医药杂志,1959(7):29-31.)

【原文】傷寒無大熱,口燥渴,心煩,背微惡寒者,白虎加人參湯主之。(169)

【提要】补述阳明里热亢盛,津气两伤的证治。

【解析】伤寒无大热,是表无大热,而邪归阳明,里热太盛,热极汗多使然。阳明里热炽盛,津液消灼,故口燥而渴。热盛于里,上扰心神,则心烦不安。其背微恶寒者,知恶寒尚轻微,并非全身恶寒,且其恶寒不在初病之时,而在热渴大汗之后,病处阳明大热之中,又与口燥渴,心烦等证并见,是由里热熏蒸,大量汗出,津气俱伤,表气不固所致。故治用白虎加人

参汤辛寒清热,益气生津。

本证热结在里,其证候表现有表里俱热者;亦有表无大热,背微恶寒者;更有350条厥深者热亦深,而见四肢厥冷、真热假寒之征象者。其证虽异,而病机大体相同。

伤寒"无大热",在三阳病篇中凡数见,有表无大热,而热壅于肺用麻杏甘石汤者,如第63条;有表无大热,而水热互结于胸膈用大陷胸汤者,如第136条;有表无大热,而阳明热炽于里用白虎加人参汤者,如本条;尚有阳气衰微,虚阳外浮,表无大热,烦躁不眠而用干姜附子汤者,如第61条。虚实不同,不可不辨。

本条背恶寒,与太阳病之恶寒不同,又与少阴病之背恶寒有异,应予鉴别:太阳恶寒,必与发热、头痛、身痛、脉浮并见,因风寒袭表,卫外失和所致,治宜汗解。少阴病背恶寒,为阳衰不能温煦所致,故恶寒较重,并伴有手足冷、口不燥渴、脉沉微、苔白滑等,治以温经扶阳,而散寒湿。本条病背恶寒,因热盛汗出,气耗肌疏,故其恶寒一般轻微,且与发热、汗出、烦渴、苔燥、脉数洪大并见,则治宜清热益气生津。

本条与上条同属白虎加人参汤证,但彼为伤寒未经误治而成;此为伤寒误治而成,两者证候表现略有不同,然其病机一致,宜前后互参。

【原文】傷寒脉浮,發熱無汗,其表不解,不可與白虎湯。渴欲飲水,無表證者,白虎加人參湯主之。(170)

【提要】论阳明热盛津伤的证治及禁例。

【解析】伤寒脉浮,发热无汗,是表证不解,治宜发汗解表。若兼有内热烦渴之里证,仍宜从表论治,祛邪外出,如用大青龙汤、桂枝二越婢一汤类发表清热。而不可径用白虎汤,否则寒凉冰伏,徒损中阳,致表邪内陷,造成变证。故"其表不解,不可与白虎汤",实为白虎汤之引申禁例。

若表证已解,即"无表证者",而邪热尽归于里,阳明里热炽盛,伤津耗气,症见烦渴引饮;或里热蒸腾,迫津外泄,而有身热、汗自出、不恶寒、反恶热之阳明外证,则当用白虎汤直清里热,加人参以益气生津。

伤寒证有脉浮,白虎汤证亦有浮滑之脉,第221条阳明热盛更有浮紧之脉,其区别在于:伤寒脉浮,必与发热恶寒无汗并见;阳明热盛脉浮,必见燥热亢盛而自汗出等证。本条言脉浮而发热无汗,是与阳明高热汗出有别。

【原文】若渴欲飲水,口乾舌燥者,白虎加人參湯主之。(222)

【提要】论阳明病热盛津伤的证治。

【解析】此条本载于第221条栀子豉汤证下。该条论述阳明病误下余热未尽,热扰胸膈而见心中懊侬,舌上生苔等,可用栀子豉汤清宣郁热。本条承上启下,论阳明病邪热炽盛,误用下法后,不独燥热不解,而且津气损伤更为严重,故见渴欲饮水、口干舌燥等证,用白虎加人参汤直清里热,兼益气生津。

(四) 猪苓汤证

【原文】若脉浮發熱,渴欲飲水,小便不利者,猪苓湯主之。(223)

猪苓去皮　茯苓　澤瀉　阿膠　滑石碎,各一兩

上五味,以水四升,先煮四味,取二升,去滓,内阿膠烊消,溫服七合,日三服。

【提要】论阳明津伤,水热互结的证治。

【解析】本条是承接第221条而来,说明阳明病误下后有热扰胸膈证,有白虎加人参证,有津伤水热互结证,皆设法御变之词。本条所言,乃阳明热证误用下法,热不能除,而津液伤损,又热与水结,蓄于下焦,以致津伤水热互结。阳明余热犹存,反映在外,则脉浮发热。

热存津伤,又水热互结,气不化津,故渴欲饮水。水热结于下焦,水气不利,则小便不利,此亦为猪苓汤的主证。故用猪苓汤清热养阴,通利小便。

猪苓汤证与白虎加人参汤证均有发热,渴欲饮水。然彼以身大热、汗大出、大烦渴不解为特征,纯属热盛津伤之证;此则以发热、渴欲饮水、小便不利为主症,伴见舌红苔少等,病机重点在阴虚水热互结。

本条"若脉浮发热,渴欲饮水,小便不利,猪苓汤主之",与太阳病篇第71条"若脉浮,小便不利,微热消渴者,五苓散主之",文字十分相近,但病机治法大有不同。盖彼之脉浮微热,为太阳表证未解;小便不利,消渴,由膀胱气化失职,不能化生津液使然。此证脉浮发热,是阳明下后余热未尽;渴欲饮水、小便不利,责之余热伤津,兼水热互结下焦,气化不行故也。

第221条、第222条、第223条彼此联系,互为一体。重点揭示阳明清法三证,热在上焦者,清宣邪热;热在中焦者,辛寒清气;热在下焦者,养阴清热。深刻体现了仲景辨证论治之精神,于临床实际甚为合拍,对后世温病学说的形成与发展也起了十分重要的作用。

【方义】本方用猪苓、茯苓、泽泻,甘淡渗湿利水泻热;阿胶甘平,育阴润燥;滑石甘寒,既能清热,又能去湿通窍而利小便,一物兼二任也。合为育阴润燥、清热利水之剂,对阴伤而水热互结小便不利者尤为适宜。

【辨治要点】

病机:阴伤有热,水热互结。

主症:发热,口渴,小便不利,脉浮,或见下利,咳而呕,心烦不得眠。

治法:清热利水育阴。

方药:猪苓汤(猪苓、茯苓、泽泻、阿胶、滑石)。

方歌:泽胶猪茯滑相连,咳呕心烦渴不眠,煮好去滓胶后入,育阴利水法兼全。

【知识拓展】

猪苓汤主要用于外感热病经治疗后余热未尽,气化失司,水热互结,阴液受损的病证。现代临床应用范围较为广泛,如肾盂肾炎、膀胱炎、尿道炎、前列腺炎、泌尿系结石等。

实验研究表明,本方对大鼠有明显利尿作用。在人体利尿同时有保钾作用,并能改善代谢性酸中毒。其利尿作用以不破坏机体水电解质平衡为特点,其利水消肿的原理与其对肾素-血管紧张素-醛固酮的影响密切相关。

【医案选录】

俞长荣医案:陈某,男,17岁。患右下腹剧痛,小便不利。经X线腹部平片诊为先天性输尿管狭窄、肾积水。症见:右下腹隐痛,腰痛明显,站立困难,小便频急,淋沥不畅,24小时尿量不及300ml,面及下肢轻度浮肿,精神萎靡,唇红,舌质偏红,苔微黄,脉细弦略数。诊为溺癃,证属膀胱气滞,约而不通,水道不行。气滞则血郁络阻,故腰腹痛甚;小便不利,水无出路,溢于肌肤,而为肿胀;气滞血郁,久则化热伤阴,故唇舌均红而脉呈数象。治拟滋化源,利膀胱,佐以理气而不伤阴者,猪苓汤加减主之。处方:猪苓、阿胶各10g,滑石、川楝子、茯苓各15g,琥珀、木通各6g,2剂。二诊:小便较利,尿量约较前增加一倍,腰痛减轻,但有恶心感,脉舌同前。证已少减,药颇中的。虑前阴药过多,理气不足,仍步前法,加理气镇呕之品,并宜因势利导,使无上述之虞。上方加砂仁5g,竹茹10g,瞿麦、冬葵子各15g,3剂。三诊:小便通畅,除感腰微痛外,无其他不适。宜酌去通利之品,加补肾益气之药善后。(俞长荣.伤寒论汇要分析[M].福州:福州科学技术出版社,1985.)

附:猪苓汤禁例

【原文】陽明病,汗出多而渴者,不可與豬苓湯,以汗多胃中燥,豬苓湯復利

其小便故也。(224)

【提要】论猪苓汤的禁例。

【解析】阳明病,燥热亢盛,热迫津液外泄,故汗出必多,即"阳明病,法多汗"之意。燥热伤津,复有汗多,胃中干燥,故见口渴引饮。阴津耗损,化源不足,则小便必少而不利,法当清热滋阴以治之,兼少量浆汤频饮以调之,则热除津充,小便自然通利。若误用猪苓汤利其小便,则必致津液重伤。因猪苓汤为水热相结、水气不化而设,以小便不利为主症,其虽兼育阴功能,然仍以通利小便为主。若治阳明热证,则津伤更甚,邪热愈炽,而生变证。故特引为禁例。

猪苓汤证与白虎汤证皆有发热而渴,汗出多而渴者为白虎汤证,渴而小便不利者为猪苓汤证,前者因燥热津伤,后者因津伤水热互结,以此为别。

二、阳明病实证

(一) 攻下法

1. 调胃承气汤证

【原文】陽明病,不吐不下,心煩者,可與調胃承氣湯。(207)

甘草二兩,炙　芒消半升　大黃四兩,清酒洗

上三味,切,以水三升,煮二物至一升,去滓,内芒消,更上微火一二沸,温頓服之,以調胃氣。

【提要】论阳明内实,热郁心烦的证治。

【解析】阳明病,未曾使用吐下之法,而有心烦,此乃阳明热实,燥结于胃肠所致。盖胃脉入通于心,胃中燥实,邪热上扰,则神明不安而心烦矣。然则本条既云阳明病,是除心烦外,必当伴有身热、汗出、不恶寒、反恶热之外证,更重要者是具有腹痛、不大便等胃实之里证,故可与调胃承气汤泻热通腑,以解心烦。

本条与栀子豉汤证都有心烦,但有虚烦与实烦之别。栀子豉汤证,多属吐下之后,余热扰于胸膈,致心烦懊恼,因无形邪热内扰而烦,是谓之"虚烦",则用栀子豉汤清宣郁热。本条"不吐不下",而阳明腑实热结,浊热上扰,见心烦或腹满痛拒按、不大便、蒸蒸发热、汗出等,此因有形实邪内阻肠胃,故谓之"实烦",宜以调胃承气汤泻热和胃。

【方义】本方用大黄苦寒泻热,推陈致新以去实;芒硝咸寒润燥软坚,泻热通便;炙甘草甘平和中,顾护胃气,使攻下而不伤正。三药配伍,有泻热和胃、润燥软坚之功。调胃承气汤有两种服法:一见于太阳病篇第29条,温药复阳后,致胃热谵语,"少少温服之",以和胃气而泄燥热;一见于阳明病篇第207条,是阳明燥实内结,腑气不通,取"温顿服之",以泻热和胃,润燥软坚。本条服法,属于后者。

【辨治要点】

病机:燥热内盛,腑实初结(燥坚偏甚,痞满次之)。

主症:蒸蒸发热,腹满不大便,或心烦谵语。

治法:泻热和胃,润燥软坚。

方药:调胃承气汤(炙甘草、芒硝、大黄)。

方歌:调和胃气炙草功,硝用半升地道通,草二大黄四两足,法中之法妙无穷。

【原文】太陽病三日,發汗不解,蒸蒸發熱[1]者,屬胃[2]也,調胃承氣湯主之。(248)

【词解】

①蒸蒸发热:形容发热如热气蒸腾,从内达外。

②属胃:即转属阳明的意思。

【提要】论太阳病汗后转属阳明形成腑实的证治。

【解析】太阳病三日,发汗不解,非表证不解,而是病邪入里化燥转属阳明,形成腑实证。其蒸蒸发热,是里热炽盛,如热气蒸腾,自内达外之象。燥热蒸腾如此,则濈然汗出,不恶寒,反恶热,乃势所必然。故从蒸蒸发热,而断为"胃家实",当无疑议。然胃家实,未必便是可下之证。承气硝黄之用,既重在去胃实,通大便;尤重在彻邪热,抑亢阳。本条举蒸蒸发热而属胃,则腹满、不大便、心烦谵语、舌燥苔黄等症,自必有之。病因燥热结实,腑气不通,然未至大实大满程度,故主用调胃承气汤泻热去实、通便和胃即可。

【知识拓展】

本方加减可治疗急性胆囊炎、慢性胆囊炎急性发作、胆道蛔虫、急性胰腺炎等急腹症而辨属燥实内阻者。某些急性肺炎见有大便秘结者,采用本方泻热通腑可以迅速退热。还有报道用本方加味治疗多种皮肤病,如稻田皮炎、湿疹、疥疮、足癣感染、荨麻疹等效果良好。另糖尿病属阳明里实证者,亦可用本方加味治疗。现代药理研究证实,调胃承气汤具有促进胃肠蠕动的功能,并有抗炎及改善血液循环的作用。

【医案选录】

张锡纯医案:治一人素伤烟色,平日大便七八日一行。今因外感实热,十六七日大便犹未通下,心中烦热,腹中胀满,用洗肠法下燥粪少许,而胀满烦热如旧。医者谓其气虚脉弱,不敢投降下之药。及愚诊之,知其脉虽弱而火则甚实,遂用调胃承气汤加野台参四钱,生赭石、天门冬各八钱,共煎汤一大碗,分三次徐徐温饮下,饮至两次,腹中作响,觉有开通之意,三次遂不敢服,迟两点钟大便通下,内热全消,霍然愈矣。(张锡纯.医学衷中参西录[M].石家庄:河北人民出版社,1974.)

【原文】傷寒吐後,腹脹滿者,與調胃承氣湯。(249)

【提要】论阳明燥实腹满的证治。

【解析】伤寒妄用吐法,胃及上焦之邪,可因涌吐而出,然肠腑之邪则为吐法所不及,而依然留滞肠中,化燥成实。且因吐后津伤,易化燥化热,以致胃肠燥热,燥实阻结,腑气不通,故有腹胀满之突出症状。然单凭此症,尚不足以构成使用调胃承气汤之确切依据,必当还伴有腹部拒按、发热、口渴、心烦、大便不通、苔黄燥、脉沉实等症,方可用调胃承气汤以泻热去实,调和胃气。

吐后腹胀满有属实热者,亦有属虚寒者。虚寒腹胀满,因脾胃损伤,气机壅滞,其胀满特点为时急时缓、喜温喜按、不甚痛或痛势绵绵、时痛时止,兼苔白润、脉缓弱等,宜温中健脾,行气消满。

本条可与第248条互为补充。248条突出胃肠燥热之症,以"蒸蒸发热"概言之,说明调胃承气汤证重在肠胃燥热偏盛;本条提出热与糟粕互结,有形实邪阻滞,以"腹胀满"概言之,说明调胃承气汤证又属里实之证。两者各侧重于一个方面,但总属阳明燥热结实无疑。

2. 小承气汤证

【原文】陽明病,其人多汗,以津液外出,胃中燥,大便必鞕,鞕則譫語,小承氣湯主之。若一服譫語止者,更莫復服。(213)

大黄四兩　厚朴二兩,炙,去皮　枳實三枚,大者,炙

上三味,以水四升,煮取一升二合,去滓,分溫二服。初服湯當更衣,不爾者盡飲之。若更衣者,勿服之。

【提要】论阳明病汗多津伤,便硬谵语的证治。

【解析】阳明病法多汗,热炽汗多是胃燥之因。阳明病,汗出过多,津液耗伤,胃肠干

微课:小承
气汤证

燥,则大便硬结;燥热结实,腑气不通,浊热上扰,故发谵语。主用小承气汤,使腑气一通,燥热得泄,而谵语自止。更莫复服者,是小承气汤虽属攻下之轻剂,然若用之不当,或用而太过,亦有伤正之弊,故而郑重提出:若服药后大便通利,谵语得止,即莫再服,寓有中病即止、勿使过剂之意。

【方义】本方是由大承气汤去芒硝,减枳、朴药量而成。大黄苦寒泻热去实,推陈致新;厚朴苦温,行气除满;枳实苦微寒,理气破结消痞。其不用芒硝者,是本证燥坚不甚;减枳朴用量者,是取其"微和胃气,勿令致大泄下"意。适用于阳明热实燥坚不甚,痞满而实之证。本方煎法取三物同煎,不分先后,故泻热通降之力较为缓和。服药法当视病情之转变以为进退。若初服即大便通,则不必尽剂;若大便不通,则实邪未去,当"尽饮之",至更衣为度。

【辨治要点】

病机:热实内结,腑气不通(痞满偏甚,燥坚次之)。

主症:大便硬,腹大满,潮热,心烦,脉滑而疾。

治法:泻热通便,行气除满。

方药:小承气汤(大黄、厚朴、枳实)。

方歌:朴二枳三四两黄,小承微结好商量,长沙下法分轻重,妙在同煎切勿忘。

【知识拓展】

小承气汤主治阳明腑实,燥屎阻塞,痞满为主,而燥热次之之证。古时常用于治疗中热、伤食、便秘、下利、胃脘痛、心烦等病症。现代多用于流行性乙型脑炎、黄疸型肝炎、胆系感染、慢性胃炎、肠梗阻、急性肾衰竭、支气管哮喘、细菌性痢疾等而辨属胃肠里热结实者,其中尤以对外科腹部手术后的调治较为多见。但小承气汤毕竟为攻下之剂,年老体衰、孕妇及小儿等应忌用或慎用。现代药理研究证实,小承气汤具有增进肠道推进功能,以及抗病原微生物、抗炎、解热、利胆、清除肠内容物等作用。

【医案选录】

蒲辅周医案:梁某,男,28岁。住某医院,诊断为流行性乙型脑炎。病已六日,曾连服中药清热、解毒、养阴之剂,病势有增无减。会诊时,体温高达40.3℃,脉象沉数有力,腹满微硬,哕声连续,目赤不闭,无汗,手足妄动,烦躁不宁,有欲狂之势,神昏谵语,四肢微厥,昨日下利纯青黑水,此虽病邪羁踞阳明,热结旁流之象,但未至大实满,而且舌苔秽腻,色不老黄,未可与大承气汤,乃用小承气汤微和之。服药后,哕止便通,汗出厥回,神清热退,诸证豁然,再以养阴和胃之剂调理而愈。(中医研究院.蒲辅周医案[M].北京:人民卫生出版社,1972.)

【原文】陽明病,讝語發潮熱,脉滑而疾①者,小承氣湯主之。因與承氣湯一升,腹中轉氣②者,更服一升;若不轉氣者,勿更與之。明日又不大便,脉反微濇③者,裏虛也,爲難治,不可更與承氣湯也。(214)

【词解】

①脉滑而疾:脉象圆滑流利,如盘走珠,谓之滑;脉跳快速,一息七八至,则曰疾。

②转气:又称转矢气,俗称放屁。

③脉反微涩:脉微无力,往来艰涩。因与滑脉相对而言,故曰"反"。

【提要】论阳明腑实轻证的治法及禁例。

【解析】阳明病,谵语,发潮热,脉滑而疾,是腑实燥结证具,又见阳盛之脉,主以小承气汤,而不用大承气汤。何以如此?盖大承气汤所主,虽有潮热、谵语,然更见脉沉实有力,手足濈然汗出,腹满硬痛拒按,大便不通,肠中燥屎阻结已成,痞满燥坚俱备,方为的对之证。

此脉滑而疾,尚有热势散漫,大便结硬不甚之虞。虽不大便,却不宜峻攻,只宜先行轻下,与小承气汤试之。但毕竟谵语、潮热并见,燥实已结,故将小承气汤的服药量由常规的每次六合,增至每次一升,然后观其药效反应,治法、方药再作进退。

服小承气汤后,腹中转矢气者,是肠中已有燥屎,因药物的荡涤推动,气机得以转动,胃肠浊气下趋,则可续服承气汤原方一升,以泻下内结之燥屎。若不转矢气者,是肠腑无燥屎阻结,浊热之气不甚,而多属大便初硬后溏,则不可再用承气汤。如第209条云:"若不转矢气者,此但初头硬,后必溏,不可攻之,攻之必胀满不能食也。"

假若明日又不大便,其脉不见滑疾,反见微涩之阴脉,微为阳气虚衰,涩主阴血不足,是"里虚"也。正虚而邪实,邪实当下,正虚则不可下,攻补两难,故曰难治。曰难治者,并非不治,可从攻补兼施立法,采用后世黄龙汤等一类方剂。

【原文】太陽病,若吐若下若發汗後,微煩,小便數,大便因鞕者,與小承氣湯和之愈。(250)

【提要】论太阳病误治后,伤津热结的证治。

【解析】太阳病,当发汗解表,然若发汗太过,或误用吐下,外邪深入阳明,化热成燥,而为阳明内实之证。胃实津伤,燥热内炽,上扰神明,故心烦。津液虽伤,却能偏渗膀胱,致胃家失润,肠腑干燥,燥屎内结,气机壅滞,故小便数,大便干结而硬。此属胃腑实热无疑。唯其心烦微,则知大便虽硬,燥坚之程度亦微,自非大实大满之证,故治法不取硝黄并用,而以小承气汤下其邪热燥结。

小承气汤当属于下法而不属于和法。其所谓"小承气汤和之愈",其义在于小承气汤功在泻热去实,行气破滞除满,与大承气汤相较,其泻热攻下之力较为缓和,故称之为"和下"。若较之调胃承气汤证,则本证以津伤化燥、气机阻滞为主。调胃承气汤证见蒸蒸发热、心烦、谵语、腹满、不大便、舌苔干燥而黄等,是燥实偏甚。两者治法同属通下,但有轻下与缓下之不同。

3. 大承气汤证

【原文】陽明病,下之,心中懊憹而煩,胃中有燥屎者,可攻。腹微滿,初頭鞕,後必溏,不可攻之。若有燥屎者,宜大承氣湯。(238)

大黃四兩,酒洗　厚朴半斤,炙,去皮　枳實五枚,炙　芒消三合

上四味,以水一斗,先煮二物,取五升,去滓,内大黃,更煮取二升,去滓,内芒消,更上微火一兩沸,分溫再服。得下餘勿服。

【提要】论阳明病可攻与不可攻的证治。

【解析】本条"宜大承气汤"句,应接在"可攻"后读,属倒装文法。又本条下半段"腹微满"是承上文而省"阳明病,下之"五字。

阳明病,若属里实之证,自可采用下法。其有一下而愈者;有下而未愈仍需再下者;有下之太过或攻之不当,而转为他证不可再下者。此条分别从两方面进行论述。其一,为阳明病下后,或病重药轻,燥屎未尽;或邪热太甚,复为腑实燥屎之证,故仍可继用下法。症见心中懊憹而烦,是下后余邪未尽,热扰神明所致。而能不能继用大承气汤攻下,关键在于有无燥屎,故仲景重点揭示出"胃中有燥屎者,可攻"。既为有燥屎,则必有腹满痛拒按、大便不通、不能食、舌苔黄、脉沉实等症存在,故宜用大承气汤攻下。其二,若下后腹微满,大便初硬后溏,此乃胃热结滞不甚,腑未成实,阳明余邪已成强弩之末,已谈不上有燥屎,故曰"不可攻之"。

阳明病下后,心中懊憹,有因燥屎未尽,浊热上扰,而复用下法者,如本条;亦有邪热未

笔记栏

尽,扰于胸膈,而施以清法者,如第228条"阳明病,下之,其外有热,手足温,不结胸,心中懊憹,饥不能食,但头汗出者,栀子豉汤主之。"此为下后,有形之实邪已去,而无形之邪热未尽,留扰胸膈,以心中懊憹为主症。因内无实滞,故云"不结胸",亦无腹满硬痛、便秘等症,故唯从清宣立法,栀子豉汤主之。

【方解】本方即调胃承气汤与小承气汤之合方去甘草而成。方中大黄苦寒,酒洗,泻热去实,推陈致新;芒硝咸寒,润燥软坚,通利大便;厚朴苦辛温,行气除满;枳实苦微寒,破气消痞。因证重势急,故不宜甘草之甘缓。四药为伍,相辅相成,具有攻下实热、涤荡燥结之效用。用于实热结聚、痞满燥实坚俱甚之阳明腑实证最为适宜。本方先煎厚朴、枳实,去滓后再入大黄,最后纳芒硝(今临床运用多取冲服),是后下者气锐而先行。意欲芒硝先行润燥软坚,继以大黄通腑泻实,再以枳、朴除其胀满,以利于破实攻泻。大便通利后停服,是勿使太过伤正。

承气汤三方,皆为苦寒攻下之剂,是为阳明腑实而设。但随燥热内实程度不同而有轻重缓急之分,且其组方法则亦有不同。调胃承气汤重在泻热,痞满次之,故芒硝用量倍重于大黄,以泻热润燥软坚,因痞满不显,故不用枳、朴,而代之以甘草,以和胃气。小承气汤重在通腑,故少用枳、朴,而不用芒硝。而大承气汤泻热与通腑之力俱重,用于燥热内结、腑气不通皆重者。然峻下之功,未必尽在硝黄。因硝黄虽能泻热荡实,但行气破滞、消痞除满之力稍逊,故重用枳朴破其壅滞,复以硝黄攻其燥结,以达到泻热实、消痞满之目的。此即大承气汤中枳朴之量重于小承气汤,而芒硝之量轻于调胃承气汤之理。

【辨治要点】

病机:阳明腑实,燥屎阻塞,痞满燥实俱重。

主症:潮热,手足濈然汗出,心烦甚或谵语,腹胀满痛,喘冒不得卧,大便秘结或热结旁流,舌苔黄厚焦燥,脉沉实有力。

治法:峻下燥结,荡涤热实。

方药:大承气汤(大黄、厚朴、枳实、芒硝)。

方歌:大黄四两朴半斤,枳五硝三急下云,朴枳先熬黄后入,去滓硝入火微熏。

【知识拓展】

现代临床用本方治疗大叶性肺炎、支气管哮喘、脑血管意外、急性胰腺炎、急性肠梗阻、胆系感染、胆石症、急性铅中毒、精神分裂症等各种疾病,只要符合燥热结实之病理变化,皆可选用。然大承气汤毕竟为攻下峻剂,老人、小儿、孕妇及体质弱者当慎用。急腹症中,机械性肠梗阻、绞窄性肠梗阻、肠穿孔、肠坏死、肠出血等禁用。

药理研究证实,大承气汤具有促进胃肠道的推进功能、降低毛细血管通透性、抑菌及增加肠血流量、改善肠血循环、促进腹腔内血液吸收及预防术后腹腔内粘连等作用。

【医案选录】

麦冠民医案:某患儿,病起迄4日,曾用玉真散不效,诊察:热不退,便不通,痉不止,舌燥苔黄,脉数实。证属热结阳明,热极生风,法当下。即予大承气汤:大黄15g(后下),芒硝12g(冲),厚朴24g,枳实12g。越日再诊,证情未减。询知乃病家恐前方过峻,自行减半以进。由于病重药轻,服后便结如故,当此风热正盛,燥结如石,非将军之力,下之不为功。遂照方急煎叠进,药后四五小时,肠中辘辘,先排出石硬黑色如鸡卵大粪块,随下秽物便盆,如鼓之腹得平。再剂,又畅行3次,痉止,身凉,病瘥。继用养血舒肝剂,调理巩固。(麦冠民.承气可以治痉[J].新中医,1981,(6):47.)

【原文】病人不大便五六日,绕脐痛,烦躁,发作有时者,此有燥屎,故使不大便也。(239)

【提要】论阳明腑实燥屎内结的辨证。

【解析】患者不大便五六日，一般是邪热入里，归于阳明。但里实不大便原因甚多，有燥屎内结者，亦有因津枯失润者。欲知其故，尚需结合全部证候进行辨析，不可单凭不大便的日数。今不大便五六日，伴有绕脐痛、拒按、烦躁，发作有时，是阳明燥屎内结之特征。因肠胃干燥，宿垢与燥热相结，阻塞肠道，腑气不通，故腹痛拒按，而尤以脐周为明显。盖脐之周围，皆肠也。燥屎内结，气机壅滞，浊热上扰，心神不安，故见烦躁。燥屎阻塞，不得下泄，热浊之气随其旺时而攻冲，则腹痛、烦躁，而发作有时也。本条紧承第238条"若有燥屎者，宜大承气汤"而来，故此虽未言治法，而泻热去实、攻下燥屎之意，自在其中矣。

阳明燥屎之有无，是判断能否使用大承气汤的一个重要标志，临证当细心审辨。本条以不大便五六日、绕脐痛、烦躁、发作有时，辨燥屎已成。但有据潮热、谵语、手足漐然汗出等而辨燥屎者，如第220条；有据腹满不减，减不足言而辨者，如第255条；有据小便不利、大便乍难乍易、时有微热、喘冒等而辨者，如第242条；亦有据服小承气汤后转矢气而辨者，如第209条等。是燥屎之辨，证候多端，学者既需辨其主证，又需综合分析，方可诊断无误。

【原文】陽明病，讝語有潮熱，反不能食者，胃中①必有燥屎五六枚也；若能食者，但鞕耳，宜大承氣湯下之。(215)

【词解】

①胃中：胃概肠而言，此处当指肠中。

【提要】以能食与否辨阳明腑实大便硬结微甚的证治。

【解析】本条有倒装文法，"宜大承气汤主之"，应接在"胃中必有燥屎五六枚也"句下，连成一气读。阳明病，谵语、潮热，是阳明里热炽盛、腑实内结的外在表现。但阳明里实有轻重之分，燥结程度有微甚之别，其辨别之法，在于能食与不能食。一般而言，若胃中燥实阻滞，结实不甚，尚可进食一二。今胃热有实，不能进食，故谓之"反"也。究其原因，是胃热亢盛，与有形之糟粕结为燥屎，肠道不通，胃气壅滞，受纳无权，宜用大承气汤攻下燥屎。"若能食者，但硬耳"，是谓虽见潮热、谵语等症，而尚能饮食，是大便虽硬，但未至燥坚程度，仲景未出方治，权衡其证，当以小承气汤轻下为宜，而不可用大承气汤以大泻下。

从临床观察，肠胃燥结，多影响胃纳受食，此云能食不能食，只是就食量之多少程度，笼统言之，不可以词害义。再则，本条以能食与否辨别阳明腑实程度之甚微，是在阳明燥热结实条件下而言。盖能食不能食者，非此一途，其实热者可见，虚寒者亦有之。不能食者，如第190条谓"不能食，名中寒"；第194条谓"阳明病，不能食……胃中虚冷故也。"是不能食与本条同，若论病机，则寒热迥异也。若能食者，如第190条谓"阳明病，若能食，名中风"，则为阳明因风热所伤，胃阳较旺，但腑中未实，而不可下也。此与本条潮热、谵语而尚能食者，又不有同矣，不可不辨。

【原文】大下後，六七日不大便，煩不解，腹滿痛者，此有燥屎也。所以然者，本有宿食故也，宜大承氣湯。(241)

【提要】论下后燥屎复结的证治。

【解析】阳明腑实之证，理当采用下法，若经过大下之后，大便通利，秽浊得下，腹无满痛，脉静身凉，知饥能食，燥热悉去，则病可愈。今下后六七日，又不大便，并见烦不解、腹满痛，是下后燥屎虽去，而邪热未尽，津液未复，复因饮食不节，其数日所进食物，未能消磨腐熟运化，变为宿食，与肠中燥热相合，重又结为燥屎，此虽在大下后，然燥屎复结，腑实证俱，故仍宜用大承气汤泻腑通热，下其燥屎。

下后燥热未清，复成腑实者，有大承气汤证、小承气汤证、调胃承气汤证之不同。如本条下后六七日不大便,烦不解,腹满痛,自是使用大承气汤的辨证关键。若下后心烦腹满,不大便,结实未甚者,则当用小承气汤。又有下后不大便,心烦谵语,蒸蒸发热,而燥实较重,痞满较轻者,则宜用调胃承气汤。由此可见,下法之使用,要在因证而施,只要有可下之证,仍可再下,而不必徘徊瞻顾。

此外,《伤寒论》中还有大下之后,燥实虽去,而邪热未尽,留扰胸膈,而用栀子豉汤者。亦有大下之后,邪实已去,损伤脾胃,病情由阳转阴者,当细心审辨。

【原文】病人小便不利,大便乍難乍易,時有微熱,喘冒①不能臥者,有燥屎也,宜大承氣湯。(242)

【词解】

①喘冒:即气喘而头昏目眩。

【提要】论阳明燥屎内结,喘冒不能卧的证治。

【解析】阳明病腑实,一般是小便利、大便硬,如第105条谓"若小便利者,大便当硬",第251条谓"须小便利,屎定硬,乃可攻之"即是。今小便不利,大便乍难乍易,何以故也?盖本条病证重点还在"有燥屎也"。因阳明里实,燥热与糟粕相合,形成燥屎,腑气不通,故大便乍难。燥热结实,大气不行,津液耗损,然未至枯竭程度,部分津液尚能反流于肠,则所结之燥屎,尚有部分得以稍润,故小便不利时,大便乍易。燥屎阻结,热邪深伏于里,难以透发于外,故时有微热。腑气不通,燥热上迫于肺则喘。冒者,热邪上逆,扰乱清官之地也。喘冒俱甚,故不能卧寐。既有燥屎,则腹满痛、烦躁等症亦可存在,故可用大承气汤攻下。

大便乍难乍易,有注家作大便坚与不坚解者。其坚结者,则始终难下,故曰"乍难";其未坚者,或有可通之时,故曰"乍易"。亦有注家作热结旁流解者,如钱潢说:"乍难,大便燥结也;乍易,旁流时出也。"附录于此,以供参考。

【原文】傷寒若吐若下後不解,不大便五六日,上至十餘日,日晡所發潮熱,不惡寒,獨語如見鬼狀。若劇者,發則不識人,循衣摸床①,惕而不安,微喘直視,脉弦者生,濇者死。微者,但發熱讝語者,大承氣湯主之。若一服利,則止後服。(212)

【词解】

①循衣摸床:同捻衣摸床。即患者神识不清时,两手不自主地反复摸弄衣被床帐。

【提要】论阳明腑实重证的辨证治疗和预后。

【解析】本条可分三段来理解。

第一段:"伤寒……独语如见鬼状",述大承气汤证形成的原因及证候。伤寒表证,误施吐下,劫夺津液,邪从燥化,转属阳明,热结成实,即其病不解,非谓表证不去。阳明胃实,燥屎阻结,腑气壅滞,故五六日至十余日不大便,尚可伴有腹胀而硬,疼痛拒按等。阳明经气旺于申酉戌之时,阳明热炽,逢其旺时而增剧,则体温定时增高,如潮水之定时而至。不恶寒,指阳明外证而言,即身热、汗自出、不恶寒、反恶热,此阳明里热外蒸之证。肠腑燥实,热盛火炎,心神被扰,故妄言妄语,若有所见,声音高亢,时作惊呼,谓之独语如见鬼状。此与谵语同类,而语言乖妄尤甚也。病已至此,阳明腑实重证已经毕露无余,必以攻下为法,主用大承气汤,以泻其燥热,夺其实滞,而免津枯火炽之忧。

第二段:"若剧者……涩者死",论病情恶化后的证候及其预后。所谓"若剧者",是说在上证的基础上,若因循失治,热极津伤,而使病情更加严重。盖胃热亢极,火势燔炽,则由妄言妄语演至神识不清,不能识人,甚而昏迷。热极伤阴,阴液将竭,神明无所主持,则见循衣摸床、惊惕不安之状。燥热内实,热炎于肺,肺失清肃,治节不行,气机上逆,则微喘,呼吸急促而表浅。热极津枯,阴津不能上注于目,筋脉失其滋养,则两目直视,即目瞪而不能转,大

笔记栏

有热极生风之象。此时病情险恶,正虚邪实,宜结合脉象,以推断其预后。若脉见短涩,则是正不胜邪,热极津枯,血气已绝,故属死证。若脉见弦长,则津液血气未至涸竭程度,尚有一线生机。救治之法,当采取急下救阴,仲景成例,可法可师。唯后世增液承气、新加黄龙合紫雪、安宫牛黄等方,泻阳救阴,开窍清心,扶正祛邪,似更切合病情,又较大承气汤为妥善矣。

第三段:"微者"至末尾,既是遥承第一段,重申大承气汤证,也是紧承第二段文义。谓相对之下,若病不增剧,仅有不大便、潮热、谵语、腹满硬痛等腑实内结之候,是津液虽伤,然未至津液枯竭之程度,故可用大承气汤攻下实热。"若一服利,则止后服",仍是对于下法采取审慎之意,示人中病即止,勿使过剂,以免伤正。

【原文】伤寒六七日,目中不了了^①,睛不和^②,无表里证^③,大便难,身微热者,此为实也,急下之,宜大承气汤。(252)

【词解】

①目中不了了:视物不清楚。

②睛不和:目睛转动不灵活。

③无表里证:指外无发热恶寒头痛等表证,内无潮热、谵语等里证。

【提要】论伤寒目中不了了,睛不和,治当急下存阴。

【解析】伤寒六七日,是病程较久,然无发热恶寒等表证,则病已不在太阳,即使初感风寒在表,此时亦悉归于里。既归入里,又何言无里证耶? 盖其所指,当为无潮热、谵语之里证。但病在阳明,证属里热内实无疑。其大便难,身有微热,乃阳明燥热结实之征。若单从证候表面现象看,表里之证似不太严重,实则阳热燔灼,阴液消亡显露,已出现目中不了了、睛不和之危急重证。《灵枢·大惑论》云:"五脏六腑之精气,皆上注于目而为之精,精之窠为眼,骨之精为瞳子……上属于脑。"叶天士《外感温热篇》谓:"热邪不燥胃津,必耗肾液。"是病至如斯,腑热炽盛已极,胃肾阴液俱竭,精气不能上注于目,目睛失养,故视物不清,眼珠转动不灵活。而病机之关键处,仍在阳热邪实。故治取急下,速从釜底抽薪,以泻阳热之实,而救欲亡之阴液。否则热势炎炎,燎原莫制,预后堪虞。

【原文】阳明病,发热汗多者,急下之,宜大承气汤。(253)

【提要】论阳明病发热汗多,治当急下存阴。

【解析】阳明病,发热汗多,当是在阳明腑实的基础上,见有此等证候。然腑实之证,多为潮热或身微热,手足濈然汗出。今言阳明病发热,汗出过多,是里热蒸腾、迫津外泄的表现。腑实已成,热极汗多,津液过耗,则不大便、腹满疼痛拒按等,自不待言。当此之时,不急施救治,则热极津涸之候,将接踵而至,是以目前虽无凶险证候,而凶险之象已隐伏其中,故宜急下,用大承气汤,抑其亢阳,救其真阴,以免燥热燔燎,而危及生命。

发热汗出,为阳明病热证、实证所共有。本条特以发热汗多作为急下的审证关键,须知除发热汗多外,当伴有腹胀满、疼痛拒按、不大便或潮热、谵语等候。若纯为阳明热证发热汗出,而无内实,则是白虎汤所主,断然不可攻下。

【原文】发汗不解,腹满痛者,急下之,宜大承气汤。(254)

【提要】论发汗不解,津伤燥结者,治当急下存阴。

【解析】发汗不解,或谓太阳表病,发汗太过,津液大伤,邪从燥化,而转属阳明内实;或阳明病误汗,津伤热炽更甚,邪热与肠中糟粕结成燥屎,而成阳明腑实证候。阳明腑实,燥屎阻结,腑气不通,故腹部胀满疼痛,不大便亦自在其中。本条和其他阳明腑实证条文相较,此因发汗津伤,而肠腑燥实则立至,病势发展迅速,若不急于攻下,釜底抽薪,则肠胃气机阻滞,邪实热盛,炎炎莫制,阴液消灼,势急病危矣,故用急下之法,以大承气汤急救其里。

笔记栏

腹满痛为阳明腑实急下证之一,盖阳明胃实,腑气不通,不通则痛也。故辨识本证,全着眼于一个"痛"字。然此疼痛,又当是腹满而痛、拒按、不大便,即第241条所谓"腹满痛者,此有燥屎也"。或因津伤燥结,而伴有身热、口干、舌燥,或潮热、谵语等,故宜急下,泻其燥实以救阴液。本条是发汗后腹满痛,属阳明腑实而用下法者。若发汗后,腹胀满,而尚无里实见证者,则不可下也。如第66条"发汗后,腹胀满者,厚朴生姜半夏甘草人参汤主之",即是其例。可见临证治病,要识别主症,并脉症合参,方可明白无误。

阳明三急下证,叙证不同,但都体现了一个"急"字,其病势快,病情急。三者之中,以第252条尤为严重,第253、254条稍有差别,然同为里热炽盛,津液耗伤,腑实已成,且阳热呈亢盛之势,阴液有消亡之虞,故治宜急下,即所谓扬汤止沸,不如釜底抽薪。否则,阳热亢极,邪火燔灼,燎原莫制,措手不及,危亡可立而待也。由是观之,急下的目标是阳明燥热,急下之目的则在于保存欲竭之阴液,故被后世誉为"急下存阴法"。再者,急下三证脉症固多凶险,但为防患于未然,病情即使还不甚凶险,只要伤津骤急之势已经显露,亦可放胆攻下,以阻止病情恶化。三急下证,虽曰急下,然毕竟津气已伤,当须慎重,仲景所谓"宜大承气汤","宜"字即示人可根据病情之变化,于大承气汤中斟酌取舍也。

【原文】腹满不减,减不足言,当下之,宜大承氣湯。(255)

【提要】论腹满当下的证治。

【解析】本条是辨阳明腑实当下的重点之一。腹满不减,减不足言,是谓腹满严重,终日不减,即令有所减轻,然程度亦甚微,不足以言减。病因阳明腑实,腑气不通,气机壅滞,故有此大实大满之候。既属内实腹满,则腹痛拒按、大便不通、舌苔黄厚干燥等症亦可相兼出现,故宜大承气汤,以下其满实。

腹满有实热与虚寒之分。虚寒腹满者,里无实邪,其胀满虽盛,而时有所减,喜温喜按,舌淡苔白,脉象缓弱,即《金匮要略·腹满寒疝宿食病脉证治》谓"腹满时减,复如故,当与温药"是也。此与本条之实热腹满有本质区别,两者正成鲜明之对照。

【原文】陽明少陽合病,必下利,其脉不負者,爲順也。負者,失也①,互相尅賊,名爲負也。脉滑而數者,有宿食也,當下之,宜大承氣湯。(256)

【词解】

①其脉不负者,为顺也。负者,失也:此是根据五行生克理论,综合脉症来辨析疾病的顺逆。阳明属土,少阳属木,如阳明少阳合病下利,若脉来实大滑数,是阳明偏胜,中土尚旺,木邪不能克土,其脉与阳明实热证相合,则为"不负",其病"为顺也"。若脉来不见实大滑数,而纯见少阳弦脉,则是阳明不足,木火偏胜,木必克土,病情为逆,即"负者,失也"。

【提要】论阳明与少阳合病,治宜攻下的脉症与治法。

【解析】阳明属土,属胃,主燥;少阳属木,属胆,主火。脾与胃合,肝与胆合,肝脾为土木之脏,胆胃为木土之腑,互相克制。今阳明少阳合病,少阳属木而能化火,阳明属土而能化燥,火燥相合,胆胃俱病,因而邪热炽盛,直走大肠,燥结在里,逼迫津液下趋,致传导功能失常,热结旁流而见下利。

本条下利病情之顺逆,应据木土两腑的生克制化、脉象的胜负加以判断。阳明脉大,少阳脉弦。二阳合病下利,若脉见实大滑数,与阳明实热证相吻合,是阳明偏胜,中土尚旺,不受木克,则为不负,其病为顺。若脉来不见实大滑数,而见少阳弦脉,则是阳明不足,木火偏胜,木邪有克土之势,故其病为逆,所谓"负者,失也"。"脉滑而数者,有宿食也",是遥承"其脉不负者,为顺也"而来,说明阳明少阳合病下利,而见阳明滑数之脉,是燥热宿食结于肠胃,无木邪克伐之象,并可伴有腹满疼痛、拒按、泄下不爽、舌苔黄厚等症。故当下之,宜用大承气汤。

《伤寒论》言合病下利有三条：第32条太阳与阳明合病自下利，是病偏重于太阳之表者，故用葛根汤；第172条太阳与少阳合病自下利，是邪偏重于少阳，热迫大肠者，故用黄芩汤；本条阳明少阳合病下利，是偏重于阳明之里，内有宿食，热结旁流，故用大承气汤，为通因通用之治法。

【原文】汗出讝語者，以有燥屎在胃中，此爲風也。須下者，過經乃可下之。下之若早，語言必亂，以表虛裏實故也。下之愈，宜大承氣湯。(217)

【提要】论表虚里实是否当下的证治。

【解析】本条有倒装文法，其"下之愈，宜大承气汤"，应接在"过经乃可下之"句后读。此条是论太阳中风与阳明合病，即所谓"表虚里实故也"。汗出是太阳表证未解，因风寒袭表，营卫失调，而使汗出，故云"此为风也"。当伴有发热、恶风寒、头痛、脉浮等症。如第208条谓"若汗多，微发热恶寒者，外未解也"即是。谵语，是阳明腑实特征之一，为燥屎阻结肠道，浊热上蒸，心神不安所致。由此推知，则腹满硬痛不大便等症，自寓其中，证属表里同病，治法当宗先解表后攻里之例，即俟表证解除，而纯见阳明里实者，方宜用大承气汤攻下，故曰"过经乃可下之"。

若表证未罢，便用攻下之法，是下之过早，则易致正气伤损，表邪内陷，胃热益甚，而出现神识昏迷、语言错乱等变证，此是表虚里实之证，不当下而误下之过也。另"下之愈，宜大承气汤"，似亦举例而言，当灵活看待为是。

【原文】二陽并病，太陽證罷，但發潮熱，手足漐漐汗出，大便難而讝語者，下之則愈，宜大承氣湯。(220)

【提要】论二阳并病转属阳明腑实的证治。

【解析】太阳病仍在，阳明病继起，是谓二阳并病。但本条二阳并病，未经任何治疗，而太阳表证已罢，病已完全转属阳明。阳明热盛，燥实内阻，故发潮热。阳明主四肢，若热盛而津液尚充者，多为全身汗出；若热结而津液已少者，因热势蒸腾，逼津外泄，不能全身作汗，而仅见手足漐漐汗出。胃热上犯，心神不安，故见谵语。燥热结实，腑气不通，手足漐然汗出，则大便硬结而难解。病变重心是在阳明热邪内炽，燥屎阻结坚实，故治宜大承气汤以通下腑实，荡涤燥结。

本条遥应太阳病篇第48条，继续阐述二阳并病，以完整其证治。彼为表证未罢，当用小发汗法；此为表证已罢，且有发潮热、手足漐漐汗出、谵语、大便难等里实证在，故用下法，而与大承气汤。

(二)润下法(麻子仁丸证)

微课：麻子仁丸证

麻子仁丸证医案

【原文】趺陽脉①浮而濇，浮則胃氣强，濇則小便數，浮濇相搏，大便則鞕，其脾爲約，麻子仁丸主之。(247)

麻子仁二升　芍藥半斤　枳實半斤，炙　大黄一斤，去皮　厚朴一尺，炙，去皮　杏仁一升，去皮尖，熬，別作脂

上六味，蜜和丸如梧桐子大，飲服十丸，日三服，漸加，以知爲度。

【词解】

①趺阳脉：即足背动脉，在冲阳穴处，属足阳明胃经。

【提要】论脾约的证治。

【解析】趺阳脉属足阳明胃经，诊察其脉，可以测知胃气的盛衰。胃主受纳，脾主运化。水液入胃，散布精气，上输于脾，脾得转输，为胃行其津液，则胃肠不燥。趺阳脉浮，是胃气强，

144

强非强盛之强,胃中有热,亦为胃气强也。涩主脾运无力,知脾受制约也。今浮脉与涩脉并见,是胃有燥热,脾土受制,转输失常,故成脾约也。脾既受胃热之约束,则不能为胃行其津液,致使津液偏渗于膀胱,而不得濡润于肠道,故小便数时,大便则硬,主以麻子仁丸润燥通肠。

脾约证属阳明,但与诸承气汤证略有区别。承气汤证,属阳明燥化成实,故多有恶热和潮热、谵语、烦躁、腹满硬痛等,其有津伤之象,然非脾失转输、津液偏渗所致,而应责之于邪热炽盛,燥屎内阻,故治在攻泻阳明燥实,其法较峻。脾约证亦有胃热,然不能与承气证之燥热比肩,其病机重点当在胃强脾弱,约束津液,以致肠燥便秘,而腹无明显的胀满疼痛,饮食如常,即第244条所谓"小便数者,大便必硬,不更衣十日,无所苦也"。故治在润肠滋燥,软坚通便,其法较缓。

【方解】麻子仁丸由小承气汤加麻子仁、杏仁、芍药而成。方中用麻仁润肠滋燥,通利大便,以为主药。杏仁多脂,既能润肠通便,又能肃降肺气,使气下行,而有益于传导之官。芍药养阴和营血,而缓解急迫。大黄、枳实、厚朴具小承气汤意,功能泻热去实,行气导滞,以解脾家之约束,则恢复其转输,为胃行其津液。本方以蜜和丸,是取润下缓行之意。服用时"渐加,以知为度",是谓病情有轻重,禀赋有厚薄,而投量之多少,当审时度势而定。然多少之间,必以知为度,勿使太过不及。

【辨治要点】
病机:胃强脾弱,肠道失润。
主症:大便干结,甚则干如羊屎,但十余日不更衣无所苦,小便频数。
治法:润肠滋燥,泻热通便。
方药:麻子仁丸(麻子仁、芍药、枳实、大黄、厚朴、杏仁)。
方歌:一升杏子二升麻,枳芍半斤效可夸,黄朴一斤丸饮下,缓通脾约是专家。

【知识拓展】
麻子仁丸,《伤寒明理论》称脾约丸,现在通称麻仁丸。其主治胃热津亏便秘之证。古代临床多用治胃中有热、小便频数、大便坚者,及老人便秘、产后便秘等。现今常用其治疗不全性肠梗阻、膀胱炎等。麻仁丸虽为润下之剂,但方中小承气汤毕竟为攻下之品,故年老体衰、久病津枯血燥、胃无燥热者,或孕妇等需慎用。

麻仁丸中小承气汤具有增进肠道推进功能,及抗病原微生物、抗炎、解热、利胆、清除肠内容物等作用;麻子仁、杏仁有滑润缓泻作用。实验证明,麻仁丸对燥结便秘模型小鼠润肠通便作用明显,能增加小鼠排便次数,提高排便质量,并软化大便。另麻仁丸还能提高离体豚鼠回肠低温下的收缩频率、最大振幅和平均振幅,改善肠平滑肌的收缩性能。

【医案选录】
许叔微医案:一豪子郭氏,得伤寒数日,身热头疼恶风,大便不通,脐腹膨胀,易数医,一医欲用大承气,一医欲用大柴胡,一医欲用蜜导。病家相知凡三五人,各主其说,纷然不定,最后请予至。问小便如何?病家云:小便频数。乃诊六脉,下及趺阳脉浮且涩。予曰:脾约证也。此属太阳阳明。仲景云:太阳阳明者,脾约也。仲景又曰:趺阳脉浮而涩,浮则胃气强,涩则小便数,浮涩相搏,大便则硬,其脾为约者,大承气、大柴胡恐不当。仲景法中,麻仁丸不可易也。主病亲戚尚尔纷纷。予曰:若不相信,恐别生他证,请辞,无庸召我。坐有一人,乃弟也,逡巡曰:诸君不须纷争,既有仲景证法相当,不同此说何据?某虽愚昧,请终其说,诸医若何,各请叙述,众医默默,纷争始定。予以麻仁丸百粒,分三服,食顷间尽,是夕大便通,中汗而解。(许叔微.伤寒九十论[M].上海:商务印书馆,1956.)

(三)外导法(蜜煎方、土瓜根及猪胆汁导法)
【原文】陽明病,自汗出,若發汗,小便自利者,此爲津液內竭,雖鞕不可攻

之,当须自欲大便,宜蜜煎导而通之。若土瓜根及大猪膽汁,皆可爲導①。(233)

蜜煎方

食蜜②七合

上一味,於銅器内,微火煎,當須凝如飴狀,攪之勿令焦著,欲可丸,并手捻作挺③,令頭銳,大如指,長二寸許,當熱時急作,冷則鞕。以内穀道④中,以手急抱,欲大便時乃去之。疑非仲景意,已試甚良。

又大猪膽一枚,瀉汁,和少許法醋⑤,以灌穀道内,如一食頃⑥,當大便出宿食惡物,甚效。

【词解】

①导:有因势利导之意。如津伤便秘者,用滑润类药纳入肛门,引起排便,称为导法,为外治法之一种。

②食蜜:即蜂蜜。

③挺:根也,量词。

④谷道:即肛门。

⑤法醋:即食用醋。

⑥一食顷:约吃一顿饭的时间。

【提要】论津伤便硬,便意频繁而不解者,宜用导法。

【解析】阳明病,大便硬,有胃热结实者,有津液内竭者。此因阳明病,本自汗出,更用发汗,损伤津液,又见小便自利,津液更伤,致使津液内竭,肠道燥粪难以润导下行。此与胃热燥实之承气证不同,故以“不可下之”为诫。津液内竭,大便硬结,一般可用润下通便法。然若燥粪阻结于结肠下端,近于肛门,便意频繁,欲出而不得出,呈常须自欲大便状,则须因势利导,使用导下法。即以润滑之品,纳入肛内,就近滋润,则硬粪可下。本条蜜煎方,治在润燥通便;土瓜根方,治在利气通便;猪胆汁方,治在清热导便。可酌情选择施用。

本条与承气汤证、麻子仁丸证,皆可见有大便秘结。承气汤证,属阳明腑实,为燥热与糟粕相结而成燥屎,并有潮热、谵语、腹满痛等症,不用攻下则燥屎不去;麻子仁丸证,属胃强脾弱,脾之转输失常,不能为胃行其津液,故大便硬时,伴小便数,且不更衣十日,无所苦,润肠滋燥,软坚大便,即可去其便硬;此证便秘,则在津液枯耗,燥屎逼近肛门,便意频繁而不能便,故当因其势而导之。

【方义】蜜煎导方,以白蜜甘平无毒,滋阴润燥,适宜于肠燥便秘,或老年人阴血素亏、大便干涩难下者。其用法是炼蜜如饴,做成圆条状,头部小而钝圆,尾部稍粗之栓剂,插入肛门中,而起到润肠通便作用。

土瓜根方已失。土瓜一名王瓜,寇宗奭《本草衍义》云“王瓜其壳径寸,长二寸许,上微圆,下尖长,七八月熟,红赤色,壳中子如螳螂头者,今人又谓之赤雹子,其根即土瓜根也。”李时珍《本草纲目》云:“土瓜其根作土气,其实似瓜也。或云根味如瓜,故名土瓜。王字不知何义?瓜似雹子,熟则色赤,鸦喜食之,故俗名赤雹,老鸦瓜。”吴其浚《植物名实图考》亦名赤雹子。土瓜根气味苦寒无毒,富于汁液,将其捣汁灌肠通便,方书多有记载。

猪胆汁方,用猪胆汁苦寒清热,适宜于津亏有热而大便硬结者。其用法是取下猪胆一枚,泻出其汁,与少许醋混合,灌入肛门中,以因势利导,而通大便。

【辨治要点】

病机:阴虚液亏,肠燥失润。

主症:大便硬结,自欲大便而坚涩难下。

治法:润肠导便。

方药：蜜煎导或土瓜根、大猪胆汁方。

方歌：蜜煎熟后样如饴，温纳肛门法本奇，更有醋调胆汁灌，外通二法审谁宜。

【知识拓展】

蜜煎导方主要用于治疗津枯便秘证，尤以老人、小儿或体虚者为宜。西医学中习惯性便秘、老年性便秘、慢性病所致之体虚性便秘，及肺炎、支气管炎等病，若有津伤表现者，皆可应用本方。

猪胆汁方主治津亏有热，而便结难解者，可用治于感染性疾病所致的便秘、粘连性肠梗阻、急性胃肠炎、细菌性痢疾、单纯性消化不良、慢性气管炎等病症，而其中以灌肠法治疗肠燥有热便秘者较为常见。

土瓜根方因已佚，临床未见报道。

【医案选录】

金文学医案：王某，女，12岁。前患伤寒、发热二候，经治不愈。热退已10多天，但9天来未解大便，无腹胀满痛不适等。近2天来，日晡所小有潮热，略觉口渴，精神尚振，胃纳良好，睡眠安宁，舌质淡红，苔中心光剥，体温37.4℃，脉搏80次/分，脉形软弱，不耐重按，腹部柔软，加压不痛，右腹及脐左可及块状物，累累如贯珠20多枚。脉症互参，系热病之后，津液日亏，不能濡润大肠，故大便硬而不下。初用吴氏增液汤，作增水行舟之法，3剂后未效，继用润下法3剂，及蜜煎导法等，在服用中药同时，又用50%甘油30ml灌肠，隔日1次，共2次。在灌肠后，均有腹部剧烈阵痛，约半小时方减，治疗8日，大便仍未通。因翻阅《伤寒论》有猪胆汁外导一法，即用大猪胆2枚，取汁盛碗中，隔汤炖透消毒，用时再加开水，以50%胆汁40ml灌肠，灌后无腹痛，30分钟左右大便一次，下圆形结粪10块多，隔5小时许，又便出10多枚，及粪便甚多，腹中粪块消失而愈。（金文学.猪胆汁灌肠法治疗便秘二例[J].江苏中医，1965，(11):34-35.)

思政元素

不断探索，勇于创新

张仲景诊疗疾病时态度严谨，深受百姓尊重。为提高医疗水平，他沉潜心志，刻苦钻研，精益求精，在古人经验基础上不断创新，解决了临床上众多疑难问题。

他曾遇到高热不退、精神萎靡、口燥咽干合并便秘的患者，经辨证后属于"热盛伤津，体虚便秘"，此时患者体质极虚，不耐攻伐，虽屡投方药而疗效不佳，患者危殆，为此，他一连数日手不释卷，寻求应对解决之策，最终开创性地提出了药物灌肠疗法，成为《伤寒论》猪胆汁灌入直肠治便秘的胎始。这也是中国医学史上首次记载的药物灌肠术，适合于虽高热伴大便不通，但体质较弱不耐攻伐的患者。这一治法能使药力直接作用于肠道，药效发挥迅速，在达到通便效果的同时又不会伤及正气，较之于一般攻下通便方药更加科学、对证。

张仲景师承名师，却绝不始终顺旧，师古而不泥古，敢于突破，勇于创新，才写就了《伤寒论》这一旷世经典，他的探索与创新精神值得当今医者学习！

(四)下法辨证

【原文】阳明病，脉迟，虽汗出不恶寒者，其身必重，短气腹满而喘，有潮热者，此外欲解，可攻里也。手足濈然汗出者，此大便已鞕也，大承气汤主之；若汗

多,微發熱惡寒者,外未解也,其熱不潮,未可與承氣湯;若腹大滿不通者,可與小承氣湯,微和胃氣,勿令至大泄下。(208)

【提要】论阳明病可攻与不可攻及大小承气汤的证治要点。

【解析】本条可分三段理解。

第一段:"阳明病……大承气汤主之",论大承气汤的证治特点。阳明病,若属热证,其脉多洪大滑数;若属实证,其脉多沉实而大。阳明病,脉迟,为辨证眼目,注意寒热虚实的鉴别。一般来说,脉迟无力为虚寒,如第195条阳明中寒证;本条脉迟,按之有力,主阳明里实证,是由于阳明燥结,壅滞于里,腑气不通,气血不畅,脉道不利所致。阳明病,见汗出而不恶寒,则知太阳表证已解,邪热归于阳明,汗出乃里热迫津外泄所致。里热壅滞气机,外则影响经脉,经气不利而身重;内则气机不得通降,腑气不通而腹满;气不下行,上逆犯肺则短气而喘。有潮热者,是邪热归于阳明,腑实燥热内结,阳明时分外显之特征。四肢禀气于脾胃,肠胃燥实,邪热蒸迫,津液外泄,四肢为之外应,故可见手足濈然汗出,为燥屎内结之明征。病情至此,已发展为典型的阳明腑实证,病机当是阳明热盛,与糟粕搏结,腑气不通,大便必硬,应当与大承气汤,以攻下里实。

第二段:"若汗多……未可与承气汤",论阳明里实兼表者禁用大承气汤。若阳明里实,见不恶寒、潮热、手足濈然汗出、大便硬等症,可以使用下法。若微发热、恶寒,则是表证未罢,又无潮热,则是腑实未成,宜用先表后里或表里兼顾之治法,不可径与大承气汤攻下。

第三段:"若腹大满不通者……勿令至大泄下",论腹大满者酌以小承气汤轻下。如果表证已解,腹部胀满显著,大便不通,是病属阳明里实,而以痞满为主。也没有潮热、手足濈然汗出等症,则是里热较轻,燥结不甚,宜用小承气汤轻下,不宜用大承气汤峻下,以免过剂伤正。

本条进一步论述了使用大承气汤的典型脉症,如潮热、手足濈然汗出、大便硬、脉迟等。以及使用大承气汤的注意事项,兼有恶寒者,不可攻下;其热不潮者,不可攻下;腹大满不通者,宜用小承气汤微和胃气,具有较高的辨证指导意义。阳明病下法之法度,由此体现。

【原文】陽明病,潮熱,大便微鞕者,可與大承氣湯,不鞕者不可與之。若不大便六七日,恐有燥屎,欲知之法,少與小承氣湯,湯入腹中,轉失氣者,此有燥屎也,乃可攻之。若不轉失①氣者,此但初頭鞕,後必溏,不可攻之,攻之必脹滿不能食也。欲飲水者,與水則噦。其後發熱者,必大便復鞕而少也,以小承氣湯和之。不轉失氣者,慎不可攻也。(209)

【词解】

①失:《金匮玉函经》卷三作"矢",下同。

【提要】论大小承气汤的证治以及使用小承气汤试探之法。

【解析】本条可分四段理解。

第一段:"阳明病……不可与之",论述大承气汤的证治及其注意事项。阳明病,有潮热与大便硬,是阳明腑实已成的重要标志,应该是肠中燥结、腑气不通,大便结硬之征,并可伴有腹满痛拒按、手足濈然汗出等症,可与大承气汤以泻热去实。如果大便不硬,则是阳明里实证尚未形成,不可使用大承气汤。其大便微硬之"微"字,疑系衍文。设若大便微硬,则是肠中燥结不甚,即使见有潮热,也不可贸然使用大承气汤。

第二段:"若不大便六七日……乃可攻之",论述以小承气汤试探燥屎之法。燥屎乃因阳明燥热与肠中宿食相结而成。治疗之法,需攻下燥屎,仲景多用大承气汤。如果不大便六七日,而潮热、腹满痛等症尚不显著,欲知肠中是否形成燥屎,可以用小剂量的小承气汤试探。

如服小承气汤后,有矢气转动,是药力推动浊气下趋之故,说明肠中有燥屎。只是因为病重药轻,不能泻下燥屎,故可以放心使用大承气汤攻下。

第三段:"若不转失气者……与水则哕",论述误用攻下后的变证。服小承气汤后,如果不转矢气,则提示肠中无燥屎。追溯不大便的原因,大便可能仅是初硬而后溏,大便初头结硬阻塞在前,后之溏便不得排出,切不可攻下。如果误用大承气汤攻下,必然损伤脾胃阳气,受纳运化失司,可以出现脘腹胀满、不能食之症,甚至饮水也会出现呃逆。

第四段:"其后发热者……慎不可攻也",论下后发热以小承气汤治疗。阳明腑实证,有一下而愈者;有下后伤津,邪热复聚,而再发热者。攻下之后又出现发热,可能是邪热复聚,再次化燥成实,里热外显所致。但毕竟是使用了下法之后,肠中燥热内结不甚,其大便虽硬而量少,以小承气汤和之。"不转失气者,慎不可攻也",是反复告诫应用大承气汤须慎而又慎之义。

阳明腑实,证有轻重;攻下之法,方有大小。仲景对于攻下之法,一般都审慎从事,详加辨析。特别对于一时尚难明辨的病证,先不用大承气汤峻下,而使用小承气汤以轻下里实,或者少与小承气汤作为试探,然后再酌情予以大承气汤,以免贸然攻下徒伤正气。但是如果遇到阳明里实危急重证,如阳明三急下证,则又须釜底抽薪,急下存阴。

【原文】得病二三日,脉弱,無太陽、柴胡証,煩躁,心下鞕。至四五日,雖能食,以小承氣湯,少少與,微和之,令小安,至六日,與承氣湯一升。若不大便六七日,小便少者,雖不受食,但初頭鞕,後必溏,未定成鞕,攻之必溏;須小便利,屎定鞕,乃可攻之,宜大承氣湯。(251)

【提要】论大小承气汤的使用方法及辨小便以测大便的方法。

【解析】本条可分三段理解。

第一段:"得病二三日……与承气汤一升"。得病二三日,既无太阳表证,也无少阳柴胡证,而见烦躁、心下硬,则是渐成阳明燥热结实之证。延至四五日,尚能食,提示胃中有热而不大便可知,反映了屎虽渐硬而未成燥屎,腑气尚未闭阻。更非阳明中寒之不能食可比。但其脉弱,是证实而脉虚,提示正气不足,腑实不甚,不可大剂攻下,以免误下生变。故本证只宜小承气汤少少与服,微和胃气,微通腑气,使病者烦躁得以小安。若至六日,仍烦躁,心下硬,仍然不大便,然无其他典型大承气汤证,再与小承气汤一升。此用药之慎,因其脉弱,正气不足,恐其人大便为之易动故也。

第二段:"若不大便六七日……攻之必溏"。如果不大便六七日,又出现了不能食,看似阳明腑实燥结,不能纳谷的大承气汤证(215条)。但仔细分析,虽不大便,又不能食,当责之胃气不旺,水谷不能消磨也。又见小便少,则预示津液尚能还入胃肠,故其不大便,也只是初头硬,后必溏,终非燥结。于此大便"未定成硬"之时,不可以大承气汤攻下。如果误用攻下,必然损伤脾胃阳气,而有大便稀溏之患。

第三段:"须小便利……宜大承气汤",是紧承上文的烦躁、心下硬、不大便而来。欲知大便是否已硬,既须审其能食与不能食,又要问其小便利与不利,更要结合脉象之虚实以明辨。如果邪入阳明,燥化成实,又见小便利者,是因为阳明燥热,逼迫津液偏渗膀胱所致,据此可致肠中津液更加耗竭,大便成硬,以及腹满痛拒按,舌苔黄厚等症也可出现,可与大承气汤攻下。第209条以转矢气测大便硬,本条则以小便利测屎定硬,此为辨可下与不可下之关键所在。

第215条说"阳明病,谵语有潮热,反不能食者,胃中必有燥屎五六枚也",宜用大承气汤下之。本条则言"不大便六七日……不受食",乃"但初头硬,后必溏,未定成硬,攻之必溏"。一为阳明燥热，一为太阴虚寒，两者以小便利和不利为辨证关键。小便利者，为阳明燥热逼迫津液偏渗膀胱所致，提示津液不能还入胃肠，大便必硬，故可攻。小便少者，津液尚可还入胃肠，或是脾虚水谷不别，大便必不燥结，故不可攻。

【原文】陽明病，本自汗出，醫更重發汗，病已差，尚微煩不了了者，此必大便鞕故也。以亡津液，胃中乾燥，故令大便鞕。當問其小便日幾行，若本小便日三四行，今日再行，故知大便不久出。今爲小便數少，以津液當還入胃中，故知不久必大便也。(203)

【提要】论辨小便以测大便之法。

【解析】阳明病不大便的原因，有燥热结实与津液内竭两种。前者当用苦寒泻热去实之法，如承气汤类。后者当俟津回肠中而大便自通，或者酌以润下、导下之法。本证由于医者发汗伤津，病邪虽去，但是津液内竭，胃肠干燥，而大便结硬，所以尚有轻度烦热而不爽快的表现。但因烦躁尚微，说明燥热较轻，且属于津伤便硬之证，故不可妄用攻下，可待津液自和。此时，需要问其小便次数的多少，以推测津液是否能够还入胃中滋润肠燥。如原来每天小便三四次，现在减为日行两次，次数有所减少，这是津液还入胃肠的征象，可以使燥者得润，结者自通，不必用药物治疗，预示大便不久会自行解出。

本条与前数条皆论小便利与不利、次数多与少对大便的影响，以阐明大小便之间的关系。本条强调小便数少，为津液还入胃中，不久必大便出；第251条云"小便少者"，虽"不大便六七日"，"但初头硬，后必溏，未定成硬"。说明津液还于胃肠，或津复燥释而大便自下，或形成初硬后溏之证。另一方面，第251条云"小便利，屎定硬，乃可攻之，宜大承气汤"；第250条小承气汤证云"小便数，大便因硬"；第247条脾约证云"小便数"者，"大便则硬"；第223条蜜煎导法云"小便自利者，此为津液内竭"。说明大便硬的成因虽各有不同，但总与津液有关，津液偏渗膀胱，胃肠更加干燥，而导致大便结硬之证。

此外，本条小便数少，是机体自我调节，津液还入胃肠之象，故知大便不久即出，而不必润导，更不可攻下也。而麻子仁丸证为小便数，大便硬；蜜煎方证为小便自利，大便硬，皆无津液还入胃肠之象，故用润下、导下法。

(五)下法禁例

【原文】傷寒嘔多，雖有陽明証，不可攻之。(204)

【提要】论病势向上者，禁用下法。

【解析】伤寒，当指广义而言，即是指外感热病。如果形成阳明燥热内结，腑气不通之证，并有不大便、腹满痛，甚或潮热、谵语的表现，自属可下之证。而本条频繁呕多，或是阳明胃热，气逆而呕。其热聚于上，未结于腹，不可逆其病机而攻下。或是少阳喜呕，其病机是邪犯少阳，胆热犯胃，胃失和降。少阳以和解为主，而有禁下之说。即使有阳明证，属少阳兼阳明而呕，也当以和解少阳为先，或和解少阳与清泄阳明并用，而不可单纯攻下。

【原文】阳明病，心下鞕满者，不可攻之。攻之利遂不止者死，利止者愈。(205)

【提要】论阳明病邪结偏高者，禁用下法。

【解析】阳明病，若属燥热结实，腑气不通，见腹满痛、绕脐痛、腹大满不通等症，可以使用下法。本条阳明病，见心下硬满，而非腹部硬痛，是病邪偏于上部，多为无形邪热壅聚心下，气机阻滞不行所致，邪气尚浅，未全入腑化燥成实，故不可攻下。即使251条之"心下硬"，也只可"以小承气汤，少少与，微和之"，而不可妄下。如误用攻下，脾胃阳气受伤，而出现了下利不止，则是中气衰败之危象，多为预后不良。如果下利能够自止，说明正气尚旺，虽然误下而中气未亡，仍有可生之机，则预后较好。

本条心下硬满须与结胸证相鉴别。结胸证以心下痛,按之石硬,甚至从心下至少腹硬满而痛不可近为特点,病机为水热互结胸膈,治法当泻热逐水破结。本证为无形邪热壅聚心下,心下硬满而一般不痛,与泻心汤证心下痞满略同,故禁用攻下。

【原文】陽明病,面合色赤^①,不可攻之,必發熱。色黄者,小便不利也。(206)

【词解】

①面合色赤:即满面通红。成无己注:"合,通也。阳明病面色通赤者,热在经也。"

【提要】论阳明病无形热郁者,禁用下法。

【解析】阳明病,见满面通红,当为阳明热盛,邪热怫郁于经,不得宣泄,而熏蒸于上所致。阳明邪热虽盛,而尚未化燥成实,又无潮热、谵语、腹满痛、不大便等症,故不可攻下。其治宜清,轻者栀子豉汤,重者白虎汤。设若二阳并病,即表证未罢,见阳明热证,也可出现满面持续发红的表现,如第48条"设面色缘缘正赤者,阳气怫郁在表,当解之熏之",则可外解表邪,兼清里热,如桂枝二越婢一汤之类,而不可施以下法。如果误用攻下,必然损伤脾胃之气,脾虚则水湿内停。热邪入里,与湿相合,湿热郁蒸,可以形成黄疸,而见发热,身黄,小便不利等症。可以参考阳明发黄治疗三法,酌情予以茵陈蒿汤等方论治。

【原文】陽明中風,口苦咽乾,腹滿微喘,發熱惡寒,脉浮而緊,若下之,則腹滿小便難也。(189)

【提要】论阳明病,表邪未解,里未成实,禁用下法。

【解析】本条虽云阳明中风,实属三阳合病。发热恶寒,脉浮而紧,是太阳表邪未解。口苦咽干,是邪犯少阳,胆火上炎。腹满微喘,是阳明邪热较盛,气机壅滞,当属阳明里证。但喘而微,又无潮热、谵语等症,自是腑实未成。并且表邪未解,故不可攻下。如果误用下法,则表邪乘虚内陷,使腹满更剧;津液损伤,故小便难。此条治法,似以和解清热为宜,使病从少阳之枢外解。

【原文】陽明病,不能食,攻其熱必噦,所以然者,胃中虚冷故也。以其人本虚,攻其熱必噦。(194)

【提要】论胃中虚冷者,禁用下法。

【解析】阳明病,症见不能食,有因阳明腑实燥结者,有因胃中虚冷者。阳明腑实燥结者,为燥屎阻结,腑气壅闭而不能纳食,当伴有潮热、谵语、腹满痛、不大便,脉沉实,苔黄燥等,当用大承气汤攻下。而胃中虚冷者,则为胃家虚寒,腐熟无权而不能受纳,治宜采取温中和胃之法,而不可攻下。如果将胃中虚冷之不能食,误认为是阳明腑实燥结而攻下,必然损伤胃气,以致出现胃虚气逆的呃逆不止。救误之法,可酌情选用丁萸理中汤。寒热虚实之辨,应综合全部脉症分析,不可仅见不能食一症,便轻断虚实。

复习思考题

1. 阳明病篇所论栀子豉汤证与太阳病篇所论栀子豉汤证,发病过程有何不同?
2. 试述白虎汤证、白虎加人参汤证的证候、病机、治法、方药。
3. 猪苓汤证的证候、病机、治法、方药如何?它与五苓散证的证治有何不同?
4. 简述三承气汤证的证候、病机、治法、方药,三者如何鉴别?
5. 简述脾约证的证候、病机、治法、方药。

笔记栏

第三节 阳明病变证

　　1. 掌握湿热发黄证之茵陈蒿汤证、栀子柏皮汤证、麻黄连轺赤小豆汤证的因机证治。
　　2. 熟悉寒湿发黄证的病机证候。
　　3. 了解被火发黄证的病机证候。
　　4. 了解血热证的因机证治。

一、发黄证

(一) 湿热发黄证

1. 茵陈蒿汤证

微课：阳明
发黄三方

【原文】陽明病，發熱汗出者，此爲熱越①，不能發黄也。但頭汗出，身無汗，齊頸而還，小便不利，渴引水漿②者，此爲瘀熱③在裏，身必發黄，茵陳蒿湯主之。(236)

　　茵陳蒿六兩　　栀子十四枚,擘　　大黄二兩,去皮

　　上三味，以水一斗二升，先煮茵陳減六升，内二味，煮取三升，去滓，分三服。小便當利，尿如皂莢汁狀，色正赤，一宿腹減，黄從小便去也。

【词解】

①热越：越有外扬之意，热越即是热邪向外发泄。

②水浆：泛指饮料，如水、果汁、蔗浆之类。

茵陈蒿汤证
病案

③瘀热：瘀与郁可通用。瘀热即湿热郁滞在里的意思。

【提要】论阳明湿热蕴结在里发黄的证治。

【解析】阳明病，燥热蒸腾，津液外泄，可见发热、汗出，是里热向外发越之象。热既能外越，就不会与湿相合，因而不会发黄。但头汗出，小便不利，是热与湿相合，湿热郁蒸，胶结不解之象。湿热蕴结，热不得越，而熏蒸于上，故见但头汗出而身无汗。湿热相合，郁阻三焦，不得下泄，而见小便不利。湿热交阻，气化不利，津液不布，且热伤津液，故见渴引水浆。湿热郁蒸，瘀热在里，熏蒸肝胆，胆热液泄，胆汁外溢肌肤，则身、目、小便俱黄，黄色鲜明而润泽，称为"阳黄"。据方后注"一宿腹减"，可见本证当有湿热蕴结、腑气壅滞的腹满、大便不畅或秘结等症。以及还可伴见舌红，苔黄腻，脉弦数或弦滑等症。本证湿热俱重，蕴结在里，治疗宜用茵陈蒿汤清热泄湿、利胆退黄。

【方义】方中茵陈蒿、栀子、大黄均为苦寒之品，寒能清热，苦能泄湿，相辅相成，合为清热泄湿、利胆退黄之剂。茵陈蒿苦而微寒，清热利湿、疏肝利胆，是治疗黄疸的专药。栀子苦寒，清热利湿，通三焦而利小便，导湿热从小便而去。大黄苦寒，泻热导滞，推陈致新。方中大黄只用二两，仅及三承气汤方中之半，配伍取义与攻下阳明腑实不同，旨在除瘀热，导湿热由大便而出。三药合用，使二便通利，湿热尽去，如方后注曰"一宿腹减，黄从小便去也"。

【辨治要点】

病机:湿热郁蒸,熏蒸肝胆,兼腑气壅滞。

主症:身黄(目黄、身黄)如橘子色,发热,无汗,或但头汗出,身无汗,齐颈而还,小便不利而色深黄,口渴,腹微满,舌红苔黄腻,脉弦数或弦滑。

治法:清热泄湿,利胆退黄。

方药:茵陈蒿汤(茵陈蒿、栀子、大黄)。

方歌:二两大黄十四栀,茵陈六两早煎宜,身黄尿短腹微满,解自前阴法最奇。

【知识拓展】

茵陈蒿汤为历代医家治疗阳明湿热发黄的代表方。现广泛用于治疗病毒性肝炎,如急性黄疸型肝炎、淤胆性肝炎、小儿急性肝炎、重症肝炎等。依据本方清利肝胆湿热之效,还可用于治疗非酒精性脂肪性肝病、药物性肝损害、肝硬化、胆石症、胆石症术后、胆道感染、新生儿溶血症等病证。以湿热蕴结、便闭尿赤、舌苔黄腻、脉滑数或弦数为使用要点。

现代药理研究表明,茵陈蒿汤具有保肝、利胆、降酶、降脂、解热、利尿、降低血浆胆红素、泻下、抗突变、解除肠道平滑肌痉挛、抗炎、抗病毒、抗菌、抗血栓形成等作用。在茵陈蒿汤基础上,提取而成"茵栀黄注射液",广泛应用于临床。

【医案选录】

陈一鸣医案:李某,男,61岁,1964年1月9日初诊。西医诊断:急性黄疸型肝炎,患者住院27天,黄疸仍未消退,自觉症状无明显改善。诊见患者巩膜及全身皮肤黄染,精神疲倦,食欲不振、口干、头晕、心烦,肝区不适,时有烧感,大便结,小便赤,舌质粗红,苔白厚腻,脉弦滑数。肝在右肋下3cm,有触痛,质中等硬,脾未触及。湿热疫毒瘀积于内,阻滞血行,耗伤肝阴,致肝失疏泄,治宜:解毒化瘀,除湿清热养阴。方拟茵陈蒿汤合下瘀血汤加减:绵茵陈60g,栀子12g,川大黄5g,金土鳖5g,桃仁5g,北柴胡5g,白芍15g,丹参15g,茯苓15g,制何首乌15g,水煎服,每日1剂。2月29日二诊:服上方18剂,黄疸退净,精神、食量、大小便均已正常,但肝区仍有微痛,肝在右肋下1cm,质较前软,守上方大黄减至3g,绵茵陈减至40g,每日1剂,服12剂后,肝区已无不适,精神、胃纳均正常,病告痊愈,随访10余年,一直健康。(史宇广,单书健.当代名医临证精华·肝炎肝硬化专辑[M].北京:中医古籍出版社,1988.)

【原文】傷寒七八日,身黃如橘子色,小便不利,腹微滿者,茵陳蒿湯主之。(260)

【提要】补述阳明湿热蕴结在里发黄的证候特征。

【解析】本条应与上条茵陈蒿汤证合参。上条侧重叙述其病因,本条则详述其症状。伤寒七八日,身黄如橘子色,色泽鲜明,当属阳黄,为阳明湿热发黄证。还当伴有身黄、目黄、小便黄等症。湿热郁蒸,不得下泄,故见小便不利。湿热蕴结,腑气壅滞,故见腹微满,或见大便秘结,黏腻不爽等症。治疗当用茵陈蒿汤,清利湿热以退其黄。正如李中梓《医宗必读》中曰"湿热相搏,其黄乃成,然湿与热又自有别,湿家之黄,色黯不明,热家之黄,色黄而润"。

【原文】陽明病,無汗,小便不利,心中懊憹者,身必發黃。(199)

【提要】论阳明病湿热郁蒸发黄证。

【解析】阳明病,多为里热实证,法多汗。如果阳明病,无汗,小便不利,则为热与湿合,形成湿热蕴结之证。因为湿邪重浊黏腻,而使热邪不得外越,所以无汗。湿热胶结不解,湿邪不得下行,而见小便不利。湿热郁蒸,内扰心神,故其人烦郁特甚而有无可奈何之感,名曰

"心中懊憹",可以是发黄之先兆。湿热蕴结,熏蒸肝胆,胆热液泄,胆汁外溢肌肤,进而出现目黄、身黄、小便黄等黄疸症状。

2. 栀子柏皮汤证

【原文】傷寒身黃發熱,栀子柏皮湯主之。(261)

肥栀子十五個,擘　甘草一兩,炙　黃蘗二兩

上三味,以水四升,煮取一升半,去滓,分溫再服。

【提要】论阳明湿热蕴结,热重湿轻发黄的证治。

【解析】伤寒,身黄,发热,当是湿热相合的阳黄,其黄色鲜明如橘子色。阳明湿热蕴结,熏蒸肝胆,胆热液泄而发黄;阳明湿热郁蒸于外而发热。虽有"发热",而无"汗出",也非"热越"。可见本证的病机特点为湿热蕴结,无形之热重,有形之湿轻。还可伴有心烦懊憹、口渴、舌红苔黄、脉濡数或滑数等症。治疗用栀子柏皮汤清热为主,兼以泄湿退黄。还可酌情加以茵陈蒿、板蓝根、郁金、柴胡等药。因其外无头痛、恶寒等表证,内无腹满、大便秘结等里证,和茵陈蒿汤证、麻黄连轺赤小豆汤证有所不同。

【方义】栀子性味苦寒,善清内热,清泄三焦,通调水道,导湿热从小便而出,且质轻可宣,清利之中又有宣透之功。方中肥栀子十五枚,其用量为论中诸栀子类方之冠,全方主治功用于此可见。黄柏苦寒,善清下焦湿热。炙甘草甘缓和中,并能调和上二药苦寒之性,使其既不损伤脾胃,而又能取得清热退黄之良效。三药相配,清泄三焦,使湿去热除而正安,黄疸自愈。

【辨治要点】

病机:湿热蕴结,热重湿轻,熏蒸肝胆。

主症:身黄如橘子色,发热,无汗或汗出不畅,小便不利而色黄,心烦懊憹,口渴,舌红苔黄,脉濡数或滑数。

治法:清热利胆,兼泄湿退黄。

方药:栀子柏皮汤(栀子、黄柏、炙甘草)。

方歌:里郁业经向外驱,身黄发热四言规,草须一两二黄柏,十五枚栀不去皮。

【知识拓展】

本方可用于治疗传染性肝炎、钩端螺旋体病发黄、胆囊炎、高血压、尿路感染、阴道炎、急性结膜炎、细菌性痢疾、湿疹、疮疡等病证,以湿热内蕴,热多于湿为辨证关键。现代药理研究表明,栀子柏皮汤具有消炎、抗菌、解热、利胆、退黄等作用。

【医案选录】

刘渡舟医案:患者为十岁男孩,患黄疸型肝炎,病已日久,黄疸指数一直很高。前医曾用茵陈蒿汤多剂,住院期间也多次用过茵陈、大黄等注射液,效均不佳。证见身目黄染,心烦,便溏,两足发热,睡觉时常伸到被外,舌苔黄。遂投栀子柏皮汤治之,不数剂则黄退而诸证渐愈。此案说明,凡湿热发黄,用茵陈蒿汤后,黄仍不退,但正气业已渐耗,脾胃之气受损,阴分尚有伏热,如见手足心热、五心烦热等证,用本方治疗很是适宜。有的医家认为本方不该用甘草,而应当用茵陈。其实不然,应该说本方妙就妙在用甘草以扶正气的治法。(刘渡舟.伤寒论诠解[M].天津:天津科学技术出版社,1996.)

3. 麻黄连轺赤小豆汤证

【原文】傷寒瘀熱在裏,身必黃,麻黃連軺①赤小豆湯主之。(262)

麻黄连轺赤小豆汤方

麻黃二兩,去節　連軺二兩,連翹根是　杏仁四十個,去皮尖　赤小豆一升　大棗

十二枚,擘 生梓白皮一升,切 生薑二兩,切 甘草二兩,炙

上八味,以潦水^②一斗,先煮麻黄再沸,去上沫,内諸藥,煮取三升,去滓,分温三服,半日服盡。

【词解】

①连轺:一说为连翘根;一说即连翘。

②潦水:流动的称行潦,流潦;不动的称停潦,积潦。此处泛指雨水。

【提要】论阳明湿热发黄兼表的证治。

【解析】伤寒,指太阳表邪未解,卫闭营郁,当有发热、恶寒、无汗、身痒等表证。瘀热在里,是进一步阐述其病机,指热与湿相合,湿热蕴结在里。湿热郁扰心神而见心烦懊侬,湿无出路,不得下行,而见小便不利。湿热蕴结,熏蒸肝胆,胆热液泄,胆汁外溢肌肤,势必发黄,黄色鲜明而润泽。以方测证,此是湿热发黄兼表之证。治法单纯清利或解表,均非所宜。治疗当以麻黄连轺赤小豆汤,一则宣散表邪,一则清热利湿,表里同治以退其黄。而发汗、利小便均是祛除水湿之途径,也即开鬼门,洁净府之意。

阳明湿热发黄三证,均为阳黄,病机均为湿热蕴结,熏蒸肝胆,胆热液泄,胆汁外溢肌肤。其症可见身、目、小便俱黄,黄色鲜明而润泽。治法清热利湿,利胆退黄。此是其同。其中,茵陈蒿汤证,湿热俱重,胶结不解,兼有阳明闭结,腑气壅滞的特点,所以有腹胀满、大便不畅或秘结等症,治法清利之中配合下法而用大黄。麻黄连轺赤小豆汤证,是湿热发黄,兼太阳表邪未解,营卫闭郁,所以见发热、恶寒、无汗、身痒等症,多见于发黄证的早期,治法清利之中兼以发汗解表而伍以麻黄、杏仁、生姜。栀子柏皮汤证,外不兼太阳表证,内不兼阳明闭结,以湿热郁蒸,热多湿少为特点,其证发热、心中懊侬、舌红、口渴相对突出,治法主以清泄湿热而重用栀子,此是其异。

【方义】本方为表里双解之剂,适用于湿热发黄而又兼有表证。方用麻黄、杏仁、生姜以辛温宣发,解散表邪,同时又利肺气,通调水道,以助行水利湿之效。连翘、生梓白皮苦寒清热。赤小豆甘酸而平,擅长利湿之功。炙甘草、大枣甘平和中。用潦水煎药,取其气味俱薄,不助湿邪,现多用普通水代之。诸药合为解表清热、利湿退黄之良剂。唯梓白皮药房不备,可代以桑白皮,或者再加茵陈蒿。此外,表证一罢,麻黄、生姜等辛温之药就应该去掉,不宜久服,以免伤津助热,反受其害。

【辨治要点】

病机:湿热蕴结,熏蒸肝胆,兼表证未解。

主症:身黄目黄如橘子色,发热,恶寒,无汗,小便不利而色黄。

治法:清热利湿,宣散表邪。

方药:麻黄连轺赤小豆汤(麻黄、连轺、赤小豆、生梓白皮、杏仁、生姜、大枣、炙甘草)。

方歌:黄病姜翘二两麻,一升赤豆梓皮夸,枣须十二能通窍,四十杏仁二草嘉。

【知识拓展】

临床常用本方治疗急性黄疸型肝炎、淤胆性肝炎、胆囊炎、急性肾小球肾炎、急性气管炎、支气管哮喘、过敏性鼻炎、荨麻疹、皮肤过敏性丘疹等病证,以外有风寒表邪,内有湿热为辨证要点。

药理研究表明,该方具有保肝作用,对四氯化碳所致小鼠血清谷丙转氨酶活性升高具有明显降低作用,同时明显降低血清总胆红素含量,能使肝细胞损伤程度降低,并使动物肝细胞基本恢复正常。另外,该方还具有预防和治疗肾炎,抗过敏及抗变态反应,抑制瘙痒等作用。

笔记栏

【医案选录】

陈瑞春医案：叶某，男，40岁。病者有肝炎病史。近因工作劳累，自感四肢倦怠，食纳减少，腹胀气滞，大便稀软，自服"神曲茶"等腹胀减轻。随之现恶寒身倦，恶心厌油，小便短黄，巩膜黄染。查尿三胆强阳性，谷丙转氨酶215U/L。舌苔薄白微黄而腻，脉浮弦软。处方：麻黄连翘赤小豆汤加味，麻黄10g、连翘10g、桑白皮15g、郁金10g、法半夏10g、炒谷麦芽各15g、厚朴10g、茵陈20g、赤小豆30g、芦根15g。嘱服5剂，每日1剂，水煎分2次服。二诊：服前方后，巩膜黄染稍退，身形倦怠减，食欲增进，恶心止，小便仍黄，舌苔薄黄而白微腻，脉弦缓有力。守方减麻黄为6g，加生薏苡仁15g，嘱继续服10剂。三诊：服药后精神好转，食纳恢复到病前状态，巩膜黄染消退，尿三胆阴性，小便清长，舌苔薄润，脉缓不弦紧，谷丙转氨酶109U/L，其他基本正常。拟以疏肝健脾法巩固，方以小柴胡汤加减。随后复查肝功能已正常，临床痊愈。随访半年，未见反复。（陈瑞春.伤寒实践论［M］.北京：人民卫生出版社，2003.）

（二）寒湿发黄证

【原文】陽明病，脈遲，食難用飽，飽則微煩，頭眩，必小便難，此欲作穀癉①。雖下之，腹滿如故，所以然者，脈遲故也。（195）

【词解】

①谷癉：癉，同疸。因水谷不化，湿郁而发为黄疸，有湿热与寒湿之分。本证之欲作谷疸，当属寒湿。

【提要】论阳明中寒，欲作谷疸的脉症。

【解析】阳明病，多为里热实证，脉应洪大滑数或沉实，间有脉迟也必迟而有力。本条脉迟主寒，应该是迟缓无力，是胃阳虚弱，中焦有寒，无力推动血行所致，为阳明中寒之证。阳明中寒，腐熟无权，运化不及，故见进食不能过饱。过饱则水谷不化，湿郁食滞，郁蒸扰心而见微烦；清阳不升则头眩；寒湿阻滞，气机不畅则腹满。寒湿中阻，湿不下行，则小便难。如此水谷不消，湿郁不去，久则将成"谷疸"之证。治当以温运中阳，散寒除湿，正所谓"于寒湿中求之"。论中未提及具体方药，可考虑选用茵陈五苓散，若阳虚较甚，可选用茵陈理中汤，甚至选用茵陈四逆汤。而如果误用下法，则导致中阳衰败，寒湿愈甚，必然腹满依旧，甚至加重病情，也暗示寒湿谷疸之证禁用苦寒攻下。"所以然者，脉迟故也"，是自释病机，犹言是虚寒之故也，进一步重申本证的病机为阳明中寒。

阳明热实证也有"脉迟"（208条）、"腹满"（255条）等症，与本条病机截然不同。彼为热实之证，故脉迟必沉而有力，腹满的特点是"腹满不减、减不足言"。本条则为虚寒之证，故脉迟必缓而无力，腹满的特点是"腹满时减，复如故"。

阳黄、阴黄在一定条件下可以互相转化，阳黄失治或误治，迁延日久，损伤脾阳，湿从寒化，可以转为阴黄。阴黄复感外邪，或温燥太过，寒从热化，也可以转为阳黄。其势往往凶猛而急，多属黄疸之重证。正所谓"实则阳明，虚则太阴"故也。

寒湿发黄证与湿热发黄证均有目黄，身黄，小便黄等症。寒湿发黄证，是由脾虚寒湿中阻所致，病属太阴，可以伴见黄色晦黯，身无大热或身冷汗出，不烦不渴，或渴喜热饮，腹满时减，大便溏薄，舌质淡，苔白滑腻，脉多沉471而迟缓等症。湿热发黄证，是由于"瘀热在里"，湿热郁蒸于中焦，病属阳明，可以伴见黄色鲜明如橘子色，但头汗出，或汗出不彻，发热，口渴，心烦，腹满，大便秘结或不畅，小便黄赤而不利，舌红苔黄腻，脉多弦滑而数等症。两者均以湿邪内蕴为病机关键，故治疗以利湿祛邪为首要。而寒湿发黄还须温中散寒，治以茵陈术附汤等；湿热发黄还须清热泻实，治以茵陈蒿汤等。两者在治疗中均可兼用疏肝利胆之药以提高疗效。

【辨治要点】

病机:寒湿中阻,肝胆疏泄失常,胆汁外溢。

主症:身黄目黄,黄色晦黯,无汗,小便不利而色黄,食难用饱,腹满时减,大便溏薄,舌淡,苔白滑腻,脉沉而迟缓等。

治法:温中散寒,利湿退黄。

方药:原文未出方,可考虑使用茵陈术附汤,或茵陈理中汤等。

(三)被火发黄证

【原文】陽明病,被火,額上微汗出,而小便不利者,必發黃。(200)

【提要】论阳明病被火发黄证。

【解析】阳明病多里热实证,治法当以清下为主。如果反用火法治疗,则必犯实实之戒,自然属于误治。火气虽微,内攻有力,徒使邪热愈炽。如果体内素有湿邪,则会形成湿热相合,胶结不解之势。热被湿郁,不得外越,而蒸迫于上,则见"额上微汗出"而身无汗。湿被热阻,不得下泄,湿无出路,则见小便不利。湿热郁蒸,影响肝胆疏泄失常,胆热液泄,而身必发黄。

也有医家认为,"被火"则火与热合,可谓两阳相熏灼,使邪热更炽,津液更伤。无津作汗则身无汗,化源不足则小便不利。邪热内迫血分,熏灼肝胆,导致火毒发黄,可见黄色晦黯如火熏、舌红绛、干燥少苔等症,与第6条和第111条火逆发黄证略同。治疗宜清热凉血,生津利胆,方用茵陈蒿汤、三黄解毒汤、犀角地黄汤(犀角用水牛角代替)等,可资参考。

《伤寒论》太阳病、阳明病中共叙述了湿热发黄、寒湿发黄、蓄血发黄、被火发黄等不同病证,临证须诸条结合,审察异同,全面掌握发黄证的治疗。

二、血热证

(一)衄血证

【原文】陽明病,口燥,但欲漱水,不欲咽者,此必衄。(202)

【提要】论阳明热入血分致衄证。

【解析】阳明病,燥热炽盛于气分,消烁津液,见口渴引饮。不但为必见症,而且还可以根据饮水量的多少,来明辨津液损伤的轻重。本条阳明病,口燥欲饮,而只是频频漱水,不欲咽,这是热在血分的特征。因为营血属阴,其性濡润,血被热蒸,营阴上潮,故见口燥而不欲饮水。阳明之脉起于鼻,热在血分,迫血妄行,灼伤阳络,可致衄血,甚则可见吐血、便血、发斑、妇女经血妄行等症。吴鞠通《温病条辨》中有"太阴温病,舌绛而干,法当渴,今反不渴者,热在荣中也"的论断,可为互补。既然热在阳明血分,治疗可用清热凉血,降火止血之法,如犀角地黄汤(犀角用水牛角代替)之类可供选用。

【原文】脉浮發熱,口乾鼻燥,能食者則衄。(227)

【提要】论阳明气分热盛,迫血妄行致衄证。

【解析】脉浮,发热,是热在阳明气分,里热蒸腾外扬则发热,鼓动气血有力则脉浮。阳明之脉起于鼻旁,环口,循于面部。邪热循经上扰,灼伤津液,故见口干鼻燥。上述脉症如与不能食同见,则是病势下趋,和胃肠糟粕相结,腑气不通而不能受纳所致。本条则与能食同见,阳明胃热则能食。并且热盛于经不得外越,由气入血,迫血妄行,伤及血络,而为鼻衄。由于邪热可以随衄作解,故衄血亦可能有自愈之机。能食和不能食,虽然是辨证的关键,但是热邪是否深入血分,还应当参考温病学说,如身热夜甚、舌绛等症综合辨析。

（二）下血证

【原文】陽明病,下血讝語者,此爲熱入血室①,但頭汗出者,刺期門②,随其實而瀉之,濈然汗出則愈。(216)

【词解】

①血室:指胞宫。

②期门:肝经募穴,在乳头中线直下第六肋间隙。

【提要】论阳明病热入血室的证治。

【解析】阳明病,谵语,如果与腹满痛,不大便,潮热等症共见,则为阳明腑实之证。本条谵语而见下血,则是阳明热盛,内迫血分所致。胞宫为其下行易犯之地,形成热入血室证。热入血室,迫血妄行,则见下血。血热上扰心神,则发谵语。血中之热不能透发于外而熏蒸于上,则见但头汗出。并当伴有胸胁或少腹急结、硬满等症。因为血室隶属于肝脉,期门乃肝之募穴,故刺期门可以疏利肝胆之气,进而宣泄胞宫血中之热,即所谓"随其实而泻之"。热从外散,使营卫调和,阴阳平衡,正胜邪却则濈然汗出,热随汗泄,病亦可以随之而愈。太阳病篇有热入血室三条,均与妇女经水适来适断有关,可与本条相互参考。

（三）蓄血证（抵当汤证）

【原文】陽明證,其人喜忘①者,必有畜血②。所以然者,本有久瘀血,故令喜忘。屎雖鞕,大便反易,其色必黑者,宜抵當湯下之。(237)

【词解】

①喜忘:喜作"善"字解。喜忘即善忘、健忘之意。

②畜血:畜同"蓄",瘀血停留叫蓄血。

【提要】论阳明蓄血的证治。

【解析】阳明蓄血证,是阳明邪热与胃肠宿有的瘀血相结而成,血不妄行,而成蓄积。心主血,主神明,阳明邪热与宿瘀相合,血蓄于下,下实上虚,心神失养,心气失常则见喜忘,正如《素问·调经论》所云"血并于下,气并于上,乱而喜忘"。大便虽硬而反易,且色黑,正是阳明蓄血证的特征。邪热灼伤津液,大便必硬;瘀血离经,其性濡润,与硬便相合,则化坚为润,大便排出反易;大便潜血,其色黑亮如漆。如果是阳明里热证的大便硬,则是病在气分,胃肠燥结,则大便秘结而难下。对于黑色的大便,王肯堂指出"邪热燥结,色未尝不黑,但瘀血则溏而黑粘如煤,燥结则硬而黑晦如煤,为明辨也",颇有参考意义。本证为阳明蓄血证,治疗宜用抵当汤以泻热逐瘀。

"黑便"一症,在临床上还有脾胃虚寒之证,由于脾不统血,血液不循常道而外溢。此类便血,色黯淡,或黑腻如柏油,也称"远血"。常伴见少气懒言,肢冷畏寒,腹满时减,小便清长,舌淡苔白,脉沉细无力等症,治当温中健脾止血,如黄土汤之类。

蓄血有太阳蓄血和阳明蓄血两种,同为热与血结,均有神志异常症状。此为其同。太阳蓄血证,为太阳表邪入里化热,随经入腑,热与血结在下焦,可见少腹急结,或硬满,小便自利,如狂,发狂等症。阳明蓄血证,为阳明邪热与久有之瘀血相结在肠,心神失养,可见喜忘,大便虽硬而易出,其色必黑等症。太阳蓄血多为"新瘀",阳明蓄血为"本有久瘀血",也即内有"宿瘀"。辨太阳蓄血证关键在于小便利与不利,辨阳明蓄血证关键在于大便黑与不黑、难与不难。此为其异。二证成因和证候虽有差异,而其病机都是邪热与血相结,同为蓄血证,所以治疗都可以选用抵当汤以泻热逐瘀。

【辨治要点】

病机:阳明邪热与宿瘀相结。

主症：发热，善忘，消谷善饥，大便虽硬而反易且色黑，或六七日不大便，小便自利，脉数等。

治法：泻热逐瘀。

方药：抵当汤（水蛭、虻虫、桃仁、大黄）。

【医案选录】

刘渡舟医案：魏某，女，30岁，于1969年患精神分裂症，医院用电疗与胰岛素等法，病减轻而未痊乃出院。自觉头皮发紧，如有一铁箍勒在头上，并且言听视动，随过随忘，一点记性都没有。患者两目呆滞，神情淡漠，经期正常，唯少腹甚痛，舌苔白腻，脉沉滑有力。辨证：古人云，瘀血在下使人发狂，瘀血在上使人善忘。况有痛经为甚，脉来沉滑，故知其人有瘀血而为患。处方：生大黄三钱，桃仁四钱，水蛭二钱（炒），虻虫二钱，柴胡三钱，半夏三钱。服两剂大便泻下不甚重，似有小效而不显著。转方：桂枝二钱，桃仁四钱，大黄三钱，丹皮三钱，蒲黄二钱，五灵脂二钱，赤芍三钱，茯苓八钱。服两剂，泻下较多，头上的铁箍感觉已去，善忘转减，患者大喜，认为有了治愈希望。再转方：大黄三钱，桃仁五钱，芒硝二钱（后下），丹皮二钱，赤芍三钱，炙甘草二钱，郁金三钱，蒲黄三钱。服两剂，泻下污血秽物甚多（共泻六次）。所奇者其人体不疲，饮食不衰，而善忘十愈其八，患者欲返回河南，为疏血府逐瘀汤六帖以资巩固，由是而病愈。（刘渡舟，聂惠民，傅世垣.伤寒挈要［M］.北京：人民卫生出版社，1983.）

【原文】病人無表裏證，發熱七八日，雖脉浮數者，可下之。假令已下，脉數不解，合熱則消穀喜飢，至六七日不大便者，有瘀血，宜抵當湯。(257)

【提要】论阳明腑实与阳明蓄血的证治。

【解析】患者无表里证，是指既无恶寒、发热、头痛等太阳表证，又无腹满硬痛、潮热、谵语等阳明里证。但患者发热持续七八日之久而不解，应当考虑邪热在里。虽脉浮数，又无表证，说明可能为阳明热盛于内，蒸腾于外，可以用下法以泄其热。

如果下后脉浮已去，而数脉不解，当是胃肠气分之热已去，血分之热不减。而消谷善饥，至六七日，又见不大便，则证明邪热不在阳明气分，而在血分，血分之热合于胃则消谷善饥，合于肠灼伤津液则不大便。如果热在阳明气分，化燥伤津，形成阳明腑实证，则其人当不能食，而非消谷善饥，故虽不大便，而非阳明腑实证。此为胃肠中瘀血已成，乃血瘀热结之蓄血证，治疗宜抵当汤泻热逐瘀。而"发热七八日"，验之临床，也多属持续性低热，为瘀血发热之特征。

此证除消谷善饥、至六七日不大便、脉数以外，其主证还当与第237条蓄血证"故令喜忘。屎虽硬，大便反易，其色必黑"以及太阳蓄血证"发狂，如狂，少腹急结，少腹硬满，小便自利，脉沉结"等症同参，综合辨证分析，才能确诊无误。

【原文】若脉數不解，而下不止，必協熱便膿血也。(258)

【提要】承上条论便脓血的证治。

【解析】上条说下后脉数不解，不大便而消谷善饥，是邪热不得向外宣泄，热与血结，为阳明蓄血证。本条论下后脉数不解，下利不止而见便脓血证。为下后余热未除，邪热下迫大肠，故下利不止。进而邪热迫血下行，灼伤血络，甚至血热相蒸，肉腐为脓，产生便脓血的变证。仲景未出方治，常器之谓宜白头翁汤，柯琴谓宜黄连阿胶汤，可供参考。

阳明为多气多血之经，阳明热入血分，有衄血、下血、血瘀、血腐之不同。血热妄行，伤及阳络，而为鼻衄；热入血室，迫血下行，而见下血；热与血结，形成蓄血，而见大便虽硬而反易且色黑，或不大便；邪热下迫大肠，血腐肉败为脓，而见下利便脓血等。

复习思考题

1. 简述茵陈蒿汤证的证候、病机、治法、方药。
2. 简述寒湿发黄证的证候、病机和治法。
3. 简述阳明湿热发黄三证的证候、病机、治方，三者有何异同？
4. 阳明血热证有哪几种证型？其机理如何？
5. 简述阳明蓄血证与太阳蓄血证之异同比较。

第四节　阳明病中风中寒证

学习目标

1. 掌握阳明中寒证之吴茱萸汤证的因机证治。
2. 熟悉阳明病之虚实辨证。
3. 了解阳明中风证的病机证候。
4. 了解郑声与谵语的特点与机理。

一、辨治纲要

【原文】陽明病,若能食,名中風;不能食,名中寒。(190)

【提要】论阳明中风与中寒的辨证。

【解析】阳明中风与中寒,为风邪、寒邪侵袭阳明胃腑的病证。以能食、不能食来探测胃阳的盛衰,区别其寒热的属性。风为阳邪而主动,阳明中风,胃气从阳化热,阳能化谷,故见能食。阳明中风者,多胃阳素旺,多为阳明病热证。寒属阴邪而主静,阳明中寒,胃气从阴化寒,阴不能化谷,故见不能食。阳明中寒者,多胃阳素虚,多属胃中虚冷证。本条用能食与不能食来辨阳明病的寒热,具有一定的实际意义。但是由于阳明中风,燥热炽盛,可能与糟粕搏结形成燥屎,阻滞胃肠,也可见到不能食(215条),则属阳明腑实证,与阳明中寒证不同。此外,太阳病以有汗、无汗分风、寒,是因为太阳主表而司开阖;阳明病以能食、不能食分风、寒,是因为阳明主里而司受纳的缘故。

【原文】陽明病,若中寒者,不能食,小便不利,手足濈然汗出,此欲作固瘕[①],必大便初鞕後溏。所以然者,以胃中冷,水穀不别故也。(191)

【提要】论阳明中寒欲作固瘕之证。

【词解】

①欲作固瘕:是因胃中虚冷,水谷不消而结积的病证,其特征为大便初硬后溏。

【解析】阳明中寒证,因胃阳不足,复感寒邪,或者中焦阳虚,寒从内生。中焦虚寒,受纳腐熟无权,则见不能食;中焦虚寒,转输失职,津液不能正常下渗膀胱,则见小便不利。阳明主四肢,中焦虚寒,阳不外固,或者中虚湿胜,外溢四末,故见手足濈然汗出,而且汗出必冷。与阳明燥热内盛,逼迫津液外泄而见的手足热汗不断有所不同。以上见症,若治疗及时,中阳得复,则无成固瘕之患,若治疗不及,寒邪更甚,则有结为固瘕之虑。因寒性凝滞收敛,欲将胃肠不化之水谷结聚成瘕,而水湿有余又尚未完全结硬,是以大便初硬后溏,欲作固瘕。"胃中冷,水谷不别"正是对本证病机的进一步阐释。

阳明腑实证,也有不能食、手足濈然汗出等症,病机为阳明腑实燥结,可以与腹满痛、小便数、大便硬、潮热、谵语、舌苔黄燥、脉沉实等症同见,治疗当用承气汤攻下。本条病机则为胃中虚冷,而与小便不利、大便初硬后溏、舌淡苔白、脉沉弱等症并见,治疗当用吴茱萸汤、理中汤一类的方剂以温中散寒。

【原文】陽明病,反無汗,而小便利,二三日嘔而咳,手足厥者,必苦頭痛;若不咳不嘔,手足不厥者,頭不痛。(197)

【提要】论阳明中寒寒饮上逆之证。

【解析】阳明病多里热实证,里热迫津外泄,故法多汗。本条病属阳明中寒,中阳不运,寒饮内停,水气不布,故反无汗。寒饮留滞中焦而无关下焦气化,故小便尚正常。寒饮内停,胃失和降则呕;中焦寒饮上逆犯肺则咳。中阳不足,四肢失于温煦,复为水饮所阻遏,阳气不能达于四末,故见手足厥冷。水寒之气上逆,直犯清阳,则苦头痛。也可有不能食之症。仲景未出方治,据证论方,似用吴茱萸汤为允。

反之,如果不见咳、呕、厥冷等症,则仅仅是胃中虚冷,而中焦寒饮不甚,水寒之气尚不至向上泛逆,也不会阻遏胃阳,自然也就不会发生头痛了。从病情的发展过程分析,则寒饮上逆,依次可以表现为中焦、上焦、头部等症,是病位之标本不同,故症发有先后之异。

"阳明病,反无汗,而小便利","反"字寓意应与第199条"阳明病,无汗,小便不利"互参。第199条为湿热之邪胶结不解,熏蒸肝胆,胆热液泄,而发为黄疸,故无汗,小便不利;本条"反无汗,而小便利"则是胃中虚冷,继发水饮上逆之证。

【原文】陽明病,但頭眩,不惡寒,故能食而咳,其人咽必痛。若不咳者,咽不痛。(198)

【提要】论阳明中风邪热上扰之证。

【解析】本条首言不恶寒,则非太阳表证。而能食,名中风,邪热归于阳明,属阳明中风。阳明风热上扰清窍,则但头眩。风热上犯于肺,失于清肃,则见咳。咽喉为呼吸之门户,内应于肺胃。阳明风热上扰,咽喉不利而"咽必痛"。如果不咳则说明肺未受风热影响,咽喉也当畅利,所以"咽不痛"。

【原文】若胃中虛冷,不能食者,飲水則噦。(226)

【提要】论胃中虚冷饮水致哕之证。

【解析】阳明中寒证,胃中虚冷,受纳腐熟无权,则见不能食,第190、191条已论甚详。本条更进一步阐明其复不能饮水。《素问·经脉别论》云"饮入于胃,游溢精气,上输于脾",是知胃之受纳腐熟除食物外,尚包括饮入之水。胃中虚冷,不但饮食减少,甚至竟不能食,并且如饮以水,也难温化,必然会滞留于胃中,停饮不化,水寒相搏,胃失和降,必上逆而为呃逆。《医宗金鉴》曰"宜理中汤加丁香、吴茱萸,温而降之可也",可资借鉴。

二、中寒呕逆证(吴茱萸汤证)

【原文】食穀欲嘔,屬陽明也,吳茱萸湯主之。得湯反劇者,屬上焦也。(243)

吳茱萸一升,洗　人參三兩　生薑六兩,切　大棗十二枚,擘

上四味,以水七升,煮取二升,去滓,温服七合,日三服。

【提要】论阳明中寒欲呕的证治及其与上焦有热的鉴别。

【解析】食谷欲呕,病位有中焦、上焦之分,病性有寒热之别。据第190条:"阳明病,不

笔记栏

能食,名中寒"之说,本证当为阳明寒呕。胃阳虚衰,受纳腐熟无权,或寒饮内停,浊阴上逆,则见食谷欲呕。还可伴有不能食,食难用饱,呕吐清涎冷沫,或呕吐物无酸腐气味,舌淡苔白,脉缓弱等症。治疗宜用吴茱萸汤以温胃散寒,降逆止呕。但也有上焦有热,胃气上逆而食入口即吐者,此时如果误用吴茱萸汤之辛温,则是以热助热,必然拒而不纳,反使病情加剧。呕吐一症,寒热之别迥异,临证当参合他脉症细致辨析。

吴茱萸汤在《伤寒论》中,除本条外尚有第309条"少阴病,吐利,手足厥冷,烦躁欲死者",第378条"干呕吐涎沫,头痛者"。三条病因脉症尽管不同,而呕则为其所共有,病机总属阴寒犯胃,浊阴上逆。

【方义】吴茱萸汤具有温中散寒,暖肝和胃,降逆止呕的作用。吴茱萸辛苦而热,气味俱厚,主入肝,兼入胃脾,具有温肝暖胃,降逆止呕的功效,为方中主药。重用生姜之辛温,可以温胃化饮,降逆止呕。配以人参之甘温、大枣之甘平,补虚以和中。凡肝胃虚寒,浊阴上逆诸证,皆宜用之。

【辨治要点】

病机:胃中虚寒,浊阴上逆。

主症:不能食,食谷欲呕,呕吐清涎冷沫,或呕吐物无酸腐气味,舌淡苔白,脉缓弱等。

治法:温胃散寒,降逆止呕。

方药:吴茱萸汤(吴茱萸、人参、生姜、大枣)。

方歌:升许茱萸三两参,生姜六两救寒侵,枣投十二中宫主,吐利头痛烦躁寻。

【知识拓展】

吴茱萸汤可用于急慢性胃肠炎、慢性胃溃疡、神经性呕吐、幽门痉挛、神经性头痛、梅尼埃病等,证属肝寒犯胃,浊阴上逆者。现代药理研究表明,吴茱萸汤具有镇吐、镇痛、强心、扩血管及升体温的作用,特别是对乙酰胆碱引起的胃痉挛性收缩有明显的对抗作用,因其能扩张外周血管,可起到降压作用。

【医案选录】

赵明锐医案:杨某,男,42岁。偶尔食不适即呕吐,吐出未经消化之食物,夹杂不少黏沫,吐出量并不多,如此延续了将近10年。近1年来病情加重,发展为每日饭后隔1~2小时,即频频呕吐不休,天气寒冷时尤其严重。曾用止呕和胃健胃等药品,未曾获效。现手足厥逆,消化迟滞,脉沉而迟。治以吴茱萸汤:吴茱萸12g,人参6g,生姜30g,大枣5枚。服3剂后呕吐减十分之五六。继服7剂呕吐又复发到原来的程度,经询问情况才知道因当时未能找到生姜而以腌姜代替,不仅无效反而又使病情反复。后配以生姜再进4剂,呕吐减十分之七八,饮食增加,手足厥逆好转。宗此方化裁,共服20余剂,呕吐停止,观察1年来,未见复发。(赵明锐.经方发挥[M].太原:山西人民出版社,1982.)

三、辨虚证实证

【原文】夫實則讝語,虛則鄭聲[①]。鄭聲者,重語也。直視讝語,喘滿者死,下利者亦死。(210)

【词解】

①郑声:是指语言重复,声音低微,多见于虚证。

【提要】论谵语、郑声及谵语危候。

【解析】谵语和郑声,都是意识不清而胡言乱语。《素问·通评虚实论》云:"邪气盛则实,精气夺则虚。"谵语多由邪热亢盛,扰乱神明所致,表现为胡言乱语,语无伦次,而声高气粗,故曰"实则谵语",多见于阳明里热实证。郑声多由精气内夺,心神无主所致,表现为语言重复,声音低微,《素问·脉要精微论》云"言而微,终日乃复言者"是也,故曰"虚则郑声",多见于三阴里虚寒证。

谵语而见直视,为五脏阴精,特别是肝肾阴精被邪热所劫,不能上养于目所致,已经属于危候。如果伴见喘满,则为肺气上脱之象,为阴竭而阳无所附,正气将从上脱,预后不良,故曰主死。如果伴见下利,则是中气衰败,阴从下竭,故曰死证。

【原文】發汗多,若重發汗者,亡其陽,讝語,脉短者死,脉自和者不死。(211)

【提要】论亡阳谵语以及凭脉判其预后。

【解析】谵语固多实证,然亦有虚证,不可一概而论,本条即是其例。由于汗为心之液,汗生于阴而出于阳,必得阳气蒸腾施化而始出。如果汗而复汗,发汗过多,则津液外泄,阳气外亡,导致阴竭阳亡,心气散乱,神明无主,故发谵语。亡阳谵语可以凭脉来判其预后。如果脉短,指其脉上不及寸,下不及尺,是气血津液虚竭,脉道不充,阳亡不返,生机微弱之象,故主危候。如果脉不短而自和,是指脉气尚能接续,是病重而阴阳之气尚未衰竭,正气尚有恢复之机,故曰"不死"。

【原文】陽明病,脉浮而緊者,必潮熱,發作有時。但浮者,必盜汗出。(201)

【提要】论阳明病潮热发作有时与盗汗出之证。

【解析】脉浮而紧,如果伴见发热、恶寒,则属于太阳伤寒。本条阳明病,脉浮而紧,则浮是阳明燥热外显,热盛于外,紧是燥热在内搏结,邪实于里,多见于阳明腑实燥结之证,所以每当日晡时分则发潮热,而发作有时,以及可以伴有不恶寒,反恶热,汗自出等症。脉但浮而不紧,且又不见潮热,则是阳明邪热虽盛,而腑未成实。寐则阳入于阴,卫气入里,卫表不固,阳明邪热也可以乘此时而迫津外泄,则为盗汗出。也可常见阳明邪热炽盛弥漫,迫津外泄,而为自汗出者。本条阳明盗汗出,属于实热之证,较为特殊,须和阴虚盗汗用心辨析。

【原文】脉陽微而汗出少者,爲自和也,汗出多者,爲太過。陽脉實,因發其汗,出多者,亦爲太過。太過者,爲陽絶於裏①,亡津液,大便因鞕也。(245)

【词解】

①阳绝于里:绝,极也,谓阳热之邪独盛于里。

【提要】论汗出过多,津液受伤导致大便硬之证。

【解析】本条以脉阳微与阳脉实,两两对举,辨中风、伤寒汗出过多,导致阳绝于里、津伤便硬之证。脉阳微,指脉浮取有微弱缓和之象,如果伴见汗出少,则表明正气虚而不甚,表邪衰而将退,正邪相争,正胜邪却,预后可期自行痊愈,故曰"为自和也"。如果汗出多,则津液伤于外,邪热盛于里,是为太过。阳脉实,指脉浮取而充实有力,也是对阳脉微而言。发汗本为解表正治,应以遍身微汗出为佳,然而汗出多,津液消耗过量,也为太过。由此可见,无论脉阳微、阳脉实,只要汗出多,皆属"太过"。因为汗出多,每易导致邪热盛于里,津液亡于外,而出现肠中干燥,大便结硬的变证。同时也提示发汗应该注意保存津液,切不可发汗太过。

【原文】脉浮而芤①,浮爲陽,芤爲陰,浮芤相搏,胃氣生熱,其陽則絶。(246)

【词解】

①脉浮而芤:脉轻取浮大,重按中空,形似葱管。为阴血不足,阳气浮盛之象。

【提要】论胃热津亏的脉症。

【解析】本条承上条而来,应有大便硬的表现。本条寓病机于脉象,进一步阐释其病机。脉浮而芤,浮为阳气盛,阳气盛则胃气生热;芤为阴血虚,阴血虚则津液内竭。浮芤相搏,阳盛阴虚,这两方面的病机相因为患,愈演愈烈,导致胃中津液不断虚竭,阳热之邪独胜于里,阴阳不相调和,即所谓"胃气生热,其阳则绝",也即"阳绝于里,亡津液"之互辞也,最终形成肠中干燥,大便结硬之证。清代沈明宗曰"若见此脉,当养津液,不可喜攻生事耳",可资借鉴。

【原文】陽明病,法多汗,反無汗,其身如蟲行皮中狀者,此以久虛故也。(196)

【提要】论阳明病无汗,久虚身痒的机理。

【解析】阳明病,多属里热实证,阳明燥热蒸迫津液外泄,因而可见多汗。本条阳明病,无汗,身如虫行皮中状,是"久虚故也",是素体津气不足,汗出乏源,而不得作汗。邪热郁于肌肤,游行其间,欲出不能,于是就出现了身痒如虫蚁在皮内爬行的异常感觉。就阳明病而言,阳明中寒可见无汗(197条),湿热发黄可见身无汗(236条),本条津气久虚也可见无汗,临床自当区分。

本条"无汗,其身如虫行皮中状"与第23条"不能得小汗出,身必痒"的症情相似,同样有身痒的表现。第23条为太阳表邪轻浅,久郁肌表,汗孔闭塞,不能透达,治疗宜用辛温,小发其汗,解表祛邪止痒。本条身痒非表邪所致,是津气久虚而患阳明病,作汗无源,热不得越,郁于肌肤,治疗当标本兼顾,益气生津,以充汗源,兼清解阳明燥热以祛邪。

复习思考题

1. 简述阳明中风、中寒证有何特点,其机理如何?
2. 简述吴茱萸汤证的病因、病机、治法、方药。
3. 谵语有哪几种情况?其机理如何?
4. 简述郑声的临床特点及其发生机理。
5. 简述"阳明病久虚身痒"与"太阳病表郁身痒"之异同比较。

附:备考原文

陽明病,初欲食,小便反不利,大便自調,其人骨節疼,翕翕如有熱狀,奄然發狂,濈然汗出而解者,此水不勝穀氣,與汗共并,脉緊則愈。(192)

傷寒四五日,脉沉而喘滿,沉爲在裏,而反發其汗,津液越出,大便爲難,表虛裏實,久則讝語。(218)

脉浮而遲,表熱裏寒,下利清穀者,四逆湯主之。(225)

陽明中風,脉弦浮大而短氣,腹都滿,脅下及心痛,久按之氣不通,鼻乾不得汗,嗜臥,一身及目悉黃,小便難,有潮熱,時時噦,耳前後腫,刺之小差,外不解,病過十日,脉續浮者,與小柴胡湯。(231)

脉但浮,無餘證者,與麻黃湯;若不尿,腹滿加噦者,不治。(232)

陽明病,脉遲,汗出多,微惡寒者,表未解也,可發汗,宜桂枝湯。(234)

陽明病,脉浮,無汗而喘者,發汗則愈,宜麻黃湯。(235)

病人煩熱,汗出則解,又如瘧狀,日晡所發熱者,屬陽明也。脉實者,宜下之;脉浮虛者,宜發汗。下之與大承气湯,發汗宜桂枝湯。(240)

太陽病,寸緩關浮尺弱,其人發熱汗出,復惡寒,不嘔,但心下痞者,此以醫下之也。如其不下者,病人不惡寒而渴者,此轉屬陽明也。小便數者,大便必鞕,不更衣十日,無所苦也。渴欲飲水,少少與之,但以法救之。渴者,宜五苓散。(244)

笔记栏

学习小结

　　本章共介绍条文 84 条,方证 16 个(含土瓜根方),系统讲述了阳明病及其变证的辨证论治。阳明病以"胃家实"为提纲,根据邪热是否与肠中糟粕相结而分为阳明热证、阳明实证,热证宜清热,实证宜攻下。阳明热证包括栀子豉汤证、白虎汤证、白虎加人参汤证、猪苓汤证。柯琴谓之"阳明起手三法"。阳明实证包括调胃承气汤证、小承气汤证、大承气汤证,而以大承气汤证条文论述最多,要详加辨析。脾约证乃胃热肠燥津亏所致,治宜润肠通便,方用麻子仁丸。湿热蕴结,熏蒸肝胆,为阳明发黄证,包括茵陈蒿汤证、栀子柏皮汤证、麻黄连轺赤小豆汤证。阳明燥热,深入血分,形成血热证,以但欲漱水、不欲咽为辨证眼目。阳明病还有中风、中寒之辨,能食者为中风,不能食名中寒。阳明病篇以论述阳明里热实证为主,也包括许多不典型的阳明病证,而有表、里、寒、热、燥、湿、虚、实、气、血等证治之异。

　　阳明腑实,证有轻重;攻下之法,方有大小。仲景对于攻下之法,一般都审慎从事,详加辨析。特别对于一时尚难明辨的病证,先不用大承气汤峻下,而使用小承气汤以轻下里实,或者少与小承气汤作为试探,然后再酌情予以大承气汤,以免贸然攻下徒伤正气。但是如果遇到阳明里实危急重证,如阳明三急下证,则又须釜底抽薪,急下存阴。

辨阳明病脉证并治条文音频

扫一扫测一测

第三章

辨少阳病脉证并治

概 说

少阳包括足少阳胆与手少阳三焦二经，及其所属的胆与三焦二腑。足少阳之脉，起于目锐眦，上抵头角，下耳后，入缺盆，下胸贯膈，络肝属胆；其直行者，从缺盆下腋，过季胁，行于身之两侧。手少阳之脉，起于无名指末端，行上臂之外侧，至肩入缺盆，布于胸中，散络心包，下贯膈属三焦；其支者，从胸而上，出去缺盆，自项上耳后，入耳中，出走耳前，至目锐眦接足少阳经。

胆附于肝，内藏精汁而寄相火，主决断，性疏泄，名为"中精之腑"，具有生发之气。三焦为躯体之内、五脏六腑之外一腔之大腑，担当着外部躯体与内在脏腑交通的枢纽，主决渎而通调水道，名为"中渎之腑"，为水火气机运行之道路。胆与三焦，经脉相连，功能相关，胆腑清利则肝气条达，三焦通畅，水火气机升降自如，上焦如雾，中焦如枢，下焦如渎，各有所司。

少阳病的病因有两个方面：一是素体虚弱，抗邪无力，少阳本经受邪。如论中97条所言"血弱气尽，腠理开，邪气因入，与正气相搏，结于胁下"及264条"少阳中风，两耳无所闻，目赤，胸中满而烦"即是。二是因病情演变，由太阳传入、厥阴转出少阳所致。

外邪侵袭少阳，胆火上炎，枢机不利，则现口苦、咽干、目眩、往来寒热、胸胁苦满、默默不欲饮食、心烦喜呕、脉弦细等症。以上诸症，反映了少阳胆火内郁，枢机不利的病理特点。治当以和解为主，以小柴胡汤为治疗主方，汗、吐、下三法均属禁忌之列。

邪入少阳，正邪相争，枢机不利，证情常多兼夹，故当据兼杂之证情，于和解之中酌用兼汗、兼下等治法。若外兼太阳之表，见发热微恶寒，肢节烦疼，微呕，心下支结者，宜和解与解表并用，与柴胡桂枝汤；如兼阳明里实，症见呕不止，心下急，郁郁微烦，或兼潮热，大便硬等，宜和解兼泻里实，用大柴胡汤或柴胡加芒硝汤。若兼三焦气化不利，水饮内停，见胸胁满微结、小便不利、渴而不呕、但头汗出、往来寒热、心烦等症，治宜和解兼化气行水，方用柴胡桂枝干姜汤；若失治误治，邪气弥漫，虚实互见，表里同病，症见胸满烦惊，小便不利，谵语，身重者，治当于和解少阳之中，寓通阳和表、泻热去实、重镇安神之法，与柴胡加龙骨牡蛎汤。

少阳病治疗得法，当表解里和而愈。若失治误治，每多传变，或伤津化燥邪入阳明；或误下伤阳传入太阴；或表里相传而入厥阴。此外，尚有因失治误治，病情迁延，而成结胸、痞证，或耗伤气血，心失所养，胆气虚损，而现心悸烦惊等症。

笔记栏

第一节 少阳病辨证纲要

📌 **学习目标**

1. 掌握少阳病的脉证提纲。
2. 了解少阳病治疗禁忌。

一、少阳病提纲

【原文】少陽之爲病,口苦,咽乾,目眩也。(263)

【提要】论少阳病辨证提纲。

【解析】邪入少阳,病在半表半里,枢机不利,胆火上炎,则见口苦,灼伤津液则咽干。足少阳之脉起于目锐眦,且胆与肝合,肝开窍于目,胆火循经上扰清窍,故目眩。口苦、咽干、目眩三症基本反映了少阳胆气不疏、胆火上炎、经气郁结的病理特点,故作为少阳病的辨证提纲。

少阳位居太阳、阳明之间,病入少阳,已现化热端倪,故现口苦、咽干、目眩等症,不似太阳病仅见头痛、项强等肌表病证。与阳明病相较,少阳病虽有化热之趋,却又不及阳明病邪全入里、化热已极,故未见口渴、便秘等里热"胃家实"之象。

二、少阳病治禁

【原文】少陽中風,兩耳無所聞,目赤,胸中滿而煩者,不可吐下,吐下則悸而驚。(264)

【提要】论少阳中风证治、禁忌及误治后的变证。

【解析】少阳中风,乃风邪侵犯少阳之经。由于足少阳脉起于目锐眦,走于耳中,下胸中,贯膈。邪犯少阳,风从火化,风火循经上扰清窍,故耳聋、目赤。邪结胸胁,经气不利则胸中满而烦。因少阳中风为无形之风火内扰,治当以和解枢机、清降胆火之法。若将胸中满而烦误认为有形之实邪阻滞,而妄用吐、下之法,非但风火不除,势必伤耗正气,而现心悸、惊惕等证,故少阳病禁用吐、下二法。

【原文】傷寒,脈弦細,頭痛發熱者,屬少陽。少陽不可發汗,發汗則讝語,此屬胃。胃和則愈,胃不和,煩而悸。(265)

【提要】论少阳病禁汗及误汗后的变证与转归。

【解析】三阳经病皆有头痛发热。若头痛连及项背,发热恶寒而脉浮,为病在太阳,治宜汗解;如前额头痛,发热而脉大,则病在阳明,治宜清下;本条头痛发热,其头痛位居两侧,脉弦细,辨为病在少阳。因邪犯少阳,胆热内郁,疏泄失司,气机不利而脉弦;正气不足则脉细;邪正相争则发热。脉症合参,故曰"属少阳"。

邪在少阳,胆火上炎,枢机不利,治当和解。若见头痛发热,误从太阳汗以发之,则津液外泄,而"胃中干燥,因转属阳明"。胃肠燥热,上扰心神而谵语。此时,邪已内入阳明,有别于前证"属少阳"。对于误汗"属胃"的转归,提出关键在于胃气"和"与否。所谓"胃气和",有两种情况：一是热除津复的"自和"，与71条的"令胃气和则愈"、230条的"胃气因和，身濈然汗出而解"机理相同；一是胃热津伤，难以自和，可用泻热和胃之法，如调胃承气汤等。

连同264条综合分析，仲景提出治疗少阳病当禁用汗、吐、下三法，即《医宗金鉴·伤寒心法要诀》所谓"少阳三禁要详明，汗谵吐下悸而惊"。另179条"少阳阳明者，发汗利小便已，胃中躁烦实，大便难是也"，又补充说明少阳病还禁利小便。

复习思考题

1. 试述少阳病提纲证的意义。
2. 少阳病治禁及其意义为何？误治后有哪些变证？

第二节 少阳病本证

学习目标

1. 掌握小柴胡汤证的因机证治。
2. 掌握小柴胡汤的临床应用。
3. 了解小柴胡汤的使用禁忌。

一、小柴胡汤证

微课：小柴胡汤证

【原文】傷寒五六日中風，往來寒熱①，胸脅苦滿②，嘿嘿③不欲飲食，心煩喜嘔④，或胸中煩而不嘔，或渴，或腹中痛，或脅下痞鞕，或心下悸、小便不利，或不渴、身有微熱，或咳者，小柴胡湯主之。(96)

柴胡半斤　黃芩三兩　人參三兩　半夏半升，洗　甘草炙　生薑各三兩，切　大棗十二枚，擘

上七味，以水一斗二升，煮取六升，去滓，再煎取三升，溫服一升，日三服。若胸中煩而不嘔者，去半夏、人參，加栝樓實一枚；若渴，去半夏，加人參合前成四兩半、栝樓根四兩；若腹中痛者，去黃芩，加芍藥三兩；若脅下痞鞕，去大棗，加牡蠣四兩；若心下悸、小便不利者，去黃芩，加茯苓四兩；若不渴，外有微熱者，去人參，加桂枝三兩，溫覆微汗愈；若咳者，去人參、大棗、生薑，加五味子半升、乾薑二兩。

【词解】
①往来寒热：即恶寒与发热交替出现。
②胸胁苦满：苦，作动词用。胸胁苦满，即患者苦于胸胁满闷不适。
③嘿嘿：嘿(mò，音默)。嘿嘿，同默默，即表情沉默，不欲言语。
④喜呕：喜，容易发生。喜呕，即易呕。
【提要】论少阳病的证治。
【解析】伤寒或中风，约五六日之后，症见往来寒热，胸胁苦满，嘿嘿不欲饮食，心烦喜呕等，表明太阳表证已罢，邪已入少阳。少阳受邪，枢机不利，正邪相争，正胜则热，邪胜则

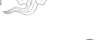

寒,邪正交争,互有胜负,呈现寒去热来,寒热交替,谓之"往来寒热"。足少阳之脉,下胸中,贯膈,络肝属胆,循胸胁,邪犯少阳,经气不利,故见胸胁苦满。肝胆气郁,疏泄失职,影响情志,则神情默默而寡言;影响脾胃,则不欲饮食。胆火上扰心神则心烦。胆热犯胃,胃失和降则频频欲呕。以上诸症充分反映少阳病胆热内郁,枢机不利,疏泄失常,脾胃失和的病机,治法当用和解,主用小柴胡汤以治之。

本条列出了七个"或然"症。此因邪犯少阳,枢机不利,胆火内郁,三焦不利,致其病变影响表里内外,上中下三焦,而出现诸多或然之症。如邪郁胸胁,未犯胃腑,则仅胸中烦而不呕。邪热伤津则口渴。肝胆气郁,横逆犯脾,脾络不和则腹中痛。少阳胆腑经气郁结较重则胁下痞硬。邪入少阳,影响三焦水道通调,水液代谢失常,若水停心下则悸;水停下焦,膀胱气化失司则小便不利。寒饮犯肺,肺气上逆则咳。至于不渴,身有微热,是津未伤而表未解之症。凡此少阳病或然症,反映少阳枢机不利,胆热内郁,三焦失畅,脾胃失和,犯肺兼表的病机特点,但病涉少阳,枢机不利,故仍当以小柴胡汤为主加减化裁治之。

【方义】小柴胡汤为和解少阳之代表方。方中柴胡味苦而气质轻清,可疏少阳之郁,畅达气机;黄芩苦寒,气味较重,能内泄少阳胆腑邪热。柴芩合用,外透内泄,和解表里。半夏、生姜共用,和胃降逆止呕。人参、炙甘草、大枣甘温益气和中,扶正祛邪。本方寒温并用,升降协调,攻补兼施,有和解少阳,疏利三焦,条达上下,宣通内外,和畅气机之功,融祛邪扶正、木土同治于一体,为和解之良方。本方当用"去滓再煎"之法,乃因方中药性有寒温之别,味有苦、辛、甘之异,去滓再煎可使诸药气味醇和,有利于和解少阳。

对于诸多或然症,仲景又在小柴胡汤基础上适当加减:如"胸中烦而不呕",为邪热扰胸,未见胃气上逆,故去半夏,并去甘壅之人参,加瓜蒌实以清心除烦。若"渴",是邪热伤津,故去温燥之半夏,增人参以益气生津,并加瓜蒌根(天花粉)清热生津。如"腹中痛",则土被木乘,脾络失和,去黄芩之苦寒,加芍药和络缓急以止痛。如"胁下痞硬",是少阳经气郁遏较甚,去大枣之甘壅,加牡蛎软坚散结,消滞除痞。如"心下悸、小便不利",是三焦决渎失职,水饮内停,去苦寒之黄芩,加茯苓淡渗健脾。如"不渴,外有微热",是太阳表邪未除,无里热伤津之象,去人参之补益以防留邪,加桂枝以解外。如"咳者",属寒饮犯肺,去人参、大枣之甘温,以干姜易生姜以温肺散寒化饮,并加五味子敛肺止咳。

【辨治要点】

病机:邪犯少阳,枢机不利,胆火内郁。

主症:往来寒热,胸胁苦满,心烦喜呕,默默不欲饮食,口苦,咽干,目眩,脉弦细。

治法:和解少阳,条达枢机。

方药:小柴胡汤(柴胡、黄芩、半夏、生姜、人参、炙甘草、大枣)。

方歌:柴胡八两少阳凭,枣十二枚夏半升,三两姜参芩与草,去滓再煎有奇能。

　　　胸烦不呕除夏参,蒌实一枚应加煮。若渴除夏加人参,合前四两五钱与。

　　　蒌根清热且生津,再加四两功更钜。腹中痛者除黄芩,芍加三两对君语。

　　　胁下痞硬大枣除,牡蛎四两应生杵。心下若悸尿不长,除芩加苓四两侣。

　　　外有微热除人参,加桂三两汗休阻。咳除参枣并生姜,加入干姜二两许。

　　　五味半升法宜加,温肺散寒力莫御。

【知识拓展】

小柴胡汤为治疗少阳枢机不利,胆火内郁的主方,以胸胁苦满、往来寒热、口苦咽干、心烦喜呕等为主要辨证要点。仲景亦用其治疗少阳阳明同病、三阳合病、黄疸腹痛呕吐及热入血室等病证。后世医家秉承仲景之法,根据本方证的病机特点,发展创制出许多著名方剂如柴胡陷胸汤、柴苓汤、柴葛解肌汤等。临床无论外感或内伤,凡与少阳病位相关,且以枢机不

笔记栏

利、气郁化火为特征者,皆可以本方化裁治之。广泛辨证应用于西医学各系统疾病中。

药理研究表明,本方具有抗炎、保肝、利胆、降脂、抗纤维化、镇痛、提高免疫功能、抗过敏、抗癫痫、抗惊、抑制变态反应、调节免疫、调节内分泌、抗肿瘤、促进血小板恢复、兴奋肾上腺皮质、解除平滑肌痉挛、降低血压、保护心肌细胞、止呕、抑制胃溃疡形成、防止动脉硬化、调节胃肠功能、降低胃内残留率、加速胃排空及提高小肠推进速率等作用,并具有中枢兴奋和中枢抑制的双重调节、维持机体稳定性等作用,可改善饮食及睡眠状态、增强记忆学习能力、抗应激、抗衰老、抗病毒等。

【医案选录】

刘渡舟医案:徐某,女,29 岁。病呕吐已三年,食后即吐,酸苦带涎,右胁发胀,胃脘时痛,脉沉弦,苔白滑。辨证:此证胁胀,呕吐酸苦,脉沉弦,主肝胆气郁,内生痰饮,以致肝胃不和,疏泄不利而生呕吐。治法:疏肝胆之郁,理痰热之逆。处方:柴胡四钱、黄芩三钱、半夏三钱、陈皮三钱、竹茹三钱、香附三钱、郁金三钱、牡蛎四钱、党参三钱、炙甘草一钱。服三剂诸证皆减,照方又服三剂而呕吐止。(刘渡舟,聂惠民,傅世垣.伤寒挈要[M].北京:人民卫生出版社,1983.)

【原文】血弱氣盡,腠理開,邪氣因入,與正氣相搏,結於脇下。正邪分爭,往來寒熱,休作有時,嘿嘿不欲飲食。藏府相連,其痛必下,邪高痛下,故使嘔也,小柴胡湯主之。服柴胡湯已,渴者,屬陽明,以法治之。(97)

【提要】承上条阐述少阳病的病因病机及转属阳明的证治。

【解析】本条可分三段理解。

第一段:"血弱气尽……结于胁下",论述少阳病的病因。"血弱气尽,腠理开"言明患者气血虚弱,肌腠疏松,卫阳不固,邪气内犯少阳,正邪相搏,结于胁下。胁下是少阳所主之位,邪结于此,发为少阳病。

第二段:"正邪分争,往来寒热……故使呕也,小柴胡汤主之",论少阳病病理及主治。邪入少阳,正邪交争,各有胜负,邪胜则寒,正胜则热,故见往来寒热,休作有时。少阳受邪,枢机不利,胆气内郁,疏泄不利,情志不畅,则见默默;影响脾胃受纳运化,则见不欲饮食。少阳受邪,必然累及相关的脏腑。盖肝胆相连,脾胃相关,肝胆之邪,多犯脾胃。若肝木乘脾,脾络不和,则为腹痛;若胆热犯胃,胃失和降,则为呕逆。从部位来看,胆与两胁之位高,腹与脾胃之位下;从病机而言,少阳之病为本,脾胃之病为标,病从少阳而来,故云邪高;病及脾胃,故云痛下。上述诸证,病本皆由邪入少阳所致,故以小柴胡汤为主方和解少阳。

第三段:"服柴胡汤已……以法治之",讨论少阳转阳明的证治。服柴胡汤后,若少阳之邪得解,胆腑清利,三焦通畅,则不应见渴。若少阳郁火较盛,或胃阳素旺,服小柴胡汤后出现口渴,属阳明者,当以阳明病之法辨证施治。

【原文】本太陽病不解,轉入少陽者,脇下鞕滿,乾嘔不能食,往來寒熱,尚未吐下,脉沉緊者,與小柴胡湯。(266)

【提要】论太阳转入少阳的脉症治法。

【解析】"本太阳病不解,转入少阳",说明少阳病的来路之一,可以是由于病在太阳阶段未能治愈,进而传入少阳。胁下硬满较之胸胁苦满程度更甚,干呕不能食与心烦喜呕、默默不欲饮食同义,往来寒热是典型的少阳热象,脉沉紧是病已离表转入少阳之象。邪离太阳之表,则其脉不浮,相对谓之沉;紧乃弦之甚者,故合称沉紧。以上脉症出现,表明少阳证已具。"尚未吐下",言尚未用吐、下法误治,正气未伤,一般无邪陷三阴之可能。脉症合参,证属少阳,当和解枢机,故与小柴胡汤。

【原文】傷寒中風,有柴胡證,但見一證便是,不必悉具。凡柴胡湯病證而下

微课:小柴胡汤证

微课:小柴胡汤证应用 1

微课:小柴胡汤证应用 2

之,若柴胡證不罷者,復與柴胡湯,必蒸蒸而振,却復發熱汗出而解。(101)

【提要】论小柴胡汤的运用原则及误下后再服小柴胡汤战汗而解。

【解析】本条可分为两段理解。

第一段:"伤寒中风……不必悉具",论柴胡汤证的辨证要点及使用柴胡汤的原则。重点说明不论伤寒或中风,只要有柴胡证在,即可遵循"但见一证便是,不必悉具"的原则,从而示人临证应用柴胡汤执简驭繁之法。少阳为病,枢机不利,临床上不易在同一时刻见到全部症状,若必待全部症状出现,有可能会贻误治疗时机,因此提出"但见一证便是"的原则。"有柴胡证"者,指往来寒热,胸胁苦满,默默不欲饮食,心烦喜呕及口苦,咽干,目眩等少阳病见证。"但见一证便是,不必悉具",则进一步说明只要能够通过少阳病主证之一,或一部分主证确认病机相符,便可辨为有少阳证,可选用柴胡汤治疗。

第二段:"凡柴胡汤病证而下之……却复发热汗出而解",论误下后复服柴胡汤的机转。既是柴胡证,就当用柴胡汤来和解,而不可攻下。若误用下法,当属误治,此时有两种可能:一是邪气内陷,产生变证;二是误下之后,正气尚旺,邪气未陷,柴胡证仍在者,仍可再用柴胡汤。然而服汤之后,可出现蒸蒸而振战,遂发热汗出而解。这种病解的机转,称作"战汗"。产生战汗的原因,在于误下之后,证虽未变,但正气受挫,抗邪乏力,当此之时,服药后正气借药力之助,奋起抗邪,邪正交争剧烈则作战,正胜邪却则作汗而解。

【原文】傷寒四五日,身熱惡風,頸項強,脇下滿,手足溫而渴者,小柴胡湯主之。(99)

【提要】论三阳证见,治从少阳。

【解析】伤寒四五日,邪气渐次由表入里,散漫于三阳。身热恶风、颈项强示太阳之表证仍在。胁下满示邪犯少阳,枢机不利。手足温而渴示阳明燥热津伤。以上叙证虽略,但三阳证候均见,说明邪气由表入里,但表邪已微,里热未盛,当此之时,汗吐下三法皆非所宜,况少阳病禁用汗吐下法,唯和解之法,运中枢而启开阖,故治从少阳,主用小柴胡汤,使枢机运转,上下宣通,内外畅达,一举三得。

【原文】傷寒,陽脉濇,陰脉弦,法當腹中急痛,先與小建中湯,不差者,小柴胡湯主之。(100)

【提要】论少阳兼里虚寒证,治宜先补后和。

【解析】阳脉涩,是指脉浮取而涩,示气血不足;阴脉弦,是指脉沉取而弦,弦主少阳病,又主痛证。腹中急痛见此脉,乃脾胃虚寒,气血俱亏,加之少阳之邪乘土所致。此为中焦虚寒而兼少阳证,虚实夹杂。少阳证本可用柴胡汤,但因小柴胡汤性凉,中焦虚寒,气血不足之人,若先投小柴胡汤,恐更伤脾胃,而引邪深入,故宜先补虚,后祛邪。因腹中急痛为虚寒疼痛,故投以小建中汤,调和气血,健运中州,温中止痛,培土抑木,可使中焦虚寒得除,气血恢复。若中焦健运而脉弦不解者,为少阳郁邪未除,可投以小柴胡汤,和解少阳,畅达枢机。

96条或然证也有腹痛,乃是肝胆气郁,横逆犯脾,脾络不和所致,是少阳为主,脾虚次之,故以小柴胡汤去黄芩,加芍药,和解少阳兼以和络止痛;本条腹痛,以中焦虚寒为本,少阳之邪次之,故先宜小建中汤,温中补虚,调理气血,再投以小柴胡汤,和解少阳治其标。可以看出,两者表现相近,但病机有别而治法有异。

【原文】陽明病,發潮熱,大便溏,小便自可,胸脇滿不去者,與小柴胡湯。(229)

【提要】论阳明病柴胡证未罢的辨治。

【解析】发潮热为阳明病的主症,但作为阳明腑实证,除潮热之外,还当有腹满硬痛,烦躁谵语,小便数,大便硬等证。今虽见潮热,但无腹满硬痛,烦躁谵语,反大便溏泄,小便自

171

调,是病及阳明,虽燥热而未成腑实,反观"胸胁满不去",提示少阳之证未解,故治从少阳,运转枢机,与小柴胡汤。从合并病而论,本条是少阳阳明并病,但以少阳为主,故不宜汗下,而施以和解之法。

【原文】阳明病,胁下鞕满,不大便而呕,舌上白胎者,可與小柴胡湯,上焦得通,津液得下,胃氣因和,身濈然汗出而解。(230)

【提要】再论少阳阳明并病的证治及治从少阳的作用机理。

【解析】本条可分为两段理解。

第一段:"阳明病……可与小柴胡汤",论少阳阳明并病的辨证论治。不大便,为阳明病的主症,应考虑阳明病,若伴腹满硬痛,潮热,谵语等,则为阳明腑实证已成。今虽不大便,然硬满不在腹,而在胁下,知阳明腑实证未成,燥热尚轻。胁下硬满为邪在少阳,经气不利;呕为胆热内郁,横逆犯胃,胃失和降所致。白苔而非黄燥,亦说明阳明腑实未成。总之,此是以少阳病为主,虽有阳明之不大便,不可攻下,而应治从少阳,可与小柴胡汤。

第二段:"上焦得通……濈然汗出而解",论小柴胡汤的作用机理。小柴胡汤作为和解剂的代表方,有和解少阳,运转枢机,通利三焦之功效。服汤后,枢机运转,三焦宣畅,上焦气机得通,经气畅达,则胁下硬满可除。津液布达而下,胃气因而和调,则大便自下。胃气和降,则呕逆自除。里气通畅,表气亦顺,营卫津液,运行无阻,则身濈然汗出而解。

【原文】傷寒五六日,頭汗出,微惡寒,手足冷,心下滿,口不欲食,大便鞕,脉細者,此爲陽微結①,必有表,復有裏也。脉沉,亦在裏也,汗出爲陽微,假令純陰結②,不得復有外證,悉入在裏,此爲半在裏半在外也。脉雖沉緊,不得爲少陰病,所以然者,陰不得有汗,今頭汗出,故知非少陰也,可與小柴胡湯。設不了了者,得屎而解。(148)

【词解】

①阳微结:热结在里,大便秘结为"阳结"。热结程度尚不重,故称"阳微结"。

②纯阴结:脾肾阳虚,阴寒内盛而大便凝结不通,称为"阴结"。没有兼夹证,故称"纯阴结"。

【提要】论阳微结的脉症治法及与纯阴结的鉴别。

【解析】本条可分为三段理解。

第一段:"伤寒五六日……必有表,复有里也",论阳微结的脉症。伤寒五六日,表邪逐渐由表入里。头汗出,为内有郁热熏蒸于上;微恶寒,示表证尚在;手足冷,是阳气内郁不达于四末;心下满,口不欲食,大便硬,皆因热郁于里,气机不利,津液不下,胃肠失润所致;脉细乃阳郁于里,脉道滞塞不利。以上虽属里热郁结,但较之阳明里实燥结之证,热结相对轻浅,且表证未解,故称"阳微结"。进一步分析,可以得出本证病机重心乃阳郁气滞,少阳枢机不利,三焦气血不畅。此属外有表证,内有实滞,故云"必有表,复有里也。"

第二段:"脉沉,亦在里也……故知非少阴也",论阳微结与纯阴结的鉴别。因阳微结有脉细、手足冷、微恶寒等证类似少阴病纯阴结,故应加以鉴别。其鉴别点有二:其一,纯阴结是脏气衰微,阴寒内盛,邪悉入里,外无表证;而阳微结则既有表证,复有里证,所谓"半在里半在外也"。其二,纯阴结阴寒内盛,不得有汗;而阳微结是阳热内郁,不得外越,熏蒸于上而见头汗出。所以根据上述两点,脉虽沉紧,不得认为是少阴病。

第三段:"可与小柴胡汤……得屎而解",论阳微结的治法。本证半在里半在外的病机本质在于阳邪微结,枢机不利,故宜用小柴胡汤,和解枢机,宣通内外,既能透达在外之表邪,又能清解在里之郁热,尚可调和胃气以通大便。如此则郁热得泄,表里病解。假若里气未和,大便尚未通畅者,此是阳明腑气尚未全和,可再微通大便,故曰"得屎而解"。

二、小柴胡汤禁例

【原文】得病六七日,脉遲浮弱,惡風寒,手足温。醫二三下之,不能食,而脇下滿痛,面目及身黄,頸項强,小便難者,與柴胡湯,後必下重①。本渴飲水而嘔者,柴胡湯不中與也,食穀者噦。(98)

【词解】

①后必下重:大便时肛门有重坠感。

【提要】论表病里虚误下后变证及中虚饮停禁用小柴胡汤。

【解析】本条可分两段理解。

第一段:"得病六七日……后必下重",讲述表病里虚误用攻下致变,中虚湿郁不可用小柴胡汤。"得病六七日,脉迟浮弱,恶风寒,手足温",类桂枝汤证,然桂枝汤证脉不当迟,今脉兼迟象,且手足自温,此非纯属在表,参合 278 条"手足自温者,系在太阴",可知此证由脾阳素虚,感受风寒,表里兼病所致,法当温中解表。医者误以手足温为阳明病而屡用攻下,以致中阳更虚而致变。脾虚不运,寒湿停郁肝胆之经,故胁下满痛。肝胆疏泄失职,胆汁不循常道,溢于周身则面目及身悉黄。脾失转输,水液不行则小便难。其颈项强,犹是表证未解。治疗应与温中散寒除湿之法。如误认为胁下满痛,不能食,小便难等为少阳病,予小柴胡汤,必然导致脾虚气陷,出现泄利下重等证。

第二段:"本渴欲饮水而呕者……食谷者哕",论述脾虚失运而寒饮内停者禁用柴胡汤。"本渴饮水而呕者"是脾阳不足,转输失职,气不化津,水气内停所致。水气内停,气不化津则渴欲饮水;饮水不化,水饮势必越积越多,饮邪上逆,胃失和降则作呕。治疗当以健脾利水为宜,切不可误作本证为少阳之呕而投以小柴胡汤。否则势必伤中败胃,而发生食谷即呃逆等变证。

小柴胡汤虽为和解之剂,且生姜、炙甘草、人参、大枣也有一定的温中健脾作用,但方中柴胡、黄芩的主要功效则是清解少阳火郁,药性苦寒。因此,凡中焦虚寒,脾虚水停而非少阳病者禁用小柴胡汤。若有少阳火郁兼中焦虚寒、脾虚水停者,必须掌握合理加减化裁之法,方能使用。

复习思考题

1. 少阳病为何要用和法? 谈谈你对和法的认识。

2. 试述小柴胡汤的配伍意义及加减方法。

3. 小柴胡汤在《伤寒论》中的治疗病证有哪些? 其机理为何?

4. 如何理解"伤寒中风,有柴胡证,但见一证便是,不必悉具"?

5. 使用小柴胡的临床注意事项有哪些?

第三节　少阳病兼变证

学习目标

1. 掌握柴胡桂枝汤证、大柴胡汤证、柴胡加龙骨牡蛎汤证的因机证治。

2. 熟悉柴胡加芒硝汤证、柴胡桂枝干姜汤证的因机证治。

3. 熟悉少阳病兼变证的变证治则。

一、变证治则

【原文】若已吐下發汗溫針，讝語，柴胡湯證罷，此爲壞病，知犯何逆，以法治之。(267)

【提要】论少阳病误治后变证的治则。

【解析】本条承接266条太阳病不解，转入少阳"尚未吐下，脉沉紧者，与小柴胡汤"而来，若误施涌吐、攻下、发汗、温针等法，致使疾病性质发生根本改变，小柴胡汤证不复存在，出现谵语等变证。此时病情恶化，证候错综复杂，脱离了六经病证的演变趋势，故云"此为坏病"。本条所言"谵语"仅属举例而言。"坏病"即"变证"之别称。此时，需全面了解患者的临床表现，充分掌握病史资料及误治情况，综合分析病情，明确病机之所在，针对病机确立治则，并据此选方用药。

本条提出，对于坏病的治疗，应本着"知犯何逆，以法治之"的原则，根据不同的变证，处以不同的方药，这与第16条太阳病变证治则"观其脉证，知犯何逆，随证治之"前后呼应，突出了中医辨证论治的精神实质。

二、柴胡桂枝汤证

ER-3-5

柴胡桂枝汤
证病案

【原文】傷寒六七日，發熱微惡寒，支節①煩疼，微嘔，心下支結②，外證未去者，柴胡桂枝湯主之。(146)

桂枝一兩半，去皮　黄芩一兩半　人參一兩半　甘草一兩，炙　半夏二合半，洗　芍藥一兩半　大棗六枚，擘　生薑一兩半，切　柴胡四兩

上九味，以水七升，煮取三升，去滓，溫服一升。本云人參湯，作如桂枝法，加半夏、柴胡、黄芩，復如柴胡法。今用人參作半劑。

【词解】

①支节：支，通肢。支节，指四肢关节。

②心下支结：支，支撑；结，结聚。心下支结，心下如有物支撑而闷结。

【提要】论少阳兼太阳表证的证治。

【解析】伤寒六七日，当辨邪气是否传变，若见发热微恶寒、肢体骨节烦疼，则知太阳表证未罢，风寒邪气仍留于表；微呕、心下支结，为邪气入少阳，胆热犯胃，经气不利。其言"微恶寒"，提示太阳表证已轻；"微呕"而非心烦喜呕，仅见心下支结而无胸胁苦满，说明少阳证亦不重。综合分析，本证为太阳表证未解之际，进而邪入少阳，实属太阳少阳并病。但太阳、少阳之邪均较轻微，故治用桂枝汤与小柴胡汤之合方减半而投之，名为柴胡桂枝汤。

【方义】柴胡桂枝汤由小柴胡汤与桂枝汤原方各1/2合方组成。方用小柴胡汤和解少阳枢机，扶正祛邪；用桂枝汤解肌祛风，调和营卫；为太阳少阳双解之轻剂。

【辨治要点】

病机：少阳枢机不利，太阳营卫不和。

主症：发热微恶风寒，四肢骨节烦疼，微呕，心下支结。

治法：和解少阳，调和营卫。

主方：柴胡桂枝汤(柴胡、黄芩、桂枝、芍药、炙甘草、生姜、大枣、半夏、人参)。

方歌：小柴原方取半煎，桂枝汤入复方全；阳中太少相因病，偏重柴胡作仔肩。

【知识拓展】

柴胡桂枝汤乃小柴胡汤与桂枝汤合方。其中桂枝汤调和营卫，为小柴胡汤和解少阳创造有利条件；小柴胡汤和解少阳，则又为桂枝汤解肌祛风奠定基础。本方的临床应用不完全等同于原方主治病症的机械叠加，而是广泛应用于病机涉及太、少两经的多种病证，正所谓"方有合群之妙用"。现代临床常用于虚人感冒、反复呼吸道感染等外感病；原因不明的胸胁、脘腹与头面、肢体并见型的疼痛证；以外感兼情志等夹杂性因素导致的躯体形式障碍、肝气窜、呃逆、精神紧张、汗出过多等病证。

现代药理研究发现，柴胡桂枝汤有抗流感病毒、解热、抗炎、抗痉挛、抗癫痫、抗抑郁、抗衰老、保护胃黏膜及愈合消化性溃疡、免疫调节、清除氧自由基、保护肝细胞、抗肝纤维化等作用。

【医案选录】

刘渡舟医案：张某，女，59岁。患风湿性心脏病。初冬感冒，发热恶寒，头痛无汗，胸胁发满，心悸。时觉有气上冲于喉，此时则更觉烦悸不安，脉结。辨证：少阳不和，复感风寒，且夹冲气上逆。治法：两解少阳、太阳，兼平冲气。处方：用小柴胡与桂枝汤合方。服3剂则诸证得安。（刘渡舟．伤寒论十四讲［M］．天津：天津科学技术出版社，1982.）

三、大柴胡汤证

【原文】太陽病，過經^①十餘日，反二三下之，後四五日，柴胡證仍在者，先與小柴胡湯。嘔不止，心下急^②，鬱鬱微煩者，爲未解也，與大柴胡湯，下之則愈。(103)

大柴胡汤证
病案

柴胡半斤　黄芩三兩　芍藥三兩　半夏半升，洗　生薑五兩，切　枳實四枚，炙　大棗十二枚，擘

上七味，以水一斗二升，煮取六升，去滓，再煎，温服一升，日三服。一方加大黄二兩。若不加，恐不爲大柴胡湯。

傷寒發熱，汗出不解，心中痞鞕，嘔吐而下利者，大柴胡湯主之。(165)

【词解】

①过经：指邪气已离本经而传入另一经。

②心下急：心下，指胃脘部。急，拘急、窘迫之意。心下急，指胃脘部有拘急不舒或急迫疼痛的感觉。

【提要】论少阳兼阳明里实的证治。

【解析】103条论述太阳病邪传少阳及兼阳明燥结里实的证治，可分两段来理解。

第一段："太阳病……先与小柴胡汤"，论述太阳病转属少阳误治后少阳证仍在的证治。太阳表证，未能及时恰当治疗，邪气进入少阳，故谓之"过经"，且病程已达"十余日"。少阳证法当和解，禁用汗、吐、下诸法，医者"反二三下之"，当属误治。然所幸患者正气尚旺，误下"后四五日"，小柴胡汤证仍在，故仍可用小柴胡汤和解少阳。从"柴胡证仍在"推测，"过经"后，误下前，应该属于较为典型的少阳病。

第二段："呕不止……下之则愈"，论述少阳兼阳明燥结里实的证治。一般而言，少阳病在服小柴胡汤后，应该呕止烦除，诸症渐消。今服小柴胡汤后，病情不仅没有缓解，反而由"喜呕"变为"呕不止"，由"心烦"变成"郁郁微烦"，由"胸胁苦满"变为"心下急"等，这都提示病情发生了变化，证属少阳阳明并病之重证。究其原因，与反复攻下伤津，致使邪入阳明化燥成实有关。故用和解少阳与通下里实并行之法，与大柴胡汤，下之则愈。

165条补述少阳兼阳明里实另一证型的治法。伤寒表证之发热，多能虽汗出热退而病解。今"汗出不解"，并伴有心中痞硬，呕吐而下利等，是邪入少阳更兼阳明里实之证。阳明

邪热内盛,迫津外泄,故汗出而热不退。"心中痞硬",成无己《注解伤寒论》作"心下痞硬",《千金翼方》《金匮玉函经》作"心下痞坚",结合103条"心下急"可知本条"心中痞硬"即心下胃脘部痞满而硬痛,为邪入少阳、胆热内郁、枢机不利兼阳明里实、腑气壅滞之故。少阳胆热内郁,上犯于胃则呕吐,下迫于肠则下利;然少阳胆热兼阳明燥实内结,故其下利必以臭秽不爽、肛门灼热为特点。此证虽下利而燥热里实不去,故治当和解少阳与通下里实并施,方用大柴胡汤。

【方义】大柴胡汤是小柴胡汤去人参、炙甘草,加芍药、枳实、大黄而成。方中柴胡配黄芩和解少阳,清泄郁火;半夏、生姜、大枣和胃降逆止呕;去人参、炙甘草防止补中恋邪。加芍药缓急止痛;大黄、枳实泻热荡实,导滞行气;诸药相合,共奏和解少阳,通下阳明之功,属少阳阳明双解之剂,适用于少阳病兼有阳明里实者。

大柴胡汤与小柴胡汤皆属于和解少阳之方,但有兼用下法与否之别。本方有芍药、枳实、大黄,而无人参、炙甘草,故其清热泻火、疏解破滞之力远胜于小柴胡汤。

宋版《伤寒论》原本所载本方内无大黄。但方后云:"一方,加大黄二两,若不加,恐不为大柴胡汤。"与《金匮要略》《肘后备急方》《备急千金要方》《外台秘要》等书勘校,所载大柴胡汤均有大黄,再观原文103条有"下之则愈",故而得出本方中当有大黄。

【辨治要点】

病机:少阳胆火内郁,兼阳明燥热里实。

主症:往来寒热,胸胁苦满,呕不止,心下急,郁郁微烦,或心下痞硬,或呕吐下利,下利臭秽不爽,肛门灼热,或大便秘结,小便色黄,舌红苔黄少津,脉弦数。

治法:和解少阳,通下热结。

主方:大柴胡汤(柴胡、黄芩、枳实、芍药、大黄、半夏、生姜、大枣)。

方歌:八柴四枳五生姜,芩芍三分二大黄,半夏半升十二枣,少阳实证下之良。

【知识拓展】

后世医家以本方加减化裁,常用于肝炎、胆囊炎、胆石症、急慢性胰腺炎、腹膜炎、胆汁反流性胃炎等消化系统疾病;流行性感冒、肺炎、流行性出血热等外感发热及2型糖尿病等病证,病机属少阳兼阳明里实者,其中尤以胰腺炎、胆囊炎效果尤佳,体现了"六腑以通为用""通则不痛"的理论特色。

实验研究发现,大柴胡汤具有利胆和降低括约肌张力、护肝、保护胰腺、保护胃肠黏膜、调节脂质代谢、调节肠运动紊乱、调节免疫功能、抗动脉粥样硬化、抗炎、促进胰岛素的分泌等广泛的药理作用。

【医案选录】

刘渡舟医案:李某,女,54岁。右胁疼痛,掣及胃脘,不可忍耐,唯注射哌替啶方能控制。视其人体肥,面颊绯红,舌质红绛,舌根苔黄,脉沉弦滑有力。问其大便四日未解,口苦时呕,不能饮食。西医诊为胆囊炎,亦不排除胆结石。余据其脉症分析:胁痛而大便不通,口苦而呕,舌苔黄,脉弦滑,此乃肝胃气火交郁,气血阻塞不通证。治宜泻热导滞,两解肝胃。处方:柴胡六钱,黄芩三钱,半夏三钱,生姜五钱,白芍三钱,郁金三钱,大黄三钱,枳实三钱,陈皮四钱,牡蛎四钱。煎分三次服,一服疼痛减轻得睡;二服,大便解下一次,从此胁痛与呕俱解,转用调理肝胃药而安。(刘渡舟,聂惠民,傅世垣.伤寒挈要[M].北京:人民卫生出版社,1983.)

四、柴胡加芒硝汤证

【原文】伤寒十三日不解,胸胁满而呕,日晡所发潮热,已而微利,此本柴胡證,下之以不得利,今反利者,知醫以丸藥下之,此非其治也。潮熱者,實也,先宜服小柴胡湯以解外,後以柴胡加芒消湯主之。(104)

柴胡二兩十六銖　黃芩一兩　人參一兩　甘草一兩,炙　生薑一兩,切　半夏二十銖,本云,五枚,洗　大棗四枚,擘　芒消二兩

上八味,以水四升,煮取二升,去滓,内芒消,更煮微沸,分溫再服,不解更作。臣億等謹按《金匱玉函》方中無芒消。別一方云,以水七升,下芒消二合,大黄四兩,桑螵蛸五枚,煮取一升半,服五合,微下即愈。本云,柴胡再服,以解其外,餘二升加芒消、大黄、桑螵蛸也。

【提要】论少阳兼阳明燥结里实误下后的证治。

【解析】本条可分为三段理解。

第一段:"伤寒十三日不解……已而微利",论太阳病日久转属成少阳兼阳明里实的证候。"伤寒十三日不解",谓太阳病迁延十余日后,病证犹未解除。证见"胸胁满而呕",是邪传少阳,枢机不利,胆逆犯胃之征;"日晡所发潮热",是邪传阳明,肠中燥实结聚之象。由此可知,证属少阳兼阳明里实,治宜和解少阳兼通下里实之法,当投大柴胡汤治疗而解。今患者却见大便"微利",提示另有缘故。

第二段:"此本柴胡证……此非其治也",紧承前文辨析大便"微利"的原因。从"下之以不得利"来看,"此本柴胡证"是指原属少阳兼阳明里实之大柴胡汤证。然用大柴胡汤治疗少阳胆热兼阳明里实,病机相符,药到病除,不应出现随后微利之症。为什么会出现下利?通过追问病史,了解到患者是服用了攻下类的丸药。考汉代攻下丸药有以大黄为主的苦寒泻下剂和以巴豆为主的温热泻下剂两类,少阳兼阳明里实之证服用丸药攻下,虽可暂下阳明胃肠之实,却难除少阳之邪,加之丸剂性缓留中,或以热益热,故虽见大便微利而病仍不解,故曰"此非其治也"。

第三段:"潮热者……后以柴胡加芒硝汤主之",论本证的处理步骤及方法。"潮热者,实也",是对胸胁满而呕,日晡所发潮热,已而微利的辨证。说明虽用丸药攻下而见微利,但阳明里实尚在,仍为少阳兼阳明里实之证。此证本当予大柴胡汤和解通里,但毕竟已用丸药攻下伤正,故不可与大柴胡汤,而分为两步治疗。先用小柴胡汤和解少阳枢机,扶正达邪,使"上焦得通,津液得下,胃气因和,身濈然汗出而解"。若阳明燥热较甚,服小柴胡汤后不愈者,再与柴胡加芒硝汤以和解少阳,泻热润燥。

【方义】柴胡加芒硝汤即小柴胡汤加芒硝而成。方中小柴胡汤和解少阳,芒硝咸寒,泻热、软坚、润燥。共奏和解少阳,通下阳明之功。从药物用量来看,本方仅取小柴胡汤原方1/3,加芒硝二两,其和解泻热之力均较轻,故属和解泻热之轻剂。

【辨治要点】

病机:少阳兼阳明里实,正气偏弱,燥实较轻。

主症:胸胁满而呕,日晡所发潮热。

治法:和解少阳,泻热润燥。

主方:柴胡加芒硝汤(柴胡、黄芩、半夏、生姜、人参、炙甘草、大枣、芒硝)。

方歌:小柴分两照原方,二两芒硝后入良,误下热来日晡所,补兼荡涤有奇长。

【医案选录】

邢锡波医案:徐某,男,年58岁。患太阳病已八九日,曾服解表之剂3次,汗出,无发热恶寒症状,唯身倦默默不欲食,两胁膨闷,有时作呕。前医与加味承气汤2剂,腹满益甚,心烦不宁,日晡所发潮热,大便五日未行,腹部拒按,饮食不思,舌苔黄燥少津,脉沉弦有力。此

本少阳证,以因循失治,津液损伤,遂由少阳陷入阳明,为少阳与阳明并发,宜用大柴胡疏少阳之邪,清阳明之燥热。从连用承气而便不行,已知其大便燥结,遂拟柴胡加芒硝汤。处方:柴胡5g,黄芩10g,半夏10g,枳实10g,瓜蒌15g,郁金10g,生姜片3g,芒硝12g(冲服),生大黄10g,炙甘草8g。服3小时后腹部隐隐作痛,4小时后开始溏泄,连续泻下溏便两次,诸症减轻。连服2剂,潮热不作,精神清爽,胀满退而食欲渐展,后以和胃清热之剂,调理而愈。(邢锡波.伤寒论临床实验录[M].北京:中医古籍出版社,2004.)

五、柴胡桂枝干姜汤证

柴胡桂枝干姜汤证病案

【原文】傷寒五六日,已發汗而復下之,胸脇滿微結,小便不利,渴而不嘔,但頭汗出,往來寒熱,心煩者,此爲未解也,柴胡桂枝乾薑湯主之。(147)

柴胡半斤　桂枝三兩,去皮　乾薑二兩　栝樓根四兩　黃芩三兩　牡蠣二兩,熬　甘草二兩,炙

上七味,以水一斗二升,煮取六升,去滓,再煎取三升,溫服一升,日三服,初服微煩,復服汗出便愈。

【提要】论少阳病兼水饮内结的证治。

【解析】伤寒五六日,经过汗下之法,证见往来寒热、心烦、胸胁满等症,是邪气内传,病入少阳之征。但又见胸胁满微结,小便不利,渴而不呕,但头汗出,知非纯属少阳,而是兼有水饮为患。

少阳包括胆与三焦二腑。少阳胆气不疏,三焦水道不畅,决渎失职,则水饮内停。水饮复与少阳之邪相结,故胸胁满微结;决渎不通,水液不得下行则小便不利;气化不利,津不上承,或汗下导致津伤,则见口渴;病在三焦,不在胃腑,故而不呕;三焦不畅,水饮内结,阳郁不得外越,上蒸于头,则见头汗出而身无汗。治用柴胡桂枝干姜汤和解少阳,温化水饮。

【方义】柴胡桂枝干姜汤由小柴胡汤加减而成。柴胡配黄芩,外疏内清,以和解少阳之邪;因津伤口渴,心烦不呕,故去半夏、生姜;加牡蛎、瓜蒌根逐饮散结,生津胜热。水饮内结,故去人参、大枣之壅补;饮为阴邪,故以桂枝、干姜通阳化饮,以行三焦,并制黄芩之寒凉。炙甘草调和诸药,且合瓜蒌根则生津止渴,合桂枝、干姜则辛甘化阳。诸药相合,可使少阳得和,枢机得利,气化以行,阳生津布,诸证悉愈。

方后注云"初服微烦"者,是正邪相争的反应,"复服汗出愈",是续服药后少阳火郁得清,水饮得化,三焦宣通,表里畅达,汗出而解。

【辨治要点】

病机:少阳枢机不利,兼水饮内结。

主症:往来寒热,胸胁满微结,口渴而不呕,小便不利,但头汗出。

治法:和解少阳,温化水饮。

主方:柴胡桂枝干姜汤(柴胡、黄芩、桂枝、干姜、牡蛎、瓜蒌根、炙甘草)。

方歌:八柴二草蛎干姜,芩桂宜三栝四尝,不呕渴烦头汗出,少阳枢病要精详。

【知识拓展】

本方主治脉症除此条外,还当参《金匮要略·疟病脉证并治》:"治疟,寒多微有热,或但寒不热。"与小柴胡汤相比,本方配伍又增温化水饮。现代临床常用于支气管炎、肺炎、慢性肝炎、肝硬化、胆囊炎、慢性胃炎、消化性溃疡、肠易激综合征、神经官能症、更年期综合征、肾盂肾炎、糖尿病、乳腺增生等病症,病机属于少阳火郁水停者。

【医案选录】

刘渡舟医案：刘某，男 35 岁。缘患肝炎住某传染病医院。突出的症状是腹胀殊甚，尤以午后为重，坐卧不安，无法可解，遂邀余会诊。切其脉弦缓而软，视其舌质淡嫩而苔白滑。问其大便情况，则每日两三行，溏薄而不成形，小便反少，且有口渴之证。辨证：肝病及脾，中气虚寒，故大便虽溏，而腹反胀。此病单纯治肝、治脾则无效。治法：疏理肝胆，兼温脾寒。处方：柴胡 10g，黄芩 6g，炙甘草 6g，桂枝 6g，干姜 6g，天花粉 12g，牡蛎 12g。连服 5 剂而腹胀痊愈，大便亦转正常。后用调肝和胃之药善后。（刘渡舟．伤寒论十四讲［M］．天津：天津科学技术出版社，1982.）

六、柴胡加龙骨牡蛎汤证

【原文】傷寒八九日，下之，胸滿煩驚，小便不利，讝語，一身盡重，不可轉側者，柴胡加龍骨牡蠣湯主之。（107）

柴胡四兩　龍骨　黃芩　生薑切　鉛丹　人參　桂枝去皮　茯苓各一兩半　半夏二合半，洗　大黃二兩　牡蠣一兩半，熬　大棗六枚，擘

上十二味，以水八升，煮取四升，內大黃，切如碁子，更煮一兩沸，去滓，溫服一升。本云，柴胡湯今加龍骨等。

【提要】论少阳邪气弥漫，烦惊谵语的证治。

【解析】伤寒八九日，误用攻下，正气损伤。致使病入少阳，三焦不利，胆气不舒，邪气弥漫，旁溢他经。表里同病，虚实互见，诸症纷起。少阳之经循胸胁而布胁下，邪入少阳，经气郁结则胸胁满闷；少阳胆火上炎，兼胃热上蒸，故轻则心烦，重则谵语；少阳枢机不利，胆火内郁，决断失职，心神逆乱，故而惊惕恐惧。三焦决渎失职，水道不畅，则小便不利；阳气内郁而不得宣达，三阳经气不利，则一身尽重，不可转侧。总之，本证形成于伤寒误下之后，以邪入少阳，弥漫三焦，心神逆乱为基本病机，故用柴胡加龙骨牡蛎汤和解少阳，通阳泻热，重镇安神。

【方义】柴胡加龙骨牡蛎汤是取小柴胡汤之半量，去甘草，加龙骨、牡蛎、铅丹、桂枝、茯苓、大黄而成。方以小柴胡汤和解少阳，运转枢机，清疏胆火，畅达三焦，益气扶正为主体。加桂枝与柴胡相配，外疏而通达郁阳；加大黄与黄芩相配，内清少阳阳明之热；茯苓渗利水道、宁心安神；龙骨、牡蛎、铅丹重镇安神、理怯定惊。诸药合用，共奏和解少阳，通阳泻热，重镇安神，扶正达邪之功。

【辨治要点】

病机：病入少阳，邪气弥漫，心神逆乱。

主症：胸胁满闷，心烦，惊惕恐惧，甚则谵语，小便不利，一身尽重、不可转侧。

治法：和解少阳，通阳泻热，重镇安神。

主方：柴胡加龙骨牡蛎汤（柴胡、黄芩、半夏、生姜、人参、大枣、龙骨、牡蛎、铅丹、桂枝、茯苓、大黄）。

方歌：参芩龙牡桂丹铅，苓夏柴黄姜枣全，枣六余皆一两半，大黄二两后同煎。

【知识拓展】

古今历代医案，多据烦惊、谵语等主症，以胸满等少阳脉症为辨证要领，广泛应用柴胡加龙骨牡蛎汤治疗癫狂、癫痫、心悸、失眠、梦游等，或西医学的精神分裂症、神经衰弱、神经官能症、血管神经性头痛、更年期综合征、梅尼埃病、甲状腺功能亢进、高血压、经前期紧张综合征、戒断综合征、脑外伤后综合征等。唯方中铅丹有毒，现代医家多以生铁落或灵磁石代之。

药理研究发现，本方具有双向调节神经系统、抗癫痫、抗抑郁、降血脂、抗儿茶酚胺（CA）

对心血管的损伤、增强肾上腺素对血小板的凝集、调节下丘脑 - 垂体 - 肾上腺轴及大脑单胺类神经递质、保护神经元、提高星形胶质细胞表达等作用。

【医案选录】

刘渡舟医案：尹某，男，34 岁。胸胁发满，夜睡呓语不休，且乱梦纷纭，时发惊怖，精神不安，心中烦热，汗出而不恶风，大便经常秘结。问其患病之因，自称得于惊吓之余。视其人精神呆滞，面色发青，舌质红而苔薄黄，脉来沉弦有力。辨为肝胆气郁，兼阳明腑热，而神魂被扰，不得潜敛所致。处方：柴胡四钱、黄芩三钱、半夏三钱、生姜三钱、铅丹一钱半(布包紧)、茯神三钱、桂枝一钱半、龙骨五钱、牡蛎五钱、大黄二钱(后下)、大枣六枚。服一剂大便畅通，胸胁满与呓语除，精神安定，不复梦扰。唯欲吐不吐，胃中似嘈不适，上方再加竹茹、陈皮服之而愈。(刘渡舟，聂惠民，傅世垣 . 伤寒挈要［M］. 北京：人民卫生出版社，1983.)

复习思考题

1. 少阳病变证的治疗原则是什么？

2. 试述柴胡桂枝汤证、大柴胡汤证、柴胡桂枝干姜汤证、柴胡加龙骨牡蛎汤证的脉症、病机、治法和方药。

3. 大柴胡汤与柴胡加芒硝汤均治少阳兼阳明里实证，临床上应如何区别使用？

第四节　少阳病传变与预后

学习目标

1. 了解少阳病传变及预后。

2. 了解太阳少阳并病刺法。

3. 了解热入血室证。

【原文】傷寒六七日，無大熱，其人躁煩者，此爲陽去入陰①故也。(269)

【词解】

①阳去入阴：即邪气离表入里之意。

【提要】论伤寒表病入里之征。

【解析】伤寒六七日，一般规律常是正气恢复，病邪衰退的自愈期。但也常是伤寒由表入里的变化期。若伤寒六七日，见其人无大热，而躁烦不安者，则提示表无大热，邪气由表入里，此即"阳去入阴"之义。唯躁烦一证，阴证阳证均可出现，若欲确诊，还须结合脉症详细辨之。本条总的精神，是言伤寒六七日后，须根据现有脉症来判断病势的进退，以确立适当的治疗方法。

【原文】傷寒三日，三陽爲盡，三陰當受邪，其人反能食而不嘔，此爲三陰不受邪也。(270)

【提要】论伤寒不传三阴之征。

【解析】《素问·热论》有"一日太阳，二日阳明，三日少阳，四日太阴，五日少阴，六日厥阴"的传经之说。但伤寒六经病传,并不拘泥于日数,而是以脉症为凭。故病程虽过三日,若患者正气不虚,脾胃气和,饮食如常,不见太阴之腹满而吐、食不下,少阴之欲吐不吐,厥阴之饥不欲食,食则吐蛔等症,自是不传三阴。故曰"其人反能食而不呕,此为三阴不受邪也"。

【原文】傷寒三日,少陽脉小者,欲已①也。(271)

【词解】

①已:病愈。

【提要】论少阳病欲愈的脉象。

【解析】伤寒三日,为病传少阳之日,但其脉不弦而小,则提示少阳之邪渐衰而欲愈,正如《素问·离合真邪论》所说"大则邪至,小则平"。本条是以脉来概括病情,脉小而症状减轻,故为欲愈。反之,若脉小而症状加重,则是邪胜正衰,病邪有内陷之势,临床不可一概而论。

复习思考题

1. 谈谈你对第269条"阳去入阴"的理解。

2. 结合第270条,重温第4、5两条,谈谈临床上应如何判断疾病是否传变。

附:热入血室证

【原文】婦人中風,發熱惡寒,經水適來,得之七八日,熱除而脉遲身涼。胸脇下滿,如結胸狀,讝語者,此爲熱入血室也,當刺期門,隨其實而取之。(143)

婦人中風,七八日續得寒熱,發作有時,經水適斷者,此爲熱入血室,其血必結,故使如瘧狀,發作有時,小柴胡湯主之。(144)

婦人傷寒,發熱,經水適來,晝日明了,暮則讝語,如見鬼狀者,此爲熱入血室,無犯胃氣,及上二焦,必自愈。(145)

【提要】论热入血室的成因、证候、治法及禁忌。

【解析】143条论热入血室的针刺治法。妇人中风,发热恶寒,泛指妇人外感。若此时恰逢月经来潮,血室空虚,表邪易化热乘虚内陷而成热入血室之证。七八天后,邪入于内,太阳表证已罢,故热除、身凉。此非病愈,而是邪气入里化热,与血结于血室。盖热与血结,气血涩滞,脉道不畅,故脉来迟滞不利;肝主疏泄,为藏血之脏,其经脉布胸胁,与冲任胞宫关系密切,热入血室,必使肝脉受阻,气血不利,故见胸胁下满闷,甚至疼痛,状如结胸;心主神志,言为心声,热入血室,血热扰心则神明不安,语言错乱而发谵语。此乃热入血室证,治用针刺期门法。期门为肝经之募穴,是厥阴肝气聚集之处,刺期门能疏畅肝络,清泄郁热,使结于胞宫中的血热之邪得以外泄,其病可愈。

144条论热入血室寒热如疟的证治。妇人中风,初起当有发热恶寒之表证。迨至七八日后,才续得寒热,发作有时,又恰逢经水适断,此亦属热入血室之证。考其病史,得病之初,月经已来,七八日后,月经适断而见寒热发作有时,此乃邪热乘虚内陷,与血相结,血室瘀阻,气血流行不畅,正邪分争所致,故使寒热如疟状。

145条论血室证治及禁例。妇人在患伤寒发热之际,适逢月经来潮,血室空虚,表邪化热乘虚内陷,与血相结而成热入血室证。临床以"昼日明了,暮则谵语,如见鬼状"为特点。盖热入血室即病在血分,血属阴。白昼属阳而夜暮属阴,且阳气昼行于阳,夜行于阴,血分之热与夜行于阴分之阳相合,邪热增剧而扰乱心神,故患者白昼神识尚明,一到傍晚时分即神识不清,甚至妄言谵语"如见鬼状"。"无犯胃气及上二焦",强调治疗之禁忌。因谵语非胃实所致,故不可吐下徒伤胃气。又因病不在中上二焦,故不宜妄用中上二焦之药。"必自愈"

者,非坐待病愈之意,与桃核承气汤证"血自下,下者愈"用意略同,乃言经血未止,瘀热尚有出路,病有自愈之机。反之,若经血已止而病仍在,刺期门及小柴胡汤等法,均可斟酌用。

【辨治要点】

病机:热入血室。

主症:寒热如疟,发作有时,或热除身凉,胸胁下满,甚则疼痛,昼日明了,暮则谵语,如见鬼状,脉迟。

治法:随其实而取之。

主方:小柴胡汤(柴胡、黄芩、半夏、生姜、人参、炙甘草、大枣)。

针刺:期门穴。

【医案选录】

曹炳章医案:辛亥二月。毗陵学官王仲景妹。始伤寒七八日,昏塞喉中涎响如锯,目瞑不知人,病势极矣。予诊之,询其未昏塞以前证。母在侧曰:"初病四五日,夜间谵语如见鬼状。"予曰:"得病之初,正值经候来否?"答曰:"经水方来。因身热病作而自止。"予曰:"此热入血室也。"仲景云:妇人中风发热,经水适来,昼日明了,夜则谵语,发作有时,此为热入血室。医者不晓,例以热药补之,遂致胸膈不利,三焦不通,涎潮上脘,喘急息高。予曰:"病热极矣,先当化其涎,后当除其热,无汗而自解矣。"予急以一呷散投之。两时间,涎定得睡。是日遂省人事,自次日以小柴胡汤加生地黄,三投热除,无汗而解。(曹炳章.中国医学大成·伤寒九十论[M].北京:中国中医药出版社,1997.)

附:备考原文

三陽合病,脈浮大,上關上,但欲眠睡,目合則汗。(268)

辨少阳病脉证并治条文音频

扫一扫测一测

学习小结

本章共介绍条文27条,方证6个,分四节讲述了少阳病概要、少阳病本证、少阳病兼变证、少阳病传变与预后,并附热入血室证治。少阳居半表半里,内寓相火,主司枢机。邪入少阳,少阳胆火内郁、枢机不利是其主要病理特点,以口苦、咽干、目眩为其辨证要点。然欲全面掌握少阳病主证,须与96条、97条合参。

少阳病的治疗禁汗、禁吐、禁下,当以和解之法,主方是小柴胡汤。但小柴胡汤的临证应用,既要掌握其主治证候,又要懂得灵活使用方法。论中特别提出"伤寒中风,有柴胡证,但见一证便是,不必悉具",是突出体现辨证论治精神的经典范例。三阳证见,或阳明病兼见少阳之证,其治疗原则以和解为主,而从枢外解。又如"设胸满胁痛者""胸胁满不去者""呕而发热者""续得寒热发作有时"者,均与小柴胡汤。又有症类似于少阳病,病机却不属于少阳,而禁用小柴胡汤者,如第98条即是。由此可见,原则与灵活,必求辨证统一,临证方能得心应手。

少阳病主证之外,又有兼证,亦有误治后而形成的变证。治法虽以和解为主,而兼治之法,又有种种不同。如少阳兼太阳证,宜柴胡桂枝汤,和解与发表并用;如少阳兼阳明里实,主用大柴胡汤,和解兼泻里实;对于里实未甚、正气较虚者,又主以柴胡加芒硝汤。其他如柴胡桂枝干姜汤、柴胡加龙骨牡蛎汤等,皆是定法中有活法,活法不离定法之范例。

妇人热入血室,多因感受外邪,适逢月经来潮,表邪乘虚内陷,与血结于胞宫。治法或刺期门,以泻其实,或主用小柴胡汤,因势利导,从枢外解。或因经水适来,邪有出路。所谓"必自愈",亦寓活血祛瘀使血行结散之意。

第四章

辨太阴病脉证并治

概　说

太阴包括手太阴肺和足太阴脾,本篇主要论述足太阴经与脾脏及其所主四肢部位的病证。足太阴脾经起于足大趾内侧端,上行过内踝前缘,沿小腿内侧,交厥阴经脉前,沿大腿内前侧上行,入腹,属脾络胃。脾主运化,主升清,主大腹,主四肢和肌肉。脾胃同居中焦,互为表里。胃主受纳,腐熟水谷;脾主运化,以升清阳,两者纳运协调,升降相因,燥湿相济,共同完成水谷精微的受纳、运化、吸收和输布。

太阴病的成因,大致可归纳为三个方面:一是先天禀赋不足,脾阳素虚,寒湿之邪直中太阴;二是过食生冷,或感受外邪,或过服苦寒之药损伤脾阳,运化失职,发为太阴病;三是三阳病误治、失治,导致脾阳受损,邪陷太阴。

病在太阴,疾病由阳转阴,由实转虚,虽机体抗病能力减弱,但证情局限于中焦,较少阴、厥阴全身性病变为轻,其提纲“腹满而吐,食不下,自利益甚,时腹自痛”,概括了太阴病脾阳虚弱,寒湿停聚的基本特点。太阴病兼变证主要有太阴兼表证,太阴兼腹痛证以及寒湿发黄证等。

太阴病以“当温之”为治疗大法,即温中散寒,健脾燥湿为主,用理中丸(汤)、四逆汤一类方剂。太阴兼表证,治以桂枝汤解肌祛风,调和脾胃;太阴兼腹痛证治以桂枝加芍药汤通阳益脾,活络止痛;大实痛者治以桂枝加大黄汤化瘀导滞;太阴寒湿发黄证则“于寒湿中求之”,即温阳散寒,除湿退黄。

太阴病的预后一般较好,其预后及传变主要有以下三个方面:①阳复向愈:若辨治准确,用药得当,脾阳恢复,寒湿蠲化,其病痊愈;若脾阳振奋,运化复常,肠道原有腐秽积滞自行排出体外而病愈,即“脾家实,腐秽当去”;②阳复太过,病转阳明:若太阴病过用温燥,或寒湿郁久化热,阳复太过,由虚转实,由阴转阳,由太阴而转出阳明;③病邪内传:若太阴病日久,脾阳虚衰;或失治误治,病邪又可传入少阴或厥阴。

第一节　太阴病纲要

学习目标

掌握太阴病的脉证提纲。

【原文】太陰之爲病,腹滿而吐,食不下,自利益甚,時腹自痛。若下之,必胸

下結鞕①。（273）

【词解】

①胸下结硬：胸下即胃脘部；胸下结硬，指胃脘部痞结胀硬。

【提要】论太阴病提纲及误下后的变证。

【解析】足太阴脾脏，主运化而司大腹。若脾阳不足，运化失职，寒湿阻滞，气机不畅，则腹满。即《黄帝内经》所云："脏寒生满病"。脾与胃相表里，太阴脾病多影响及胃，寒湿内盛，升降失常，浊阴上逆犯胃，受纳腐熟运化功能失职则呕吐而食不得下；脾阳下陷，清气不升则自下利。"自利益甚"指下利逐渐加重，因呕吐而食不下致脾虚更甚所致。时腹自痛是中焦阳虚，寒湿内阻，气机阻滞所致，表现为时作时止，喜温喜按。

太阴脾虚寒证与阳明腑实证都有腹满，但两者性质完全不同。太阴腹满属虚属寒，为脾阳虚而寒湿阻滞，其证候特点为"腹满时减，复如故"，虽下利而腹满仍不除；阳明腑实证属热属实，为实热内结，腑气不通所致，其证候特点为"腹满不减，减不足言"，得大便通利则腹满可除。

太阴虚寒证，以"当温之"为治疗大法，即温运中阳，健脾燥湿，慎用峻烈攻下之法。若误用，则更损中阳，中虚益甚而浊阴上逆，则增胸下结硬之变证。

复习思考题

1. 试述太阴病提纲证的意义。

2. 太阴病误下后会出现什么变证？其机理如何？

第二节　太阴病本证

学习目标

掌握太阴病的因机证治。

【原文】自利不渴者，屬太陰，以其藏有寒①故也，當溫之，宜服四逆輩②。（277）

【词解】

①脏有寒：指脾脏虚寒。

②四逆辈：辈指一类的意思。四逆辈即指理中汤、四逆汤一类的方剂。

【提要】论太阴病的主证、病机和治则。

【解析】"自利不渴"是太阴病下利的特点。"自利"是太阴病的主症，因脾阳虚弱而清阳不升；太阴为阴土，主湿，病则多从寒湿而化，以"不渴"揭示了太阴脾阳虚弱而寒湿弥漫的特征，故仲景明确指出："自利不渴者，属太阴"。当然，如果自利太甚，伤及营阴，也会伴有口渴。

"脏有寒"是指脾脏虚寒，是仲景进一步对自利不渴病机的解释。太阴病虚寒下利的治疗原则是"当温之"。治疗方药只提出"宜服四逆辈"，并未举出具体的方剂，示人临证量其疾病的轻重缓急随证灵活选方用药，即轻者可用理中汤温中祛寒，重者则四逆汤补火生土；气血生化不足，面色萎黄则用小建中汤。

【辨治要点】

病机：脾阳虚弱，运化失司，寒湿内阻。

主症：自利不渴，腹满而吐，食不下，自利益甚，时腹自痛。

治法：温中散寒，健脾燥湿。

主方：理中丸或汤（人参、白术、干姜、炙甘草）。

方歌：吐利腹疼用理中，丸汤分两各三同，术姜参草刚柔济，服后还余啜粥功。

复习思考题

1. 太阴病下利的特点是什么？其机理如何？

2. 试述太阴病本证的病机和治疗原则。

3. 太阴脾脏虚寒证，病位在中焦，为何治宜四逆辈？

第三节 太阴病兼变证

学习目标

1. 掌握太阴腹痛证的因机证治。

2. 熟悉太阴兼表证的因机证治。

3. 熟悉太阴寒湿发黄证的病机及治则。

一、太阴兼表证（桂枝汤证）

【原文】太陰病，脉浮者，可發汗，宜桂枝湯。(276)

【提要】论太阴兼表的证治。

【解析】太阴病属里虚寒证，其脉当沉，今脉不沉而浮，当属太阴兼表之证。既兼太阳表证，故除脉浮外，还当伴有头痛、恶寒、发热、四肢酸楚疼痛等；冠以"太阴病"，即指素体脾阳不足，内有寒湿，亦应见到便溏，或纳少，或脘腹胀满，或呕吐等，此处不言，乃省文之法。

病属太阴兼表证，里虚不甚，以表证为主，脉见浮弱，故不可峻发其汗，而以桂枝汤调和营卫，缓发其汗。桂枝汤既和脾胃，又有发汗解表之功。对于太阴兼表之病证有一举两得之效，表里同治。

若属太阴里虚寒较重，则虽有表证，亦不可先治其表，而宜先温其里，后和其表，或温里为主，兼以和表，如表证兼里虚，急当救里的 91 条及中虚较甚兼表的 163 条桂枝人参汤证即是其例。所不同的，前者为少阴阳虚兼表，先以四逆汤回阳救逆，后以桂枝汤解散肌表之邪；后者为太阴里虚较重兼表，故以桂枝人参汤温中健脾为主，兼以解表。

二、太阴腹痛证（桂枝加芍药汤证、桂枝加大黄汤证）

【原文】本太陽病，醫反下之，因爾腹滿時痛者，屬太陰也，桂枝加芍藥湯主之；大實痛者，桂枝加大黄湯主之。(279)

桂枝加芍藥湯方

桂枝三兩，去皮　芍藥六兩　甘草二兩，炙　大棗十二枚，擘　生薑三兩，切

上五味，以水七升，煮取三升，去滓，温分三服。本云，桂枝湯，今加芍藥。

桂枝加大黄湯方

桂枝三兩,去皮　大黃二兩　芍藥六兩　生薑三兩,切　甘草二兩,炙　大棗十二枚,擘
上六味,以水七升,煮取三升,去滓,温服一升,日三服。

【提要】论太阳病误下邪陷太阴的证治。

【解析】太阳病本不当下而下之,故曰"反"。误下邪陷太阴,脾伤气滞络瘀,故出现腹满疼痛等。由于证情有轻重之别,故治疗选方有所不同,轻者表现为腹满时痛,乃脾络瘀滞不重,时通时阻,治宜调理脾胃,和络止痛,方用桂枝加芍药汤主之。重者表现为腹部持续作痛,为脾络瘀滞较重,闭阻不通,即"大实痛",此时仅用调理脾胃,和络止痛的桂枝加芍药汤,力难胜任,治当兼用散瘀导滞,宜桂枝加大黄汤。

本证腹痛与"胃家实"的腹痛迥然不同。"胃家实"是病位在胃肠,多为绕脐疼痛,乃燥屎阻滞,腑气不通所致。而本证腹痛,病在脾络,缘于太阳病误下之后,脾伤邪陷,脾络瘀滞,非肠中有实邪。

【方义】桂枝加芍药汤乃桂枝汤倍用芍药而成。用桂枝配甘草、生姜协大枣,辛甘温相伍,温阳通络益脾。其中桂枝、生姜辛温散寒,通络开结;甘草、大枣补中益气,健脾扶正,缓急止痛。重用芍药者,一者芍药与甘草相配,酸甘化阴,缓急止痛;二者倍用芍药以增强其活血通络之效,正如《神农本草经》所云"芍药主邪气腹痛,除血痹"。全方具有温阳散寒通络,缓急止痛,补中益气之功,适用于太阴脾虚气滞络瘀之腹满时痛证。

桂枝加大黄汤即桂枝加芍药汤再加大黄而成。因其脾络瘀滞较甚,腹部满痛较重,故加大黄以增强其活血化瘀,通络止痛之功;再者气滞不通,亦可导致大便不通,进而导致气滞络瘀更甚,加大黄一者活血祛瘀,通络止痛,二者导滞祛实通便,如此,气机畅而腐秽除,瘀血祛而经络通,太阴腹满痛证可愈。

【辨治要点】

1. 桂枝加芍药汤证

病机:脾虚气滞络瘀。

主症:腹部疼痛,时作时止,拒按,无食不下,呕吐、下利等明显太阴脾虚寒湿证特点。舌淡或有瘀点瘀斑,脉沉缓或迟兼涩等。

治法:通阳益脾,和络缓急。

方药:桂枝加芍药汤(桂枝、芍药、生姜、炙甘草、大枣)

2. 桂枝加大黄汤证

病机:脾虚气滞络瘀较重兼腐秽实邪。

主症:在桂枝加芍药汤基础上腹痛较剧烈,持续不减,拒按或伴便秘。

治法:通阳益脾,散瘀导滞。

方药:桂枝加大黄汤(桂枝、大黄、芍药、生姜、炙甘草、大枣)。

方歌:桂枝倍芍转输脾,泄满升邪止痛宜,大实痛因反下误,黄加二两下无疑。

【知识拓展】

桂枝加芍药汤主要用于治疗消化系统疾病,如慢性胃炎、胃溃疡、胃肠术后疼痛不休、慢性结肠炎、溃疡性结肠炎、肠易激综合征、慢性肝炎、慢性胰腺炎、慢性胆囊炎、消化道肿瘤疼痛等,桂枝加大黄汤可治疗痛经、顽固性便秘、粘连性肠梗阻等。只要符合脾虚络脉瘀阻(或兼实滞)之病机,多有较好疗效。

【医案选录】

刘渡舟医案:王某,男,46岁。大便下利达1年之久,先后用多种抗生素,收效不大。每日腹泻3~6次,呈水样便,并夹有少量脓血,伴里急后重,腹部有压痛,以左下腹为甚,畏寒,

发热(37.5℃),舌红,苔白,脉沉弦。粪便镜检有红、白细胞及少量吞噬细胞。西医诊为"慢性菌痢"。辨证:脾脏气血凝滞,木郁土中所致。治法:调脾家阴阳,疏通气血,并于土中伐木。方药:桂枝10g,白芍30g,炙甘草10g,生姜10g,大枣12枚。上方服两剂,下利次数显著减少,腹中颇觉轻松。3剂后则大便成形,少腹之里急消失,服至4剂则诸症霍然而愈。(陈明,刘燕华,李芳.刘渡舟临证验案精选[M].北京:学苑出版社,1996.)

【原文】太陰爲病,脉弱,其人續自便利,設當行大黄芍藥者,宜減之,以其人胃氣弱,易動故也。(280)

【提要】论太阴病脾胃虚弱,当慎用酸寒之药。

【解析】上条太阳病误下,邪陷脾伤络瘀,腹满时痛或大实痛者,可用桂枝汤中加芍药、大黄治疗。本条指出若其人脉弱,续自便利,则提示中虚有寒,运化不及,即使邪气壅滞较甚,出现腹满时痛或大实痛,此时需用大黄、芍药亦当慎重,或适当减量。因太阴病毕竟以脾胃阳虚为本,用药稍有不慎,则更易损伤脾胃,导致中虚气陷,泻利不止。在此仲景明确指出:"以其人胃气弱,易动故也。"

三、太阴发黄证

【原文】傷寒發汗已,身目爲黄,所以然者,以寒濕在裏不解故也。以爲不可下也,於寒濕中求之。(259)

【提要】论寒湿发黄的病机与治则。

【解析】发黄的病因有湿热和寒湿之别。本条发黄为寒湿发黄,多为素体脾阳不足,寒湿在里,肝胆疏泄失职,胆汁不循常道,外溢肌肤,故身目小便俱黄。寒湿发黄,黄色晦黯,多不发热,口不渴,身倦,脘痞纳少,腹满便溏,小便不利或自利,舌淡或胖,苔润或滑,脉沉迟或缓弱无力等。与湿热发黄之黄色鲜明,烦热,便秘、溲赤,口渴喜凉,舌红苔黄腻乏津,脉滑数或弦数等迥然有别。

对于寒湿发黄,仲景明确提出了"以为不可下也"的治疗禁忌。因脾阳不足,寒湿阻滞,径用下法,更伤中阳,加重病情。不唯不能用下法,大凡涌吐、清热等法,均在禁忌之例。本条虽未提具体方药,但提出了"于寒湿中求之"的治疗原则,即温中散寒,祛湿退黄。临床根据病情轻重可辨证选用茵陈五苓散、茵陈术附汤或茵陈四逆汤等治疗。

复习思考题

1. 试分析太阴病兼表证用桂枝汤治疗的意义。
2. 试述太阴病腹痛证的病因、病机、治法和方药。

第四节　太阴病预后

学习目标

1. 了解太阴中风的主症及欲愈候。
2. 了解太阴病阳复转愈的临床特征及机理。
3. 了解太阴病转属阳明的临床特征。

笔记栏

一、太阴中风欲愈候

【原文】太陰中風,四肢煩疼,陽微陰濇①而長者,爲欲愈。(274)

【词解】

①阳微阴涩:此处指脉象,阴阳作浮沉解,即浮取而微,沉取而涩。

【提要】论太阴中风的主症及欲愈候。

【解析】太阴中风,是脾阳素虚,寒湿内盛之人复感风寒所致。"四肢烦疼"是太阴中风的主症,因脾主四肢,四肢为诸阳之本,脾阳虚而感受风邪,风邪外束,邪气阻滞,正邪相争,四肢气血运行不畅,故四肢烦疼。太阴中风证情较轻,凭脉象可推断其病势转归,今脉象浮取而微,说明邪气渐轻,风邪将解;沉取而涩,为脾气虚弱,寒湿内困,脉行不畅之故,若沉涩之脉转而见长脉,标志着脾阳渐旺,湿邪渐去,正复邪微,病势向好的方面转化,故曰:"阳微阴涩而长者,为欲愈。"

本条根据脉象推测疾病的转归,强调正气恢复是疾病向愈的关键因素,并指出在疾病诊治过程中动态观察脉症的重要性。

二、太阴阳复自愈证

【原文】傷寒脉浮而緩,手足自温者,繫在太陰①;太陰當發身黄,若小便自利者,不能發黄;至七八日,雖暴煩下利日十餘行,必自止,以脾家實②,腐穢③當去故也。(278)

【词解】

①系在太阴:系,联系,涉及之意。系在太阴,即涉及太阴。

②脾家实:实,在此指正气充实。脾家实,即脾阳恢复之意。

③腐秽:指肠中腐败秽浊之邪。

【提要】论太阴病阳复转愈的临床特征及机理。

【解析】太阴主湿,"伤寒脉浮而缓,手足自温者,系在太阴",说明既有外感风寒之邪,又有太阴里湿阻滞。脉浮而缓,颇似太阳中风证,但无发热、恶风、汗出和头项强痛,而是仅见"手足自温",则知并非纯属太阳中风证,而是病涉太阴。太阴为至阴,抗邪之力不足,又主四肢,为三阴之始,在三阴病中阳虚较轻,当其初感外邪后,正气尚能与邪抗争,脾阳尚能敷布四肢,故见脉浮而手足自温。脉缓为太阴病的主脉,说明本病外感风寒和脾虚湿困同时存在。三阳病皆有发热,三阴病多属里虚寒证,不仅不发热,若病少阴、厥阴,阳虚较重,常可见到四肢厥冷。今太阴脾虚,初感外邪,病涉太阳、太阴之间,邪正交争较为缓和,故既不见太阳病之发热恶风、头疼项强,亦不见太阴病之腹满、吐利等,而仅见"手足自温"。若正邪交争较为剧烈,则必以太阳病为主而见发热;若阳虚较重,抗邪无力,则必以太阴病为主而见虚寒之象,其未必见手足温暖,反多见手足厥冷或手足心汗出,故"手足自温"是本病的辨证要点。

"太阴当发身黄,若小便自利者,不能发黄",论述了太阴病发黄的机理。太阴为湿土之脏,脾阳不足,运化失职,寒湿内阻,影响肝胆的疏泄,胆汁不循常道,溢于周身而发黄,故曰"太阴当发身黄"。然而,"当"乃推断之词,并不意味着一定发黄。因发黄多由湿邪内阻,多伴有小便不利,若小便自利,湿有出路,寒湿不能郁阻于内,则不能发黄,故云"若小便自利者,不能发黄"。由此可见,小便利与不利,判断湿有无出路,对于推断是否发黄有重要参考意义。应当指出的是,太阴病发黄,为寒湿郁滞所致,属阴黄范畴,与湿热郁蒸之阳黄在病机、证候和治疗方面迥然有别,不可混为一谈。259条"伤寒发汗已,身目为黄,所以然者,以寒湿在里不解故也,以为不可下也,于寒湿中求之",即为例证。

从"至七八日……腐秽当去故也",论述了太阴病向愈的临床表现和机理。病经七八日,患者骤然出现烦扰不宁,且下利日十余行,此乃脾阳来复,正邪交争,继而正能胜邪,留滞于肠中腐秽积滞从下利而去,疾病向愈的佳兆。这种下利的特点是下利的同时,病情随之好转,当肠中腐秽尽去之时,下利自然停止,故曰"必自止"。此时且不可妄用固涩止利之品,否则有闭门留寇之弊。

"脾家实"与"胃家实"的含义不同。"脾家实"是指脾阳恢复,运化复常,清阳得升,浊阴得降,推荡肠中腐秽积滞从大便排出的病机说明。"胃家实"则指"邪气盛则实",即对阳明病胃肠邪热亢盛的病理概括。如何区分脾阳恢复的下利和脾阳虚寒的下利呢?须从整体出发,综合全部病情加以分析和判断。如前者在下利的同时,必伴手足自温,精神转佳,苔腻渐化,脉象平和,肠中腐秽尽去而利止,为病情向愈;后者则必伴有手足不温,精神困顿,明显畏寒,苔腻不化等,为脾阳虚弱,病情加重之候,其利必不能自止。

三、太阴转属阳明证

【原文】傷寒脉浮而緩,手足自温者,是爲繫在太陰。太陰者,身當發黄,若小便自利者,不能發黄。至七八日大便鞕者,爲陽明病也。(187)

【提要】论太阴病转属阳明的临床特征。

【解析】本条与278条前半部分基本相同,旨在从两者不同转归中进一步说明太阴病与阳明病的相互转化关系。278条论太阴病至七八日,脾阳来复,无太过不及,下利自止,其病向愈;而本条则是论述太阴病至七八日,阳复太过,转属阳明。太阴与阳明同居中焦属土,经脉互相络属,构成表里关系,但阳明主胃,属阳主燥,太阴主脾,属阴主湿,故阳明为病多里热燥实证,太阴为病多里虚寒湿证。虚与实,燥与湿,寒与热,阴与阳,虽然相互矛盾,但在一定条件下可相互转化。如阳明病误治失治,损伤脾阳,则向太阴转化,形成太阴病;若太阴病过用温燥之药,或湿邪久郁化热,则太阴寒湿之邪可从燥热而化,演变为阳明病。所谓"虚则太阴,实则阳明",即指这种转化关系而言。

"大便硬"是阳明实证的特征和标志之一,因此,见到大便硬就表明病在阳明,故云"大便硬者,为阳明病也"。当然,也不是绝对的,在此是举其显而易见的一端而略其余,一隅三反,临证之际,还需全面分析病情,详为辨证。

本条与278条虽同属脾阳来复的太阴病转归,但两者同中有异,脾阳来复,祛邪外出,胃热不甚,肠中腐秽从大便排出而疾病自愈;本条为脾阳来复太过,胃热较甚,邪从燥化,形成阳明病。

纵观278条、187条,太阴病转归有三:其一,脾阳不足,寒湿不化,小便不利,湿无外出之路,郁滞中焦,影响肝胆而致发黄。若小便自利者,水湿有外泄之机,则不能发黄。其二,脾阳恢复,运化复常,推荡肠中腐秽积滞从大便而出,则疾病向愈,即所谓"脾家实,腐秽当去故也"。其三,过用温燥之品,或湿邪久郁化热,阳复太过,病从燥化,可演变为阳明病。

复习思考题

1. 太阴欲愈与转愈有哪些具体表现?试述其机理。
2. 太阴病预后转归有哪些?试述其机理。

辨太阴病脉
证并治条文
音频

扫一扫
测一测

学习小结

　　本章共介绍条文9条,方证3个,论述了太阴病及其兼证的辨证论治。太阴病以"腹满而吐,食不下,自利益甚,时腹自痛"为提纲,以"自利不渴"为太阴虚寒下利的辨证要点,病机为脾阳不足,寒湿阻滞,即"脏有寒",治宜温中健脾,散寒除湿。太阴病属里虚寒证,若兼表者以桂枝汤外则解肌祛风,内可调和脾胃;若因误下导致脾伤邪陷,脾络瘀滞而出现腹满疼痛者,治宜调理脾胃,和络止痛,根据病情的轻重而选用桂枝加芍药汤和桂枝加大黄汤。太阴病的预后,每以太阴阳气强弱为转移,若太阴中风,脾阳渐旺,正复邪微,则病可向愈;若脾阳不足,寒湿郁滞,影响肝胆的疏泄,可致太阴寒湿发黄;若脾阳恢复,祛邪外出则为自愈之机;若太阴阳复太过,太阴转出阳明,则可演变为阳明病。

第五章

辨少阴病脉证并治

概　说

少阴包括手少阴心和足少阴肾二经，及其所属的心、肾两脏。手少阴之脉，起于心中，出属心系，下膈，络小肠。其支者，上夹咽，连目系。足少阴之脉，起于小趾下，贯脊，属肾，络膀胱。其直行者，由肾上贯肝、膈，入肺中，循喉咙，夹舌本。心属火，主藏神，主血脉，为一身之主；肾属水，主藏精，主水液，内寓真阴真阳，为先天之本。在生理状态下，心火下蛰于肾以暖肾水，使水不寒；肾水上济于心，以制心火，使火不亢，心肾交通，水火既济，相辅相成，以维持人体的阴阳平衡。

少阴病的成因有二：一是外邪直中。即素体少阴阳虚或阴虚，复感外邪，邪气直入少阴，内外合邪而发病；二是他经转属。多由失治、误治，损伤心肾阴阳从而转属少阴。因太阳与少阴互为表里，故太阳病最易转入少阴，即所谓"实则太阳，虚则少阴"。又因太阴为三阴屏障，故太阴虚寒也易传入少阴，成为脾肾阳虚证。

少阴病以心肾虚衰，水火不交为主要病机，以脉微细、但欲寐为主要脉症。由于致病因素、感邪轻重及体质的不同，少阴病本证包括寒化证、热化证、阳郁证三大类型，其中尤以阳虚寒化证为主。素体心肾阳虚，或寒邪直中少阴，病从寒化而成少阴寒化证。症见无热恶寒、下利清谷、四肢厥逆、精神萎靡、小便清长、脉沉微细、舌淡苔白。若阴寒太盛，虚阳浮越于外，还可出现面赤、汗出、躁扰不宁、反不恶寒等真寒假热之象。热化证多由肾阴虚于下，心火亢于上所致。临床以心烦不得眠、舌红少苔、脉细数等为主要脉症。阳郁证为少阴心肾阳气郁遏，不能外达于四肢所致。此外，亦可出现阴阳两虚证及阳亡阴竭证。若少阴阳虚复感外邪，可形成少阴兼表的证候。少阴阴虚热炽，水竭土燥，可形成少阴阴虚兼阳明里实的证候。少阴经脉皆达于咽喉，当阴寒或热邪循经扰及咽部时，可出现咽痛证。

少阴病治法，寒化证治宜温经回阳，代表方为四逆汤；热化证治宜育阴清热，代表方为黄连阿胶汤；阳郁证治宜宣通阳气，治以四逆散。少阴兼表证治宜温经发表，代表方为麻黄细辛附子汤，若里虚甚而见下利清谷，当用四逆汤先温其里。少阴阴虚兼阳明里实证当用大承气汤急下存阴。咽痛证根据寒热虚实的不同，分别治以猪肤汤、甘草汤、桔梗汤、苦酒汤、半夏散及汤。

由于少阴病涉及人体阴阳根本，与他经相比，危重证较多。其预后取决于阳气与阴液的存亡。阳回则欲愈，阳亡则不治，阴竭亦预后不良。

笔记栏

第一节 少阴病纲要

EB-5-1

少阴病但欲寐动物模型

学习目标

1. 掌握少阴病脉证提纲。
2. 了解少阴病治疗禁忌。

一、少阴病提纲

【原文】少陰之爲病,脉微細,但欲寐①也。(281)

【词解】

①但欲寐:指似睡非睡,精神萎靡,体力衰惫的状态。

【提要】论少阴病的辨证提纲。

【解析】少阴病涉及心肾两脏。心藏神属火,火衰则阳气鼓动无力,故脉微。肾藏精属水,水虚则阴血不足,脉失充盈,故脉细。心虚神不充则精神萎靡不振,肾虚精不足则体力衰惫,提示病至少阴,医生通过望诊就能观察到患者全身衰竭的状态。以上一脉一症,概括了少阴病心肾俱虚的病变特点,故为少阴病提纲。

二、少阴病治禁

【原文】少陰病,脉細沉數,病爲在裏,不可發汗。(285)

【提要】论少阴热化证禁用汗法。

【解析】少阴病脉细沉数,沉示病在里,细数示阴虚有热,此属少阴热化阴虚内热证。虽症见发热、心烦,不可误以为表证而用汗法。若强发之,易致动血之变。

【原文】少陰病,脉微,不可發汗,亡陽故也;陽已虚,尺脉弱濇者,復不可下之。(286)

【提要】论少阴寒化证禁用汗、下法。

【解析】脉微示阳气大虚,发汗则虚阳随汗外越,更伤其阳。尺脉弱涩示肾阳已虚,阴精不足,切不可因阴寒内盛而滥用下法。明代李中梓《医宗必读》提出:"大实有羸状,误补益疾,至虚有盛候,反泻含冤"。症现"大实"或"至虚",多为生死存亡之际,必须详审防误。

复习思考题

1. 试述少阴病提纲证的辨证意义。
2. 少阴病的治禁及其机理如何?

第二节 少阴病本证

学习目标

1. 掌握少阴寒化证之四逆汤证、通脉四逆汤证、白通汤证、白通加猪胆汁汤证、附子汤证、真武汤证、桃花汤证的因机证治。

2. 掌握少阴病热化证黄连阿胶汤证、猪苓汤证的因机证治。

3. 掌握少阴阳郁证四逆散证的因机证治。

4. 熟悉少阴寒化证的辨证要点。

5. 了解正虚气陷证。

一、少阴寒化证

（一）少阴寒化证辨证要点

【原文】少陰病,欲吐不吐[1],心煩,但欲寐。五六日自利而渴者,屬少陰也,虚故引水自救,若小便色白[2]者,少陰病形悉具,小便白者,以下焦[3]虚有寒,不能制水,故令色白也。(282)

【词解】

①欲吐不吐:指要吐而又无物吐出。

②小便色白:小便量多色淡,即小便清长。

③下焦:指肾脏。

【提要】论少阴寒化证的病机及辨证要点。

【解析】病至少阴,肾阳虚衰,浊阴上逆,则欲吐,因胃肠空虚而无物吐出;阴盛于下,虚阳上扰,则心烦;心肾阳气衰微,神疲不支,而但欲寐;至五六日,邪气深入,正气愈耗,心肾阳虚更甚,火不生土,水谷不化,则下利;阳气虚衰,加之下利耗津,故口渴。"自利而渴"不同于太阴病之"自利不渴",体现了少阴阴津不足,阳气虚衰、气化不利的病理特点,故云"属少阴也"。

《素问·至真要大论》云:"诸病水液,澄澈清冷,皆属于寒。""小便色白"与但欲寐、自利、口渴并见,乃少阴阳虚寒盛之辨证依据。小便清长、自利同见,提示下元虚惫,肾失固摄,二便失约。小便清长与口渴并见,提示阳不化阴,气不化津。即原文所说的"下焦虚有寒,不能制水,故令色白也。"至此,少阴阳虚寒盛之象已确诊无疑,故云"少阴病形悉具"。

【原文】病人脉陰陽俱緊,反汗出者,亡陽也。此屬少陰,法當咽痛而復吐利。(283)

【提要】论辨少阴亡阳的脉症。

【解析】脉阴阳俱紧,类似太阳伤寒,太阳伤寒证当兼见脉浮、头项强痛、发热、无汗。现患者脉沉而阴阳俱紧,伴见汗出,无头项强痛、发热,此非太阳伤寒。脉沉主病在里,紧主寒盛。阳虚寒盛反见汗出,是虚阳外亡之象,当伴见肤冷肢厥。阴寒内盛,升降失调而见吐利;虚阳循经上扰而致咽痛。

（二）四逆汤证

【原文】少陰病，脈沉者，急溫之，宜四逆湯。(323)

甘草二兩，炙　乾薑一兩半　附子一枚，生用，去皮，破八片

上三味，以水三升，煮取一升二合，去滓，分溫再服。強人可大附子一枚、乾薑三兩。

【提要】论病涉少阴当急救回阳。

【解析】少阴病仅见脉沉，较之"脉微""脉微欲绝"，少阴阳虚程度不重。在此提出"急温之"，寓有"既病防变"的"治未病"思想。盖因少阴为病，病涉心肾，一为君主之官，一为先天之本，宜见微知著，防微杜渐。若待四肢厥逆、下利清谷、脉微欲绝等症俱现，则病情危笃，预后欠佳。

【方义】本方主治少阴虚寒，四肢厥逆诸症，故以四逆命名。附子生用，温肾回阳，破阴寒，为治疗少阴虚寒证之主药；干姜辛温守中，助附子回阳破阴，正所谓"附子无干姜不热"之意。炙甘草甘温，健运中阳之气，助姜、附回阳，降低附子的毒性。

【辨治要点】

病机：肾阳虚衰，阴寒内盛。

主症：自利口渴，小便清长，四肢厥逆，欲吐不吐，脉沉甚或微细，但欲寐。

治法：急温回阳。

方药：四逆汤（生附子、干姜、炙甘草）。

方歌：生附一枚两半姜，草须二两少阴方，建功姜附如良将，将将从容籍草匡。

【知识拓展】

本方临床可用于多种危重病证，如休克、心力衰竭、低血压、毒血症、梅尼埃病、急慢性胃肠炎、胃下垂等，辨证属于阳虚阴寒内盛者。

【医案选录】

刘渡舟医案：唐某，男，75 岁。冬月感寒，头痛发热，鼻流清涕。自服家存羚翘解毒丸，感觉精神甚疲，并且手足发凉。诊见患者精神萎靡不振，懒于言语。切脉未久，则侧头欲睡。握其两手，凉而不温。视其舌则淡嫩而白。切其脉不浮而反沉。脉证所现，此为少阴伤寒之证候。肾阳已虚，老怕伤寒，如再进凉药，必拔肾根，恐生叵测。法当急温少阴，与四逆汤。附子 12g，干姜 10g，炙甘草 10g。服 1 剂，精神转佳。再剂，手足转温而愈。（陈明，刘燕华，李芳.刘渡舟临证验案精选［M］.北京：学苑出版社，1996.）

【原文】少陰病，飲食入口則吐，心中溫溫①欲吐，復不能吐。始得之，手足寒，脈弦遲者，此胸中實，不可下也，當吐之。若膈上有寒飲，乾嘔者，不可吐也，當溫之，宜四逆湯。(324)

【词解】

①温温：温（yùn，音运），同愠。愠愠，即心中自觉蕴结不适。

【提要】论少阴病膈上有寒饮与胸中痰实的辨证。

【解析】本条可分三段理解：

第一段："少阴病……复不能吐"，论述膈上有寒饮与胸中痰实的共有表现。饮食入口则吐，心中温温欲吐，复不能吐，与 282 条的"欲吐不吐"表现及病机类同，是少阴阴寒上逆的证候，然欲吐不吐之症，不仅见于少阴寒逆，亦可见于胸中实邪结聚诸证。

第二段："始得之……当吐之"，论述胸中邪结的表现和治法。病初起即见手足冷，而脉象弦迟，此非少阴寒化证，而是邪阻胸中的实证。由于痰食之邪阻滞胸膈，正气向上祛邪，故

饮食入口则吐。不进食时,心中亦蕴结不适而上泛欲吐,因实邪阻滞不通,故"复不能吐"。胸中阳气被实邪所阻,不得布于四末,故手足寒。脉象弦迟按之有力,提示邪结阳郁。"其高者,因而越之"实邪在上不可用攻下法,当用吐法因势利导。

第三段:"若膈上有寒饮……宜四逆汤",论述少阴寒饮的治法。少阴阳虚失于气化,寒饮内生而上逆以致干呕,治宜四逆汤温运脾肾以化寒饮,不可误以为胸中实邪而用吐法。

痰食阻滞为实,寒饮留膈为虚,两者临证表现相似,然实者宜吐,虚者宜温,临证当辨清虚实。

（三）通脉四逆汤证

【原文】少陰病,下利清穀,裏寒外熱,手足厥逆,脈微欲絕,身反不惡寒,其人面色赤,或腹痛,或乾嘔,或咽痛,或利止脉不出者,通脉四逆湯主之。(317)

甘草二兩,炙　附子大者一枚,生用,去皮,破八片　乾薑三兩,強人可四兩

上三味,以水三升,煮取一升二合,去滓,分温再服,其脉即出者愈。面色赤者,加葱九莖;腹中痛者,去葱,加芍藥二兩;嘔者,加生薑二兩;咽痛者,去芍藥,加桔梗一兩;利止脉不出者,去桔梗,加人參二兩。病皆與方相應者,乃服之。

【提要】论少阴病阴盛格阳的证治。

【解析】下利清谷,为脾肾阳衰水谷不化的特有表现。手足厥逆,为心肾阳衰失于温煦所致。脉微欲绝,较之少阴提纲之脉微细更为严重。以上三症并见,为少阴阳气大衰,阴寒内盛之重证。此时更见"身反不恶寒,其人面色赤",是阴寒盛于内,虚阳格于外的表现。内有真寒,外有假热,病情危重有阴阳离决之势。治以通脉四逆汤破阴回阳,通达内外。

阴盛格阳病情危笃,变化众多,可见多种或然症:阴寒凝滞则腹痛;寒饮上逆犯胃则干呕;虚阳上浮,扰于少阴经脉则咽痛;泻利过重,阳虚阴竭无物可下,则利止脉不出。

本条之面色赤,为虚阳上浮,红而娇嫩,游移不定,与阳明热盛之满面通红者大异。真寒假热而见"身反不恶寒",证明辨识寒热真假的过程中患者喜恶亦可为假象。加之众多或然证更给临床辨识此类危重证带来困难。

【方义】本方即四逆汤加大生附子、干姜用量而成。重用附子,倍用干姜,以大辛大热之药,急驱内寒,破阴回阳,通达脉气,故名为通脉四逆汤。面赤,加葱白宣通上下阳气,破除阴阳格拒;腹痛,加芍药通泄脾络;干呕,加生姜温胃散寒,降逆止呕;咽痛,加桔梗利咽止痛;利止脉不出,加人参大补气阴,以救阴竭。方后强调"病皆与方相应者,乃服之",意在示人处方选药必须契合病机,随证加减。

【辨治要点】

病机:阴寒内盛,格阳于外。

主症:手足厥逆,下利清谷,身反不恶寒,其人面色赤,脉微欲绝。

治法:破阴回阳,通达内外。

方药:通脉四逆汤(生附子、干姜、炙甘草)。

方歌:一枚生附草姜三,招纳亡阳此指南,外热里寒面赤厥,脉微通脉法中探。

　　　面赤加葱茎用九,腹痛去葱真好手;葱去换芍二两加,呕者生姜二两偶;

　　　咽痛去芍桔须加,桔梗一两循经走;脉若不出二两参,桔梗丢开莫掣肘。

【医案选录】

喻嘉言医案:治徐国桢,伤寒六七日,身热目赤,索水到前,复置不饮,异常大躁,将门牖洞启,身卧地上,辗转不快,更求入井。一医急以承气与服。喻诊其脉,洪大无伦,重按无力。乃曰,是为阳虚欲脱,外显假热,内有真寒,观其得水不欲咽,而尚可用大黄、芒硝乎?夫天气燠蒸,必有大雨,此证顷刻一身大汗,不可救矣。即以附子、干姜各5钱,人参3钱,甘草2

钱,煎成冷服,服后寒战,嘎齿有声,以重绵和头复之,缩手不肯与诊,阳微之状始著,再与前药一剂,微汗,热退而安。(俞震.古今医案按[M].上海:上海科学技术出版社,1959.)

（四）白通汤证、白通加猪胆汁汤证

【原文】少陰病,下利,白通湯主之。(314)

葱白四莖　乾薑一兩　附子一枚,生,去皮,破八片

上三味,以水三升,煮取一升,去滓,分溫再服。

少陰病,下利脉微者,與白通湯。利不止,厥逆無脉,乾嘔煩者,白通加豬膽汁湯主之。服湯脉暴出①者死,微續②者生。(315)

葱白四莖　乾薑一兩　附子一枚,生,去皮,破八片　人尿五合　豬膽汁一合

上五味,以水三升,煮取一升,去滓,内膽汁、人尿,和令相得,分溫再服。若無膽,亦可用。

【词解】

①脉暴出:脉搏陡然浮出。

②微续:脉搏慢慢浮起,逐渐跳动有力。

【提要】论少阴虚阳下陷下利的证治。

【解析】314条仅提"下利",以方测证可知,此下利是肾阳虚衰,虚阳下陷,关门不固所致,具有滑脱不禁的特点,兼见有恶寒蜷卧、手足厥逆,脉微细或沉微等。治宜在回阳救逆的基础上,通阳举陷以止利。

315条承上条论述服热药发生格拒的证治及预后,原文可分为三段。

第一段:"少阴病……与白通汤",是在上条的基础上补充白通汤证的脉象特点。最为重要的是,为"与白通汤"后出现的脉症做铺垫。

第二段:"利不止……白通加猪胆汁汤主之",是本条的核心内容。服白通汤后,方药对证,反见病情加重,下利不止、四肢厥逆。脉搏跳动更加无力近乎"无脉"。辨证关键在于"干呕烦",可知服白通汤后,因阴寒太盛,热药不纳,格拒于外而致胃脘烦闷呕吐。遵《素问·至真要大论》中"甚者从之"之旨,于前方反佐猪胆汁、人尿,使其气相从,消除格拒。

第三段:"服汤脉暴出者死,微续者生",论述服白通加猪胆汁汤后的转归。病至格拒药物,示阴寒极盛。病重若此,即使辨证用药准确,也难保药后阳回病愈。须根据脉象判断预后。药后脉忽然暴出,是虚阳将绝,得辛热之散,发越而亡脱,预后不良;药后脉微续渐出者,为阳气渐渐回复,生机得以延续,预后良好。

【方义】白通汤方以四逆汤减干姜、附子用量,去甘草之缓,加葱白组成。小量附子、干姜,取其既能温中土之阳以通上下,又不欲过于辛散而发越已虚之阳。关键是葱白,方名"白通",其"白"字就是指葱白,其"通"字就是指通阳。用葱白善于宣通阳气的特点,启下焦之虚阳上承,下利自然痊愈。

在上方基础上加人尿、猪胆汁即成白通加猪胆汁汤。以白通汤破阴回阳,宣通上下;加人尿、猪胆汁之咸苦性寒,引阳入阴,使热药不被寒邪所格拒,以利于发挥回阳救逆作用。此外,人尿、猪胆汁皆属血肉有情之品,于此下利阴伤之时,尚有补津血、增阴液之效。

【辨治要点】

病机:阴寒内盛,虚阳下陷。

主症:下利滑脱不禁,手足厥冷,脉沉微甚则脉微欲绝。

治法:通阳举陷止利。

方药:①白通汤(生附子、干姜、葱白)。

②白通加猪胆汁汤(生附子、干姜、葱白、人尿、猪胆汁)。

方歌:葱白四茎一两姜,全枚生附白通汤,脉微下利肢兼厥,干呕心烦胆尿襄。

【知识拓展】

本方可辨证应用于盛夏突发呕吐、下利清谷,伴见四肢厥冷、面红如妆、微烦躁扰、身有微汗而脉沉微欲绝;单纯性消化不良、久泻、脱水病入少阴;阳虚头痛、高血压、过敏性休克、雷诺病等。

【医案选录】

刘渡舟医案:林某,60岁。因食冷物病泻,每日四五次,腹中冷痛幽幽,脉沉而伏,极不易辨,而手足亦厥冷。先给四逆汤方,服后腹痛似少减而脉仍如故,泻未止。因想仲景有"少阴病,下利,白通汤主之"之说,想正为此证而设。处方:附子15g,干姜10g,葱白5茎,服1剂,即脉起手温,再服1剂,则泻止而病愈。(刘渡舟.伤寒论十四讲[M].天津:天津科学技术出版社,1982.)

(五) 附子汤证

【原文】少陰病,得之一二日,口中和①,其背惡寒者,當灸之,附子湯主之。(304)

附子二枚,炮,去皮,破八片　茯苓三兩　人參二兩　白朮四兩　芍藥三兩

上五味,以水八升,煮取三升,去滓,温服一升,日三服。

少陰病,身體痛,手足寒,骨節痛,脉沉者,附子湯主之。(305)

【词解】

①口中和:指口中不苦、不燥、不渴。

【提要】论少阴阳虚,寒湿身痛的证治。

【解析】305条论述阳虚寒湿身痛证的主要脉证。少阴阳衰阴盛,寒湿失于温化,浸渍于肌肉,留滞于关节,故身体痛、骨节痛;阳气虚衰,寒湿留滞,阳气不能充达于四肢,故手足寒;阳虚阴盛,加之寒湿阻滞,故脉沉而不起。治当用附子汤,温经散寒除湿止痛。

304条论述附子汤证的辨证与灸法。背恶寒、口中和是辨证要点。督脉循行于背部,统督诸阳,少阴阳衰寒湿不化,故恶寒以背部为甚。证属少阴阳虚,寒湿阻遏,治法须灸药并用,附子汤以温阳化湿,用灸法以驱寒通阳。阳通湿化,背恶寒、身体痛自然易愈。

口中和并非病证,是指口中不苦、不燥、不渴,为排除热证而提出的鉴别指征。阳明热证亦有背恶寒,属阳明热盛阳郁不达,兼见舌红苔黄、口燥渴、脉洪大等。本证之背恶寒,属少阴阳虚,寒湿凝滞,兼见舌淡苔白、口中和。

【方义】本方重用炮附子温经回阳,祛湿止痛;配人参温补元阳,扶正祛邪;配白术温补脾阳,化湿止痛。佐茯苓健脾利湿,佐芍药通络止痛,共奏补阳化湿,温经止痛之功。

【辨治要点】

病机:肾阳虚衰,寒湿凝滞于肢体关节。

主症:身体痛,骨节痛,手足寒,背恶寒,脉沉。

治法:温经散寒,除湿止痛。

方药:附子汤(炮附子、白术、茯苓、人参、芍药)。

方歌:生附二枚附子汤,术宜四两主斯方,芍苓三两人参二,背冷脉沉身痛详。

【知识拓展】

本方可辨证用于寒湿凝滞之风湿性、类风湿关节炎,肾阳虚的尿闭、多尿、遗尿,心阳不振之心悸,心功不全之怔忡,冠心病之背恶寒;脾肾阳虚之水肿、胃下垂、内耳眩晕症、舌血管神经性水肿;阳虚寒盛的子宫下垂、妊娠腹部冷痛、滑精等。

【医案选录】

俞长荣医案:陈某,男,30岁。初受外感,咳嗽愈后,但觉精神萎靡,食欲不振,微怕冷,

偶感四肢腰背酸痛。自认为病后元气未复，未即就医治，拖延十余日，天天如是，甚感不适，始来就诊。脉象沉细，面色苍白，舌滑无苔，此乃脾肾虚寒，中阳衰馁。治当温补中宫，振奋阳气，附子汤主之。处方：炮附子三钱，白术四钱，潞党参三钱，杭芍(酒炒)二钱，茯苓三钱，水煎服。服一剂后，诸症略有瘥减，次日复诊，嘱按原方继服二剂。过数日，于途中遇见，病者愉快告云：前后服药三剂，诸证悉愈，现已下田耕种。(俞长荣.伤寒论汇要分析[M].福州：福建科学技术出版社，1985.)

（六）真武汤证

【原文】少陰病，二三日不已，至四五日，腹痛，小便不利，四肢沉重疼痛，自下利者，此為有水氣。其人或咳，或小便利，或下利，或嘔者，真武湯主之。(316)

茯苓三兩　芍藥三兩　白术二兩　生薑三兩，切　附子一枚，炮，去皮，破八片

上五味，以水八升，煮取三升，去滓，溫服七合，日三服。若咳者，加五味子半升、細辛一兩、乾薑一兩；若小便利者，去茯苓；若下利者，去芍藥，加乾薑二兩；若嘔者，去附子，加生薑，足前為半斤。

【提要】论少阴阳虚水泛的证治。

【解析】少阴病二三日不已，至四五日则邪气深入，肾阳日衰。肾阳虚气化失职，则小便不利；水气浸渍于四肢，则四肢肿重疼痛；水寒凝滞经脉，则腹痛；水气浸渍于胃肠，则下利。诸症皆由水寒之邪为患，故以"此为有水气"概括其病机。

水邪为患，变动不居，多见或然症：水气射肺，肺寒气逆则为咳；肾司二便，肾阳虚衰，失于固摄，则小便失禁，下利加重；水气犯胃，胃失和降则为呕；本证以肾阳虚衰为本，水气泛溢为标，故治以温阳利水之真武汤。

太阳病篇82条的真武汤证与本条可相互参照。前者乃太阳病过汗损伤少阴之阳所致，当从太阳与少阴相表里的整体恒动观上理解此证的成因和脉症。本条属自然演变，是少阴素体阳虚，经四五日后，肾阳日衰所致。尽管起因不同，脉症亦有差异，前者心悸、头眩，后者小便不利、四肢肿重，而病机皆属阳虚水泛，故均主以真武汤。

【方义】本方用附子辛热以壮肾阳，补命门之火，使水有所主；白术苦温，燥湿健脾，使水有所制；术附同用，温煦经脉以除寒湿；生姜宣散，佐附子助阳，是于主水中有散水之意；茯苓淡渗，佐白术健脾，是于制水中有利水之用；芍药活血脉，利小便，又可敛阴和营制姜、附刚燥之性，使之温经散寒而不伤阴。诸药合之，温肾阳以消阴翳，利水道以去水邪，共奏温阳利水之效。

证有或然之变，故有加减之法：若咳者，是水寒犯肺，加干姜、细辛温肺散寒，加五味子收敛肺气；小便利者不须淡渗，故去茯苓；下利甚者，是阴盛阳衰，去芍药之苦泄，加干姜以温中；水寒犯胃而呕者，可加重生姜用量，以和胃降逆。至于去附子，因附子为本方主药，似以不去为宜。

附子汤与真武汤皆用附术苓芍，所不同处，附子汤附、术倍用，并配伍人参，重在温补元气；真武汤附、术半量，更佐生姜重在温散水气。

【辨治要点】

病机：肾阳虚衰，水气泛溢。

主症：腹痛，小便不利或小便清长甚或遗尿，四肢肿重疼痛，下利，或呕。

治法：温阳利水。

方药：真武汤(炮附子、白术、茯苓、生姜、芍药)。

【知识拓展】

本方可广泛用于西医学中的呼吸系统、循环系统、泌尿系统等多系统疾病，证属脾肾阳

真武汤证
病案

虚,水气泛滥者,以发热、恶寒、肢体浮肿、心悸、眩晕等主要临床症状。

【医案选录】

刘渡舟医案:李某,男,32 岁。患头痛病,每在夜间发作,疼痛剧烈,必以拳击头始能缓解。血压正常,心肺正常。西医检查未明确诊断,头痛不耐烦时,只好服止痛药片。问如何得病?答:夏天开车苦热,休息时先痛饮冰冻汽水或啤酒,每日无间,至秋即觉头痛。问头痛外尚有何症?答:两目视物有时黑花缭乱。望面色黧黑、舌淡质嫩、苔水滑,脉沉弦而缓。此证乃阳虚水泛上蔽清阳所致,以其色脉之诊可以确定。为疏:附子四钱,生姜四钱,桂枝二钱,茯苓八钱,白术三钱,炙甘草二钱,白芍三钱。其服六剂获安,继服苓桂术甘汤四剂巩固疗效而愈。(刘渡舟,聂惠民,傅世垣.伤寒挈要[M].北京:人民卫生出版社,1983.)

(七)吴茱萸汤证

【原文】少陰病,吐利,手足逆冷,煩躁欲死者,吴茱萸湯主之。(309)

【提要】论寒邪犯胃,浊阴上逆的证治。

【解析】本证"吐利,手足逆冷"与四逆汤证相似。"烦躁欲死"为辨证关键,示患者心烦躁扰,难以耐受,说明阳气虚衰不甚,尚能与阴邪相争,与少阴阴盛亡阳证之意识不清,肢体躁扰不宁截然不同。正邪交争剧烈,中焦气机逆乱,升降失职,故吐利交作。四肢禀气于脾胃,中焦阳虚加之寒邪中阻,阳气不能布达四肢,故手足逆冷。吴茱萸汤重在温中降逆止呕,从《伤寒论》对此方的应用来看,呕吐为必见之主症,而四逆汤证以下利为主,也是临证鉴别的要点。

本条与阳明病篇 243 条"食谷欲呕,属阳明也,吴茱萸汤主之"皆为中虚阴寒气逆。243 条仅见食后泛泛恶心,不下利,未见厥冷烦躁,其证尚轻,列于阳明病篇与"胃家实"对举。本条除呕吐外,兼见下利、厥逆、烦躁,其证较重,故列于少阴病篇与四逆汤证相鉴别。

(八)桃花汤证

【原文】少陰病,下利便膿血者,桃花湯主之。(306)

赤石脂一斤,一半全用,一半篩末　乾薑一兩　粳米一升

上三味,以水七升,煮米令熟,去滓,温服七合,内赤石脂末方寸匕,日三服。若一服愈,餘勿服。

少陰病,二三日至四五日,腹痛,小便不利,下利不止,便膿血者,桃花湯主之。(307)

【提要】论虚寒下利便脓血的证治。

【解析】306 条提出主症主治。下利便脓血,有寒热之别。少阴的下利便脓血,多为脾肾阳衰,络脉不固,统摄无权所致。临床所见应是脓血杂下,白多红少,或纯下白冻,但无里急后重之感,无明显臭秽之气,兼见腹痛绵绵,喜温喜按,口淡不渴,舌淡苔滑等寒盛阳虚之象,治宜桃花汤温涩固脱。

307 条补叙虚寒下利便脓血的辨证。少阴病二三日至四五日,寒邪内入阳虚寒滞,故腹痛。脾肾阳衰,统摄无权,滑脱不禁,故下利不止,便脓血。下利过多损耗津液,故小便不利。在 306 条主症基础上补充了腹痛与小便不利两症,仍用桃花汤温涩固脱。

【方义】桃花汤以赤石脂涩肠固脱为主药,辅以干姜温中阳,佐以粳米益脾胃。三药合用,可提高涩肠固脱的功效。本方最大的特色是赤石脂一半生药入煎,一半为末冲服。关键在于研末冲服,直接留着肠壁,取其温涩之性,在局部发挥收敛止血、修复肠膜的作用,可谓用药之巧。

【辨治要点】

病机:脾肾阳虚,寒湿凝滞,滑脱不禁。

主症:下利不止,便脓血,白多红少,或纯下白冻,腹痛绵绵,小便不利,舌淡苔白,脉沉弱。

治法：温涩固脱。

方药：桃花汤（赤石脂、干姜、粳米）。

方歌：一升粳米一升脂，脂半磨研法亦奇，一两干姜同煮服，少阴脓血是良规。

【知识拓展】

本方可辨证应用于虚寒滑脱之久泄，久痢；虚寒性吐血，便血，伤寒肠出血；妇女崩漏，带下，功能失调性子宫出血等。

【医案选录】

刘渡舟医案：胡某，男，68岁。患下利脓血，已1年有余。时好时坏，起初不甚介意。最近以来，每日利七八次，肛门似无约束，入厕稍迟，即便裤里，不得已，只好在痰盂里大便，其脉迟缓无力，舌质淡嫩，辨为脾肾虚寒，下焦滑脱之利。为疏：赤石脂二两（一两研末冲服，一两煎服），炮姜三钱，粳米一大撮，煨肉蔻三钱，服三剂而效，五剂而下利止。又嘱服用四神丸，治有月余而病愈。（刘渡舟，聂惠民，傅世垣．伤寒挈要［M］．北京：人民卫生出版社，1983．）

（九）正虚气陷证

【原文】少陰病，下利，脈微濇，嘔而汗出，必數更衣，反少者①，當溫其上，灸之。（325）

【词解】

①数更衣，反少者：即大便次数多而量反少。

【提要】少阴下利，阳虚气陷，阴血不足的证治。

【解析】少阴下利，脉见微涩，脉微主阳气虚，涩主阴血少。阳虚气陷，故大便次数多，阴血虚损，故大便量反少。阳虚阴寒气逆则呕。阳虚不能固表则汗出。本证以阳虚气陷下利为主，治以灸法温阳举陷。阳回利止则阴血可保，阳气充盛阴血化生。温灸穴位以百会为佳，可配用关元、气海等。

二、少阴热化证

（一）黄连阿胶汤证

【原文】少陰病，得之二三日以上，心中煩，不得臥，黄連阿膠湯主之。（303）

黄連四兩　黄芩二兩　芍藥二兩　雞子黄二枚　阿膠三兩，一云三挺

上五味，以水六升，先煮三物，取二升，去滓，内膠烊盡，小冷，内雞子黄，攪令相得，溫服七合，日三服。

【提要】论少阴病阴虚火旺的证治。

【解析】素体阴虚，复感外邪，二三日后，邪从热化。肾水不足，不能上济心火，心火独亢于上。临床表现除心烦失眠外，当伴有咽干口渴、舌红少苔、脉细数等。治宜黄连阿胶汤滋阴清热，交通心肾。

本证与栀子豉汤证之虚烦不得眠不同，栀子豉汤证为无形邪热扰于胸膈，病在气分，阴液未伤，多见舌苔薄黄，治以清宣郁热；本证为阴虚火旺，心肾不交，多见舌红赤少苔，治以育阴清热。

【方义】方中黄芩、黄连，清泻心火以治上热；芍药、阿胶、鸡子黄滋阴养血，以治下虚。阿胶与鸡子黄为血肉有情之品，入心肾而滋养阴血。全方共成泻心火、滋肾水、交通心肾之剂。须注意原方中鸡子黄为生用。

【辨治要点】

病机：阴虚火旺，心肾不交。

200

主症：心中烦，不得卧寐，口干咽燥，舌红少苔，脉沉细数。

治法：滋阴清热，交通心肾。

方药：黄连阿胶汤（黄连、黄芩、芍药、鸡子黄、阿胶）。

方歌：四两黄连三两胶，二枚鸡子取黄敲，一芩二芍心烦治，更治难眠睫不交。

【知识拓展】

本方临床运用应把握阴虚火旺，上实下虚，心肾不交的基本病机。常用于神经病变，如失眠证、高热昏迷躁狂、神经衰弱等；出血症，如温毒下痢脓血、肠伤寒出血、咳血、咯血、齿衄、尿血等。另可运用于与精神情志因素密切相关的多种疾病，如甲状腺功能亢进、室性期前收缩、梦遗、早泄、阳痿、萎缩性胃炎、慢性溃疡性口腔炎、顽固性失音等。

【医案选录】

刘渡舟医案：张某，男，25岁。心烦少寐，尤以入夜为甚。自觉居室狭小，憋闷不堪，心烦意乱，常于室外奔走。脉数舌红，舌尖部红如草莓。此乃心火燔烧而肾水不能承其上，以致阴阳不交，心肾不能相通，形成火上水下不相既济之证，为疏：黄连阿胶汤加竹叶、龙骨、牡蛎，服1剂则心烦减轻，再1剂即可入睡。（刘渡舟.伤寒论通俗讲话［M］.上海：上海科学技术出版社，1980.）

（二）猪苓汤证

【原文】少陰病，下利六七日，咳而嘔渴，心煩不得眠者，猪苓湯主之。(319)

【提要】论阴虚水热互结的证治。

【解析】阴病下利，多伴静而但欲寐。本条少阴病下利六七日，而伴心烦不得眠，则为阴虚内热，火扰心神。肾主水气，邪扰而水气不化，偏渗大肠则下利，上犯于肺则咳，上逆于胃则呕，津不上承则渴。本证当有小便不利。此证属少阴阴虚，虚热与水邪互结于下焦的水气证。阴不足为正虚，水内停为邪实，故治以猪苓汤清热育阴利水。

本证与阳明病223条同是阴虚水结证，但本条为素体阴虚，气化失常，自发为病。223条是阳明误下，热陷下焦，水热互结。成因虽异，但病机同，治亦相同。

本证与真武汤证同是少阴水气证，但病有寒热之别。水属阴邪，非阳不化，少阴水气证多见于阳虚寒化证，如真武汤证。但少阴真阴虚衰，虚热与水气相结，亦会导致水气证，只是此类型较少见而已。

【辨治要点】

病机：少阴热化，水热互结。

主症：心烦不得眠，小便不利，或见下利、咳、呕、渴等。

治法：清热育阴利水。

方药：猪苓汤（猪苓、茯苓、阿胶、泽泻、滑石）。

方歌：泽胶猪茯滑相连，咳呕心烦渴不眠，煮好去滓胶后入，育阴利水法兼全。

【医案选录】

刘渡舟医案：崔某，女，35岁。因产后患腹泻，误以为虚，屡进温补，并无实效。切其脉沉而略滑，视其舌色红绛，而苔薄黄。初诊以其下利而又口渴，作厥阴下利治之，投白头翁汤不甚效。一日又来诊治，自述睡眠不佳，咳嗽而下肢浮肿，小便不利，大便每日三四次，口渴欲饮水。倾听之后，思之良久，乃恍然而悟，此乃猪苓汤证。《伤寒论》第319条说："少阴病，下利六七日，咳而呕渴，心烦不得眠者，猪苓汤主之。"今呕咳下利主症已见，治当无疑。遂处方：猪苓10g，茯苓10g，泽泻10g，滑石10g，阿胶10g。此方服5剂，而小便利，腹泻止，诸证悉蠲。（刘渡舟.新编伤寒论类方［M］.太原：山西人民出版社，1984.）

微课：猪苓汤证

三、少阴阳郁证（四逆散证）

【原文】少陰病,四逆,其人或咳,或悸,或小便不利,或腹中痛,或泄利下重^①者,四逆散主之。(318)

甘草炙　枳實破,水漬,炙乾　柴胡　芍藥

上四味,各十分,擣篩,白飲和服方寸匕,日三服。咳者,加五味子、乾薑各五分,并主下利;悸者,加桂枝五分;小便不利者,加茯苓五分;腹中痛者,加附子一枚,炮令坼^②;泄利下重者,先以水五升,煮薤白三升,煮取三升,去滓,以散三方寸匕内湯中,煮取一升半,分温再服。

【词解】
①泄利下重:指泄泻或痢疾兼有后重。
②坼(chè,音彻):碎裂之意。

【提要】论阳郁致厥的证治。

【解析】少阴病出现四肢厥逆,以阳虚阴盛居多,应伴有恶寒蜷卧、下利清谷、脉微等全身虚寒的证候,用回阳救逆的四逆汤治疗。然本条所述并无上述虚寒症状,其四肢逆冷程度较轻,为少阴心肾阳气郁遏,不能外达于四肢所致。阳气郁遏,治当以开达疏散为法。然而少阴为阴经之里,肾气以闭藏为功,若用开达疏散少阴之法,恐厥逆不回,反耗散少阴精气。仲景借以厥阴肝气疏泄条达,来治少阴心肾阳气郁遏之病。因厥阴似"枢",有"阴尽阳生"之长;肝属木,主疏泄条达,调气机之出入。厥阴肝上接心火,成子母相应;下连肾水,为乙癸同源。因此厥阴肝气一开,气机出入畅通,则少阴郁阳开解而自然达于四肢,厥逆自除。

"其人或咳,或悸,或小便不利,或腹中痛,或泄利下重",皆为或然症,其出现原因,主要是阳气郁遏气机不畅。若肺寒气逆,则为咳;若兼心阳不足,则为悸;兼气化失职,则小便不利;兼阳虚中寒,则腹中痛;兼中寒气滞,则泄利下重。

【方义】方用柴胡疏肝理气,透达郁阳;枳实行气破滞;芍药苦泄通络;甘草和中缓急。四味相合,使气机调畅,郁阳得伸,而四逆得除。或然症加减:若咳者,加五味子、干姜,温肺敛气止咳;若悸者,加桂枝,温心阳益心神而定悸;若小便不利者,加茯苓,淡渗利水;若腹中痛者,加炮附子,温肾散寒止痛;若泄利下重者,加薤白,行气滞而下重泄利并除。

【辨治要点】
病机:少阴阳气郁遏不达。
主症:四肢逆冷,或见咳、悸、小便不利、腹中痛、泄利下重。
治法:舒畅气机,透达郁阳。
方药:四逆散(炙甘草、枳实、柴胡、芍药)
方歌:枳甘柴芍数相均,热厥能回察所因,白饮和匀方寸匕,阴阳顺接用斯神。
　　　咳加五味与干姜,五分平行为正路,下利之病照此此,辛温酸收两相顾;
　　　悸者桂枝五分加,补养心虚为独步;小便不利加茯苓,五分此方为法度;
　　　腹中痛者里气寒,炮附一枚加勿误;泄利下重阳郁求,薤白三升水煮具,
　　　水用五升取三升,去薤纳散寸匕数,再煮一两有半成,分温两服法可悟。

【知识拓展】
四逆散多用于治疗肝气犯胃、肝脾不调等证,以及西医学的肝胆脾胃等消化系统疾病,如肝炎、胆囊炎、胰腺炎、胃炎、胃溃疡等;妇科疾病,如月经不调、痛经、经前乳房胀痛、输卵管阻塞、慢性附件炎、慢性盆腔炎等。

【医案选录】

陈瑞春医案：龚某，男，26岁，工人。1983年4月20日就诊。病者颌下、腋下、腹股沟淋巴结均肿大，如嗜酒及辛热食物，则肿胀更甚。病史已半年多，未做任何治疗。无低热，除外肺结核，亦未做穿刺病理检查，其他无发现。临床诊断为淋巴结肿。脉缓弦实，舌苔白润。四逆散加味：柴胡6g，赤白芍各10g，枳壳10g，炙甘草5g，夏枯草10g，郁金10g，浙贝母粉10g，生龙牡各15g，每日1剂，水煎分2次服。二诊，6月20日。自述服上方40余剂后，颌下、腹股沟淋巴结基本消退，腋窝处仍能触及。面部有疮疖数处。脉弦缓，舌红苔薄润。守上方加蒲公英15g，金银花15g，嘱继服30剂。后随服淋巴结肿全部消失，一切正常。（陈瑞春.伤寒实践论［M］.北京：人民卫生出版社，2003.）

复习思考题

1. 为什么太阴病"自利不渴"，而少阴病却"自利而渴"？其意义何在？
2. 真武汤证与附子汤证的病机、证候、治法、方药有何异同？
3. 附子汤证提出"口中和"有何意义？
4. 太阳病篇、少阴病篇的真武汤证有何区别？
5. 真武汤证、猪苓汤证、五苓散证的小便不利如何区别？

第三节 少阴病兼变证

学习目标

1. 掌握少阴病兼表证之麻黄附子细辛汤证、麻黄附子甘草汤证的因机证治。
2. 了解少阴三急下证、热移膀胱证、热利便脓血证、伤津动血证的病机证候。

一、少阴兼表证（麻黄细辛附子汤证、麻黄附子甘草汤证）

【原文】少陰病，始得之，反發熱，脉沉者，麻黄細辛附子湯主之。（301）

麻黄二兩，去節　細辛二兩　附子一枚，炮，去皮，破八片

上三味，以水一斗，先煮麻黄，減二升，去上沫，内諸藥，煮取三升，去滓，溫服一升，日三服。

少陰病，得之二三日，麻黄附子甘草湯微發汗。以二三日無證[①]，故微發汗也。（302）

麻黄二兩，去節　甘草二兩，炙　附子一枚，炮，去皮，破八片

上三味，以水七升，先煮麻黄一兩沸，去上沫，内諸藥，煮取三升，去滓，溫服一升，日三服。

【词解】

①无证：《金匮玉函经》作"无里证"，指无少阴虚寒证所见的恶寒蜷卧、四肢逆冷、下利清谷、脉微欲绝等脉症。

麻黄附子细辛汤证病案

【提要】论少阴兼表的证治。

【解析】301 条论述少阴兼表重证的证治。少阴病多为里虚寒证,本不应有发热,故称反发热。病始得之而见发热者,为外邪束表,卫阳郁遏。然病在表,脉必见浮,今见脉沉,可知本有少阴里虚,当属少阴兼表证。治宜温经解表,方用麻黄细辛附子汤。

302 条补述少阴兼表轻证的证治。与"始得之"相较,本证"得之二三日",病程相对较长,病势已趋缓和。病至二三日,仍未见恶寒蜷卧、四肢逆冷、下利清谷、脉微欲绝等里证,表明寒邪仍在肤表,少阴之阳虚也未再发展,邪减症轻,治疗以温经微汗为法。

【方义】麻黄细辛附子汤方中麻黄辛温,解表散寒;炮附子大热,温阳祛寒;细辛气味辛温雄烈,既能走表,又能入里,佐麻黄以解表,佐附子以温经。三药相伍,散寒解表以退热,温经助阳以祛寒;温阳更助解表,表散不伤阳气。

麻黄附子甘草汤即麻黄细辛附子汤去细辛加炙甘草而成。因病势较缓,故去掉辛温走窜的细辛,代之以平和甘缓的甘草,以温里解表而微汗。

【辨治要点】

病机:少阴阳虚,兼风寒外感。

主症:发热,恶寒,头身痛,神疲乏力,脉沉。

治法:温经解表。

方药:①较急——麻黄细辛附子汤(麻黄、细辛、附子)。

　　　②较缓——麻黄附子甘草汤(麻黄、附子、炙甘草)。

方歌:①麻黄二两细辛同,附子一枚力最雄,始得少阴反发热,脉沉的证奏奇功。

　　　②甘草麻黄二两佳,一枚附子固根荄,少阴得病二三日,里证全无汗岂乖。

【知识拓展】

麻黄细辛附子汤散寒通阳,可用于肾阳素虚兼外感风寒;大寒犯肾,暴哑咽痛;素体阳虚复感风寒之久咳;阳虚火衰的癃闭;冷风头痛,风寒齿痛,过敏性鼻炎;心阳不振的嗜睡;病态窦房结综合征,窦性心动过缓,肺心病心衰;肾病综合征,慢性肾炎急性发作属阳虚夹表者;加干姜治急性克山病阳虚型,阳虚型三叉神经痛;合芍药甘草汤治寒性坐骨神经痛,阳虚所致的长年无汗证;阳虚导致之涕泪不止;突然感寒导致的缩阴证等。

【医案选录】

刘渡舟医案:盛某某,男,65 岁,1994 年 12 月 8 日就诊。有"冠心病"史。每遇入冬,天气严寒之时,出现心动过缓,不满 40 次,心悸不安,胸中憋闷,后背恶寒。视其舌淡嫩、苔白,切其脉沉迟无力。辨证:脉沉迟为阴为寒,寒则血脉不温,阴霾用事,背为阳府,而虚其护,则心肺机能失其正常,故见胸满背寒之变。为疏:附子 12g,麻黄 3g,细辛 3g,红人参 12g,麦冬 20g,五味子 10g。服尽 3 剂,脉增至一息四至。又服 3 剂,则心悸、气短、胸满、背寒等症消除,脉搏增至一息五至而愈。(陈明,刘燕华,李芳.刘渡舟临证验案精选[M].北京:学苑出版社,1996.)

二、少阴急下证(大承气汤证)

【原文】少陰病,得之二三日,口燥咽乾者,急下之,宜大承氣湯。(320)

少陰病,自利清水色純青,心下必痛,口乾燥者,可下之,宜大承氣湯。(321)

少陰病六七日,腹脹,不大便者,急下之,宜大承氣湯。(322)

【提要】论少阴急下证的证治。

【解析】320 条以"口燥咽干"为重点。感受外邪"二三日"即出现口燥咽干,知患者素体少阴阴气不足,具有体质性发病的因素。邪从本而化,火热内炽,进一步损伤阴液,口燥咽干提示肾水有告竭之危,故须急下之。本证肯定具备阳明燥结的脉症,如腹胀满、不大便、潮热等。

为了突出肾水枯竭的病机特点,所以只是强调了"口燥咽干"一症,而省略了阳明燥热的脉症。

321条论燥实内结,迫液下泄,火炽津枯者,治当急下。自利清水色纯青,指所下为黑色臭秽浊水,是燥实结聚肠间迫津下泄所致,即所谓热结旁流。燥实内结,腑气壅滞,故心下必痛;燥热内炽,灼伤真阴,则口干燥。阳明燥热结为燥实,阴液损伤已重,热结旁流更伤阴液,必然损及肾阴。本证病重势急有真阴欲竭之势,故当急下。文中"可下之"三字,《金匮玉函经》及《注解伤寒论》作"急下之",结合上下文分析,当以"急下之"为是。

322条论燥实内结,肠腑阻滞,土燥水竭者,治当急下。冠首"少阴病"提示肾阴亏虚,病经六七日,又见腹胀、大便不通的阳明燥实证,肾阴进一步耗伤而濒临竭绝。

上述三条合称"少阴三急下证",其总的病机皆为阳明燥实竭伤真阴,有土燥水竭之势,治当急泻阳明之实,以救少阴之阴。

三、热移膀胱证

【原文】少陰病,八九日,一身手足盡熱者,以熱在膀胱,必便血也。(293)

【提要】论少阴病热移膀胱便血证。

【解析】少阴包括心肾水火两脏,病至少阴,阴阳水火俱损,其转化既可从寒化,亦可从热化。病至少阴,八九日邪不得解,若见到"一身手足尽热",知疾病是从热而化。肾与膀胱相表里,少阴虚火炽盛,移热于膀胱,形成膀胱热证。热邪内迫血分,伤及血络,迫血妄行,则出现"便血"。

四、热利便脓血证

【原文】少陰病,下利,便膿血者,可刺。(308)

【提要】论少阴病下利脓血可用刺法治疗。

【解析】刺灸法,自古以来用以祛邪疗病。然一般认为,针与灸各有侧重,刺法多用于泄实热,如论中第24条"先刺风池、风府"、第142条"当刺大椎第一间、肺俞、肝俞"、第143条"当刺期门"等,灸法则可温虚寒。本证云少阴病,下利便脓血,用刺而不用灸,测知其证为少阴热利。少阴病,阴虚阳亢,热伤血络而便脓血,当伴有里急后重、下利臭秽、舌红少苔等阴虚有热之象,此自非桃花汤所宜,故提出针刺之法,随其实而泄之。原文只曰"可刺",未言明穴位,宋代常器之指出可取幽门、交信等穴,可参。此条与第306、307条合看,均论少阴下利便脓血证治,然病性一寒一热,治法补泻有别,意在提示少阴下利便脓血有寒热之分。

五、伤津动血证

【原文】少陰病,咳而下利譫語者,被火氣劫①故也,小便必難,以强責少陰汗也。(284)

【词解】

①被火气劫:劫,作逼迫解。被火气劫,指被火法强取发汗所伤。

【提要】论少阴病火劫伤阴的变证。

【解析】"咳而下利",有从阴化寒、从阳化热的区别。寒化者,用真武汤;热化者,用猪苓汤,皆不当汗。若以火法强行发汗,火盛津伤,火邪上扰心神则谵语;汗出津伤,无津下输膀胱则小便必难。"以强责少阴汗也"一句,概括了"谵语""小便必难"的发生原因。

【原文】少陰病,但厥無汗,而强發之,必動其血,未知從何道出,或從口鼻,或從目出者,是名下厥上竭①,爲難治。(294)

【词解】

①下厥上竭：下厥指阳衰于下，上竭指阴竭于上。

【提要】论少阴病因强发汗而致动血的变证。

【解析】"但厥"多因阳气虚衰，无汗则为阴津亏虚。病至少阴气血阴阳俱虚，本不可发汗。若强发其汗，不但伤其阳，亦能伤其阴，扰动营血，血动妄行循窍道而出，或从口鼻而出，或从眼目而出。阳气衰于下，阴血竭于上，名曰"下厥上竭"。下厥当温之，血动妄行不可温，治上碍下，顾此失彼，故云"难治"。

复习思考题

1. 试述少阴兼表证的病机与辨证治疗。

2. 少阴病篇为什么亦设三急下证？其与阳明三急下证对比，有何意义？

3. 少阴病"急温""急下"的辨证意义是什么？

4. 热移膀胱的便血与下厥上竭的清窍出血病机有何不同？

第四节 咽 痛 证

学习目标

1. 熟悉猪肤汤证、甘草汤证与桔梗汤证、半夏散及汤证的因机证治。

2. 了解苦酒汤证的因机证治。

一、猪肤汤证

【原文】少陰病，下利咽痛，胸滿心煩，猪膚湯主之。(310)

猪膚①一斤

上一味，以水一斗，煮取五升，去滓，加白蜜一升，白粉②五合，熬香，和令相得，温分六服。

【词解】

①猪肤：刮去内脂及外垢的猪皮。

②白粉：即白面粉，为今日之小麦粉。

【提要】论少阴阴虚咽痛的证治。

【解析】病至少阴，心肾水火俱损，下利则加重阴津的损伤。肾水不足，邪从热化，虚火循少阴经脉上扰则咽痛，此咽喉部红肿不太明显，痛势也不剧烈，不同于风热实证之咽部红肿热痛。虚火上炎，气滞则胸满；热扰心神则心烦。证属阴虚火邪上扰，故不须用苦寒之品，宜用滋阴润燥的猪肤汤。

【方义】猪肤甘寒，滋肾水，润肺燥，而清降少阴浮游之虚火；佐白蜜白粉之甘，泻心润肺而和脾。该方诸药皆为药食之品，按原方要求煎煮，堪称一首滋肾润肺、补脾益胃的食疗方。

【辨治要点】

病机：少阴阴亏，虚火上扰。

主症：咽部红肿不甚，疼痛较轻，伴见咽干咽痒，甚或呛咳少痰，伴下利，胸满，心烦。

治法：滋肾润肺，清热利咽。

方药：猪肤汤（猪肤、白蜜、白粉）。

方歌：斤许猪肤斗水煎，水煎减半滓须捐，再投粉蜜熬香服，烦利咽痛胸满痊。

【医案选录】

刘渡舟医案：李某，女，22岁。擅唱歌，经常演出。忽声音嘶哑，咽喉干痛，屡服麦冬、胖大海等药不效。舌红、脉细，辨为肺肾阴亏、虚火上扰、"金破不鸣"之证。授以猪肤汤法，令其调鸡子白，徐徐呷服。尽一剂而嗓音亮，喉痛除。（刘渡舟.伤寒论通俗讲话［M］.上海：上海科学技术出版社，1980.）

二、甘草汤证、桔梗汤证

【原文】少陰病，二三日，咽痛者，可與甘草湯。不差，與桔梗湯。(311)

甘草湯方

甘草二兩

上一味，以水三升，煮取一升半，去滓，溫服七合，日二服。

桔梗湯方

桔梗一兩　甘草二兩

上二味，以水三升，煮取一升，去滓，溫分再服。

【提要】论少阴客热咽痛的证治。

【解析】本条述证简单，当以方测证。咽痛者，治以甘草汤，只用一味生甘草为方，清解客热，因病属初起，邪热不甚，病变较轻，故咽部只有轻微红肿疼痛，一般无全身症状。若服用甘草汤咽痛不除者，为客热咽痛之重证，可再加桔梗开肺利咽。

【方义】方中生甘草清热解毒利咽，若服后咽痛不除者，佐以桔梗利咽止痛。桔梗汤，后世又名甘桔汤，为治疗咽喉疼痛的基本方。

【辨治要点】

病机：邪热客于咽喉。

主症：咽喉红肿疼痛较轻者。

治法：清热利咽。

方药：①甘草汤（生甘草）。

　　　②桔梗汤（桔梗、生甘草）。

方歌：甘草名汤咽痛求，方教二两不多收，后人只认中焦药，谁识少阴主治优。

　　　甘草汤投痛未瘥，桔加一两莫轻过，奇而不效须知偶，好把经文仔细哦。

【知识拓展】

甘草汤常用于治疗口腔疾病，如口腔炎、牙痛、咽喉痛、口腔溃疡；声哑、失音、反射性或痉挛性咳嗽等。桔梗汤后世又称甘桔汤，主要用于喉痹咽痛、声音嘶哑；加半夏治失音；加诃子，三味药均生熟各半，名铁叫子如圣汤，主治风热犯肺失音等。

【医案选录】

（1）甘草汤证

岳美中医案：昔在山东时曾治一患者咽喉痛如刀刺，曾用中西药未效。细察咽喉，局部不红不肿，诊断为少阴咽痛。病由少阴经气不能舒展所致，予服《伤寒论》甘草汤。生、炙甘草并用，以舒其痉挛。饮后二日，其痛若失。（中医研究院西苑医院.岳美中医话集［M］.北京：中医古籍出版社，1981.）

(2)桔梗汤证

聂惠民医案：徐某，女，20 岁，1989 年 4 月 18 日初诊。患慢性咽炎，咽部不适，疼痛且干，服抗生素及含漱药，效果不显。眼部红肿、脉沉略数，苔薄白，证属邪热客咽而致，治当清热利咽。方用桔梗汤加味：生甘草、炙甘草各 3g，桔梗 15g，金银花 15g，板蓝根 10g，水煎温服。进药 6 剂，诸证锐减。二诊，上方加麦冬 10g，去板蓝根，服药 6 剂，基本痊愈。后以生甘草 5g，桔梗 5g，金银花 5g，沸水浸渍，代茶频服，未见复发。(聂惠民．伤寒论与临证［M］．广州：广东科技出版社，1993.)

三、苦酒汤证

【原文】少陰病，咽中傷，生瘡①，不能語言，聲不出者，苦酒湯主之。(312)

半夏洗，破如棗核，十四枚　雞子一枚，去黃，内上苦酒②，着雞子殼中

上二味，内半夏著苦酒中，以雞子殼置刀環中，安火上，令三沸，去滓，少少含嚥之，不差，更作三劑。

【词解】

①生疮：指咽喉部发生溃疡。

②苦酒：即醋。

【提要】论少阴病咽中伤生疮的证治。

【解析】咽部受到疮伤，出现局部溃疡，疼痛较剧，波及会厌，因疼痛而难于语言，甚者不能发出声音。此因痰热郁结所致，故治宜清热涤痰、敛疮消肿之苦酒汤。

【方义】方中半夏辛燥涤痰散结；鸡子白甘寒清润利咽；苦酒味酸苦，消疮肿，敛疮面。半夏得鸡子白，有利窍通声之功，无燥津涸液之弊；半夏得苦酒，辛开苦泄，能加强劫涎敛疮的作用。全方共成涤痰消肿，敛疮止痛之剂。服法强调"少少含咽之"，可使药物直接作用于咽喉患处，有利于对咽喉局部疮面的治疗，以提高疗效。

【辨治要点】

病机：痰热郁结，咽喉不利。

主症：咽部溃烂，有阻塞感，声音嘶哑，甚或不能言语。

治法：清热涤痰，敛疮消肿。

方药：苦酒汤(苦酒、半夏、鸡子白)。

方歌：生夏一枚十四开，鸡清苦酒搅几回，刀环捧壳煎三沸，咽痛频吞绝妙哉。

【知识拓展】

苦酒汤可用于治疗口腔溃疡、咽炎、扁桃体炎、小儿重舌等病证，对咽喉部炎症，水肿溃烂，咽痛，失音均有良效。以痰热郁闭导致口腔、咽喉部溃疡为使用指征。另据报道，对早期疔肿、外伤性肿胀，局部敷蛋清，有止痛、消炎、防止化脓的作用。

【医案选录】

吴棹仙医案：民国初年，先师(吴棹仙)在巴县虎溪乡开业。一日深夜，农民陈某来盐先师为其内人诊治"温热病"。谓病逾旬日，咽中痛。至陈家，诊见病人已穿殓服，停榻上，脚灯点明。然其面色未大变，虽寸口人迎无脉可寻，但趺阳脉微。扪其胸尚温，微有搏动。详询其病因后，先师思之：半夏辛温，可和胃气而通阴阳，有开窍之妙，气逆能下，郁结能开。用生半夏大者一枚，洗净，切十四块薄片，鸡蛋一枚去黄，加米醋少许，混匀，微火上煮三沸，去渣，汤成撬齿徐徐灌之。如食倾，病人目微动，继而有声；有少顷，竟能言语。守候达旦，竟起。后服安宫牛黄丸，迭进汤药调理月余而安。(周凤梧，张奇文，丛林．名老中医之路·第三

辑［M］．济南：山东科学技术出版社,1985.)

四、半夏散及汤证

【原文】少陰病,咽中痛,半夏散及湯主之。(313)

半夏洗　桂枝去皮　甘草炙

上三味,等分。各別擣篩已,合治之,白飲和服方寸匕,日三服。若不能散服者,以水一升,煎七沸,内散兩方寸匕,更煮三沸,下火令小冷,少少嚥之。半夏有毒,不當散服。

【提要】论少阴客寒咽痛的证治。

【解析】本条叙证简单,仅提"咽痛"一症,以方测证,知此咽痛因寒邪痰浊客阻咽喉所致。咽虽痛,但不红肿,同时伴有恶寒、气逆、痰涎多、苔白而滑润等症。方用半夏散及汤治疗。

【方义】半夏散及汤用半夏涤痰开结,桂枝通阳祛寒,甘草缓急止痛,白饮和服,取其保胃存津。方名半夏散及汤,指既可为散,亦可作汤服用。若咽部疼痛较甚,难以下咽者,可将散剂加水煎煮后,稍放一会,少少含咽之,使药物能持续作用于咽部,以增强药效。

【辨治要点】

病机:寒客咽喉,痰湿凝滞。

主症:咽痛,咽部不红肿,伴见恶寒,舌淡苔润等。

治法:通阳散寒,涤痰开结。

方药:半夏散及汤(半夏、桂枝、炙甘草)。

方歌:半夏桂甘等分施,散须寸匕饮调宜,若煎少与当微冷,咽痛求枢法亦奇。

【医案选录】

彭万年医案:王某,女。海军某部队医院护士。经海军某部队医院诊断"慢性咽炎"。症见:咽喉疼痛,声音不扬,神疲乏力,苔白腻,脉细而滑。查:患者表情痛苦,咽部无红肿,双侧扁桃体无肿大,咽后壁淋巴细胞增生。观前医均用大剂银翘、板蓝根、牛蒡之属,或甘凉清润,动辄玄参、地、麦之类,据证求因,咽喉乃少阴枢机出入门户,患者初感风热,未能及时开泄,过投寒凉,寒客少阴,真阳受遏,阳郁化热,循经上逆,故病咽痛,若再投苦寒遏郁之,则邪盛正孤,如陷重围,必急投温散开通之剂,以通营卫,畅气血,鼓锐气,抵病巢,破重围,方用半夏散及汤,半夏12g,桂枝9g,甘草6g。嘱其频频含咽,每天1剂。药后复诊,自诉:药含入口,顿觉爽快,神情舒展,守原方再服10剂而愈。(彭万年.对仲景运用有毒方药的探讨［J］.广州中医学院学报,1987,4(3):8-12.)

复习思考题

1. 少阴咽痛有几种证候类型?分别简述其主要脉症、病机、治法、方药。

2. 咽痛治以通脉四逆汤加味、半夏散及汤,对临床有何指导意义?

第五节　少阴病预后

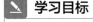
学习目标

了解少阴病的预后。

一、正复欲愈证

【原文】少陰病，脉緊，至七八日，自下利，脉暴微，手足反温，脉緊反去者，爲欲解也，雖煩下利，必自愈。(287)

少陰中風，脉陽微陰浮者，爲欲愈。(290)

【提要】论少阴阳回欲愈的辨证。

【解析】287 条论根据脉暴微、手足反温推测阳回自愈的辨证。少阴病脉紧，为阴寒内盛。病至七八天之后而见下利，脉由紧突然转变为微，从表面看，似乎应该是阳气进一步衰退，但手足反温，这是阳气来复的重要标志。并由此得知，脉由紧而暴微，是寒邪衰退之兆。仲景怕人误解，特意指出"脉紧反去者，为欲解也"。而且进一步强调"虽烦下利，必自愈。"本条以脉象前后变化的对比，来推测阴阳的消长，对于疾病预后的判断有着实际的指导意义，也反映了动态的辨证观。

290 条论少阴中风欲愈的脉象。少阴中风，寸脉当浮，尺脉应沉，今反见寸微而尺浮，寸脉微为邪气微之征，尺脉浮是阳气复之兆，正胜而邪衰，故曰"为欲愈"。

二、阳回可治证

【原文】少陰病，下利，若利自止，惡寒而蜷臥①，手足温者，可治。(288)

少陰病，惡寒而蜷，時自煩，欲去衣被者，可治。(289)

少陰病，吐利，手足不逆冷，反發熱者，不死。脉不至者，灸少陰②七壯。(292)

【词解】

①蜷卧：形容肢体蜷缩而卧的状态。

②灸少阴：灸少阴经脉的穴位。

【提要】论少阴阳复可治的辨证。

【解析】288 条论根据利自止、手足温推测阳气的来复。少阴病下利，恶寒而蜷卧，为阴盛阳虚的症候。若下利止，有阴液枯竭病情转剧和阳气来复病情转轻的两种可能，如果手足逆冷而转温，虽恶寒而蜷卧，仍有阳复之机。

289 条论时自烦欲去衣被者为阳气来复。少阴病阳衰阴盛，阳气失于温煦，则恶寒身蜷，必喜近衣被，且多静而不烦。今时时有烦热之感，欲揭去衣被，在精神好转、神志清醒的状态下，应该是阳气来复、阴寒渐退之征。

292 条论阳复可治证及吐利后脉不至的治法。少阴病吐利，属阴盛阳衰之证，多伴见手足逆冷、脉微弱等。判断预后以阳气盛衰为依据。今见"手足不逆冷，反发热者"，则表明阳气损伤不甚，所以断为"不死"。若"脉不至者"，用艾灸少阴穴位七壮，温通阳气，使阳气通则脉自至。

三、正衰危重证

【原文】少陰病，惡寒身蜷而利，手足逆冷者，不治。(295)

少陰病，吐利躁煩，四逆者死。(296)

少陰病，下利止而頭眩，時時自冒者死。(297)

少陰病，四逆惡寒而身蜷，脉不至，不煩而躁者死。(298)

少陰病，六七日，息高①者，死。(299)

少陰病，脉微細沉，但欲臥，汗出不煩，自欲吐，至五六日自利，復煩躁不得臥寐

者死。(300)

【词解】

①息高:息指呼吸,息高,指呼吸表浅不能下达,为肾不纳气的表现。

【提要】295~300条,论少阴病之危候。

【解析】295条论纯阴无阳的危候。少阴病恶寒身蜷,为阳气虚衰失于温煦,下利为阳衰阴盛火不生土。若伴见手足逆冷者,为阳气欲将败亡,纯阴无阳之候,故曰"不治"。

296条论少阴阳气脱绝的危候。少阴病吐利为阴盛阳衰,火不生土,胃气上逆,脾气下陷所致。若病者神志模糊,躁动不安,为残阳外扰,神不守舍之征,伴见四肢逆冷,阳气已绝,故为死候。

297条论阴竭于下,阳脱于上的危候。本条与288条同是"下利止",但病机转归不同。288条之下利止伴见手足温,为阳气来复。而本证之下利止,因阴竭无物可下。时时自冒,为阴液竭于下,阳气脱于上,残阳上扰清窍所致。阴阳有离决之势,故预后不良。

298条论阳绝神亡的危候。少阴病,四逆,恶寒而身蜷,为少阴阳衰阴盛。脉不至较脉微欲绝为甚,为真阳虚极,无力推动血脉运行。不烦而躁,即患者神志不清手足无意识躁动,为阳绝神亡的表现。

299条论肾气绝于下,肺气脱于上的危候。肺为气之主,肾为气之根。少阴病六七日而出现呼吸表浅,是肾气绝于下,肺气脱于上的危候。

300条论阴阳离决的危候。脉微细沉,但欲卧,是少阴虚寒证的主要脉症。汗出,为阳气随汗外脱;不烦,为虚阳无力与邪抗争;自欲吐,为阳虚阴寒之邪上逆。病至五六日更增下利为阴竭于下,又现烦躁不得卧寐系阳气脱于上,此为阴阳离决之候。

以上六条从不同的角度论述了阳气败亡之证。少阴病寒化证的病机为阳衰阴盛。其预后重在阳气的存亡,阳存则生,阳亡则死。

复习思考题

1. 判断少阴病预后的主要依据是什么?

2. 为什么少阴病篇多见危重证、死证?

🔖 学习小结

本章共介绍条文44条,方证19个,系统讲述了少阴病及其兼变证的辨证论治。少阴病以心肾虚衰、水火不交为主要病理变化,以"脉微细,但欲寐"为提纲证。

少阴病本证包括寒化证、热化证、阳郁证,其中尤以阳虚寒化证为主。寒化证是指素体心肾阳虚,邪入少阴而从寒化,以致阳衰阴盛。代表证型为阳衰阴盛证,症见恶寒蜷卧,四肢厥逆,下利清谷,小便清长,脉微细,但欲寐,治当以回阳救逆为法。少阴热化证是素体阴虚,邪入少阴而从热化。以阴虚火旺,心肾不交为基本病机,症见心烦不得眠,舌红少苔,脉细数,治当以育阴清热为法。少阴阳郁证为少阴心肾阳气郁遏,不能外达于四肢所致,治当以开达疏散为法。

少阴兼表证,症见发热、恶寒、身痛,兼见少阴里虚之脉沉、神疲、体虚。治以温经解表法。少阴急下证,症见口燥咽干,或自利清水色纯青,心下痛,或腹胀不大便,治宜急下存阴。少阴病变证主要有热移膀胱证、伤津动血证两型。

咽痛证包括阴虚咽痛、客热咽痛、痰热咽痛、客寒咽痛四型,分别治以滋阴润喉、清热利咽、清热涤痰疮消肿、散寒涤痰开结之法。

少阴的预后,取决于阳气与阴液的存亡,阳回则欲愈,阳亡则不治,阴竭亦预后不良。

辨少阴病脉证并治条文音频

扫一扫
测一测

第六章

辨厥阴病脉证并治

概　　说

　　厥阴包括手厥阴心包和足厥阴肝二经。肝为风木之脏,主藏血,内寄相火,体阴而用阳,性喜条达而主疏泄,调畅一身之气机,易对脾胃及胆腑的功能产生影响。心包经之火以三焦为通路而达于下焦,温暖肾水以涵养肝木。厥阴疏泄正常,则气机条达,上焦清和,下焦温暖,脏腑功能活动正常。邪犯厥阴,木郁克土,则出现上热下寒,寒热错杂证,症见消渴、气上撞心、心中疼热、饥而不欲食、食则吐蛔、下利等。厥阴,概指阴阳之间互为交通,具有阴尽阳生,相互转化的特性,所谓"厥者,尽也"。其病多出现厥热胜复,阴阳交争之现象。若由于"阴阳气不相顺接",表现为四肢厥冷者,则形成诸厥。厥阴病篇还记述了多种呕吐、哕、下利等证,虽不是厥阴本病,但从辨证的角度讲,可资鉴别。

　　厥阴病的形成,其因有三:一则三阳病失治误治,邪气内陷,传入厥阴;二是由于太阴、少阴误治,使邪气传入厥阴;三是本经发病,主要由于先天不足或后天失养,使脏气虚衰,邪气直中厥阴。

　　厥阴病的治疗,寒者宜温,热者宜清;寒热错杂,则寒温并用。如上热下寒,宜清上温下,寒温并投,乌梅丸是其代表方;厥阴寒证,则温经散寒养血;厥阴热证,则凉肝解毒。

　　由于厥阴病比较复杂,故厥阴病的治禁,不可一概而论。例如寒证及寒热错杂证,汗、吐、清、下等法皆属禁忌;热证,则忌用发汗、温补等法。

第一节　厥阴病纲要

> **学习目标**
>
> 　　掌握厥阴病的脉证提纲。

　　【原文】厥陰之爲病,消渴,氣上撞心①,心中疼熱②,飢而不欲食,食則吐蚘,下之利不止。(326)

　　【词解】

　　①气上撞心:患者自觉有气上冲心胸部位。

　　②心中疼热:心胸或胃脘部有疼痛灼热之感。

　　【提要】论厥阴病辨证提纲。

【解析】厥阴肝为风木之脏,内寄相火,喜条达而主疏泄,与脾的运化功能关系密切。病入厥阴则木郁化火,疏泄失常,因而发生上热下寒的胃肠证候。热炽津伤则消渴,肝气横逆则气上撞心,肝火犯胃则心中疼热、胃中嘈杂似饥。木郁土虚,脾虚运化失常,故虽饥而不欲食;脾虚肠寒,谷入难消,致胃气上逆而呕吐;若其人肠中素有蛔虫寄生,则因其喜温避寒,复闻食臭则蛔不安而上窜,故食则吐蛔;若误用下法,必致中气更伤,下寒更甚,从而发生下利不止的变证。本条为厥阴病首条,概括了上热下寒的证候特点,可作为厥阴病的提纲。

复习思考题

1. 如何理解厥阴病提纲?
2. 消渴还可见于五苓散证,两者证候机理、症状特点有何不同?

第二节　厥阴病本证

📌 **学习目标**

1. 掌握厥阴病寒热错杂证之乌梅丸证、干姜黄芩黄连人参汤证的因机证治。
2. 掌握厥阴病热证之白头翁汤证的因机证治。
3. 熟悉厥阴病寒热错杂证之麻黄升麻汤证的因机证治。
4. 熟悉厥阴病寒证之当归四逆汤证、当归四逆加吴茱萸生姜汤证、吴茱萸汤证的因机证治。

一、厥阴寒热错杂证

（一）乌梅丸证

【原文】傷寒脈微而厥,至七八日膚冷,其人躁無暫安時者,此爲藏厥①,非蛔厥②也。蛔厥者,其人當吐蛔。令病者靜,而復時煩者,此爲藏寒③。蛔上入其膈,故煩,須臾復止,得食而嘔,又煩者,蛔聞食臭④出,其人常自吐蛔。蛔厥者,烏梅丸主之。又主久利。(338)

烏梅三百枚　細辛六兩　乾薑十兩　黃連十六兩　當歸四兩　附子六兩,炮,去皮　蜀椒四兩,出汗⑤　桂枝去皮,六兩　人參六兩　黃蘗六兩

上十味,異搗篩⑥,合治之,以苦酒漬烏梅一宿,去核,蒸之五斗米下,飯熟搗成泥,和藥令相得,內臼中,與蜜杵二千下,丸如梧桐子大,先食飲服十丸,日三服,稍加至二十丸。禁生冷、滑物、臭食等。

【词解】

①脏厥:脏腑阳气虚损致导致的四肢厥冷。

②蛔厥:因蛔虫窜扰,气机逆乱而致的四肢厥冷。

③脏寒:此处指脾肠虚寒。

④食臭:臭(xiù,音嗅)。食臭,食物的气味。

⑤出汗：用微火炒蜀椒，炒至其水分与油质向外渗出。

⑥异捣筛：将药物分别捣碎，筛出细末。

【提要】论脏厥与蛔厥的鉴别及蛔厥的证治。

【解析】本条可分为三段理解。

第一段："伤寒脉微而厥……非蛔厥也"，论脏厥的脉症，并提出当与蛔厥鉴别。脉微肢厥乃阳气衰微之象。病经七八日，周身肌肤皆冷，加之患者躁扰不宁，病情十分危险，预后不良。脏厥属阳衰阴盛、脏气衰败之证，与蛔厥的病机及证候都有所不同。

第二段："蛔厥者……乌梅丸主之"，论蛔厥的症状表现及其治疗。蛔厥证因蛔虫内扰而成，患者长期蛔虫感染，又因脾虚肠寒致蛔虫内动时作时止，发作时症见心烦、呕吐，甚则伴有剧烈腹痛，常因进食而引发。蛔厥与脏厥均可出现手足厥冷，不同的是：蛔厥无周身肌肤冷，且时静时烦、时作时止，与进食有关；脏厥周身肌肤寒冷，且"其人躁无暂安时"。蛔厥证的治疗当清上温下、安蛔止痛，方用乌梅丸。

第三段为"又主久利"。下利发病日久，多气血两虚，且易致阴阳紊乱，寒热错杂。乌梅丸并非治疗蛔虫病的专方，也可以用于此类慢性发作性疾病。这对现代临床活用乌梅丸更具指导意义。

【方义】蛔虫有得酸则静、得辛则伏、得苦则下的特点。本方重用乌梅并以醋渍之，增强其酸性以安蛔，并用益阴生津之用；细辛、蜀椒、干姜、附子、桂枝，辛以伏蛔，温阳散寒；配伍黄连、黄柏，苦以驱蛔，寒以清热；人参、当归补气养血；以米饭、白蜜为丸，意在和胃缓急。本方酸苦甘辛兼备，温脏补虚以安蛔，治疗蛔厥确有良效，被后世奉为治疗蛔厥之主方。

"又主久利"是本方的另一功效。本方酸甘辛苦并用，酸甘化阴，辛甘化阳，酸苦泻热，既可清上温下、辛开苦降，又能调和阴阳、扶正祛邪，是治疗厥阴病阴阳失调、木火内炽、寒热错杂证的主方，适于寒热错杂之久利。

【辨治要点】

病机：上热下寒，蛔虫内扰。

主症：时静时烦，得食而呕（吐蛔），腹痛，时发时止，与进食有关，肢厥脉微。

治法：清上温下，安蛔止痛。

方药：乌梅丸（乌梅、细辛、干姜、黄连、当归、附子、蜀椒、桂枝、人参、黄柏）。

方歌：六两柏参桂附辛，黄连十六厥阴遵，归椒四两梅三百，十两干姜记要真。

【知识拓展】

乌梅丸临床适用范围十分广泛，除原文涉及的蛔虫病，报道最多的是治疗胆道系统疾病，如胆道蛔虫病、胆石症、胆囊炎及溃疡性结肠炎、肠易激综合征等消化系统疾病，还可化裁应用于更年期综合征、神经血管性头痛、冠心病、糖尿病等多种疾病。

药理研究表明，乌梅丸对蛔虫没有直接杀伤作用，但可麻醉虫体，明显抑制蛔虫的活动能力；可促进胆囊收缩和排泄胆汁；对奥迪括约肌有明显的延缓扩张作用；能够抑制肠蠕动，降低小肠平滑肌能力。

【医案选录】

蒲辅周医案：王某，男，47岁。慢性腹泻已3年，常有黏液便，大便日3~5次，常有不消化之物。大便化验有少量白细胞；乙状结肠镜检查为肠黏膜充血、肥厚；钡餐检查有慢性胃炎。近年来腹泻加重，纳呆，腹胀，体重下降10余斤。半年来，心悸渐加重，伴有疲乏无力，查心电图为频发室性期前收缩，有时呈二联、三联律，服西药即中药活血化瘀之剂未效。脉沉细而结，舌尖边略红，苔灰。证属久利，肠胃失调，厥气上逆，心包受扰。治宜酸以收之，辛以温之，苦以坚之，拟乌梅汤加味。处方：乌梅3枚，花椒4.5g，黄连6g，干姜4.5g，黄柏6g，细辛 3g,党参 9g,当归 6g,桂枝 6g,制附片 6g,炙远志 4.5g。服 5 剂药后,食欲大振,大便次数减少,黏液消失,心悸减轻,睡眠亦见好转。又服 7 剂,大便已成形,复查心电图亦转正常。(薛伯寿.乌梅丸的临床应用[J].中医杂志,1982(1):49-51.)

（二）干姜黄芩黄连人参汤证

【原文】傷寒本自寒下,醫復吐下之,寒格①更逆吐下,若食入口即吐,乾薑黄芩黄連人參湯主之。(359)

乾薑　黄芩　黄連　人參各三兩

上四味,以水六升,煮取二升,去滓,分溫再服。

【词解】

①寒格:指上热下寒相格拒。

【提要】论寒热格拒的证治。

【解析】"伤寒本自寒下",指患者平素有中阳不足、脾胃虚寒之下利证,但从"寒格更逆吐下"之"更"字推断,本证原先就有寒格之证,医者复用吐下法误治,引邪入内,邪热内陷于上,阳气重伤于下,以致上热下寒,寒热格拒之证更甚。上热则胃气不降,故呕吐或食入即吐;下寒则脾气不升,故下利。治当清上温下,寒温并用,辛开苦降,用干姜黄芩黄连人参汤。

【方义】本方重用芩连苦寒以清上热,以除呕吐;干姜辛温以祛下寒,寒去则腹痛自止;人参补气健脾,以扶正,防苦寒之药伤中。本方辛开苦降,与半夏泻心汤配伍同中有异,同为芩连干姜人参并用,但半夏泻心汤为取芩连之苦、干姜之辛,攻于一处,故去滓再煎;而本方为取芩连之寒、干姜之热,寒热异气,分走上下,而清上温下,取气不取味,故只煎一次,不必去滓再煎。

【辨治要点】

病机:胃热脾寒,寒热格拒。

主症:食入即吐,下利便溏,可伴见口渴,口臭,食少乏力,腹胀腹痛,喜温喜按等。

治法:清上温下,辛开苦降。

方药:干姜黄芩黄连人参汤(干姜、黄芩、黄连、人参)。

方歌:芩连苦降藉姜开,济以人参绝妙哉,四物平行各三两,诸凡拒格此方该。

【知识拓展】

现代研究本方具有镇吐、止利、抗炎、抑菌、抗溃疡、增强免疫功能的作用。用于治疗消化性溃疡、急慢性胃肠炎等。

【医案选录】

刘渡舟医案:于某,男,29 岁。夏月酷热,贪食寒凉,因而吐泻交作,但吐多于泻,且伴有心烦、口苦等症。脉数而滑,舌苔虽黄而润。辨证:为火热在上而寒湿在下,且吐利之余,胃气焉能不伤。是为中虚而寒热错杂之证。处方:黄连 6g,黄芩 6g,人参 6g,干姜 3g。嘱另捣生姜汁 1 盅,兑汤药中服之。1 剂即吐止病愈。(刘渡舟.伤寒论十四讲[M].天津:天津科学技术出版社,1982.)

（三）麻黄升麻汤证

【原文】傷寒六七日,大下後,寸脈沉而遲,手足厥逆,下部脉①不至,喉咽不利,唾膿血,泄利不止者,爲難治,麻黄升麻湯主之。(357)

麻黄二兩半,去節　升麻一兩一分　當歸一兩一分　知母十八銖　黄芩十八銖　萎蕤十八銖,一作菖蒲　芍藥六銖　天門冬六銖,去心　桂枝六銖,去皮　茯苓六銖　甘草六銖,炙　石膏六銖,碎,綿裹　白术六銖　乾薑六銖上十四味,以水一斗,先煮麻黄一两沸,去上沫,内諸藥,煮取三升,去滓,分温三服。相去如炊三斗米頃令盡,汗出愈。

【词解】

①下部脉:从寸关尺三部来说,指尺脉;从全身上中下三部来说,指足部的趺阳与太溪脉。

【提要】论上热下寒,正虚阳郁的证治。

【解析】伤寒六七日,邪气当传里,但表证未解者,则应先解其表,若见表证入里化热,而尚未成实者,亦不可误用攻下之法。医者失察,见其病六七日之久,认为里实已成,便用大下之法,必致正气损伤,邪气内陷,而成正虚邪陷,阳郁不伸,肺热脾寒之证。邪陷于里,上焦热邪内郁,则寸脉沉迟,下部脉不至,上热下寒,阴阳之气不相顺接,而见手足厥冷。热郁于上,咽喉脉络灼伤,而见咽喉不利吐脓血,寒伤于下,脾虚寒盛,故泄利不止。

因本证虚实夹杂,寒热并见,治其热则碍其寒,补其虚则碍其实,故曰"难治"。病机关键在于邪陷阳郁,上热下寒,正虚邪实,治以麻黄升麻汤发越郁阳,清上温下。

【方义】本方重用麻黄、升麻,发越郁阳,当归温润补血,三药用量较大,为方中主药。其他药用量小,可分作两组:一组清热滋阴,主治喉痹脓血,药用知母、黄芩、葳蕤、天冬、石膏、芍药;一组温阳补脾,主治泄利不止,药用茯苓、桂枝、白术、干姜、甘草。全方药味虽多,但药量差别很大,主次分明,以发越郁阳为主,"相去如炊三斗米顷令尽",强调短时间内将药全部服完,使药力集中,以达汗出而发越郁阳之目的。

【辨治要点】

病机:阳气内郁,肺热脾寒。

主症:寸脉沉迟,手足厥逆,咽部不利,唾脓血,泄利不止,下部脉不至。

治法:发越郁阳,清上温下。

方药:麻黄升麻汤(麻黄、升麻、当归、知母、黄芩、葳蕤、芍药、天门冬、桂枝、茯苓、甘草、石膏、白术、干姜)。

方歌:两半麻升一两归,六铢苓术芍冬依,膏姜桂草同分两,十八铢兮苓母葳。

【知识拓展】

本方为发越郁阳,清上温下,益阴解毒之剂,可用于外感热病后期邪陷于里,阳郁不伸,上热下寒之证。如邢锡波用此方治疗猩红热垂危患者,热毒郁闭不能外达,上壅于咽喉,而表现为咽喉糜烂肿痛,高热,身陷隐约之痧疹等证候,取得良好效果。亦可用于萎缩性胃炎、慢性结肠炎等消化系统疾病,及肺结核、慢性喘息性支气管炎等肺系疾病;近有医师报告此方可用于由新型冠状病毒感染引发的肺炎重症患者。

【医案选录】

李寿山医案:韩某,女,50岁。6年来常头昏脑涨,面部烘热汗出,口燥咽干,但不欲饮,口舌时有糜烂溃疡,胸闷烦热,心神不安,少寐多梦。半月前外感风寒,发冷热,头痛,身痛,服羚翘解毒丸等药表不解,且增咽痛,泛恶欲吐,大便溏薄日二三行。诊断:上呼吸道感染,自主神经功能紊乱。迁延3周不解,诊脉两寸弦大,关尺细弱,舌红尖赤、根部苔白腻,咽红而不肿,体温37.8℃,白细胞总数12.8×10^9/L。脉证合参,证系素有阴虚火旺,复感风寒外闭,表邪郁久不解,内外合邪,以致虚实兼夹寒热错杂。治以外宣郁阳,内调寒热,益气养阴,清上温下兼顾之法,方用麻黄升麻汤加减。炙麻黄、升麻各7.5g,干姜5g,桂枝、白芍、白术、茯苓、党参、天冬、玉竹各15g,生石膏25g,知母、甘草各10g。水煎服,2剂。药后诸症减轻,继进清热和胃之竹叶石膏汤调理数剂而安。(李寿山.麻黄升麻汤治验[J].新中医,1984(7):46-57.)

二、厥阴寒证

(一) 当归四逆汤证

【原文】手足厥寒,脉细欲绝者,当归四逆汤主之。(351)

当归三兩　桂枝三兩,去皮　芍藥三兩　細辛三兩　甘草二兩,炙　通草二兩　大棗二十五枚,擘。一法,十二枚

上七味,以水八升,煮取三升,去滓,温服一升,日三服。

【提要】论血虚寒凝致厥的证治。

【解析】本证以手足厥寒、脉细欲绝为辨证要点,肝血不足,血虚则脉道不充而见细脉,加之阴寒凝滞,脉道运行不畅,故脉细欲绝。血虚而寒凝经脉,气血运行不利,四肢失于温养而见手足厥寒。

本条论叙证候比较简略,临床上血虚寒凝可致多种不同见证。常见四肢不温,脉微细欲绝,面色清冷,畏寒等症;若寒凝经络,可有四肢关节疼痛,或身疼腰痛等;若寒阻胞宫,可见月经愆期、痛经、量少色黯而有血块等症状。本证治以当归四逆汤养血散寒,温经通脉。

【方义】当归四逆汤即桂枝汤去生姜,倍用大枣,加当归、细辛、通草而成。方中当归补养肝血,又能行血,为方中主药;配芍药以养血和营;配桂枝温经通阳,细辛温经散陈寒痼冷;甘草、大枣补益中气和营血;通草通利血脉。诸药合用,养血脉,通阳气,散寒邪,为治疗血虚寒凝首选方剂。

本证与四逆汤证皆有寒邪为患,症见手足厥寒。然厥有轻重,脉分微细,四逆汤证为阳气衰微,手足厥冷而脉微欲绝;本证为血虚寒凝,手足厥寒而脉细欲绝。本方与四逆汤均可治手足厥寒而冠以"四逆"之名,然病机有异,本方不用姜、附,而以当归养血行血。

【辨治要点】

病机:血虚寒凝,经脉不畅。

主症:手足厥寒,脉细欲绝。或见四肢关节疼痛,身痛腰痛,或见月经愆期,量少色黯,痛经等。

治法:养血散寒,温经通脉。

方药:当归四逆汤(当归、桂枝、芍药、细辛、甘草、通草、大枣)。

方歌:见当归四逆加吴茱萸生姜汤证。

【知识拓展】

现代临床多用当归四逆汤治坐骨神经痛、末梢神经炎、多发性神经炎、急性感染性神经炎、尺神经麻痹、雷诺病、红斑性肢痛、血栓闭塞性脉管炎、冻疮、风湿性关节炎、关节僵硬症、寒冷性脂膜炎、老年性冬季皮肤瘙痒症、痛经、闭经、不孕症、附件炎、盆腔炎、月经周期性水肿、产后腰腿痛、产后腹痛等属于寒凝胞宫,血虚受寒者。

【医案选录】

陈瑞春医案:漆某,女,教师。自谓易患冻疮,每年发作,此次因新感风寒,通身不适,肢体寒凉,手足麻痹,适值月经临期,并伴有腰痛腹胀,舌质淡红,苔薄白润,脉象微细,两手背冻疮红肿,病属血虚经寒,寒凝血滞所致,故从温经散寒兼佐疏肝为治,方用当归四逆汤加味:当归、桂枝各10g,通草5g,细辛3g,炙甘草5g,白芍、柴胡、郁金各10g,大枣5枚。连服2剂见效,寒厥已罢,冻疮好转尤甚,经痛等症亦随之而平,脉缓有力,仍宗前法,继进3剂而痊。笔者经验,治冻疮须在开始瘙痒时即用此方,如已成疮服之不效。(陈瑞春.陈瑞春论伤寒[M].北京:中国中医药出版社,2012.)

微课:当归四逆汤证

当归四逆汤证病案

（二）当归四逆加吴茱萸生姜汤证

【原文】若其人内有久寒者,宜当归四逆加吴茱萸生薑湯。(352)

当歸三兩　芍藥三兩　甘草二兩,炙　通草二兩　桂枝三兩,去皮　細辛三兩　生薑半斤,切　吴茱萸二升　大棗二十五枚,擘

上九味,以水六升,清酒六升和,煮取五升,去滓,温分五服。一方,水酒各四升。

【提要】论血虚寒厥兼内有久寒的证治。

【解析】本方承上条而论,内有久寒,指脏腑的沉寒痼冷。或为寒凝胞宫致月经不调、白带清稀、宫寒不孕;或为寒滞胃肠,水饮内停,而致脘腹冷痛、呕吐痰涎、下利;或为寒积下焦而致少腹冷痛、疝气等。在当归四逆汤原方基础上,加入吴茱萸、生姜以散内外之寒。

【方义】血虚寒凝,内有久寒者,在当归四逆汤之基础上加吴茱萸、生姜。吴茱萸温中止痛,理气燥湿,重在降久寒之气逆,生姜辛散化饮,重在宣通,两者合用暖肝散寒,温胃化饮,降逆止呕,散久滞之陈寒。并以清酒增强活血祛寒的作用。

厥阴四逆,病在肝经。肝主藏血而内寄相火,虽有沉寒,不可妄用干姜、附子等辛热之品,恐其扰动风火,耗伤阴气,但加吴茱萸、生姜宣泄苦降,直达厥阴。而少阴四逆,为阴寒内盛、阳气衰微所致。少阴主肾,为寒水之脏,非干姜、附子回阳不能振水中之火。

【辨治要点】

病机:血虚寒凝,兼肝胃久寒。

主症:在当归四逆汤证的基础上,兼有脘腹冷痛、呕逆吐涎、寒疝囊缩等。

治法:养血通脉,暖肝温胃。

方药:当归四逆加吴茱萸生姜汤(当归、芍药、甘草、通草、桂枝、细辛、生姜、吴茱萸、大枣、清酒)。

方歌:三两辛归桂芍行,枣须廿五脉重生,甘通二两能回厥,寒入吴萸姜酒烹。

【知识拓展】

本方现代临床应用与当归四逆汤相似,多用于治疗神经痛、少腹痛、腹疝痛、冷症、腰部椎管狭窄、更年期障碍、股骨头无菌性坏死、肢端青紫症、冻疮、阳痿、外伤性阴囊肿大、痛经、阴缩、肢端动脉痉挛等,证属血虚寒凝,内寒较甚者。临床药理研究表明,当归四逆加吴茱萸生姜汤能够提高人体深部体温,增加心排出量和末梢血流量。

【医案选录】

岳美中医案:朱某,女,已婚。自述于1958年12月发现两手发紧、麻木、厥冷、抽搐、发绀。3个月前两手指尖发白,继而青紫、麻木,放入热水中则刺痛,诊断为"雷诺现象"。至12月份,右手食指末梢发现瘀血青紫小点,逐渐扩大如豆粒,日久不消,最后破溃,溃后日久,稍见分泌物,创面青紫。诊其两脉细弱,舌尖红,两侧有白腻苔,双手置于冷水中经5分钟后指尖变黯,10分钟后指尖即现发绀,15分钟后发绀更加明显,尤以中指为甚。投以当归四逆汤以通阳和营。当归9g,细辛3g,木通1.5g,白芍6g,炙甘草4.5g,桂枝6g,大枣5枚。服药3剂,手指遇冷则青紫如前,唯左脉现紧象。前方加吴茱萸4.5g,生姜6g。服30剂,指尖发紫大为减退,右手食指创口愈合,舌两侧之苔渐退,指尖冷水试验疼痛减轻,脉已渐大。唯晨起口干,右侧腹痛。原方当归、芍药各加3g。又服6剂停药观察。随访手指坏疽未发。(中医研究院.岳美中医案集[M].北京:人民卫生出版社,1978.)

（三）吴茱萸汤证

【原文】乾嘔吐涎沫,頭痛者,吴茱萸湯主之。(378)

【提要】论肝寒犯胃,浊阴上逆的证治。

当归四逆汤加吴茱萸生姜汤证病案1

当归四逆汤加吴茱萸生姜汤证病案2

【解析】厥阴肝寒犯胃,胃失和降则干呕,胃受其寒,津聚成涎,每随浊阴之气上逆而出,则吐涎沫;足厥阴肝经与督脉会于颠顶,阴寒循经上扰则头痛以颠顶为甚。治宜暖肝散寒,温胃降浊,方用吴茱萸汤。

《伤寒论》吴茱萸汤证共有三条,分载于三篇:一为阳明病篇"食谷欲呕"(第243条),论阳明中寒之"欲呕";一为少阴病篇"吐利,手足逆冷,烦躁欲死"(第309条),为少阴阳虚阴盛,寒浊犯胃;本条为寒浊之邪循足厥阴经上扰,故还见颠顶痛。此三条虽然见症有别,但病机同为肝寒犯胃,浊阴上逆,故三者均有呕吐,皆可用吴茱萸汤异病同治。

【辨治要点】

病机:肝寒犯胃,浊阴上逆。

主症:头痛,呕吐,或干呕,吐涎沫,或少腹满,寒疝,舌淡苔白或白腻,脉沉细弦等。

治法:暖肝,温胃,降浊。

方药:吴茱萸汤(吴茱萸、人参、生姜、大枣)。

【医案选录】

聂惠民医案:倪某,女,50岁。患头痛五六年,每日头痛,伴阵发性加剧,当头痛剧作时,则双手抱头,身蜷不动,闭目忍耐,每日服用大量镇痛药维持。西医诊断为神经性头痛。索问前疾,追溯病情,则见所服药物多为平肝潜阳、镇惊息风之品,如羚羊、犀角、天麻、全蝎等。观其病证,头痛以颠顶为甚,剧作时有冲逆感觉,痛似劈裂,故欲双手紧抱头部,恶心欲吐,不欲饮食,睡眠不佳,经量黯少,面色晦黯,脉细弦,舌黯红苔白。证属厥阴头痛,治宜温经降浊而止痛,用吴茱萸汤化裁:吴茱萸6g,党参10g,大枣7枚,生姜9g,藁本10g,川芎10g,当归10g,炙草3g。3剂,水煎温服。药后头痛大减,守方进退治疗两周后,停服全部止痛药物。嗣后用本方配制丸药服用,头痛得愈。(聂惠民.聂氏伤寒学[M].北京:学苑出版社,2005.)

三、厥阴热证(白头翁汤证)

【原文】熱利下重[①]者,白頭翁湯主之。(371)

白頭翁湯方

白頭翁二兩　黃蘗三兩　黃連三兩　秦皮三兩

上四味,以水七升,煮取二升,去滓,温服一升,不愈,更服一升。

【词解】

①下重:即里急后重。

【提要】论厥阴热利的证治。

【解析】本条虽叙证简略,但"热利""下重"将白头翁汤证下利的病性和特点作了明确概括,为本证的辨证要点。热利,当有下利脓血、红多白少、肛门灼热、大便臭秽、发热、口渴、尿赤、舌红、苔黄、脉数等症。下重,即里急后重,可见腹痛急迫欲下,肛门重坠,欲便而不爽。本证因厥阴肝经湿热,气滞壅塞,下迫大肠,湿热邪毒郁滞肠道,伤及肠道络脉所致。治宜清热燥湿,凉肝止利,方用白头翁汤。

本证与桃花汤证都可见下利便脓血。桃花汤主治为脾肾阳虚之寒证,证见脓血杂下,白多红少,或纯下白冻,气腥而不臭,伴腹痛绵绵,喜温喜按,里急后重不甚,口不渴,舌淡苔白,脉迟无力等症,治以温中祛寒,涩肠止利。而本证为厥阴肝经湿热,气滞壅塞之实证。治以清热燥湿,凉肝止利。

【方义】白头翁味苦性寒,归大肠与肝经,能入血分,善清肠热,解毒凉血而止利,为治热毒赤痢之要药,是为君药;黄连、黄柏苦寒,清热燥湿,坚阴厚肠止利;秦皮苦寒偏涩,归大肠经,主

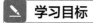笔记栏

热利下重。四味合用,清热燥湿、凉血解毒、涩肠止利,为治疗湿热或热毒下利的主要方剂。

【辨治要点】

病机:肝经湿热,下迫大肠。

主症:下利脓血便,血色鲜艳,里急后重,肛门灼热,可见口渴欲饮冷水,舌红苔黄等热象。

治法:清热燥湿,凉肝止利。

方药:白头翁汤(白头翁、黄柏、黄连、秦皮)。

方歌:三两黄连柏与秦,白头二两妙通神,病缘热利时思水,下重难通此药珍。

【知识拓展】

本方以苦寒直清里热,坚阴厚肠,凉肝解毒为显著特征,多用于治疗细菌性痢疾、阿米巴痢疾、急性肠炎和慢性非特异性结肠炎等。此外,凡与肝经湿热火毒相关疾病,均可酌情应用本方,如治疗妇科带下病(肝经湿热下注)、乳痈(肝经布胁肋)、眼科暴发火眼(肝开窍于目)等。

【医案选录】

姜建国医案:张某,女,44岁。患附件炎症,左下腹疼痛,按之有包块,黄带较多有异味,急躁易怒,小便赤,舌质鲜红苔黄,脉弦。考虑少腹乃肝经循行之处,此处出现包块和疼痛,属肝血瘀滞;且舌质鲜红、脉弦,诊为热毒已进入厥阴血分,选用白头翁汤加减:白头翁12g,秦皮10g,黄柏12g,黄连10g,薏米30g,三棱10g,莪术10g,醋鳖甲10g,生蒲黄10g,炒灵脂10g,炙甘草3g。3剂,水煎服。二诊:下腹包块明显缩小,按之稍有压痛,黄带亦减。原方继服6剂。三诊:病情基本控制,去鳖甲、炒灵脂,继续服6剂巩固疗效。(姜建国.中医名家名师讲稿丛书第四辑·姜建国伤寒论讲稿[M].北京:人民卫生出版社,2016.)

【原文】下利欲飲水者,以有熱故也,白頭翁湯主之。(373)

【提要】承上条补述厥阴热利的证治。

【解析】承上条补论热利的证治,厥阴热盛,灼伤津液,故渴而“欲饮水”。上条言“热利下重”,本条言“欲饮水”,补述热利之辨证要点:一是下利便脓血,二是里急后重,三是口渴欲饮水。唯前后合参,方得全面。

下利口渴有寒热虚实之别,虚寒下利一般不渴,或有口渴也饮水不多,如第282条“自利而渴者,属少阴”,说明虚寒下利亦有口渴者,但这种口渴并非热盛津伤所致,而是肾阳虚不能蒸化,津液无以上承,故渴必不甚,且喜热饮,与本条热利津伤之口渴不难鉴别。

复习思考题

1. 试述乌梅丸证、干姜黄芩黄连人参汤证、麻黄升麻汤证的证候、病机、治法、方药。
2. 如何鉴别蛔厥证与脏厥证?
3. 试述白头翁汤证的证候、病机、治法及方药。
4. 试比较《伤寒论》中三条吴茱萸汤证之异同。

第三节 辨厥热胜复证

📐 学习目标

了解厥热胜复证的辨证及临床意义。

【原文】傷寒先厥,後發熱而利者,必自止,見厥復利。(331)

【提要】论寒利休作与厥热胜复的关系。

【解析】厥热胜复是厥阴病在发展过程中阴阳消长,正邪进退的外在表现。厥为阴胜,热为阳复。先见四肢厥冷伴寒利为阳虚阴盛。后见发热为阳气来复,阳复利必自止。若四肢厥冷再现,为阴寒内盛阳复不及,寒利复作。

【原文】傷寒先厥後發熱,下利必自止,而反汗出,咽中痛者,其喉爲痹①。發熱無汗,而利必自止,若不止,必便膿血,便膿血者,其喉不痹。(334)

【词解】

①其喉为痹:痹,闭塞不通。指咽喉肿胀,吞咽不利。

【提要】论阳复病愈及阳复太过的两种转归。

【解析】伤寒先厥利并见,后见发热,为阳气来复,阴寒消退,厥利自止而病情向愈。厥阴寒厥原有阴阳不足,易寒易热之特点,如治疗时阳复太过,易转为热证。因邪热部位不同可出现两种转归:向上向外者,邪热迫津液外泄则汗出,邪热上灼咽喉则发喉痹;向下向内者,邪热壅遏于内而发热无汗,邪热损伤大肠脉络而便脓血。

【原文】傷寒病,厥五日,熱亦五日,設六日當復厥,不厥者自愈。厥終不過五日,以熱五日,故知自愈。(336)

【提要】论厥热相等为自愈候。

【解析】在厥热胜复中,可据厥热日数判断病势的进退。厥五日,热五日后,第六日当复厥,现未见厥,厥热各五日,发热与厥逆的时间相等,为阴阳相对平衡而自愈。自"厥终不过五日"以下为注文,说明厥热相等,阳阳平衡,故知自愈。

【原文】傷寒發熱四日,厥反三日,復熱四日,厥少熱多者,其病當愈。四日至七日,熱不除者,必便膿血。(341)

【提要】论阳复病愈与阳复太过变证。

【解析】本条论述热多于厥,为阳复阴退,预后较好。但发热若持续不退,为阳复太过,则反变为邪热,则病情又向另一方向发展,邪热损伤大肠脉络,可致便脓血。本条内容与334条大致相同,皆论阳复病愈与阳复太过变证。

【原文】傷寒厥四日,熱反三日,復厥五日,其病爲進。寒多熱少,陽氣退,故爲進也。(342)

【提要】论厥多于热为病进。

【解析】本条主要论述厥多于热,为阴盛阳退病情加剧。厥四日,热三日,而后又厥五日,厥多热少,为阳复不及,病情加剧。

【原文】傷寒始發熱六日,厥反九日而利。凡厥利者,當不能食,今反能食者,恐爲除中①。食以索餅②,不發熱者,知胃氣尚在,必愈,恐暴熱來出而復去也。後三日脉③之,其熱續在者,期之旦日④夜半愈。所以然者,本發熱六日,厥反九日,復發熱三日,并前六日,亦爲九日,與厥相應,故期之旦日夜半愈。後三日脉之,而脉數,其熱不罷者,此爲熱氣有餘,必發癰膿也。(332)

【词解】

①除中:证候名。为胃气败绝之危候,表现为病情危重而反能食。

②食以索饼:食(sì,音饲),此处用作动词,即给患者吃。饼,为面食的通称。索饼,条索状的面食。

③脉:此处为动词,诊察的意思。

④旦日：明日。

【提要】论除中疑似证及阳复太过的变证。

【解析】本条重在辨厥热胜复证，可分三段理解。

第一段："伤寒始发热六日……期之旦日夜半愈"。发热六日，厥利九日，厥利日久出现反能食，需辨明是阳气来复的佳兆，还是胃气垂绝的危候。给患者吃相对容易消化的索饼。若食后未出现发热，是胃气来复，病必自愈。若食后突然发热，且瞬间自逝而热降，则是胃气垂绝之除中危证，为将绝之胃气完全显现于外，乃回光返照之象。亦有食后无暴热而现微热者，发热平稳，且持续三日，则可断定不是除中，而是阳气来复，即可预期其病在次日夜半自行缓解，因夜半少阳之气起，人体得自然之天阳相助，故有获愈之机。

第二段："所以然者……故期之旦日夜半愈"，因为原来发热六日，厥利九日，现又发热三日，厥与热正好相等，阴阳有可能趋于平衡，故病自愈。本段说明自愈之机理，属自注文字。

第三段："后三日脉之，而脉数"以下，论述阳复太过的变证。若后三日仍然见到脉数，且发热持续不解者，此为阳复太过，热气有余，病从热化，邪热腐灼阴血，则其后必发生痈脓变证。

【原文】伤寒脉遲六七日，而反與黄芩湯徹其熱①。脉遲爲寒，今與黄芩湯，復除其熱，腹中應冷，當不能食，今反能食，此名除中，必死。(333)

【词解】

①彻其热：彻，除。彻其热，除其热。

【提要】论除中的成因、特征及其预后。

【解析】伤寒脉迟，迟脉主寒，为阳气不足，阴寒内盛之证，治当补阳，不可乱投苦寒之药。但厥阴虚寒之证，每多有厥热胜复或真寒假热之象，若医者不辨真伪，不察虚实，将阳复之热当作阳盛之热，而投黄芩汤以彻其热，治寒以寒，必致阳气更伤，阴寒更甚，胃气大伤，故现"腹中应冷，当不能食"。"今反能食"，胃气垂绝，胃气发露于外，为回光返照之象，此为除中的特征，预后不良。

复习思考题

1. 厥热胜复可表现为哪几种情况？其病机如何？
2. 试述除中证的临床表现及发生机理。

第四节 辨 厥 证

学习目标

1. 掌握厥证的病机与证候特点。
2. 熟悉厥证的分类之热厥、寒厥、痰厥、水厥的因机证治。
3. 了解厥逆治禁及寒厥灸法。

一、厥证的病机与证候特点

【原文】凡厥者，陰陽氣不相順接，便爲厥。厥者，手足逆冷者是也。(337)

【提要】论厥的病机与证候特点。

【解析】厥是厥阴病常见的症状之一,它不是独立的疾病,而是出现在不同疾病发展过程中的一个症状。厥的特征是手足逆冷。导致手足逆冷的病因很多,但其总的病机不外乎阴阳气不能互相贯通。

人体阴阳在正常情况下,相互协调,互相维系,互根互用,一旦偏胜偏衰,以至不相顺接,不顺则逆,不接则离,必然产生病变。若寒邪内盛,阳气衰微,阳气不能畅达四末,则成寒厥。如热邪亢盛,阳气被遏,不能通达于四末,则成热厥。若水饮内停,阳气被遏,不达四末,称为水厥。凡此种种,病因虽有不同,然其"阴阳气不相顺接"之机则一。

二、厥证辨治

(一)热厥

1. 热厥的特点与禁忌

【原文】傷寒一二日至四五日,厥者必發熱,前熱者後必厥,厥深者熱亦深,厥微者熱亦微。厥應下之,而反發汗者,必口傷爛赤。(335)

【提要】论热厥的证候特点与治疗宜忌。

【解析】伤寒一二日至四五日,由外感而从热化,邪热深伏,阳气内郁,不得宣发,以致阴阳气不相顺接,出现四肢厥冷,是为热厥。"厥者必发热"为四肢虽冷,但身必发热。"前热者后必厥",热厥证在厥冷之前,必有发热症状,且厥冷之时,亦有里热内伏。四肢厥冷愈甚,表明邪热内郁的程度越重;四肢厥冷较轻,则表明邪热内郁的程度越轻。厥冷的甚微与里热郁伏的程度密切相关,此为热厥证的证候特点及辨证要领。

热厥因邪热内伏,阳郁不能通达于四末,治以清下里热为宜。如无形邪热,阳郁不达,治用白虎汤清之;如有形邪热,阳郁不达,治用承气汤下之。"厥应下之"是治疗热厥的基本法则。包括清下、攻下二法。若误将热厥之厥冷当作表寒而用辛温发汗,则更伤阴液,使火热上炎清窍,邪热腐灼阴血,可发生口舌红肿溃烂的变证。

2. 热厥轻证

【原文】傷寒熱少微厥,指頭寒,嘿嘿不欲食,煩躁,數日小便利,色白者,此熱除也,欲得食,其病爲愈。若厥而嘔,胸脇煩滿者,其後必便血。(339)

【提要】论热厥轻证的两种转归。

【解析】伤寒热少厥微,当如上条所述之"厥微者热亦微"之意,为热厥轻证。因"热少"阳气内郁不甚,而见"指头寒"之微厥;郁阳邪热困脾,胃失和降,而见默默不欲食;阳热内郁,热扰心神,而见烦躁;因郁热在里,当有小便短赤,色黄等热象。数日后可能出现两种不同转归:一为疾病向愈,"数日小便利,色白者",为数日之后,小便利而不黄,说明邪热已除,胃气亦和,患者食欲恢复,故而"其病为愈";二为病情加重,若由"指头寒"变为"厥",说明阳郁加重,邪热不能透达,甚至出现频频呕吐,胸胁烦满的症状,乃阳郁厥阴、经气不利、肝火犯胃益甚之证。若不及时救治,日后必因邪热伤及血络,出现便血。

3. 热厥重证(白虎汤证)

【原文】傷寒脉滑而厥者,裏有熱,白虎湯主之。(350)

【提要】论热厥重证的辨治。

【解析】本条"伤寒",为广义之伤寒。如因寒内盛而致之寒厥,其脉必现沉微,今脉现滑象则知非阳虚而是内热,多见阳盛邪实之证。阳热内郁,邪热深伏,阴阳之气不能顺接,郁阳不能畅达四末,而见手足厥逆。"里有热"为本证之病机。治宜清里热,方用白虎汤。本条述证简略,只通过脉象突出里有郁热的辨证要点,为举脉略证之省文笔法,其证当有身热、口渴、汗出、心烦、舌红苔黄、小便黄赤等里热之表现。

（二）寒厥

1. 阳虚阴盛厥（四逆汤证）

【原文】大汗出,热不去,内拘急①,四肢疼,又下利厥逆而恶寒者,四逆汤主之。(353)

【词解】

①内拘急:腹中挛急不舒。

【提要】论阳虚阴盛寒厥的证治。

【解析】大汗出,是亡阳之征兆,热不去,是阳浮于外,即真寒假热证。由于阳气衰微,阴寒内盛,外不能温煦四末,内不能温养脏腑,寒主收引,寒凝经脉,内则腹中拘急,外则四肢疼痛。本证大汗已出,又加下利,厥逆而恶寒,这是亡阳脱液之厥,属阴寒内盛、虚阳浮越之寒厥重证,故用四逆汤回阳救逆。

【原文】大汗,若大下利,而厥冷者,四逆湯主之。(354)

【提要】论误治伤阳而致厥冷的治法。

【解析】本条就大汗,大下利而论,其含义有二:其一,是阳虚不能固摄的症状,阳虚于外则表不固而汗出,阳虚于内则中阳不振而下利;其二,是导致阳气暴脱的原因,大汗或大下则阴液大量外泄,阳则无所依附,而阳气随阴液暴脱,大汗则阳亡于外,大下则阳亡于内。今大汗大下太过,阳气衰微,阳虚则寒生,阴寒内盛,阳气不能畅达四末,而见四肢厥逆,治当回阳救逆,方用四逆汤。

2. 冷结膀胱关元厥

【原文】病者手足厥冷,言我不结胸,小腹满,按之痛者,此冷结在膀胱關元①也。(340)

【词解】

①膀胱关元:关元,任脉经穴,在脐下三寸。膀胱关元,泛指小腹部位。

【提要】论冷结膀胱关元致厥。

【解析】导致手足厥冷的原因众多,需辨证分析。言我不结胸,即患者未出现胸膈胃脘部硬痛,说明没有实邪结于中上二焦。小腹满,说明本证在下焦。按之痛,提示寒邪凝结在小腹膀胱关元处,当伴见小腹喜温畏寒、小便清长、苔白脉迟等寒象。本条未出方药,治以温阳散寒为法。可灸关元穴,或用当归四逆加吴茱萸生姜汤、四逆汤、白通汤、真武汤等方,根据临床实际,参酌应用。

本证之"小腹满,按之痛"应与同为病在下焦的太阳蓄水证和蓄血证相鉴别。是证皆可见少腹满,或少腹急结,一般不出现四肢厥冷。但蓄水之证,可见小便不利,蓄血之证可见如狂或发狂,治当详辨。

（三）痰厥（瓜蒂散证）

【原文】病人手足厥冷,脉乍紧①者,邪②结在胸中,心下滿而煩,飢不能食者,病在胸中,當須吐之,宜瓜蒂散。(355)

【词解】

①脉乍紧:脉来忽然而紧。

②邪:这里指停痰、食积等致病因素。

【提要】论痰食致厥的证治。

【解析】邪实积于胸中,阳气不能畅达于四末,故手足厥冷。脉紧主里有实邪,痰涎及食积为有形之实邪,阻滞于胸中及胃脘,气血运行不畅,则脉乍紧。胸膈及脘腹胀满而烦闷、饥而不能食等症,皆因实邪郁遏,阻塞胸中及脾胃气机,波及上、中二焦。本证多为邪实积于胸中或胃脘,病位偏上,按照"其高者,因而越之"的治疗原则,用瓜蒂散因势利导,涌吐胸中实邪。实邪去,则气机畅,阳气通,手足转温,烦满自除。

除本条外,《伤寒论》中痰食阻滞证还见于两处,太阳病篇中 166 条提示痰阻胸阳可出现太阳病类似证;少阴病篇中第 324 条作为少阴寒饮上逆类似证进行鉴别。

（四）水厥（茯苓甘草汤证）

【原文】伤寒厥而心下悸,宜先治水,当服茯苓甘草汤,却^①治其厥。不尔^②,水渍入胃^③,必作利也。(356)

【词解】

①却:副词,表示顺序,相当于后。

②不尔:不这样,指不先治水。

③胃:指肠而言(参 215、238 条:胃中有燥屎)

【提要】论水停致厥的证治。

【解析】本条应与太阳病篇第 73 条互参。水饮内停胃脘,气机不畅,阳气被遏,不能畅达于四末,而见四肢厥冷。水停中焦胃脘,水气凌心,而见心下悸动不宁。因厥与悸皆由水饮内停所致,本条提出"宜先治水"的法则,方用茯苓甘草汤温阳化气利水,水饮去则气机畅,阳气得布,悸动得止而手足自温,实为祛邪以畅气机之法。若医者见厥而误辨,不知先治其水,水饮泛滥下渍肠道,必致下利。

三、厥证治禁与寒厥灸法

【原文】诸四逆厥者,不可下之,虚家亦然。(330)

【提要】论虚寒诸厥,禁用下法。

【解析】厥逆的成因虽寒热虚实皆有,但以阳虚阴盛之因为多见,阳气衰微,阴寒内盛,治当回阳救逆,用药以温为主。若反用下法,以寒药为主,则重伤阳气,阴寒更甚,犯虚虚之戒。凡属正虚体衰之厥逆,皆不可用攻下之法,非独虚寒。对于"虚家"而言,禁用下法,可扩展为一切攻伐之法都应禁忌,如发汗、催吐、清热等法。

本条阐明虚寒厥证治禁"不可下之",与第 335 条"厥应下之,而反发汗者,必口伤烂赤"前后呼应,说明热实厥证当禁发汗、温补等法。两者各述寒热两端,禁例亦相反。

【原文】伤寒五六日,不结胸,腹濡^①,脉虚复厥者,不可下,此亡血^②,下之死。(347)

【词解】

①腹濡:指腹柔软。

②亡血:即血虚,伤血过多。

【提要】论血虚致厥,禁用下法。

【解析】伤寒五六日,邪热入里之时,若热邪传里与痰水相结于胸腹则成结胸之证,其人必见脉沉紧、心下硬满疼痛,甚则从心下至少腹硬满而痛不可近;若热邪内传阳明燥屎内结,必见其腹胀满而疼痛拒按,不大便,脉沉实有力。患者无里实结聚之结胸证,腹部按之柔软,亦非阳明里实。脉象虚弱而肢厥,提示厥逆并非实邪阻遏阳气,而为阴血虚,阳气不充,四末失于温养所致,此时若不便不通,皆因津液不足,大肠失于濡润,血虚肠燥,为津伤虚候,与热厥之腑实不同,治宜养血温经,不可误用攻下。若误下则营血更伤,使病情加重,甚者可致危殆。

【原文】傷寒脉促,手足厥逆,可灸之。(349)

【提要】论阴盛阳衰厥逆而脉促,可用灸法。

【解析】脉促促阳盛者有之,阳气虚极者亦有之。本证脉促与四肢厥冷并见,乃阳虚阴盛,虚阳奋起与阴相搏所致。阳虚阴寒内盛,阳气不充,则四末不温而厥。治用温经通阳,故可灸之。

复习思考题

1. 如何理解"凡厥者,阴阳气不相顺接"？

2. 试分述气郁致厥、血虚寒凝致厥、水厥、痰厥的证候、病机、治法、方药。

3.《伤寒论》中共论述了哪些类型的厥证？分述其主症及病机。

4. 如何理解"诸四逆厥者,不可下之,虚家亦然"？

第五节　辨呕哕下利证

学习目标

1. 熟悉阳虚阴盛致呕、邪转少阳致呕的因机证治。

2. 熟悉实热下利证、虚寒下利证的因机证治。

3. 了解痈脓致呕的的治疗原则。

4. 了解误治胃寒致哕、哕而腹满证的的机理及治疗原则。

5. 了解欲作自利征兆、虚寒下利兼表治则及转归。

一、辨呕证

(一) 阳虚阴盛证(四逆汤证)

【原文】嘔而脉弱,小便復利,身有微熱,見厥者难治,四逆湯主之。(377)

【提要】论阳虚阴盛呕吐的证治。

【解析】胃阳虚弱,阴寒之气上冲则呕。阴寒内盛,阳气虚衰,鼓动无力,其脉必弱。小便复利,即小便清长通利,乃阳虚不能制水所致。若呕责之里热,必见小便短赤;若脉弱责之阴血不足,必见小便短少。由"小便复利"可知,"呕而脉弱"为阳气不足之虚寒证。虚寒之证而见"身有微热",多为阳气来复,阴寒消退,病势欲愈之象。而今身热、肢厥并见,说明此热并非阳复,因阳复者其厥必回,此热乃因阴寒内盛,虚阳外浮,阴盛格阳所致,故曰"难治"。

(二) 邪传少阳证(小柴胡汤证)

【原文】嘔而發熱者,小柴胡湯主之。(379)

【提要】论厥阴病转出少阳的证治。

【解析】少阳与厥阴互为表里,二经之病随病情发展可相互转化,故云"实则少阳,虚则厥阴"。本条论厥阴阳复太过,邪传少阳之证。呕吐乃少阳胆火犯胃,胃失和降所致;发热为少阳火郁所致。临床尚可见口苦、咽干、心烦、不欲食、目眩、脉弦等症。101条曰"伤寒中风,有柴胡证,但见一证便是,不必悉具",今"呕而发热",少阳病之主症已具,故治以和解少阳,方用小柴胡汤。

【医案选录】

刘渡舟医案:某女,29 岁。患顽固性呕吐,已 3 年未愈。每于食后即呕吐,呕吐物味极酸苦而夹痰涎。右胁胀满,胃脘作痛,唯二便尚调。月经前后参差不定,经行则心胸烦满而小腹胀痛。脉沉弦而滑,舌苔白滑。辨证:此为肝胆气郁,气郁而疏泄不利则生痰饮,使胃气失于和降,故呕吐痰涎而带酸苦。至于舌脉之诊,也都反映少阳气郁不疏之候。治法:疏利肝胆,清化痰热。处方:柴胡 12g,黄芩 10g,半夏、生姜各 10g,党参、炙甘草各 6g,竹茹、橘皮各 12g,香附、郁金各 10g。此方共服 6 剂而呕吐全瘳,其后也未再发。(刘渡舟 . 伤寒论十四讲 [M]. 天津:天津科学技术出版社,1982.)

(三)痈脓致呕证

【原文】嘔家有癰膿者,不可治嘔,膿盡自愈。(376)

【提要】论痈脓致呕的治疗原则和禁忌。

【解析】呕家为平素患有呕吐的患者,如因体内痈脓引起的呕吐,不可治呕,此为内有郁热,热腐血络,血败肉腐,痈脓壅滞,而呕吐为痈脓借通路排出,是人体排出腐秽痈脓的生理反应,脓尽则呕吐自愈。此时,切忌不可见呕止呕,否则必阻脓液排出,而使脓液蓄留,犹如关门留寇,不仅无效,反使病情加重。所以必须辨其病机关键所在,"治病必求于本",以防误治,加重病情。

二、辨哕证

(一)误治胃寒证

【原文】傷寒大吐大下之,極虛,復極汗者,其人外氣怫鬱①,復與之水,以發其汗,因得噦,所以然者,胃中寒冷故也。(380)

【词解】

①外气怫郁:指表阳被郁遏,体表无汗而有郁热感。

【提要】论误治伤阳,胃寒致哕的机理。

【解析】伤寒之病,误用大吐、大下之后,伤及脾胃,损伤正气,而致正气"极虚"。此时患者正气已极度虚弱,不应再汗,但医者不明其理重发其汗,更伤中阳。医者在吐下之后而复发其汗,皆因对"其人外气怫郁",症见恶寒、无汗而有表阳被郁之象的误判,而"其人外气怫郁"又因误用大吐、大下之后,复发其汗而阳气大伤,内外皆寒,而为虚阳不得申发之象,虽似表证未解,但非表证,医者不察,即"复与之水,以发其汗"。复以饮用热水之法以发其汗,则使正气更伤,中阳更虚,胃中虚寒,阳虚不化水饮,寒水内停,胃失和降,上逆则哕。"所以然者,胃中寒冷故也"为仲景自释其因,哕证的病机为胃中虚寒所致。此证与第 226 条"若胃中虚冷,不能食者,饮水则哕",可以互参,皆因胃中虚冷故也。

(二)哕而腹满证

【原文】傷寒噦而腹滿,視其前後①,知何部不利,利之即愈。(381)

【词解】

①前后:前指小便,后指大便。

【提要】论哕逆实证的治疗原则。

【解析】伤寒见哕,或因于虚或因于实,然"哕而腹满",可知本证因实所致。因实邪阳滞,胃气上逆则哕,气机壅滞则腹满。"视其前后,知何部不利,利之即愈",即视其大便通否,小便利否,如因大便不通,腑气壅滞,胃气不降必致腹满呃逆,可通导大便;若因小便不利,水饮内停,壅塞气机,亦致腹满呃逆,可渗利小便。二便得利,腑气得通,壅滞得除,气机畅通,胃气得降,则腹满哕逆自除。

三、辨下利证

(一) 下利辨证

【原文】傷寒四五日,腹中痛,若轉氣下趣①少腹者,此欲自利也。(358)

【词解】

①下趣:趣(qū,音区)。"趣"同"趋"。下趣,向下移动。

【提要】论欲作自利的征兆。

【解析】伤寒四五日,为外邪入里之期,腹中痛,为肠胃气机不畅,壅滞不通所致。此时若见腹中转气下趋少腹者,为欲作自利之先兆与审证要点。

腹痛转气下趋是下利的前驱症状,可见于多种病证,临床须综合分析,才能辨其寒热、虚实性质。如阳明实证,可见腹痛、转气下趋,多伴有发热、口渴、舌红脉数等症;如太阴寒证,亦可见腹痛、转气下趋,多伴有肢厥、脉微、口不渴、小便清长等症。

【原文】下利,脉沉弦者,下重也;脉大者,爲未止;脉微弱數者,爲欲自止,雖發熱,不死。(365)

【提要】论据脉象辨下利的不同转归。

【解析】下利而见脉沉弦者,沉主里,弦属肝,厥阴下利又分寒热,今厥阴湿热,内蕴大肠,气机不畅,故下利而里急后重,黏滞不爽,肝经湿热壅滞于里,故脉现沉弦。若下利而见脉大者,为邪气盛实,如《素问·脉要精微论》所说"大则病进",故曰"为未止",为病势继续发展。若脉微弱数者,是数中有柔和之象,表明邪气已衰,正气恢复,里热减轻,故言"欲自止"。此时虽有发热,而非邪气亢盛,必不甚剧,据其脉象可知邪实渐退,发热当可随之而退,故云"虽发热,不死"。

(二) 实热下利证(小承气汤证、栀子豉汤证)

【原文】下利讝語者,有燥屎也,宜小承氣湯。(374)

【提要】论实热下利的证治。

【解析】下利有寒热虚实之分。今下利与谵语并见,当属阳明燥实,邪热逼迫津液从燥屎旁侧而下,所下皆为臭秽之粪水,即热结旁流。虽下利复有燥屎存在,气机壅滞,阳明燥热上扰心神则见谵语之症,故谵语之症为阳明燥实之辨证依据。如下利属虚寒者,多见下利清谷、喜温喜按、脉微肢厥等症。治当泻热导滞,通因通用,方用小承气汤。

本条见于厥阴病篇,意在说明本证可由厥阴演化而来,如厥阴阳复太过,热盛津伤,化燥成实,而发阳明燥实之证。又可与371条厥阴热利之白头翁汤证进行鉴别,厥阴热利,以下重、便脓血为特点,而本证则以谵语、热结旁流为特点。本条并对厥阴热利的治法进行了补充。

【原文】下利後更①煩,按之心下濡者,爲虚煩也,宜栀子豉湯。(375)

【词解】

①更(gèng):即反、却。

【提要】论下利后热扰胸膈的证治。

【解析】本证承接上条阳明燥实,热结旁流之下利,用小承气汤后应利止而不烦,为邪实已去,热解病除。而今见利后反烦,是言下利虽止,但余热未尽,留扰胸膈,心神不宁,反见心烦。利后邪实已除,按之心下濡软,非有形实邪,其烦不是结胸之实证,乃无形之邪热上扰胸膈所致,即虚烦,治宜清宣郁热,方用栀子豉汤。除本条外,栀子豉汤证亦见于太阳、阳明两篇,以心烦不得眠、反复颠倒、心中懊㤅、按之心下濡为特征。

（三）虚寒下利证

1. 阳虚阴盛下利证（通脉四逆汤证）

【原文】下利清谷,里寒外热,汗出而厥者,通脉四逆汤主之。(370)

【提要】论阴盛格阳下利的证治。

【解析】本证之下利清谷,为脾肾阳衰,阴寒内盛,水湿运化失常的表现。"里寒外热"之"里寒"为阳气衰微,阴寒内盛,内有真寒;"外热"为阴盛格阳,虚阳浮越,外有假热。本条与317条所论一致,病机相同。"汗出而厥者",汗出与厥并见,为阳气衰微,阴寒内盛,阳气不能通达四末则见手足厥冷;阴寒内盛,虚阳被格而亡逸于外则汗出,为阴阳格拒之危重证候。治以破阴回阳、通达内外为法,方用通脉四逆汤。本条叙述简略,但首揭"下利清谷"意在突出其在本证中的辨证地位,提示应与317条互文见义,又以"汗出"之证与317条相别,彼为"身反不恶寒,其人面色赤"而无汗出,是阴盛格阳,但暂无脱绝之势;此为阴阳格拒之危重证,所见"汗出"是脱绝之候。

2. 虚寒下利兼表证（四逆汤证、桂枝汤证）

【原文】下利清谷,不可攻表,汗出必胀满。(364)

【提要】论虚寒下利兼表证误汗形成的变证。

【解析】下利清谷,为脾肾阳虚,阴寒内盛,水谷失于温运而下注所致,故当急救其里,温补脾肾,散寒回阳,治宜四逆辈。因里证为急,即使与表证同见,亦不可先攻其表,当遵循先里后表的治疗原则。若用汗法先攻其表,汗出则阳随阴泄,阳气脱于外,阴寒聚于内,浊阴不得离散,壅滞气机,则腹必胀满。本条和372条互参,进一步说明治里治表之先后顺序原则。

【原文】下利腹胀满,身體疼痛者,先温其裏,乃攻其表,温裏宜四逆湯,攻表宜桂枝湯。(372)

【提要】论虚寒下利重证兼表证的治疗原则与主方。

【解析】本条所论之"下利腹胀满"乃脾肾阳虚所致,可见下利清谷,脘腹胀满,中阳不足,温运无力,则见下利,气机壅滞则见腹胀;"身体疼痛",为寒邪束表。证属中阳不足兼表证,为表里同病,里证为急。据急则先治的原则,此证应"先温其里",温里宜四逆汤。待里阳恢复,二便自调后,方可攻表,攻表宜桂枝汤。本条与91条同论治疗表里同病的先后原则,急则为标,缓则为本,急则在先,缓则在后,或先表后里,或先里后表,或表里同治,还须临证详辨。

3. 虚寒下利转归

【原文】下利,有微热而渴,脉弱者,今自愈。(360)

【提要】论虚寒下利将愈之脉证。

【解析】本条下利为阳虚阴盛,中阳不足所致,可伴见下利清谷,畏寒肢冷,口中不渴等虚寒之象。今下利而见发热口渴,四肢渐温等证,为阳气来复,阴寒消退之象。若下利而见脉沉紧,为正虚邪实,阴寒内盛之象,其病为重,而今下利见脉弱者,乃阳复阴弱,邪气衰退之象,病有自愈之机。

【原文】下利,脉数,有微热汗出,今自愈,设复紧为未解。(361)

【提要】论虚寒下利将愈及未解之脉证。

【解析】本条承上条而论,厥阴虚寒下利出现脉数,为阴证转阳,阳复之象。上条下利出现弱脉为邪衰之象,皆为疾病转愈之机。数脉为阳脉,主热,为阳气渐充,鼓动血脉所致,今脉数与微热、汗出并见,为阳气来复,阳气畅达,手足必然渐温,精神渐复;汗出为阳气振奋,蒸化津液所致,而非阳气太过,迫津外泄。观其脉证,则知阳气来复,下利将止,其病欲愈。"设复紧为未解",提出假使虚寒下利又见紧脉,紧为邪盛,主寒,是寒邪复聚,正气尚无力祛邪外达,虽见微热汗出等阳复之象,然则下利不止,阴寒不除,故难自愈。

【原文】下利,寸脉反浮数,尺中自涩者,必清脓血①。(363)

【词解】

①清脓血:清,同"圊",指厕所。清脓血,便脓血。

【提要】论虚寒下利,阳复太过便脓血的脉证。

【解析】下利指厥阴虚寒之下利清谷,脉当沉迟无力,今反见寸脉浮数,寸脉以候阳,脉浮数为阳盛,提示阳复太过,为阴证转阳,故曰"反"。尺中脉涩,尺脉以候阴,涩主血行不畅,为阳复太过而化热,热盛伤及阴血,阴血不足,脉道不畅,而见"尺中自涩"。热伤血络,血败肉腐,蒸腐为脓,必便脓血。本条与第334、341条证虽不同,但阳复太过而发便脓血之机则一,应前后互参,可加深理解。

【原文】下利,脉沉而迟,其人面少赤,身有微热,下利清谷者,必郁冒①汗出而解,病人必微厥。所以然者,其面戴阳②,下虚③故也。(366)

【词解】

①郁冒:头昏目眩如物覆蒙貌。

②戴阳:因阴寒内盛,虚阳上浮而出现两颧潮红,乃假热之象。

③下虚:指下焦虚寒。

【提要】论戴阳轻证病愈的机转。

【解析】下利,阳虚阴盛,不能腐熟水谷,而致下利。脉沉而迟,沉主里,迟主寒,为里阳不足,血脉失于鼓动所致。"其人面少赤,身有微热"乃阴寒内盛,虚阳上浮之假热,即戴阳证。若下利清谷,伴见四肢微厥、面色微微发红、身热不甚者,说明虽阴寒内盛,但阳虚不甚,病势较轻,属戴阳轻证。若虚阳能与阴寒相争则见郁冒,正胜邪却则可汗出而解。本证与通脉四逆汤证、白通汤证、白通加猪胆汁汤证等属阳衰阴盛之戴阳重证有所不同。"所以然者,其面戴阳,下虚故也",是对上面所论的自注,说明本证乃阳虚于下不能潜藏,虚阳浮越于上之戴阳证。

郁冒,有虚实之别。实证郁冒,多为病解之机,其邪气实盛者,可清可下,预后一般较好;其邪轻浅者,可郁冒汗出而解。虚证郁冒,若病情尚轻,或治疗得法,亦有病解之机,如本条即是。临床仍需仔细观察,若郁冒后,汗出而手足温暖,诸症随之减轻者,方为阳复佳兆。若郁冒后,仍无汗而诸症加重,或汗出不止而脉微肢厥,则是阴寒邪盛,阳气有虚脱之虞,最需谨慎。其治法总在急救回阳固脱之中求之。

【原文】下利,脉数而渴者,今自愈。设不差,必清脓血,以有热故也。(367)

【提要】论虚寒下利,阳复之时有转愈和化热两种转归。

【解析】下利指下利清谷之虚寒证,本不应有脉数口渴之证,而今见脉数口渴者,为阳气来复,阴寒消退,病情由阴转阳之征,下利有自愈之机。如果脉数不解,口渴不除,则为阳复太过,便可化为热证,热盛伤及血络,血败肉腐,蒸腐为脓,则可见便脓血。"以有热故也"为仲景自释"必清脓血"的原因,指出了本证病机之关键所在。

【原文】下利後脉絶①,手足厥冷,晬②時脉還,手足溫者生,脉不還者死。(368)

【词解】

①脉绝:脉伏不见,不能摸到。

②晬时:晬(zuì,音最),晬时,即一昼夜,亦称周时。

【提要】论下利后突见脉绝肢冷的生死两种转归。

【解析】"下利后脉绝,手足厥冷",多因起病较急,骤然泻下,津液损失过度,正气一时暴脱,阳气一时脱绝无从接续,而致脉道阳气不充,其脉伏而不见,手足厥冷。若"晬时脉还",即一昼夜间脉由伏而不见转为可以摸到,手足由厥变温者,为阳气得续,而现生机,则主生。若晬时脉不还,脉仍伏而不见,手足厥冷而不转温,为阳气已绝,生机无望,则主死。下利后见手足厥冷,脉绝者,临床上可有慢性或急性两种情况。如起病急骤,突发而至者,属暂时性的暴脱,病势虽然急迫,但真阳未泯,尚有挽回之机。如慢性久病,真阳耗伤殆尽,阳回无望,发展虽慢,但病情危重,真阳无可挽回。本条论述下利后突见脉绝肢冷的生死两种转归,而不言方药,当属省文,临床可选用四逆、参附之类方剂急救回阳。

【原文】傷寒下利,日十餘行,脉反實①者死。(369)

【词解】

①脉反实:实脉大而长,应指强劲有力,多见于大热大实之证。本条虚证而见实脉,故云反。

【提要】论虚寒下利,反见脉实者预后不良。

【解析】伤寒下利指诸虚寒下利,日十余行,次数之多,必伤正气,正气既虚,其脉当见沉微无力之虚象,此为脉证相符,为顺,治当以温补,预后较好。而今下利,却反见脉实,脉证不符,为逆,故曰"反",提示正气衰败,而邪气独盛,是胃气败绝,不治之死候,即《素问·玉机真脏论》云"真脏脉见者,皆死不治"。

复习思考题

1. 厥阴虚寒下利的病机和治法如何?

2. 如何辨别呕、哕的寒热虚实?

第六节　厥阴病预后

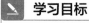 **学习目标**

了解厥阴病的预后。

一、正复可愈证

【原文】厥陰中風,脉微浮爲欲愈,不浮爲未愈。(327)

【提要】论厥阴中风欲愈候。

【解析】厥阴中风,脉见微浮,邪入厥阴多为里虚寒证,其病属阴,其脉当见沉迟细弱,但今现微浮之脉。此处之微,系指轻缓柔和之意,非微弱无力之象;浮者,轻按即得,为正胜邪却,阳复阴消之象。《伤寒论·辨脉法》所谓"阴病见阳脉者生,阳病见阴脉者死"。此为阴证见阳脉,阳气来复之佳兆,故可断为欲愈。如果不见微浮脉象,则是阳气未复,抗邪无力,阴邪尚盛,故为未愈。本条以脉象判断厥阴病之预后,即虚寒之证本见沉迟之脉,而今见微浮,为阴证转阳之象,临床还须结合其他见症综合分析,如果脉象不是微浮而是但浮,按之无根,或脉象暴浮者,多为虚阳欲脱之危象。

【原文】厥阴病,渴欲飲水者,少少與之愈。(329)

【提要】论厥阴病阳复口渴的调护之法。

【解析】厥阴病,渴欲饮水者可见三种情况:其一为厥阴病上热下寒证,多表现为寒热错杂,消渴,渴的程度较重;其二为阳复太过证,邪热灼津耗液,伤阴而见口渴欲饮;其三为邪退阳复,诸症消除,仅见"渴欲饮水"者,多为阳气初复,津液一时不能上承,但口渴程度不甚。本条当属第三种情况,须少少饮水,补充其津液,使阴津得充,阴阳平衡而自愈。但如口渴,若患者恣情纵饮,因阳气初复,无力使阴水蒸腾化气,必致水饮内停,而生他变。由此可见,少少与饮,实为本证调护之关键。

二、正衰危重证

【原文】傷寒六七日,脉微,手足厥冷,煩躁,灸厥陰①,厥不還者,死。(343)

【词解】

①灸厥阴:指灸足厥阴肝经穴位。

【提要】论阳衰阴盛,灸治无效的危候。

【解析】伤寒六七日,证见脉微,手足厥冷,是病至厥阴,因阳气虚衰,阴寒内盛,血脉失于阳气鼓动而见脉微,四肢失于阳气温煦而见厥逆。虚阳与阴邪抗争,扰及心神而致烦躁不安。此时病情危急,可用灸法,急救回阳。原文仅提灸厥阴,并未明确具体腧穴,后世医家则各持己见,有主张灸厥阴肝经荥穴行间、募穴章门及原穴太冲诸说,可供参考。灸后视肢厥还否以断预后:若肢冷转温者,为阳气来复,其病可治,预后较好;若肢厥不还,为阳气衰竭,阳复无望,断为危候,故曰"死"。本条只言灸法不言用药,意在凸现急用灸法在阳衰危证中的重要作用。临床可配合四逆汤、通脉四逆汤等回阳救逆之方进行治疗。

【原文】傷寒發熱,下利厥逆,躁不得臥者,死。(344)

【提要】论阴盛阳亡神散的危候。

【解析】伤寒病至厥阴,见下利厥逆,为阳虚阴盛之里虚寒证。寒证见发热,若同时可见手足变温,下利停止,此利止厥回,则为阳复,是正复邪退之佳兆。若寒证虽发热,但下利不止,肢冷仍存在,厥逆不回,知其发热非为阳复,而是阴寒内盛,格阳于外。此时更有躁不得卧,则为阴寒盛极,阳气将绝有欲脱之势,心神散乱,故断为死候。

本证之"躁不得卧"与第298条"不烦而躁"、第300条"烦躁不得卧寐"、第338条"躁无暂安时",病机大体相同,为阳气大衰,阴寒内盛,格阳于外,病情危重,预后亦近似。

【原文】傷寒發熱,下利至甚,厥不止者,死。(345)

【提要】论阴竭阳绝的危候。

【解析】伤寒病至厥阴,如发热为阳气来复者,必见利止厥回,其病向愈,但本条之发热并见下利至甚,肢厥不止,知其发热之机绝非阳复,为阴寒内盛,格阳于外,故下利、厥逆却较之为甚。利甚则阴液即将下竭;厥逆不止为阳气行将衰竭,阴竭阳绝,故亦断为死候。本条与 344 条不同之处为无"躁不得卧"之症,但有下利至甚,厥逆不止等差别,说明两者辨证视角不同,上条着重从阳气消亡阐明死候,本条着重从阴寒盛极阐明死候,两者合参,相得益彰。

【原文】傷寒六七日不利,便發熱而利,其人汗出不止者,死。有陰無陽故也。(346)

【提要】论伤寒下利,病情突变有阴无阳的危候。

【解析】伤寒日久,病至厥阴,但未见下利,"伤寒六七日不利",即在此期间,患者虽有四肢厥逆之寒象,却未见下利,说明正邪相争,胜负未决。而今六七日之后,忽见发热与下利同时出现,则知病情突变。若发热为阳气来复,则不应下利,故知此发热为阳气外浮,阴盛格阳之假象,病情更趋严重。当此之时,"其人汗出不止"说明阳衰不固,汗出不止则阳气亡失,阳气脱亡于外,故称"有阴无阳故也",断为死候。

【原文】下利,手足厥冷,無脈者,灸之不溫,若脉不還,反微喘者,死。少陰負趺陽①者,爲順也。(362)

【词解】

①少阴负趺阳:少阴即太溪脉,趺阳即冲阳脉。少阴负趺阳,即太溪脉小于趺阳脉。

【提要】论厥阴无脉危证,酌参足部脉象断其预后。

【解析】下利、肢厥、无脉,是阳气虚衰,阴寒内盛的厥阴危证,与第 315 条"利不止,厥逆无脉"的病机相似。此时唯恐汤药势缓而不济其急,故急用灸法以救逆回阳。灸后手足转温,脉微续者,为阳气来复,其病可愈。若灸后手足仍不温,其脉仍不还,反见微喘者,是真阳竭绝于下,肾不纳气,气脱于上,肺不肃降,呼吸无根,故断为死候。此与第 299 条"少阴病,六七日,息高者,死"的机理相似。

病势危重,寸口脉不见者,可诊足部少阴、趺阳两脉判断其预后吉凶。足少阴经,主候肾气,为先天之本,其脉位于太溪;趺阳脉属阳明,主候胃气,为后天之本。少阴负趺阳者,是言趺阳脉盛于太溪脉,说明肾气虽衰而胃气尚盛,后天生化之源尚旺,其病虽危,但正气仍可奋起抗邪,此即"有胃气则生",故为顺也。

【原文】發熱而厥,七日下利者,爲難治。(348)

【提要】论虚阳外浮,阴寒内盛证的预后。

【解析】厥阴病发热与肢厥并见者,若发热而见手足变温,则为阳复,是正复邪退之佳兆。若虽见发热,肢冷仍在,厥逆不回,知此发热非为阳复,而是阴寒内盛,格阳于外所致。"七日下利"者,是阴寒日渐转甚,病势呈进行性加重,故曰"难治"。

复习思考题

1. 试分析厥阴病的预后。
2. 简述厥阴正复可愈证、正衰危重证的脉证特点。

学习小结

　　本章共介绍条文 55 条,方证 18 个,厥阴病篇包括了厥阴病本证、厥热胜复证、厥阴病疑似证及辨厥、利、呕哕等内容。其中,厥阴病本证主要有三种:一是寒热错杂证(包括蛔厥证、上热下寒相格拒证、上热下寒正虚阳郁证);二是寒证(包括寒厥证与寒呕证);三是热证(包括热厥证与热利证)。厥阴病的本证虽然复杂,但不外肝失条达、阴阳

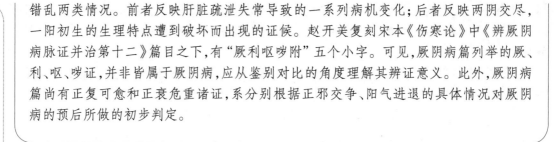

错乱两类情况。前者反映肝脏疏泄失常导致的一系列病机变化;后者反映两阴交尽,一阳初生的生理特点遭到破坏而出现的证候。赵开美复刻宋本《伤寒论》中《辨厥阴病脉证并治第十二》篇目之下,有"厥利呕哕附"五个小字。可见,厥阴病篇列举的厥、利、呕、哕证,并非皆属于厥阴病,应从鉴别对比的角度理解其辨证意义。此外,厥阴病篇尚有正复可愈和正衰危重诸证,系分别根据正邪交争、阳气进退的具体情况对厥阴病的预后所做的初步判定。

第七章

辨霍乱病脉证并治

概　说

　　霍有迅速、急骤、挥霍等意；乱有撩乱、变乱之意。霍乱，是以吐、泻猝然发作为主要临床表现的病证，具有起病急、变化快的特征，常在短时间内出现伤阴损阳的变化。

　　霍乱四季皆可发生，而以夏秋季节为多见，常因饮食不节（洁）、寒热不调或感受时邪，表里之邪相并，清浊相干，胃肠功能紊乱，清阳不升，浊阴不降，致吐泻暴作。《灵枢·五乱》曰："清气在阴，浊气在阳，营气顺脉，卫气逆行。清浊相干……乱于肠胃，则为霍乱。"

　　本病发作始于中焦脾胃，在吐利同时，可见及发热恶寒，头身疼痛等肌表症状，而与伤寒表证相似，故有"类伤寒"之称。

　　后世医家根据霍乱临床表现的不同，将其分为湿霍乱与干霍乱两类。临床以上吐下泻、吐泻无度者为湿霍乱，其中因寒湿所致者称"寒湿霍乱"，因湿热所致者称"湿热霍乱"。若见及欲吐不吐，欲泻不泻，烦闷不安，腹中绞痛，短气汗出者，称为干霍乱。本篇所论以吐利为主，当属湿霍乱范畴，就其病证属性而言，则又属于"寒湿霍乱"类型。

　　寒湿霍乱以损伤阳气为主，在病理演变过程中，亦可由阳及阴，导致阴阳俱伤，反映了霍乱病病理演变的一般规律。本篇讨论的霍乱包括了西医学多种急性胃肠道疾病在内，但与现代传染病中的霍乱、副霍乱有所区别。

第一节　霍乱病脉证

✎ 学习目标

　　掌握霍乱病的脉证特点。

　　【原文】问曰：病有霍乱者何？答曰：呕吐而利，此名霍乱。（382）

　　【提要】论霍乱的症状特征。

　　【解析】霍乱病以呕吐下利、吐泻交作为主要表现。因其发病突然，变化迅速，病势急剧，大有挥霍撩乱之势，故名霍乱。霍乱的发生，是饮食不节（洁），或感受外邪，表里合邪，肠胃功能逆乱，升清降浊失职所致，即所谓"清气在阴，浊气在阳，清浊相干，乱于肠胃"。因清气不升则泻，浊气不降则吐，故见吐利交作之症。

　　【原文】问曰：病發熱頭痛，身疼惡寒，吐利者，此屬何病？答曰：此名霍亂。

霍亂自吐下,又利止,復更發熱也。(383)

【提要】论霍乱表现及其与伤寒的鉴别。

【解析】霍乱因于饮食不节(洁),或兼感外邪而发,其病始于中焦,因见脾胃升降异常的吐泻等症。疾病过程中常见及发热、恶寒、头痛、身疼等表证,是在里之邪影响肌表之象。

霍乱虽可见表证,然仍以吐利为主要临床表现。所谓"霍乱自吐下",是谓霍乱吐下非因表邪入里,伤犯胃肠致成。强调了霍乱初起病位即在于里的特征。病从内而外,影响及表,则令表里不和,故见吐利、寒热、头身痛等症。霍乱以吐利为特征,若下利止,是邪气内闭,正邪交争,故见发热加重之病理演变。

霍乱见及肌表症状,最易与太阳伤寒混淆,故仲景特列该条来详加说明。太阳伤寒因风寒束表,临床常见发热恶寒、头痛身疼等肌表失和之证,邪气内传,影响脾胃升降,亦可并见呕吐或下利之证,所见吐利,因于表邪影响肠胃之气。与之相对,霍乱则病始中焦,病初即见吐利交作之证,虽可见及肌表失和之象,是在里之病邪影响肌表使然,与太阳伤寒之邪犯肌表迥然有别;此外,霍乱病势急,演变速。

第二节　霍乱病证治

学习目标

1. 掌握霍乱虚寒证的因机证治。
2. 熟悉霍乱亡阳证、霍乱阳亡阴竭证、霍乱亡阳液脱证的因机证治。
3. 了解霍乱里和表未解证及愈后调理。

一、辨霍乱与伤寒下利异同

【原文】傷寒,其脉微濇者,本是霍亂,今是傷寒,卻四五日,至陰經上,轉入陰必利,本嘔下利者,不可治也。欲似大便,而反失氣,仍不利者,此屬陽明也,便必鞕,十三日愈,所以然者,經盡故也。下利後當便鞕,鞕則能食者愈,今反不能食,到後經中,頗①能食,復過一經能食,過之一日當愈,不愈者,不屬陽明也。(384)

【词解】

①颇:古为双向词。此处作稍微、略微解。

【提要】论霍乱后外感风寒的脉症与转归。

【解析】本条可分三段理解。

第一段:"伤寒……不可治也",阐述霍乱后复感风寒之脉症及邪传阴经的诊断与预后。伤寒病在肌表,脉当浮紧,而反见微涩,知其为先病霍乱,因吐下后津气大伤,脉气不畅,故脉见微涩。本是霍乱,复感伤寒,除见微涩脉外,更可见及发热恶寒,头身疼痛等症。病体本虚,复感外邪,邪最易深入,故四五日即可传入阴经,而见下利之证。若吐利并作,则可致已虚的里气更伤,病极危笃,故曰"不可治也"。

第二段："欲似大便……经尽故也"，论述霍乱后复感风寒之邪转属阳明的病理机转。霍乱后感受风寒之邪，有传入阴经致里气重虚而不可治者，亦有胃气来复，正胜邪却而病欲愈者。今吐利过后，其人欲似大便而未出，仅见排出矢气，此即胃气还复，正能胜邪，病邪由阴转阳的佳兆。若因吐下津伤，胃肠失润，水竭舟停，则大便必硬，故曰"属阳明也。"虽属阳明而无潮热、谵语、腹满疼痛，则知非邪热内结之候，故不可轻言攻下。至于"十三日愈"，是六日为经气运行一周，病情或愈或变或传，多在此时，今病既已由阴转阳，故可再过六日，俟其经气再循环一周，胃气来复，津回肠润，大便自通，可望病愈，故曰"所以然者，经尽故也。"

第三段："下利后……不属阳明也"，论述下利后便硬的预后与机转。下利后津液伤损，肠中干燥，大便当硬，但腑气尚通，胃气亦和，故谓能食者可自愈。若反不能食，则是胃气未复，须稍待时日，以俟"到后经中，颇能食"，即经气来复之时，亦是两个六日，胃气逐渐恢复，而稍微能食。若又经过一段时间，继续能食，则示疾病不久将愈，故曰"复过一经能食，过之一日当愈"，此与"十三日愈"之义相同。若至后经中，能食而病不愈者，则不属津伤便硬之阳明，而定有其他原因可考，不可以拘执视之。

两段文字颇为晦涩难懂，贯穿其中的是"计日传经"理论，对该理论，仲景其实是持反对态度的，为何在此又借此说，值得研究。就临床而言，绝不是如此机械。

二、霍乱辨治

(一) 五苓散证、理中丸（汤）证

【原文】霍亂，頭痛發熱，身疼痛，熱多欲飲水者，五苓散主之；寒多不用水者，理中丸主之。(386)

五苓散方

猪苓去皮　白术　茯苓各十八銖　桂枝半兩,去皮　澤瀉一兩六銖

上五味，爲散，更治之，白飲和服方寸匕，日三服。多飲煖水，汗出愈。

理中丸方

人參　乾薑　甘草炙　白术各三兩

上四味，擣篩，蜜和爲丸，如雞子黃許大。以沸湯數合，和一丸，研碎，溫服之，日三四，夜二服。腹中未熱，益至三四丸，然不及湯。湯法，以四物依兩數切，用水八升，煮取三升，去滓，溫服一升，日三服。若臍上築[①]者，腎氣動也，去术，加桂四兩；吐多者，去术，加生薑三兩；下多者，還用术；悸者，加茯苓二兩；渴欲得水者，加术，足前成四兩半；腹中痛者，加人參，足前成四兩半；寒者，加乾薑，足前成四兩半；腹滿者，去术，加附子一枚。服湯後如食頃，飲熱粥一升許，微自溫，勿發揭衣被。

【词解】

①脐上筑：筑者捣也，形容脐上跳动不安如有物捶捣。

【提要】论霍乱表里同病的辨治。

【解析】霍乱吐利交作，并见头痛、发热、身疼痛等证，是兼见肌表失和之象，需知其表非为感受外邪而发。霍乱见表证多为在里之邪影响肌表，致营卫失和之象，常因脾胃升降失司，中焦斡旋失常，里乱而外不安。

若中阳不足较轻，正气尚强，能与邪相抗争，则可在吐利并见基础上，见发热相对明显的

微课：理中丸证

症状表现,即所谓"热多"。值得注意的是,此"热多"仅是症状表现,反映的不是疾病属性及病情轻重;脾阳不足,寒湿内蕴,影响脾之升清,津液难能上承,故见"欲饮水"之证。"热多"加"欲饮水",颇似热盛津伤,实系阳虚寒湿内蕴,津液不能上输,临床不可误判。所述"热多"是与下文"寒多"比较而言,治用五苓散运脾祛湿,兼以解表。

若寒多不用水者,是脾阳不足明显,正气抗邪力弱,故恶寒明显;脾阳不足,寒湿内蕴,故除吐利、恶寒明显外,还可伴见腹中冷痛、喜温喜按、舌淡苔白、脉缓弱等,为中焦阳虚较重,寒湿内蕴,清气不升,浊气不降,运化失职所致,与"自利不渴者,属太阴,以其脏有寒故也"之病机相类。故当温中散寒,健脾运湿,方用理中丸。因吐利证急,而丸药性缓,恐难救急,故云"然不及汤",是以可改丸作汤,一方两用。

【方义】五苓散方义参太阳病篇。

理中丸又名人参汤,本为太阴病主方,第159条曾云"理中者,理中焦"。中焦是脾胃所司,脾主升,胃主降,中气失守,升降无权,清浊相干,故吐利并作。方中人参补中益气,白术健脾燥湿,干姜温中祛寒,炙甘草和中补虚;全方坐镇中州,中气既立,则清气自升,浊气自降,寒湿得去,升降复序,吐利自止。

此方既可用丸,亦可作汤,丸剂效力逊于汤剂。服用丸剂应注意用药频度,即白天服三四次,夜间服两次,以延续药力。此外,服用理中丸,应以患者自觉腹中由冷转热为度,否则需增加药量,由一丸加至三四丸。如病情较重,丸剂缓不济急,可改丸作汤。为增强药物疗效,服药后约一顿饭时间,可喝热粥一升,以助温养中焦之力。此外,还应注意保暖,勿乱揭衣被,以防再受寒凉。

方后附加减法如下:若脐上跳动者,是肾虚水寒之气上冲,去白术加桂枝以平冲降逆;吐多者,是胃寒气逆,去白术加生姜以和胃降逆止呕;下利多者,是脾虚失运,水湿下趋,故仍用白术健脾燥湿;心下悸者,是水气凌心,加茯苓淡渗利水,宁心定悸;渴欲得水者,是脾运不健,水津不布,故重用白术健脾化湿,以输布津液;腹中痛者,是中虚较甚,重用人参以益气止痛;脾虚寒甚,或见腹中冷痛、手足不温者,加重干姜用量以温中散寒;腹中胀满者,是阳虚寒凝,气滞不行,去白术加附子以温阳散寒。

【辨治要点】

1. 五苓散证

病机:表邪不解,里气未和,清浊相干,升降失序。

主症:吐利交作,发热明显,恶寒较轻,或见头痛身疼,小便不利,渴欲饮水。

治法:外疏内利,表里双解。

方药:五苓散(猪苓、茯苓、泽泻、桂枝、白术)。

2. 理中丸证

病机:脾阳亏虚,寒湿中阻,升降乖戾。

主症:吐利交作,恶寒明显,微热或不发热,不欲饮水,腹中冷痛,喜得温按,或见头身痛,舌淡苔白滑,脉浮缓。

治法:温中散寒,健脾燥湿。

方药:理中丸(人参、白术、干姜、炙甘草)。

方歌:吐利腹痛用理中,丸汤分两各三同,术姜参草刚柔济,服后还余啜粥功。

　　　脐上筑者白术忌,去术加桂四两治;吐多白术亦须除,再加生姜二两试;

　　　若还下多术仍留,转输之功君须记;渴欲饮水术多加,共投四两五钱饵;

　　　腹中痛者加人参,其数亦与加参类;腹满应将白术删,加附一枚无剩义;

　　　服如食顷热粥尝,戒勿贪凉衣被置。

【知识拓展】

理中丸(汤)可用于急、慢性胃炎,消化性溃疡,胃扩张,胃下垂,慢性结肠炎,慢性肠炎,溃疡病出血,功能失调性子宫出血等证属脾胃虚寒者。药理研究表明,本方可降低胃液中游离酸浓度,由此减轻对胃黏膜的侵蚀,减少胃蛋白酶的激活,促进黏膜细胞再生修复,从而利于溃疡的愈合。此外,该方还可提高机体免疫功能,增强体力及抗寒能力,对肾上腺皮质功能有一定的调节作用。

【医案选录】

俞长荣医案:黄某,女,35岁。患水肿病新瘥,面部仍有轻微浮肿,面色淡黄唇色不荣。近日胃脘作痛,绵绵不休,口中干燥,大便三日未通。脉象沉涩,舌白而干。拟理中汤1剂,方用:党参12g,白术9g,干姜6g,炙草9g。门人问:口燥便秘而用理中汤,岂不怕使燥结更甚吗?我说:此证乃脾虚中阳不振,运化失司,水津不布。津液不上输,故口燥舌干;不下行,故大便秘。是太阴里虚寒证,而非阳明里实热证。从患者以往病史及当前面色、脉象可知。其痛绵绵不休,腹无硬结,不拒按,是虚痛。故用理中汤温中健脾,使脾阳振奋,津液得行,所有症状即可解除。次日复诊,大便已通,口舌转润,胃脘痛随之而减,遂与六君子汤以善其后。(俞长荣.伤寒论汇要分析[M].福州:福建科学技术出版社,1985.)

(二)桂枝汤证

【原文】吐利止,而身痛不休者,当消息①和解其外,宜桂枝湯小和之。(387)

【词解】

①消息:斟酌之意。

【提要】承上条论霍乱里和而营卫未调的证治。

【解析】霍乱吐利止,说明脾胃升降失司得以纠正,里气渐趋调和。霍乱病变中心在中焦脾胃,恢复期虽然升降已复其常,但脏腑之气难在瞬间得到充盛,脾胃是营卫生化之源,根本不健则营卫不调,故霍乱在吐利止后的恢复阶段常见及营卫不调、肌表失和的身疼痛症状。证虽轻微,其病理却比较复杂,因其既有霍乱后中焦脾胃不足之机,复有肌表营卫失和之证。过用辛散既于肌表营卫不和无益,更有耗散脾胃正气之虑。为恰当计,需赖既调营卫又助脾胃之治法、方药方能一举两得,这正是仲景"当消息和解其外""小和之"等语的深在意蕴。桂枝汤既可外和营卫,更可内调脾胃,故可用于治疗霍乱里和而表证未除者。

(三)四逆汤证

【原文】吐利汗出,發熱惡寒,四肢拘急,手足厥冷者,四逆湯主之。(388)

【提要】论霍乱吐利,汗出亡阳的证治。

【解析】霍乱吐利交作,轻者仅伤脾阳,甚者可伤及肾阳。阳伤则不敛,欲脱于外,致使肌表不固,腠理开泄,故见汗出;阳虚则生外寒,故证见恶寒而手足厥冷。阳虚阴盛,阴盛格阳于外,故又见发热。此证不仅损其阳,亦内耗其阴,阴阳为之两虚,则筋脉失于温养柔润,故见四肢挛急。治疗急以四逆汤顾护阳气,待阳固津敛,阳生阴长,不治阴而阴亦可复。

【原文】既吐且利,小便復利,而大汗出,下利清穀,内寒外熱,脉微欲絕者,四逆湯主之。(389)

【提要】论霍乱吐利亡阳,里寒外热的证治。

【解析】既吐且利,自是中焦脾胃虚寒,健运无权,升降失序,清浊交混,因而吐利并作。吐而下利,津液耗竭,本应小便不利,今小便反利,是少阴阳虚,真阳受损,不能固摄于下所致,较之小便少者病情尤重。阳伤则不敛,肌表不固,腠理开泄,故大汗出。脾肾阳衰,阴寒内盛,不能腐熟运化,则下利而夹有清谷。因阳衰阴盛,逼迫虚阳格拒于外,则见内真寒而外假热之象。阳衰阴损,无力鼓动血脉,故脉微而显欲绝。虽未云厥,而厥冷自在意中。病情较单纯吐利者更为重笃。故当急救其里,方用四逆汤。

【辨治要点】

病机:吐利亡阳,火不暖土。

主症:吐利汗出,发热恶寒,四肢拘急,手足厥冷。或既吐且利,小便复利,大汗出,下利清谷,内寒外热,脉微欲绝。

治法:回阳救逆。

方药:四逆汤(生附子、干姜、炙甘草)。

(四)通脉四逆加猪胆汁汤证

【原文】吐已下斷①,汗出而厥,四肢拘急不解,脉微欲绝者,通脉四逆加猪膽汁湯主之。(390)

甘草二兩,炙　乾薑三兩,强人可四兩　附子大者一枚,生,去皮,破八片　猪膽汁半合

上四味,以水三升,煮取一升二合,去滓,内猪膽汁,分温再服,其脉即來。無猪膽,以羊膽代之。

【词解】

①吐已下断:即吐利停止之意。

【提要】论霍乱吐利后,阳亡阴竭的证治。

【解析】霍乱吐利俱停,若阳回欲愈者,当见手足转温,脉象和缓。今吐利虽止,却汗出厥逆仍存,四肢拘急不解,且脉微欲绝,绝非阳回病愈之候,而是吐利过度,阴阳俱竭之象。盖吐利频作,津液消耗殆尽,不仅阳气衰亡,而且阴液涸竭,以致无物可吐可下,而吐利皆止。阳亡欲脱,既不能固表以摄汗,又不能通达四末以温养,则见汗出而厥之候。阳气衰亡,阴液耗竭,阳亡阴竭,筋脉失于温养濡润,故四肢拘急不解;阴阳俱虚竭,无力鼓动血脉,见脉微而欲绝。此阳衰至极,阴液大伤,阴阳离决之势已现,非大辛大热之剂不足以回阳,然又恐辛温燥动浮阳,有损耗阴液之嫌,故用通脉四逆汤以回阳救逆为主,加猪胆汁,不仅可监制辛散温燥耗阳,更有养阴滋液之能,治疗以回阳为主,俾阴得阳生而生生不息。

【方义】本文由通脉四逆汤加猪胆汁而成。以通脉四逆汤速破在内之阴寒,急回欲脱之残阳。加猪胆汁苦寒而滑,引阳入阴,以为反佐;又可益阴和阳,制约姜、附辛热劫阴之弊。方后注曰:"无猪胆,以羊胆代之。"考羊胆苦寒,其性相仿,故可代而用之。

【辨治要点】

病机:吐利太过,阳亡阴竭。

主症:剧烈吐利停止,汗出,四肢厥冷,四肢拘急,脉微欲绝。

治法:回阳救逆,益阴和阳。

方药:通脉四逆加猪胆汁汤(炙甘草、干姜、生附子、猪胆汁)。

方歌:生附一枚三两姜,炙甘二两《玉函》方,脉微内竭资真汁,猪胆还加四合襄。

【知识拓展】

本方具有强心、升高血压、抗心律失常和扩张血管、改善微循环等作用,可与通脉四逆汤、白通加猪胆汁汤等条互参。临床适用于吐泻之后,阳衰阴盛、阳亡液脱的病证,亦可用于急性胃肠炎、食物中毒等所致的脱水、循环衰竭等,对于垂体功能低下、甲状腺及肾上腺皮质功能低下而有阳衰阴盛表现者,亦可用本方治之。

【医案选录】

余听鸿医案：常熟东门外叶泳泰市布行一童子，年约十二三，吐泻止后，两尺皆伏，唯寸关脉浮，汗多气促。余曰：此证大有变局。进和中分清芳香淡渗之品，至明日又邀余诊，汗如珠下，面红目赤，肢厥脉伏，口中要饮井水，烦躁不休。余曰：此证阳已外脱，非为热证。即干姜一钱，附片一钱，肉桂八分，猪胆汁一钱，童便二两，三物先煎，将汁滤清，合入胆汁、童便，沸一二次冷服。此症本可通脉四逆加人尿猪胆汁为是，因症已危险，故去炙甘草之甘缓，恐其夺姜、附之功，加以肉桂之辛，如猛将加以旗鼓，万军之中，以夺旗帜。不料已在晡，胆汁、童便但无觅处。病家先以姜、附、桂三味煎而饮之，欲将胆汁、童便，明晨再饮，余闻而大骇，即送字与其父曰：姜、桂、附，阳药，走而不守，一误犹可；胆汁、童便，阴药，守而不走，再误不可，一服即死。明晨速将原方照服，或可挽回。明晨服一剂，至午，汗止，口渴亦止，面红目赤亦退，脉细如丝而已见。余曰：脉已微续，可无虑也。即进四逆加人参、人尿，再一剂而病霍然。（聂惠民．名医经方验案［M］．北京：人民卫生出版社，2009.）

（五）四逆加人参汤证

【原文】恶寒脉微而復利，利止亡血[①]也，四逆加人参湯主之。（385）

甘草二兩，炙　附子一枚，生，去皮，破八片　乾薑一兩半　人参一兩

上四味，以水三升，煮取一升二合，去滓，分温再服。

【词解】

①亡血：亡者，失也。亡血，此处作亡失津液解。

【提要】论霍乱吐利后，阳亡液脱的证治。

【解析】霍乱吐利过后，证见恶寒脉微而复泻利，是吐利过程中，阳随气脱，气随液泄之象，其阳气大衰，阴寒极盛，已属危急重证。若见下利自止，看似病证向愈，实是泄利无度后，阳气衰微，津液内竭，阴血重伤，水谷精微耗损殆尽，因无物可下而利止，故曰"利止亡血也"。

本条之"利止"与阳回利止不同。其利虽止，但恶寒脉微仍在，且伴有四肢厥冷、躁扰不宁、眼眶凹陷等，为亡阳液脱之证，其机理与317条"利止脉不出者"略同。若系阳回利止，则在利止同时，必见脉象和缓、四肢复温等证，如288条"下利，若利自止，恶寒而蜷卧，手足温者，可治"等，即是其例。

本条与390条通脉四逆加猪胆汁汤证，皆属阳亡液竭之候，但本证以"恶寒脉微而复利，利止亡血也"为主，而未见汗出，脉微欲绝等，是阳亡不至太重，阴阳格拒之势未成，病情较轻，故用四逆汤加人参，温经回阳，益气生津；通脉四逆加猪胆汁汤证则不仅阳亡势急，且阴竭亦甚，阴阳已呈格拒之势，阳微失固，故其虽吐利已止，但汗出而厥，四肢拘急不解，脉微欲绝等症接踵而至，是病情危重已极，则用通脉四逆汤咸苦反佐，益阴和阳，亦可仿本方加人参之例，而加用人参，似更合病机。

四逆加人参汤证的病机重点在于阳衰阴盛，阳亡液脱，古代医家多用此方治疗元阳虚脱、危在顷刻之间者；或伤寒阴证，身凉而额上手背有冷汗者；或下利脱证，而恶寒脉微，手足逆冷者等。后世医家将本方用于大出血、创伤休克、心力衰竭，或妇科暴崩、外疡溃后及手术出血等危重病证，而血脱亡阳者。

【方义】本方即四逆汤加人参而成。方用四逆汤温补脾肾，回阳救逆；加人参大补元气，固脱生津，以化生阴血。对于亡阳虚脱而脉不起，以及阳损及阴，阴阳两伤，或病后亡血津竭者，本方亦可使用。

【辨治要点】

病机：吐利交作，阳亡津伤。

主症：频繁吐利后利止，恶寒而脉微。

治法：回阳救逆，益气生津。

方药：四逆加人参汤（炙甘草、生附子、干姜、人参）。

方歌：四逆原方主救阳，加参一两救阴方，利虽已止知亡血，须取中焦变化乡。

【知识拓展】

四逆加人参汤用人参、附子、干姜另加麦冬，制成注射液，具有升高血压、加强心肌收缩力、调整心率、改善末梢循环等效用，其作用缓和，某些情况下可代替升压药、扩血管药或辅助强心药。

【医案选录】

邢锡波医案：裴某，男，58岁。夏令因饮食不洁，患急性胃肠炎，初起发热恶寒，头痛脘闷，继则吐利交作，腹痛烦躁不安。曾服导滞分利止呕药2剂，吐利不止。渐至四肢厥逆，心烦身出冷汗，口干舌燥，饮食不思，脉象微细欲绝。证属阴阳两伤，津液内竭。治宜扶阳救逆，益气生津。处方：炙甘草18g，炮附子10g，干姜10g，吉林参6g。服药1剂后，四肢回暖，吐利不作，心不烦躁，能安然入寐。3剂后，症状消失，精神安静，食欲渐展，脉象虚缓。后以和胃化滞之剂，调理而愈。（邢锡波.邢锡波医案集［M］.北京：人民军医出版社，1991.）

三、愈后调养

【原文】吐利發汗，脉平①，小煩②者，以新虚不勝穀氣故也。(391)

【词解】

①脉平：脉搏见平和之象。

②小烦：微觉烦闷。

【提要】论霍乱病后微烦病证及机理。

【解析】霍乱吐利发汗之后，脉现和缓，说明大邪已去，病将向愈。值此之时，患者出现轻微心烦，是吐利过后，脾胃气尚弱，不能消化水谷，食物浊气上扰于心所致，即所谓"以新虚不胜谷气故也"。此时可通过节制饮食，以利病愈，或酌用善后调理之方，促其早日康复。切不可将"小烦"误作邪气复结而滥施攻伐之剂，徒损正气，反致无益。

复习思考题

1. 霍乱与伤寒如何鉴别？
2. 如何鉴别霍乱病理进程中的五苓散证与理中丸证？
3. 霍乱阳衰阴竭证辨治思路为何？
4. 霍乱"吐利止，而身痛不休"的机理及其治疗为何？
5. 霍乱恢复阶段如何调护？

学习小结

本章共介绍条文10条，方证6个。首先明确指出了霍乱与伤寒的鉴别，其次较为系统地论述了霍乱的病因病理、病证类型、治法、方药及病后护理等。

霍乱是以猝然发作、上吐下泻为主证的急性胃肠疾病。常因内伤饮食，感受六淫或疫疠之邪，阻于中焦，出现清浊相干、阴阳逆乱、升降失常等病理表现。后世根据临床表现不同，将霍乱分为湿霍乱与干霍乱两大类，湿霍乱又分寒湿霍乱与湿热霍乱两类,本篇所述当属湿霍乱中的寒湿霍乱。

霍乱虽病位在里,却常出现在里之邪波及肌表而令肌表失和的表现,如发热、恶寒、头身疼痛等,与伤寒初起邪在太阳十分相似,故霍乱有"类伤寒"之称。正因如此,仲景才在伤寒六经之后独列霍乱一篇,意在加强鉴别。

笔记栏

辨霍乱病脉
证并治条文
音频

扫一扫
测一测

PPT 课件

第八章

辨阴阳易差后劳复病脉证并治

概　说

在伤寒大病初愈,正气尚虚,气血未复,余邪未尽之际,若能慎起居,节饮食,静养调理,则有助于康复。反之,若起居失常,饮食失节,妄动作劳,调理不当,不仅更损元气,诱使余邪萌动,或复感新邪,使旧病难除,甚至复发加重。其中,因犯房事而染易邪毒称为阴阳易;因过劳伤正,疾病复发者称为劳复;因强饮暴食,饮食失节而复发者,称为食复。

由于阴阳易、瘥后劳复、食复等病,皆发生在伤寒大邪已去,正气未复的阶段,均属病后失于调摄所致,故仲景在六经病证治之后,专列本篇以强调病后须慎房事、适饮食、逸体劳,对于巩固疗效,防止疾病复发,具有重要临床意义。

第一节　辨阴阳易病

学习目标

了解阴阳易的因机证治。

【原文】傷寒陰易①之爲病,其人身體重,少氣,少腹裏急,或引陰中拘攣②,熱上衝胸,頭重不欲舉,眼中生花,膝脛拘急者,燒褌散主之。(392)

婦人中褌③近隱處④,取燒作灰。

上一味,水服方寸匕,日三服,小便即利,陰頭微腫,此爲愈矣。婦人病取男子褌燒服。

【词解】

①阴易:《金匮玉函经》卷四、《注解伤寒论》卷七作"阴阳易"。

②引阴中拘挛:牵引阴部生殖器拘急而挛缩。

③中褌:即内裤。褌(kūn,音昆),也写作裈,有裆之裤。颜师古注《急救篇》:"合裆谓之裈,最近身者也。"

④近隐处:隐,通阴,即近阴处。

【提要】论阴阳易的证治。

【解析】伤寒,系原发病。伤寒热病初愈,余邪未尽之际,若触犯房事,可使邪毒传于对方而致病。这种因房事染易邪毒而致的病证,称为"阴阳易"。其中男病传于女者,谓之"阳易";女病传于男者,谓之"阴易"。行房可耗损精气,故发病即见"身体重,少气,头重不欲举,眼中生花"等精气内伤之症;"少腹里急,或引阴中拘挛""膝胫拘急",乃阴精大伤,筋脉失养而拘挛所致;"热上冲胸"则是邪气由阴传入,毒热上冲之象。治宜导邪外出,方用烧裈散。

【方义】烧裈散方药仅一味。裈,即有裆的裤子,中裈近隐处,即内裤之裤裆处。妇人中裈治阴易病,男子中裈则治阳易病。古人认为,男女裤裆,皆浊败之物,烧灰用者,取其火净,易而用之,同气相求而导邪外出。服后患者小便即通利,并有阴头微肿的征象,这是邪毒从下窍排出的标志。

【辨治要点】

病机:伤寒病后,男女交媾,精气内伤,染易余邪,毒热上冲。

主症:身体沉重,少气,头重不欲举,眼中生花,少腹里急,引阴中拘挛,膝胫拘急,热上冲胸,小便不利。

治法:导邪外出。

方药:烧裈散(中裈近隐处,取烧作灰)。

方歌:近阴裆裤剪来烧,研末还须用水调,同气相求疗二易,长沙无法不翘翘。

【知识拓展】

后世医家对阴阳易认识不一,概括起来主要有两种观点:其一,"阴阳"作男女解,"易"作染易解;即大病新瘥之际,因房事而男病传女,或女病传男所致,属男女交媾而互相染易的疾病。其二,"阴阳"作房事解,"易"作变易解;即在大病新瘥之际,因房事而使病情复发且有所变异者,此即女劳复。对阴阳易的治疗,历代医家有谓单服烧裈散者,也有辨证选方调服烧裈散者。若肝肾精血亏损者,用六味地黄丸,或知柏地黄丸、左归丸调服烧裈散;肾阳虚者,用肾气丸、右归丸调服烧裈散;阴寒内盛者,用四逆汤或当归四逆汤化裁调服烧裈散。然阴阳易究属何种病症,烧裈散的作用机理如何,尚待进一步研究。

【医案选录】

燕庆祥医案:姜孔进,年近四旬,冒寒邪微热未除,入房耗精,更使寒邪乘虚直入前阴,大寒不止,少腹极疼,腰痛而堕,睾丸缩小,冷汗遍身,膝胫拘急。两手尺脉非常沉细,按至骨乃有一毛之延,唯寸关稍和。以脉合症,此少阴伤寒兼夹阴也。盖由伤寒微热未除,男女交媾,邪从前阴而入也。是既感寒邪,又复耗精,宜其腰痛冷汗,阴茎拘急也。用黑附、黑姜为君,回阳益火以祛寒,用妇人裈裆烧灰为臣,取其能引邪仍由原路而去,肉桂为佐,俾虚火仍归原位,使以艾叶、甘草,引寒邪达外也。处方:黑附钱半,黑姜一钱,肉桂八分,艾叶八分,甘草六分;以妇人裈裆烧灰,共水煎服。服一剂,阴茎头上微肿,病即减半;连服二剂病痊愈。后更用附桂地黄汤加败龟板,服四剂,月余复旧矣。(何廉臣.重印全国名医验案类编[M].上海:上海科学技术出版社,1959.)

复习思考题

试述伤寒阴阳易的病因病机、临床表现及治疗。

第二节　辨差后劳复证

学习目标

1. 熟悉枳实栀子豉汤证、小柴胡汤证、牡蛎泽泻散证、理中丸证、竹叶石膏汤证的病因证治。
2. 了解大病瘥后饮食调理。

一、差后劳复辨治

(一)枳实栀子豉汤证

【原文】大病①差後，勞復②者，枳實栀子豉湯主之。(393)

枳實三枚，炙　栀子十四個，擘　香豉一升，綿裹

上三味，以清漿水③七升，空煮取四升，内枳實、栀子，煮取二升，下豉，更煮五六沸，去滓，温分再服，覆令微似汗。若有宿食者，内大黄如博碁子五六枚，服之愈。

【词解】

①大病：指伤寒热病。《诸病源候论》卷三谓："大病者，中风，伤寒，热劳，温疟之类是也。"

②劳复：大病初愈，因过劳而复发。

③清浆水：即酸浆水。清代吴仪洛《伤寒分经》谓："炊粟米熟，投冷水中，浸五六日，味酢生花，色类浆，故名。若浸至败者，害人。其性凉善走，能调中宣气，通关开胃，解烦渴，化滞物。"现代临床多取蔬菜(白菜、芹菜等)所制浆水菜之酸汤，亦可。清浆水有生津止渴、解暑化滞的作用。

【提要】论大病新瘥劳复，余热复聚胸脘的证治。

【解析】伤寒热病古称"大病"。大病新瘥，正气尚弱，气血未复，余热未尽，此时须注意调摄，安卧静养，避免劳作，以待正气恢复，使身体完全康复。反之，若妄动作劳，如多言多虑劳其神，多行久坐劳其力等，皆可导致疾病复发，则谓之劳复。原文仅言"劳复"，此当属热病之后强力劳作，余热复聚于胸脘，热郁气滞所致。以方药测证，临床多见身热、心烦或心中懊憹、胸中窒塞、心下痞闷或胀满、纳呆口渴、舌红苔薄黄、脉数等症状。治以枳实栀子豉汤，清热除烦，宽中行气。

【方义】本方为栀子豉汤重用豆豉，加枳实、清浆水而成。取栀子豉汤清宣胸膈郁热，解郁除烦。因劳复之热，多自内发，郁而不散，故重用豆豉，增强其宣散之力，使热得以透发宣散。枳实辛苦微寒，入脾胃经，宽中行气，消痞除满；清浆水性凉善走，生津止渴，调中宣气，开胃化滞。全方具有清热除烦，行气消痞，调中开胃之效，故适用于瘥后劳复，余热复集郁于胸脘者。若兼有宿食积滞，伴见脘腹疼痛，大便不通者，可酌加大黄，以荡涤肠胃，导滞泻热。

本证与栀子厚朴汤证均为邪热留扰胸脘，热壅气滞证；临床皆见身热，心中懊憹，脘腹痞满等症；治疗皆清热除烦行气。然栀子厚朴汤证系太阳表证误下，热郁胸膈，气滞脘腹，其程

笔记栏

度较重,病位偏下,故去宣散之豆豉,用枳实、加厚朴,行气宽中除满下气。本证系瘥后劳复,余热复集,郁于胸膈,气滞于脘腹,病位偏中;故重用豆豉以清宣胸膈郁热,仅枳实一味行气宽中而除脘腹痞满,更用清浆水煎药,生津止渴,调中开胃化滞。

【辨治要点】

病机:瘥后劳复,余热复集,气机痞塞。

主症:身热心烦,心中懊憹,胸中窒塞,心下痞闷,纳呆口渴,舌红苔薄黄,脉数。

治法:清热除烦,行气消痞。

方药:枳实栀子豉汤(枳实、栀子、香豉)。

方歌:一升香豉枳三枚,十四山栀复病该,浆水法煎微取汗,食停还藉大黄开。

【医案选录】

邢锡波医案:许某,女,28岁。患春温,治疗将近月余得以恢复正常。初愈后,终觉腹空而索食,家人因遵医师告诫,始终给以易消化食品。后因想吃水饺,家人认为病愈近旬,脾胃已恢复而与食之。下午即发生胃脘膨闷,噫气不除,入夜心烦不寐,发热38℃,头部眩晕,不思饮食,脉象浮大。此时家人恐慌,认为气血虚弱至此,而宿疾复发。脉症相参,诊为食复。食热壅滞则心烦,食滞不化则发热。与枳实栀子豉汤。药用:枳实10g,生栀子10g,淡豆豉15g,建曲10g,广郁金6g,生山药15g,生姜、甘草各3g。1剂后热退而烦满大减,连服2剂,诸证消失。后以养阴清热和胃之剂调理而愈。(邢锡波.伤寒论临床实验录[M].北京:中医古籍出版社,2004.)

(二)小柴胡汤证

【原文】伤寒差以后,更发热,小柴胡汤主之。脉浮者,以汗解之;脉沉实者,以下解之。(394)

【提要】论伤寒瘥后更发热的辨治。

【解析】本条举脉略症,瘥后更发热,若脉弦细,往来寒热,胸胁苦满,默默不欲饮食,心烦喜呕,口苦咽干目眩等,则属少阳证之发热,治宜小柴胡汤,疏利和解,扶正达邪。若脉浮,发热恶寒,头痛身痛等,示邪在太阳,属表证发热,治宜发汗解表,桂枝汤、麻黄汤诸方皆可随证选用。若脉沉实,但热不寒,或发潮热,伴腹满硬痛、不大便等症,则属阳明里实,治宜攻下泻热,导滞祛实,三承气汤皆可随证选用。

本条提出瘥后更发热用发汗、和解、攻下三法治疗,其发热属三阳病无疑。然而瘥后更发热原因颇多,有余热未尽者,有阴虚内热者,有病后体虚而劳复、食复者等,当知常达变,临证审证求因,辨证施治。

(三)牡蛎泽泻散证

【原文】大病差后,从腰以下有水氣者,牡蠣澤瀉散主之。(395)

牡蠣熬 澤瀉 蜀漆暖水洗,去腥 葶藶子熬 商陸根熬 海藻洗,去鹹 栝樓根各等分

上七味,異擣,下篩爲散,更於臼中治之。白飲和服方寸匕,日三服。小便利,止後服。

【提要】论大病瘥后,腰以下有水气的证治。

【解析】"大病差后,从腰以下有水气",提示本证见于伤寒热病之后,大邪虽去,病势已减,但仍有湿热壅滞于下焦,膀胱不利,水饮内蓄。"水气",指水饮邪气。"腰以下有水气",谓腰以下水气壅积,既言病位、病机,又提示症状。临床当有腰膝、腿胫、足跗皆肿,按之凹陷不起,或大腹肿满,小便不利,或胁下痞坚,或大便不爽,烦渴,舌苔黄腻,脉沉实有力等。虽

见于大病之后,然此属湿热水肿实证,故治用牡蛎泽泻散逐水泻热,软坚散结。

【方义】牡蛎泽泻散方中牡蛎、海藻,咸寒入肾,软坚散结,行水消癥;泽泻甘淡性寒,入肾与膀胱,利水渗湿泻热;葶苈子辛苦性寒,泻肺降气平喘,利水消肿;蜀漆祛痰逐水,消癥瘕积聚;商陆根苦寒,泻下逐水,通利大小便;瓜蒌根甘寒,清热生津,与牡蛎相配而有软坚逐饮之功。七药相合,共奏逐水泻热,软坚散结之功。由于本方药性偏于苦寒,且攻逐利水之力较猛,故制以散剂,用米汤调下,意在峻药缓攻,利水而不伤正气。服本方后,尿量增多,浮肿减轻,就要及时停药,勿使太过,以防伤正。

大病瘥后发生水肿,医多以脾肾阳虚不化所致的虚证为主,但如本条湿热壅滞所致,不乏实证,故须详加辨识。

【辨治要点】

病机:湿热壅滞,水饮内蓄。

主症:腰以下肢体浮肿,按之凹陷不起,或大腹肿满,小便不利,或胁下痞坚,大便不爽,烦渴,舌苔黄腻,脉沉实有力等。

治法:逐水泻热,软坚散结。

方药:牡蛎泽泻散(牡蛎、泽泻、蜀漆、葶苈子、商陆根、海藻、瓜蒌根)。

方歌:病瘥腰下水偏停,泽泻蒌根蜀漆葶,牡蛎商陆同海藻,捣称等分饮调灵。

【知识拓展】

牡蛎泽泻散为攻逐水饮剂,其利水消肿作用较十枣汤为弱,但较一般利水剂强,适用于水肿、鼓胀等证属湿热壅滞,水气郁结者。现代临床用本方化裁,治疗肝硬化腹水、慢性肾炎、肾病综合征、糖尿病肾病、癌性胸腹水、肺心病水肿以及多种原因所致的水肿、胸腔积液、腹水等,具备本证病机且体质较壮实者。

【医案选录】

刘渡舟医案:赵某,男,55岁。患者周身肿胀,尤以腰以下为甚,小便短少不利,延绵半年,屡治不效。病初时,因咳嗽而后出现肿胀,目睑肿如卧蚕,面色黧黑而亮,腹胀大,下肢肿,按之凹陷成坑,大便干。舌苔黄白相杂而腻,脉弦滑。此证肺先受邪,治节无权而三焦不利,水道不得畅通,故而肿胀。若按"开鬼门""洁净腑"之法治疗,宣上以疏通水道则病当早愈。但前医犯"实实"之戒,反用温补脾肾之法,使邪气胶固。当今之计,仍须宣肺利气,行水消肿,使三焦得通,小便得利则可。牡蛎12g,泽泻12g,花粉10g,海藻10g,杏仁10g,白蔻仁6g,薏米12g,厚朴10g,滑石12g,海金沙10g。服药1剂后,患者意欲大便,但所下不多,却突然遍身执水氼然汗出,顿觉周身轻松,如释重负。第二日,肿胀开始消减,服3剂药后,其病竟霍然而愈。(刘渡舟,王庆国,刘燕华.经方临证指南[M].北京:人民卫生出版社,2013.)

(四) 理中丸证

【原文】大病差後,喜唾①,久不了了,胸上有寒,當以丸藥溫之,宜理中丸。(396)

【词解】

①喜唾:即多唾,时时泛吐唾沫或清水痰涎。

【提要】论大病瘥后,肺脾虚寒喜唾的证治。

【解析】伤寒大病愈后,出现喜唾,多由脾肺虚寒所致。盖脾阳虚弱,水湿不化,聚而生痰;肺气虚寒,宣降失职,水津不布,留而为饮。脾肺俱虚,津液不化,痰饮内聚而上泛,故患者时时口中泛唾痰涎稀沫,且绵延日久不愈,此即"喜唾,久不了了"。"胸上有寒",是对本证脾肺虚寒喜唾病机的概括。既属脾肺虚寒，温摄失司，必伴见口淡不渴，畏寒怯冷，小便清长，舌淡胖、苔白滑，脉缓弱等虚寒征象。治当温脾暖肺，散寒化饮，宜理中丸。因病久势缓，故予丸剂缓图；若病重者，亦可改丸为汤剂。肺脾得温，阳气健运，津液得化，多唾之证自愈。

【辨治要点】

病机：脾肺虚寒，饮聚上泛。

主症：喜唾、久不了了，伴口淡不渴，畏寒怯冷，小便清长，舌质淡胖、苔白滑，脉缓弱等。

治法：温脾暖肺，散寒化饮。

方药：理中丸（人参、白术、干姜、炙甘草）。

【医案选录】

杜雨茂医案：王某，男，45 岁。1980 年 11 月 2 日诊：唾液增多两月，加重两周。患者平素饮食不节，两月前不明原因出现唾液增多，诸证渐次加重，每分钟唾四五大口之多，说话、吃饭时，涎液不断外涌，以致不能讲课，饮食几废。现症：唾液如涌，诉说病情时唾涎涟涟不绝，色清且冷，夹有白痰，咽喉干燥，四肢乏困，食欲缺乏，大便稀溏，小便色白不利，舌质淡嫩，苔薄白滑润，脉沉细无力。证属喜唾，由脾阳亏虚不能摄涎所致。治宜健脾温中、燥湿化痰，方用理中汤加味：党参 15g，炙甘草 6g，干姜 8g，白术 15g，半夏 12g，茯苓 12g，陈皮 9g，桔梗 9g，焦山楂 14g。5 剂，水煎服。复诊：药后唾液较前减少，脉仍沉细但较前有力。上方加黄芪 15g，麦芽 15g，去焦山楂。6 剂，水煎服。三诊：服上药后，除小便有时不畅外，余症基本消失，现只四五分钟唾一次，量亦减少，宗上方加车前子 10g，减干姜 2g。6 剂，水煎服。服后遂愈。（杜雨茂. 杜雨茂奇难病临证指要［M］. 北京：人民军医出版社，2011.）

（五）竹叶石膏汤证

【原文】伤寒解后，虚羸①少气，气逆欲吐，竹叶石膏汤主之。(397)

竹葉二把　石膏一斤　半夏半升，洗　麥門冬一升，去心　人參二兩　甘草二兩，炙　粳米半升

上七味，以水一斗，煮取六升，去滓，內粳米，煮米熟，湯成去米，溫服一升，日三服。

【词解】

①虚羸：虚弱消瘦。

【提要】论热病后期，气阴两伤，余热未清，胃虚气逆的证治。

【解析】伤寒热病后期，大邪虽去，尚有余热未除，加之正气耗损，而呈气阴两伤，余热内扰的征象。"虚羸"言其形，因阴液精血损伤，形骸失养，故虚弱而消瘦；"少气"言其气，即气少不足以息，而声低息微、气短懒言、乏困无力。"气逆欲吐"，是正虚而余热内扰，胃失和降所致，患者常有食欲不振，温温欲吐，或嗳气、哕逆频频等。结合临床，此证尚可见发热或低热不退，汗出，心烦口渴，少寐不眠，小便短赤，舌红少苔，脉虚细数等气阴两伤，余热未尽之候。治用竹叶石膏汤清热和胃，益气生津。

【方义】竹叶石膏汤由竹叶、石膏、麦冬、半夏、人参、粳米、炙甘草七味组成。竹叶甘淡性寒，清热除烦，生津止渴；石膏辛甘大寒，清热泻火，除烦止渴，共为君药。人参大补元气，补脾益肺，养阴生津；麦冬甘寒质润，养阴润燥，兼清肺胃之热，共为臣药，补气益阴。半夏为佐，和胃降逆止呕哕；半夏性虽温燥，但与麦冬相配，则有润燥相济之妙。粳米、炙甘草养胃益气生津，又司调和之职，而为佐使。诸药相合，既清余热，又益气阴，更有和胃降逆之功，为治热病后期余热未清，气虚阴伤，胃虚气逆之良方。

竹叶石膏汤是由白虎加人参汤化裁而成。两方都用石膏、人参、炙甘草、粳米,皆具清热益气养阴功效,主治热病而津气两伤,临证见发热汗出、口渴心烦、舌红脉数等。然白虎加人参汤证属阳明无形燥热亢盛,津气耗伤严重,故临床见热势盛而大汗出、口燥渴严重,伴时时恶风、背微恶寒,脉洪大重按无力为特征;故用石膏配知母,清热作用较强。竹叶石膏汤证为热病后期,余热未尽,热邪较轻,以气阴两虚且胃气上逆为主,临床以身热不退,虚羸少气,气逆欲吐,舌红少苔,脉虚细数为特点;故用竹叶配石膏清解余热,人参配麦冬益气养阴,半夏和降胃气。

　　【辨治要点】

　　病机:余热未清,气阴两伤,胃虚气逆。

　　主症:伤寒热病后期,身体虚弱消瘦,发热或低热不退,汗出,心烦口渴,少气懒言,声低息微,乏困无力,气逆欲吐,小便短赤,舌红少苔,脉虚细数等。

　　治法:清热和胃,益气养阴。

　　方药:竹叶石膏汤(竹叶、生石膏、粳米、半夏、麦冬、人参、甘草)。

　　方歌:三参二草一斤膏,病后虚羸呕逆叨,粳夏半升叶二把,麦门还配一升熬。

　　【知识拓展】

　　竹叶石膏汤适用于各种热病后期之发热、低热不退、呕吐、呃逆等,也用于中暑、口舌生疮、牙痛、头痛、眩晕、消渴、失眠等,证属余热未尽,气阴两伤者。对于新型冠状病毒肺炎恢复期余邪未尽、气阴两伤证,可予竹叶石膏汤合生脉饮加减以益气养阴、清热和胃。现代研究表明本方具有退热、抗炎作用,对糖尿病大鼠有较好的降糖降脂及抗氧化作用,可改善其记忆力减退,增强学习记忆能力。复方竹叶石膏颗粒可减轻大鼠放射性食管炎的病理损伤程度和炎症细胞浸润,增加进食量,且随剂量增加效果更为显著。

　　【医案选录】

　　刘渡舟医案:张某,女,25岁。乳腺炎术后发热38.5～39.5℃,经用抗生素无效,又用药物发汗以退热,屡退屡升,几经周折,患者疲惫不堪。更见呕吐不能饮食,心烦口干,头晕而肢颤。舌质红,苔薄黄。此乃气阴两伤,气逆呕吐,治宜清热扶虚,气阴两顾。药用:生石膏30g,竹叶10g,麦冬24g,党参10g,半夏6g,粳米一撮,炙甘草10g。服药4剂,热退而安。(刘渡舟,王庆国,刘燕华.经方临证指南[M].北京:人民卫生出版社,2013.)

二、差后饮食调养

　　【原文】病人脉已解①,而日暮微烦,以病新差,人强与榖,脾胃氣尚弱,不能消榖,故令微烦,损榖②则愈。(398)

　　【词解】

　　①脉已解:指病脉已解除,而显平和之脉象。

　　②损谷:适当节制、减少饮食。

　　【提要】论大病新瘥,日暮微烦的机理及调治。

　　【解析】"病人脉已解",提示病邪已去。在大病新瘥之际,却出现了"日暮微烦",通过询问得知,此乃"人强与谷"所致。盖大病初愈,脾胃正气尚弱,若疏于调摄,不慎饮食,或勉强多食,使水谷难以输化,积滞胃肠而致此证。日暮乃酉时(17～19点),为阳明经气旺时,食滞阳明,胃气不和,郁而生热,故日暮微烦。此乃病后饮食调护不当所致,轻者可通过饮食调摄,适当减少饮食,待胃气健旺自可康复;重者可予健脾消食法,如健脾丸、保和丸等。本条与391条"新虚不胜谷气"所致"脉平,小烦"的病机相似,可互参。

复习思考题

1. 试述枳实栀子豉汤证、牡蛎泽泻散证的病因病机、临床表现、治法、方药。

2. 试述竹叶石膏汤证的病因病机、临床表现、治法、方药。

3. 大病瘥后,喜唾,久不了了的病机是什么? 如何治疗?

4. 大病初愈而"日暮微烦"的机理是什么? 如何调治?

5. 试述枳实栀子豉汤证与栀子厚朴汤证、竹叶石膏汤证与白虎加人参汤证的异同。

辨阴阳易差后劳复病脉证并治条文音频

学习小结

　　本章共介绍条文7条,方证6个,论述了伤寒瘥后调护失宜所致诸病证的辨证论治。根据所论内容,分辨阴阳易病和辨差后劳复病两节。本篇不仅提出阴阳易、瘥后劳复、瘥后更发热、瘥后腰以下有水气、瘥后喜唾、虚羸少气、气逆欲吐及瘥后日暮微烦诸证的辨治,同时强调病后必须慎起居、忌房事、逸体劳、适饮食、避免外邪侵袭等,重视养慎调护,对于促使病体康复,防止复发,具有临床指导意义。

扫一扫
测一测

❖❖❖ 附录一 ❖❖❖

关于《伤寒论》中药物剂量折算问题

仲景所用药物的度量衡属汉制,与现代相比存在很大差异,部分药物的品种、产地、炮制法亦与现代药物有一定出入。为此,后世学者对仲景方药物剂量古今折算进行了诸多研究,现将主要结果介绍如下:

一、汉代度量衡考证及单位换算

历史文献表明,汉代度量衡承秦制,虽经西汉、新莽、东汉三个历史时期,但其度量衡制基本固定,其相应换算关系如下:长度单位制:10 分 =1 寸,10 寸 =1 尺,10 尺 =1 丈,10 丈 =1 引;重量单位制:24 铢 =1 两,16 两 =1 斤,30 斤 =1 钧,4 钧 =1 石;容量单位制:4 圭 =1 撮,5 撮 =1 龠,2 龠 =1 合,10 合 =1 升,10 升 =1 斗,10 斗 =1 斛。

二、汉代度量衡的古今折算与药物实测

1. 度量折算

迄今为止,出土的东汉尺数量众多,因此,可采用文物实测的方法获得东汉的长度量值。经对有资料可查的东汉 85 支尺进行实测表明:有 65 支汉尺长在 23~23.6cm 之间,更有 40 支在 23~23.3cm 之间,经加权平均值统计,为 23.2cm。

2. 容量折算

目前出土的东汉时期的量器有 33 件之多,其中"大司农"颁发的 5 件量器制作精美且有刻铭,属国家级标准器,可以将其作为考证东汉容量值的依据。1953 年甘肃省古浪县出土的"建武大司农铜斛"实测 19 600ml;1989 年山东省嘉祥县出土的"永平大司农铜斗"实测容量 2 000ml;现藏于上海博物馆的"光合大司农铜斛""元初大司农铜斗"实测容量分别为 20 400ml 和 1 970ml;现藏于南京博物院的东汉"永平大司农铜合"实测为 20ml。根据以上文物实测,可以得出 1 升平均为 199.4ml。考虑误差因素,可将东汉 1 升厘定为 200ml。

3. 衡量折算

汉代重量古今折算曾是汉代度量衡考证中争议最大的部分,其主要原因是学者们所采用的考证方法不同。既往所采用的权衡器考证法、货币考证法、累黍考证法,因金属受蚀、黍米品种不一、大小不定等原因,其测量难免存在误差。水和黄金则较为稳定,应用这些方法考证、实测结果是:汉代一斤为 240g,一两为 15g。

4. 特殊剂量单位药物的实测

仲景方中有部分药物使用非重量单位计量,如厚朴一尺、附子一枚、半夏半升等。实物测量无疑是实现这些特殊剂量向标准衡量换算的有效手段,但易受药物来源、炮制法、品种差异等因素影响。在对药物进行系统考证的基础上,实测结果为杏仁半升重约 60g、芒硝半升约 80g、豆豉一升约 120g、麻仁一升约 90g、粳米六合约 100g、五味子半升约 40g、半夏半升约 60g、赤小豆一升约 170g、吴茱萸一升约 85g、蜂蜜一升约 270g、胶饴一升约 275g、葶苈子半升约 70g;附子 1 枚中等大小约 15g,大者约 30g;枳实 1 枚约 12g;瓜蒌 1 枚中等大小

约 55g，大者 85g；桃仁 50 个约重 15g、半夏 14 枚约 10g、栀子 14 枚约 12g、枳实 1 枚约 12g、乌梅 300 枚约 600g、大枣 12 枚约 36g、水蛭 30 个约 45g、虻虫 30 个约 4g、石膏如鸡子大约 90g、杏仁 70 枚约 28g、厚朴一尺约 45g、葱白 4 茎约 300g、竹叶一把约 5g、猪胆汁 1 枚约 64g、鸡子黄 1 枚约 15g。上述实测数据基本符合有关药物相应方剂中的比例关系。

5. 方寸匕与散剂实测

方寸匕为古代量取药末的一种专用器具。陶弘景《本草经集注·序录》谓："方寸匕者，作匕正方一寸，抄散不落为度"。可根据汉尺长 23.2cm，折算出 1 寸长 2.3cm，进而制成边长为 2.3cm 的平面正方形，进行药物实测。2018 年出版的《新见秦汉度量衡器集存》所载方寸匕实物，证实其形质为边长 2.3cm 的正方形平板，侧面带有长柄。将药物捣末过筛，成方则依据原方比例混匀，以药物不洒落为度，实测 7 次，精密电子天平称重，取其平均值。结果如下：1 方寸匕五苓散约重 1.6g、牡蛎泽泻散约 1.37g、半夏散约 1.5g、四逆散约 1.7g、烧裈散约 1.2g，赤石脂约 3.3g、文蛤散约 3.3g。

6. 钱匕与散剂实测

梁代陶弘景曰："凡云钱匕者，以大钱上全抄之，若云半钱则是一钱抄取一边尔，并用五铢钱。"《本草经集注·序录》谓："钱五匕者，今五铢钱边五字者以抄之，亦令不落为度。"据以上文献，推测仲景方中的钱匕很可能为汉时五铢钱。已经出土的汉上林三官五铢钱，直径约 2.5cm，方孔边长约 0.97cm，廓厚约 0.2cm，宽约 0.1cm。依据上述尺寸，仿制出五铢钱，进行药物实测（测量方法与方寸匕同）。结果如下：瓜蒂散一钱匕重约 0.5g，三物白散重约 1.7g，十枣汤中甘遂、大戟、芫花一钱匕重约 0.9g。

应用传统文献学结合现代统计学方法，对东汉度量衡进行考证研究，为仲景方用药剂量的古今折算提供了重要参考依据。但中药的临床剂量是个十分复杂的问题，其中既有药物因素，也与患者体质差异、季节环境、配伍、煎服方法等因素有关。现代临床，应当参考药物在仲景方中的配伍比例，结合国家药典，根据具体病情合理掌握药量。

笔记栏

微课:《伤寒论》中的方寸匕

附录二

宋本《伤寒论》前四篇与后八篇内容提要

宋版《伤寒论》共 10 卷 22 篇,《伤寒论》教材仅选用其主体部分,即始于第五篇《辨太阳病脉证并治上》,终于第十四篇《辨阴阳易差后劳复病脉证并治》,共 10 篇 398 条,计 115 方。《伤寒论》前 4 篇自《辨脉法第一》至《辨痉湿暍脉证第四》共 122 条,后 8 篇自《辨不可发汗病脉证并治第十五》至《辨发汗吐下后病脉证并治第二十二》,共 288 条教材中均未录用。为帮助了解宋本《伤寒论》全貌,兹将其主要内容简介如下:

《辨脉法第一》

本篇共 37 条。提出了辨别脉之阴阳虚实,以察知其死生剧易的法则。

《素问》言"善诊者,察色按脉,先别阴阳",本篇首先阐述以"阴阳"来区分脉象这一辨脉总纲:大、浮、数、动、滑,属阳脉;沉、涩、弱、弦、微,属阴脉;凡是阴性病出现阳脉的主生,阳性病出现阴脉的主死。继而列举了阴结脉、阳结脉、浮脉、沉脉、促脉、结脉、动脉、缓脉、弦脉、芤脉、革脉等诸多脉象及其所主之病:或病在表,或病在里,或病在气,或病在血,或病在脏,或病在腑,或为邪实,或为正虚,或正虚与邪实相兼。

篇中还提到了"脉浮而洪,身汗如油,喘而不休,水浆不下,形体不仁,乍静乍乱"的"命绝"这一概念,具体又可分为肺绝、心绝、肝绝、脾绝、肾绝、阳气前绝和阴气前绝,论述了各自的具体表现。还以寸口脉和趺阳脉互参,体现了脉以胃气为本和"握手必及足"的诊脉方法及其临证意义。若脉有胃气,则知脏气不衰,阴阳可调而主生;若脉无胃气,则知脏气已败,预后不良而主死。

最后辨析"脉阴阳俱紧"的几种证候,提醒同一类型的脉,所主证候有种种不同;同样的证候,其病因、病机和预后,亦有种种不同,应当充分认识到脉症合参、辨证论治的重要性。此外,本篇论述内容有欲解、差迟、难治、不治、死证等区别,对外感疾病的正确诊断与合理的治疗措施,实为必要。

《平脉法第二》

本篇共 45 条。主要论述了以五行生克理论来分析疾病纵横顺逆及生死预后之诊法,与《辨脉法》篇合观,则脉法齐全。

"平脉"之义有三。一是论述平人,即正常人的不病之脉,以及"春弦秋浮,冬沉夏洪"之四时平脉、"肾沉心洪,肺浮肝弦"之各脏平脉、阴阳相等之平脉等。二是有辨脉之意,人病则脉必不平,篇中也论述了多种病脉,如四时太过不及之脉、脏腑阴阳乘侮之脉、百病错杂之脉等。三是"平脉"还具有标准之义,诊者常以平脉为准,诊诸不平之脉,则凡太过不及之差、呼吸尺寸之乖,莫不了然于心手之间而无差缪。

篇中提到弦、紧、浮、滑、沉、涩六种脉象为"残贼",可以使得诸经脉发病。李士材《诊家正眼》"《黄帝内经》十二,仲景十二,凡得二十四脉,未尝非辨证之旨诀,而皆置若罔闻,则有惭于司命之职矣"中提出了本篇所论的十二种脉象,即纵、横、逆、顺、反、覆、高、章、纲、憬、卑、损(《黄帝内经》十二脉为鼓、搏、坚、横、急、喘、躁、疏、格、关、溢、覆)。

《伤寒例第三》

本篇共26条。可视为外感热病学的概论,伤寒辨证之规范,不少内容出自《素问》《灵枢》《阴阳大论》等书,继往开来,是研究古人对伤寒热病认识的重要文献,对于外感性疾病的分类与辨治,具有指导性作用,可补六经辨证之不逮。

篇中首先提出了时气病概念与伏寒重感理论以及许多病种名称。主要内容包括了四时正气之序、预防伤寒之法、感而即病之伤寒、伏气所发之温病与暑病、时行疫气之寒疫与冬温、新感激发伏邪的温疟、风温、温毒与温疫、六经伤寒与两感为病等。并以斗历候气法占测正令,以验太过与不及,还对外感病的治疗、护理及预后做了原则性的论述。

篇中指出太阳受病,寸关尺三部脉俱浮;阳明受病,寸关尺三部脉俱长;少阳受病,寸关尺三部脉俱弦;太阴受病,寸关尺三部脉俱沉细;少阴受病,寸关尺三部脉俱沉;厥阴受病,寸关尺三部脉俱微缓。

主张预防为主,如春夏养阳,秋冬养阴。还强调了及时治疗的思想,如果隐瞒和忍耐疾病的痛苦而希望侥幸自愈,往往会变成难以治疗的顽固性疾病。这种情况小孩与女性尤甚:"凡人有疾,不时即治,隐忍冀差,以成痼疾,小儿女子,益以滋甚"。

而对于阳盛阴虚、阳虚阴盛的病证,应精准辨证,准确使用汗法和下法,以免造成所谓的"桂枝下咽,阳盛即毙;承气入胃,阴盛以亡",虚证和实证的治疗,相背千里。对于表里证同具主张先表后里,而两感病亦如是,强调发表攻里,治疗须分先后,当先解表,乃可下之。提出治温病可刺五十九穴。对于预后的判断,也强调脉症合参,但对脉象的论述较多。

本篇虽然给人《伤寒论》仅仅为外感病专著的错觉,但另一方面,其时病理论的阐述,对后世温病学说的发展,有很大助益,起到了积极的启蒙奠基作用,应当进一步深入研究。

《辨痉湿暍脉证第四》

本篇共14条。所论痉(痓)、湿、暍三病,本属杂病范畴,说明《伤寒论》仍不失伤寒与杂病合论之根蒂,同时这三病皆与外邪有关,也皆从太阳经开始,与伤寒相似,故合为一篇讨论并与伤寒互相鉴别,起到辨证作用。对于三病详细的治法和方药,可以参见《金匮要略·痉湿暍病脉证治》。

痉病,外感内伤皆可引起,多因外感风寒、津液内耗而致,主要症状有颈项强急、独头面摇、口噤、背反张等。本篇主要论述了外邪所致的"刚痉"和"柔痉"及其特征:刚痉发热无汗反恶寒,柔痉发热汗出而不恶寒。

湿病,有内湿和外湿之分。本篇主要论述的是湿留肌腠的风湿证和湿著关节的湿痹证。风湿病发于汗出当风或久伤取冷,患者周身疼痛,日晡所热剧,治疗上当发汗而解,但宜微微汗出,以免大汗之后风去湿存,可与麻黄杏仁薏苡甘草汤。湿痹证见小便不利而大便稀溏,全身关节疼痛,伴随发热,周身皮肤颜色好像被烟熏过一样发黄,治疗当利其小便,不可误用寒凉药攻下。

暍,即暑病。太阳中暍,汗出恶寒,身热而渴,此为暑热伤气,可与白虎汤或白虎加人参汤。夏季受邪于冷水,暑湿侵入肌肤,身热疼重而脉微弱,此为暑湿伤形,对于暑病夹湿的治疗,应当清暑益气化湿,而不可妄用发汗、温针、攻下诸法。

笔记栏

《辨不可发汗病脉证并治第十五》

本篇共 32 条。重新归纳整合了前面六经病篇章中有关不可发汗的病证,并阐述了误汗之后的各种变证。《伤寒论》强调"保胃气、存津液",凡里热亢盛,忌用汗法以免助热伤津;凡阳虚者,忌用汗法以免大汗亡阳;凡阴血亏损或气津两伤者,忌用汗法以免伤津阴竭。通过论述汗法的禁忌,从反面提醒正面,重申了汗法的正确运用。

如脉寸微尺涩,关脉濡弱,此属阳虚血少兼中风表证。动气四条及上实下虚、咽中闭塞、厥逆、剧咳、咳而小便利诸条,皆缘于脏气虚冷,病势偏重于里,病机主要在于阳虚,若误汗则转为危重之证。而脉数动微弱者,不可发汗,是因误汗之后,津液耗竭,邪热亢盛,而出现胃燥而烦、腹中干、大便难之变证,此属阴伤。可见外感疾病,其病机演变有伤阳气、损津液两种方式,所以不可忽视救阳救阴两法。

另有伤寒头痛,发热汗出,证属太阳中风,因误用汗、下、火法而致坏病,说明即使同为表证,中风不得妄用麻黄汤发汗,伤寒不可误用桂枝汤。汗、下、火诸法,对证则能治病,误投则易促使病势演变而转为危重证候,故医者必须辨证准确,方可做到投剂无误。

《辨可发汗病脉证并治第十六》

本篇共 47 条。在中医理论整体观思想指导下,首揭"春夏宜发汗"以顺升发之气这一治疗大法。继而论述了汗法在应用时的具体要求和注意事项。并重新归纳整合了前面六经病篇章中可以使用汗法的病证:麻黄汤证、桂枝汤证、桂枝加桂汤证、桂枝加葛根汤证、大青龙汤证、小青龙汤证、葛根汤证、葛根加半夏汤证、葛根黄芩黄连汤证、小柴胡汤证、柴胡桂枝汤证、麻黄附子甘草汤证、五苓散证。通览本篇,可知晓汗法之大局。

《辨发汗后病脉证并治第十七》

本篇共 33 条。重新归纳整合了前面六经病篇章中发汗后诸病证治:汗后表邪未解仍需再汗的麻黄汤证和桂枝汤证、桂枝二麻黄一汤证;汗后阳虚漏汗不止的桂枝加附子汤证;汗后邪热入里兼气津两伤的白虎加人参汤证;汗后荣卫气血不足之身痛的桂枝加芍药生姜各一两人参三两新加汤证;汗后邪热壅肺而作喘的麻黄杏仁甘草石膏汤证;汗后心阳虚心悸的桂枝甘草汤证;汗后阴阳两虚的芍药甘草附子汤证;汗后阳虚水泛的真武汤证;汗后胃虚致水停心下的茯苓甘草汤证;汗后水停的五苓散证;汗后气滞饮停兼脾虚的厚朴生姜半夏甘草人参汤证;汗后脾虚,水邪欲乘虚上冲的茯苓桂枝甘草大枣汤证;汗后水饮食滞致痞的生姜泻心汤证;汗后但热不寒的调胃承气汤证;汗后阳明里实呕吐而利的大柴胡汤证;汗后亡阳谵语而不可下的柴胡桂枝汤证;汗后腹满痛的大承气汤急下证;汗后亡阳的四逆汤证。

从而可以看出发汗要得法,汗不得法就会造成汗后所致阴阳表里寒热虚实等诸多变证,而对于这些汗后诸病证的辨治之法,大大地超出了六经范畴,可以将其用于辨治杂病之中,亦符合昔时仲景伤寒与杂病共论之心意。

《辨不可吐第十八》

本篇共 4 条。概括地指出了不可吐之证:太阳病表证不可用吐法;少阴病里证不可用吐法;阴寒内盛和正虚之人均不可用吐法。归纳言之,凡属表证、里证、虚证、寒证皆禁用吐法,如妄用之,必败胃气。

《辨可吐第十九》

本篇共 7 条。首揭"春宜吐"之法,春三月,阳气渐旺,吐法有升扬发越之义,治宜顺应天时升发之机。继而论可吐之证情:胸膈有痰浊、宿食在上脘、正气祛邪并寓上越之机者,皆当因势利导而吐之。

《辨不可下病脉证并治第二十》

本篇共 46 条。重新归纳整合了前面六经病篇章中"不可下"之证:太阳表证不可下;阳明病见心下硬满者、面合色赤者、呕多者亦不可下;虚寒之厥证不可下;脏结证不可下;太阴病脉弱不可下;寒热错杂的厥阴病不可下;少阴病阴虚、阳虚均不可下。

本篇在此基础上又补述了脏虚而有动气的不可下之证。概而言之,非阳明实热燥结证和血瘀水结之证,均在不可下之列。

《辨可下病脉证并治第二十一》

本篇共 46 条。首揭"秋宜下"之大法,继而重新归纳整合了前面六经病篇章中诸可下之方证:少阳气郁兼里热的大柴胡汤证、阳明腑实燥热初起的调胃承气汤证、阳明腑实痞满之小承气汤证、阳明燥屎已成的大承气汤证、阳明三急下证、热结膀胱的桃核承气汤证、瘀热在里的抵当汤(丸)证、水停胸胁的十枣汤证、水热互结的大陷胸汤证等。

归纳起来不外有形之实邪内停,或宿食燥屎,或血蓄于里,或水饮内结三个方面。尤其对大承气汤证的脉法论述较详,对大柴胡汤证亦有补充发挥之处,皆可与六经病篇章对照互补。又由于湿热发黄之茵陈蒿汤证,其病机为"瘀热在里",故亦列入本篇论及。

《辨发汗吐下后病脉证并治第二十二》

本篇共 73 条。重新归纳整合了前面六经病篇章中汗、吐、下后所引起的阴阳不和诸般变证,意在重申汗、吐、下三法为祛除病邪的治法,用之不当,则反伤正气致变证百出,为害甚剧。并借此体现"观其脉证,知犯何逆,随证治之"的变证治疗原则。故本篇内容医理深微,于临床实践很有指导意义。

主要参考书目

1. 成无己 . 注解伤寒论［M］. 北京：人民卫生出版社，1962.
2. 方有执 . 伤寒论条辨［M］. 北京：人民卫生出版社，1957.
3. 张隐庵 . 伤寒论集注［M］. 石印本 . 上海：锦章书局，1954.
4. 汪琥 . 伤寒论辨证广注［M］. 上海：上海卫生出版社，1958.
5. 钱天来 . 伤寒溯源集［M］. 上海：上海卫生出版社，1957.
6. 柯韵伯 . 伤寒来苏集［M］. 上海：上海科学技术出版社，1959.
7. 尤在泾 . 伤寒贯珠集［M］. 上海：上海卫生出版社，1956.
8. 吴谦 . 医宗金鉴［M］. 北京：人民卫生出版社，1982.
9. 陈修园 . 长沙方歌括［M］. 上海：上海科学技术出版社，1980.
10. 陆渊雷 . 伤寒论今释［M］. 北京：人民卫生出版社，1955.
11. 刘渡舟 . 伤寒论校注［M］. 北京：人民卫生出版社，1991.
12. 刘渡舟 . 伤寒论诠解［M］. 天津：天津科学技术出版社，1996.
13. 刘渡舟，聂惠民，傅世垣 . 伤寒挈要［M］. 北京：人民卫生出版社，1983.
14. 李培生 . 柯氏伤寒论注疏正［M］. 北京：人民卫生出版社，1996.
15. 李克绍 . 伤寒解惑论［M］. 济南：山东科学技术出版社，1978.
16. 陈亦人 . 伤寒论求是［M］. 上海：上海科学技术出版社，2008.
17. 陈亦人 . 伤寒论译释［M］. 上海：上海科学技术出版社，1992.
18. 柯雪帆 . 伤寒论临证发微［M］. 上海：上海科学技术出版社，2008.

◇◇◇ 条 文 索 引 ◇◇◇

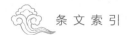

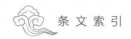

◇◇◇ 方 剂 索 引 ◇◇◇

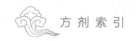

复习参考题
答案要点

模拟试卷